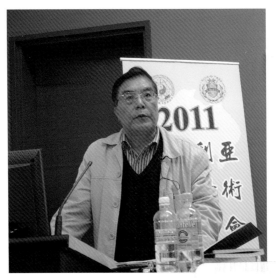

2011 年在澳大利亚演讲

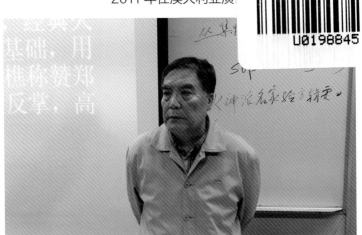

2014 年在加拿大讲学

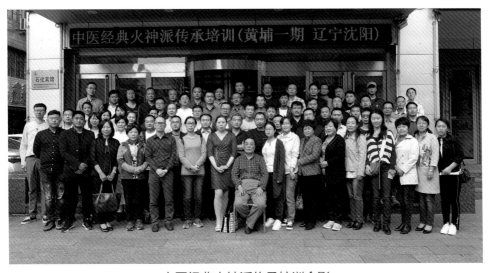

中医经典火神派传承培训合影

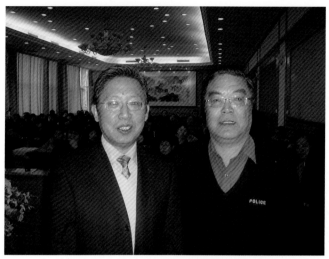

2009 年与著名伤寒学家黄煌教授合影

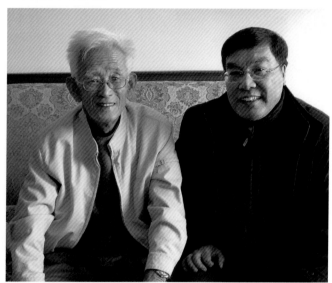

2008 年与李可先生合影

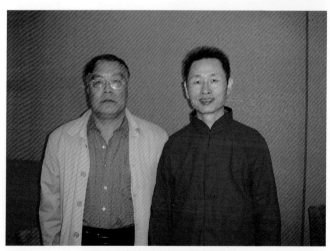

2008 年与刘力红教授合影

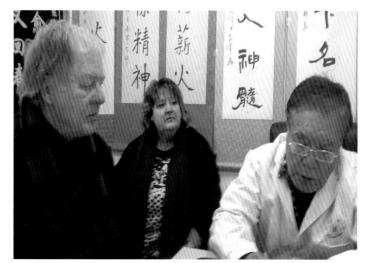

为外国友人看病

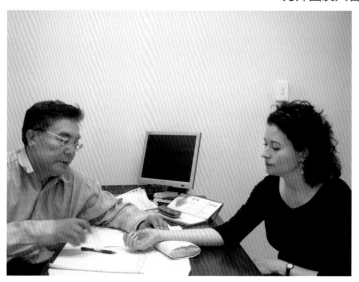

2011 年在澳大利亚诊察患者

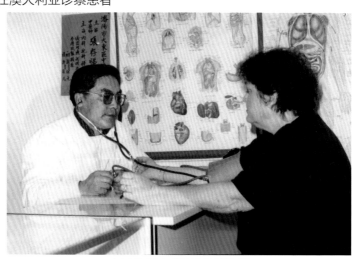

1993 年在美国诊察患者

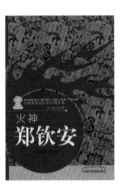
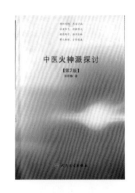
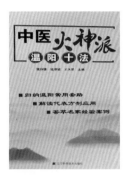
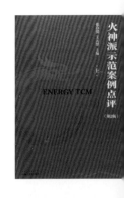
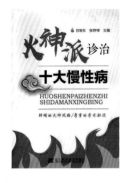
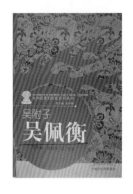
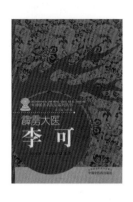
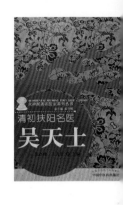
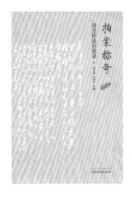
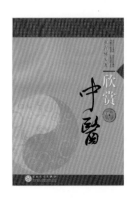
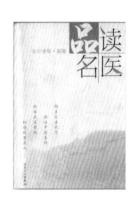
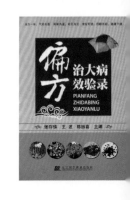
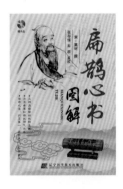
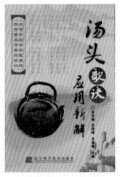
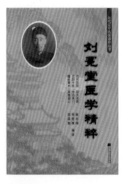
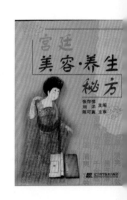

作者部分专著

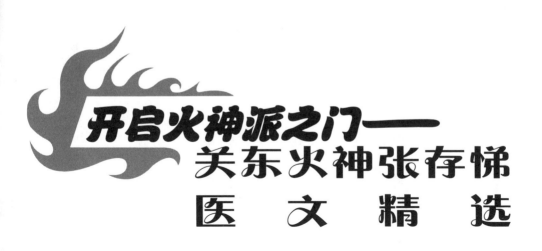

开启火神派之门——关东火神张存悌医文精选

张存悌　辛喜艳　主编

辽宁科学技术出版社
·沈阳·

图书在版编目（CIP）数据

开启火神派之门：关东火神张存悌医文精选 / 张存悌，辛喜艳主编. —沈阳：辽宁科学技术出版社，2023.6

ISBN 978-7-5591-2948-2

Ⅰ.①开… Ⅱ.①张… ②辛… Ⅲ.①中国医药学—文集 Ⅳ.①R2-53

中国国家版本馆CIP数据核字（2023）第051602号

出版发行：辽宁科学技术出版社
　　　　　（地址：沈阳市和平区十一纬路25号 邮编：110003）
印 刷 者：辽宁新华印务有限公司
经 销 者：各地新华书店
幅面尺寸：170mm×240mm
印　　张：23
插　　页：2
字　　数：450千字
出版时间：2023年6月第1版
印刷时间：2023年6月第1次印刷
责任编辑：丁　一
封面设计：刘冰宇
责任校对：赵淑新　刘　庶

书　　号：ISBN 978-7-5591-2948-2
定　　价：88.00元

编辑电话：024-23284363　15998252182
邮购热线：024-23284502
E-mail：http://www.lnkj.com.cn

张存悌，1947 年生，辽宁省沈阳市人，主任中医师。毕业于辽宁中医药大学，曾任该校第三附属医院内科主任。近年钻研火神派，著有《火神郑钦安》《中医火神派探讨》《火神派示范案例点评》等书，系国内最早系统阐释火神派的专著。曾在美国、澳大利亚、加拿大、中国香港等国家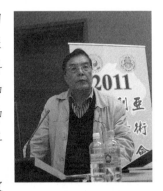和地区讲学，多次举办火神派培训班，弟子众多。擅用经方，用药简练，为经典火神派代表，对常见病积累了丰富经验，治愈许多疑难病例，人誉"关东火神"。现任世界中医药学会联合会扶阳专业委员会副会长，北京中医药大学特聘专家，东北国际中医院"经典火神派名医工作室"首席专家。博学精思，治学勤奋，发表论文、医话 200 余篇，出版火神派方面专著 20 余部。

辛喜艳，中医博士，副主任医师，北京大学第三医院中医科副主任，北京中西医结合学会杰出青年专家。擅用经方治疗内科杂病及中西医结合治疗生殖内分泌相关疾病，在中医药治疗卵巢功能减退、不孕症方面积累了丰富的临床经验。任职世界中联慢病管理专业委员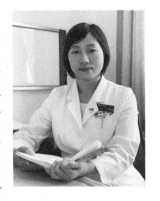会第一届理事会常务理事，中国中药协会女性生殖健康药物研究专业委员会妇科内分泌学组委员，北京中医药学会生殖医学分会委员。主编书籍《火神派示范案例点评·下》。主持国家自然科学基金、首都医学发展基金、北京大学交叉医学研究等科研项目多项，发表学术论文 30 余篇。

编 委 会

主　编　张存悌　辛喜艳
副主编　赵文文（山东中医药大学附属医院）
　　　　王福强（广州市天河区培基堂中医诊所）
　　　　傅　勇（西安市杜万全堂中医院雁塔中医门诊部）
编　委　（以姓氏笔画为序）

于桂艳	于　海	马彧婧	马海刚	王天罡	王长杰
王红玉	王克时	王丽杰	韦　荣	巨邦科	牛晓欢
叶　锋	史瑞峰	吕艳芳	任玉金	任素玉	伊艳清
刘　水	刘印卿	刘昱辰	刘　健	齐若程	汤春琼
安世鹏	孙建龙	孙　强	李占青	李亚男	李任锋
李　昊	李昱颖	李　俭	李哲敏	李肇东	杨文飞
杨春红	杨　洪	吴红丽	吴志刚	吴松衍	何文婷
邹忠良	宋怀宇	张同强	张泽梁	张　晶	陈乙彬
陈义杰	陈玉强	陈武兰	陈桂萍	武　玥	岳国元
金玉年	金圣杰	金佳琦	金恒伊	周　颖	郑　磊
房中成	房高鸽	赵建枫	柳　盛	钟跃学	袁　琳
聂晨旭	贾建华	徐祖固	桑志坤	黄建华	黄绍均
董东锁	蒋博文	程　伟	魏永哲		

INTRODUCTION

　　本书为经典火神派医家张存悌的医学文集精选，凝聚了其一生著述的精华。全书分为上、中、下三篇，上篇："开启火神派之门"，展示了作者多年研究的成果，对经典火神派进行了系统归纳，广泛吸收各家经验，提出若干新认识，新观点，充实、拓展了火神派的临床内涵。中篇："医案精选"，系作者实践火神派理论，经治验案约400则，病种涵盖内外妇儿、五官皮肤等各科，凸显火神派风格，精心撰写按语，启迪后学。下篇："医话精华"，是从上百篇文章中选出36篇精品，涉及临床、医道等重大问题，观点鲜明，富于新意。对传统习俗如"十八反""十九畏""细辛不过钱"等问题，特撰专题驳议。本书与《关东火神张存悌医案医话选》可称姊妹篇，后书中的篇章原则上不予收入，只保留部分好的案例。

　　本书具有较高的学术价值，适合中医界人士和爱好者阅读，尤其是中医院校的学生会从中受到诸多教益。

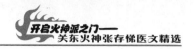
编写说明
DESCRIPTION

迄今为止，作者已出版学术专著 57 部，发表文章约 300 篇，这些书与文章中总有一些自己属意的作品，能代表自己的学术特色与独到体会，自然就想选出一些精品，辑成一本医文精选集，这是编撰本书的初衷。换句话说，要选精华，挑精品，成就一本我个人的代表作。

全书分上中下三篇，上篇：开启火神派之门；中篇：医案精选；下篇：医话精华。下面分别说明：

一、上篇　开启火神派之门

行医 40 年，边临床，边研究，最大的收获是发现并选择了火神派之路，最初是《中医火神派探讨》，后来则拓展了火神派内涵，关于这个题材已成书 25 本，最近出版了《经典火神派临床心悟》。可以说，关于火神派的研究代表了我的学术成就，业内亦有影响，理所当然成为本书的主打品牌。

本篇对经典火神派重新进行了系统归纳，广泛吸收扶阳各家的临床经验，在多年研究的基础上，更上一层楼，提出若干新认识，新观点，充实、拓展火神派的内涵，例如"四类常见病最容易西化""夏月偏多中寒""阴阳辨诀独特之处"等，由于这些新观点通常附于主标题之后，故以"▲"标注，以示区别。如果说郑钦安、吴佩衡、唐步祺等前辈开启了火神派之门，我则在其基础上进一步拓展了火神派之路。

二、中篇　医案精选

一个医家的理论再好，如果没有医案可供揣摩，终究难以得其真传。由此，我一直为郑钦安没有留下医案集而抱憾，否则后人对火神派的理解传承应当更准确，不至于出现那些以紫乱朱、扑朔迷离的东西。本篇精选本人验案 400 则，多系近年新案例，突出扶阳理路，彰显火神派特色；方药精炼，体现经方风格；辨证或方药独到，诸庸常者不录。病种涵盖内外妇儿、五官皮肤等各科，对大多数案例精心加以按语，点明要义。编排有序，纲目清晰，便于翻查。

三、下篇　医话精华

在各种文体中，我最喜欢医话，"医家之医话，犹儒家之笔记，最能益人神明。"（《对山医话》）"各话当年陈迹而言多精凿，较之浏览医书尤有趣味，且足长见识而益智慧。"（何廉臣语）多年来在《中国中医药报》上发表各类医话上百篇，今从中精选21篇并予精心修改，同时撰写新稿15篇，共计36篇。选题主要围绕临床、医道和人文三个方面，凝聚了作者一生的行医体会，见解独特，涉猎广泛，收集大量医案佐证理论，可读性强，引人入胜。

行医40年，深感中医教育存在的问题，如骨梗喉，不吐不快。由是对传统习俗如"十八反""十九畏"、药典剂量束缚中医手脚包括"细辛不过钱"等问题，这次特撰专题驳议，乃是出于一个中医人的责任而发声，欢迎读者评议。

本书与2015年出版的《关东火神张存悌医案医话选》可称姊妹篇，后书中的篇章原则上不再收入本书，只保留了部分好的案例。

本书资料大多源于书末"参考文献"，其他零散资料则在括号内注明，特此向原作者表示衷心感谢！众多弟子参与本书编写，谨此表示谢意！

最后提请注意，书中用附子、川乌类药物多处超过《中华人民共和国药典》剂量，此为众多火神派医家的独特经验，读者请在专家指导下谨慎应用，不要盲目照搬。凡用此类药物一定要单独先煎，用至30g以上先煎2小时，60g以上先煎3小时。本书所录医案均宜照此先煎，不另标示。

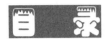

CONTENTS

上篇 开启火神派之门

引论 火神派主要学术特色

火神派是在清末四川兴起的一个医学流派，创始人为邛崃郑钦安（1824—1911），《邛崃县志》记载其为"火神派首领"。其独特之处在于重视阳气，擅用中药附子、干姜等热药，郑钦安由此被称为"郑火神""姜附先生"。可以用两句通俗的话来概括火神派的特点：万物生长靠太阳，百药之长属附子。前一句是说推重阳气，后一句则讲擅用附子。

火神派的学术要义有哪些呢？郑钦安有一个重要的学术思想，医贵明理，方不求多。学习火神派，我们希望归纳出几条要点，使之系统一些，这样才便于继承研究，而不是简单的"徒记几个汤头，几味药品"。首先在理论上弄清楚，领会火神派的精髓，做到"理精艺熟，头头是道"，从而达到"随拈二三味，皆是妙法奇方"的境界。

火神派四大纲领：

（1）以阴阳为纲，判分万病，"功夫全在阴阳上打算"，是其最基本的学术观点。阴阳辨诀为其首创的辨别阴阳秘诀。

（2）重视阳气，强调扶阳是其理论核心；擅用附子是其临床独特之处。

（3）对阴证的认识十分全面，对阴火的辨识尤其深刻，独具只眼，此为其学术思想最精华的部分。

（4）阴盛阳衰，阳常不足的病势观是其学术思想的重要前提。（《火神郑钦安》）

这些观点前后呼应，一以贯之，形成一个独立的思想体系，即郑钦安学术思想的主要内涵，名之为"四大纲领"。另外火神派处方具有三大特色：擅用附子，倡用经方，用药简练。以下分别予以解读。

▲火神派是第八个医学流派

可以看出，火神派完全符合构建一个医学流派的主要条件，即：有一个颇具影响的"首领"郑钦安，有两部传世之作《医理真传》和《医法圆通》，有以吴佩衡、唐步祺等为代表的若干传人延续至今。它有完整的理论体系如上面所归纳，其用药特色之鲜明更是超乎寻常，其大量成功的验案，都表明这是一个特色突出而且经世致用的医学流派，与其他医派相比可以说毫不逊色。我们认为它是继伤寒派、金元四大家、温补派、温病派等之后的第八个医学流派。作为建议，它有理由补充到高校《中医各家学说》讲义中去，体现这一中医发掘、研究的新成果。作者相信，火神派独特的学术价值，必将逐渐彰显出来，历史将证明这一点（图1）。

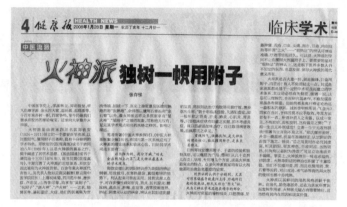

图1 作者在《健康报》上发表的文章

现在我们欣喜地看到，2021年出版的全国中医高校统编教材《中医各家学说》（第3版）中，新增加了"郑钦安"一章，开启了火神派学术进入高校教材之新篇章，实在可喜可贺，火神派研究从此进入一个新阶段。

第一章　重视阳气

火神派理论上重视阳气，临床擅用附子，此为其学术最根本特色。

一、重视阳气

"阳气者若天与日，失其所则折寿而不彰，故天运当以日光明"。（《素问·生气通天论》）郑钦安根据经义，提出火神派最重要的学术观点就是重视阳气，崇尚扶阳。其重视阳气，有两个特点，一是阳主阴从；二是偏重肾阳。

阳主阴从，阳重于阴

在阴阳两纲中，表面看，阴阳处于等同地位，两者并重，缺一不可。然而在相互作用的过程中，却有主次之分，并非等量齐观。火神派特别强调阳气的作用，认为"阳者阴之根""阳主而阴从""阳统乎阴"。郑钦安"只重一阳字，握要以图，立法周密，压倒当世诸家，何况庸手！"（《医法圆通·敬批》）阴阳的这种关系，敬云樵比喻为太阳和月亮，"月本无光，借日而有光"。（《医法圆通·敬批》）形象地揭示了阳主阴从的地位，亦即"阳能生阴，阴不能生阳"之意。

宋·窦材有"须识扶阳"论："道家以消尽阴翳，炼就纯阳，方得转凡成圣，霞举飞升。故云：阳精若壮千年寿，阴气如强必毙伤。又云：阴气未消终是死；阳精若在必长生。故为医者，要知保扶阳气为本。"（《扁鹊心书》）

清·高士宗也明确这一点："盖阳主气而阴主血，如人阴血暴脱，阳气犹存，不致殒命；如阳气一脱，阴血虽充，难延旦夕。苟能于阴阳之中，而知阳重于阴，则遇病施治自有生机，凉泻杀人，吾知免夫！"（《医学真传·阴阳》）"医者于水火之中而知重轻之理，则生者多而杀者少也。"（《医学真传·水火》）

按：高士宗明确提出"阳重于阴"的观点："知重轻之理，则生者多而杀者少也。"

二、偏重肾阳

阳气有上中下部位之分，上焦有心肺之阳，中焦有脾胃之阳，下焦有肝肾之阳，而"下阳为上、中二阳之根"——下焦肾阳是上焦中焦阳气之根。也就是说，在诸种阳气中，郑钦安又特别强调肾阳的作用，"人生立命全在坎中一阳"，肾阳为人身阳气之本，立命之根，也是他倡用附子、四逆辈温扶肾阳的理论基础。湖北麻城名儒敬云樵先生称，郑氏所谓："甘温固元是姜、附、草，不是参、芪、术，学者不可不知也。"（《医法圆通·卷二》）

郑钦安立有"万病一元论"，强调万病皆因元阳受损引起："外感内伤，皆本此一元有损耳。""病有万端，亦非数十条可尽，学者即在这点元气上探求盈虚出入消息，虽千万病情，亦不能出其范围。"（《医法圆通·卷三》）"医圣的着眼点、立足点，全在卫护元阳上下功夫。113方，一首四逆汤足矣！生死关头，救生死于顷刻。""一部《伤寒论》113方，使用附子、桂枝、干姜者即达90方，可见医圣对阳的重视，曰温阳，曰养阳，曰助阳，曰救阳，对生命之本的阳气，是何等的曲意呵护，关怀备至！"（《霹雳大医——李可》）

按：由此形成火神派独特的辨治理路，明显不同于一般章法，例如：

以前治疗"脉结代，心动悸"之症，会选炙甘草汤，现在则用补坎益离丹；

以前治心下痞症多投泻心汤，按阴阳辨诀认证，可能用附子理中汤；

以前治疗奔豚用《金匮》奔豚汤，现在多用温氏奔豚汤；

以前治中风，通常选用补阳还五汤，而火神派则投以小续命汤；

以前治五更泻多用四神丸，现在多用四逆汤；

以前治尿路感染用八正散，现在可能用真武汤；

以前痛经多用温经汤，现在多用四逆汤加味；

以前治不孕症，用舒肝助孕汤，现在多用四逆汤加味；

以前治痤疮用枇杷消肺饮，现在可能用麻辛附子汤加味；

以前治疮疖用消疮饮，现在多用潜阳封髓丹等；

以前治疗各种血证包括崩漏等，都从清热着眼，现在多用理中汤温阳固摄。

上述种种，本书随处可见成功案例。总之，多从扶阳着眼，常用附子，思路大变，疗效大增。

■**痛经**：代某，女，39岁。痛经，小腹冷痛拒按。经色暗，量少，素常小腹冷。舌淡脉沉。处方：附子40g（先煎），干姜30g，炙甘草40g，高良姜30g，川乌30g（先煎），蜀椒3g（去油），桂枝30g，生姜30g，3剂。药后冷痛均明显好转。（《擅用乌附——曾辅民》）

按：本例以四逆汤加高良姜、蜀椒、川乌，内祛阴寒痼冷；桂枝、生姜使邪外透，兼散新寒。曾氏指出，痛经临床一般常用《金匮》温经汤，其方中仅有桂枝、吴茱萸之温，作用太弱，且含麦门冬、阿胶等阴药，于阴寒痛经不利，重症难取速效。言之有理。

■**腹痛**：友人黄某，乙酉九月患腹痛，每食甜物少愈。医者以为燥也，用甘润之药不效。旋用下药，痛益甚。延予诊视，六脉细小，喜按，口淡，倦怠，断为寒证。投以理中汤加木香，旋止旋发，夜间更甚。予曰："夜为阴，阴寒盛，夜间痛更甚也。"用通脉四逆汤加白芍十余服痊愈。（易巨荪治案）

按：此案腹痛，先从中阳论治，"投以理中汤加木香，旋止旋发"。以"夜为阴，阴寒盛，夜间痛更甚"为辨证眼目，专力扶肾阳，用通脉四逆汤加白芍而愈，值得揣摩。

■**孤阳浮越**：谭濂叔，某年六七月，抱病邀余，云："初医治月余未愈。盛暑时穿棉袄，戴小帽。而身有微热，随起随过。胃气大减，口不渴，大小便如常，神形疲倦。初非不知其虚也，处方总不外四君、六君、八珍等，愈服而形神愈败。"

余为之诊曰："此热乃孤阳浮越而然，若散之清之是速其死也。前服之药非不对症，乃力所不及，故虽多亦奚以为？幸药无相反，否则即不堪设想矣。"乃主以真武汤，逐日增重其量。二三日胃气渐增，日食数顿，每顿一小碗。继而热力渐长，略减其衣。再服五六日，可去小帽理发，谈笑自若焉。（黎庇留治案）

按：此证乃孤阳浮越使然，前服之药四君、六君、八珍等，"非不对症，乃力所不及，故虽多亦奚以为？幸药无相反，否则即不堪设想矣"。阳虚法钦安，益气补血力所不及，非得扶肾阳不可。

▲阴阳分治，不容混淆

郑钦安虽然重视阳气，主张阳主阴从，但他从来不废弃阴虚之说。虽然阳证、阴虚比较少见，但他从未否认过阳证或阴虚的存在，在《医理真传》中他从来都是阴虚阳虚并列论述的，"两两对言""判若眉列"，分得非常清楚，阴证他讲了31条，阳证讲了29条；而在《医法圆通·卷三》中，他同样是阴阳并列论述，阳证讲了25条，阴证讲了58条，都是对等的，从未无视阳证的存在。

有人说火神派只讲阴证，不讲阳证，未免强加于人。郑钦安从来都是阴阳分治，阴证扶阳，阳证益阴，从不混淆，更未以扶阳法包治百病。他反复说："偏于阴者宜扶阳，偏于阳者宜扶阴。""阴盛者扶阳为急，阳盛者扶阴为先。"从来没有把阴证、阳证混淆过，从这个意义上说，他的立论并不偏颇。

三、阳常不足，认清大趋势

如上所论，火神派之所以擅用附子，广用四逆辈，是因为有着大量的病症需要温阳。"不知予非专用姜、附者也，只因病当服此"。（郑钦安语）强调"只因病当服此"，以药测证，使我们尽可领略阴证多见的事实。吴佩衡也说："不是我偏用附子，而是这些被介绍来的患者，多是患的'附子病'，不用四逆汤不行。"

他们擅用附子正是建立在"阴盛阳衰"的病势观上，这一点是火神派学术思想的重要基础。所谓病势观，是指医家对社会群体发病大趋势的概括认识。通俗的说，就是研究、掌握发病大趋势，以利指导用药大方向，一般与时代、地域、气候特点密切相关。例如，仲景著《伤寒论》，是因其宗族大量死亡，"伤寒十居其七"，伤寒为疾病大趋势。东垣倡导补土派，是因其所处的金元时代，战乱频仍，人民生活极不安定，所患疾病多为劳役过度损伤脾胃所致。

一个医家对疾病大趋势的认识，决定着他的理论基点和用药方向。凡是运动着的事物都有一个"形势""趋势"问题，天气变化有趋势，几乎人人都在关心；股市有大势，股民都在关注。

"虽有智慧，不如乘势"，孟子这句话就是讲遵从大趋势的作用，再聪明有智慧，都不如顺应大势所趋。那么，火神派怎样认识近现代的疾病大趋势呢？一百多年前，郑钦安说过："目下，世人畏附子、干姜，不啻砒毒，即有当服附子，而亦不肯服者不胜屈指矣。呜乎，阴阳不明，医门坏极。喜清凉而恶辛温，无怪乎阴盛阳衰矣。"（《医法圆通·卷二》）是说俗医"喜清凉而恶辛温"，滥用寒凉伤阳，导致世人"阴盛阳衰"的基本态势，指出阴证、寒证占了大多数（阴盛），而阳证、热证则少见（阳衰）。

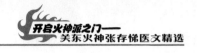

100多年过去了，郑钦安关于"阴盛阳衰"的病势观，今天仍然适用，这正是火神派重视扶阳、擅用附子的现实基础，也是我们传承、弘扬火神派的缘由所在。众多近现代火神派名家都对阴盛阳衰的基本病势发表了鲜明的观点。

吴佩衡先生："人之所患，常在阳虚，治疗之方，扶阳为准……阳虚者十常八九。"

祝味菊先生："余治医三十年，习见可温者十之八九，可清者百无一二。""秦汉体格，去古已远。今人禀赋更薄，斫伤更甚，虚多实少，彰彰然也。"（《伤寒质难·第十四篇》）值得一提的是，祝味菊还提出了"阳常不足，阴常有余"的观点，"善养阳者多寿，好戕阳者多夭。阳常不足，阴常有余，此前人所未道也。"（《伤寒质难·第七篇》）

卢崇汉教授："举目望去，现在有几个是阳实的啊？真正阳实的没有几个……我的用方可以说99%的都是纯辛温药物组成的。"（《扶阳讲记》）

李可先生："现代人类体质多虚，阳虚者十分之九，阴虚者百难见一，六淫之中，风寒湿为害十之八九，实热证百分之一二。地无分南北，国不论中外，全球如此。""阳虚的人十占八九，真正阴虚的百不见一。"（《霹雳大医——李可》）

这么些近现代医家几乎众口一词的提出阴盛阳衰的观点，看法出奇的一致，理所当然的构成火神派学说的一个重要观点。这个大趋势为我们施展扶阳，运用附子，提供了广阔天地。至于如何形成这种阴盛阳衰的局面，《中医火神派探讨》一书中有详细解析。

现实中我们看到，我国40岁以上慢性病患者多达5.8亿人，每天有1.3万人死于慢性病，占总死亡率的86.6%，已经成为第一大死因。"当今之世，慢性疾病突出，寒凉之剂常难取效，则此书之出版问世，于提高疗效将大有裨益"。（《郑钦安医书阐释·郭子光序》）遗憾的是，当前医林主清派依然占据着主导地位，误人不少，也是积重难返。

笔者体会，临床所见确实"阳虚者十常八九""可温者十之八九"，一天看几十个患者，内外妇儿五官皮肤各科都有，多属阳虚，用附子者十占八九，阴虚者确实少见，从未见因误用附子而偾事，倒是复诊者大都反映有效，每天跟我侍诊的弟子可以为证。

火神派名家还对下面两个问题，提出了新观点。

▲夏月偏多中寒

夏月何得中寒？吴天士在"驳俗说夏月忌用桂、附辛热等药"一节中指出："夏月不但不能无虚寒之人，而中阴、中寒之证在夏月偏多……若夏月本属伏阴在内，而人又多食冷物，多饮凉水或冷水洗浴，或裸体贪凉，故中阴、中寒之证夏月更多，岂以夏月阴寒之证，亦忌用温热以视其死耶？""惟如此暑月最多中阴，此必是多食寒物，寒入三阴，便为中阴。"书中有夏月中寒案多例，吴氏皆用附子等救治成功。（《清初扶阳名医——吴天士》）

吴天士指出："夫暑月安得有阴气？抑知此阴气不必天寒地冻之气始能中入。在暑月或食冷物，或饮冰水，或裸体贪凉，其气皆能中人，总由阴伏于内，阴气便于直入，犹之奸细潜伏城中，贼来便易攻打也。所以谓之中寒者，以其深入在脏，而非若感寒之感触在表也。唯有大剂生姜、桂枝、附子以驱阴寒，大剂人参、白术以回元阳，乃为可救。稍一游移，命在呼吸矣。"此证极易误辨误治，吴氏亲眼目睹汉上医家，"凡是夏月中寒之证，无有不医至死者。彼绝不知夏月有中阴一证，又绝不知治阴证当用何药"。（《清初扶阳名医——吴天士》）

■壬午年六月，吴家林一族叔发热畏寒，浑身痛，作呕，胸膈胀闷，腰痛，大汗不止，头眩晕，或云感冒，或云受热，或云中暑，或云停食，纷纷不一。余诊之，脉大虚数，按之如丝，舌色如墨水。余曰："此中阴也。必系饮冷水，或入冷水洗浴，遂为寒所中耳。"答曰："俱有之。"余亦予极重桂枝、附子、生姜、白术、半夏、陈皮、茯苓、甘草、黄芪，加木香、砂仁，人参一钱，每日二剂。留宿三日，服药六剂，各症愈十之七矣。再予药四剂携归，每日服一剂。服毕后来，仍予四剂，服之痊愈。（吴天士治案）

原按：如此种证，当酷热之时得遇余辨其为阴证，而用热药疗之者，真大幸也。此日此证甚多，其用清热解暑而致毙者，不知凡几矣。

按：本案中暑以附子理中汤加味治愈，辨证治疗均胸有成竹，言之必中，令人信服。

■吴球治一人，暑月远行，渴饮泉水，至晚以单席阴地上睡，顷间发寒热，吐泻不得，身痛如刀刮，医曰："此中暑也。"进黄连香薷饮及六和汤，随服随厥。吴诊其脉，细紧而伏，曰："此中寒也。"众皆笑曰："六月中寒，有是事乎？"吴曰："人肥白，素畏热，好服黄连及益元散等凉剂，况途中饮水既多，又单席卧地，寒邪深入，当以附子理中汤，大服乃济，用之果效。"（《古今医案按》）

按：辨证论治，固应因时制宜，更宜把握审因论治。本例虽病发暑月，但因远行，渴饮泉水，单席卧地，至寒中太阴，损伤中阳，气机逆乱，故吐泻不得，寒热身痛。误投苦寒清凉，中阳更伤，冰伏于内，致随服随厥。寒伤中阳为病变之本，据脉细紧而伏，投理中汤以温补中阳，加附子补命门之火以去寒湿，药证相符，用之果安。

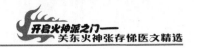

▲南方阳虚证十有八九

李可先生说,2000年开始来南方以后,"看过的患者大概有一千多人。这里有一个很特殊的现象,如果从中医的六淫来分类就是风、寒、暑、湿、燥、火,那么我所看的患者阳虚寒湿证的十之有八九,而阴虚火热证的百不见一二,一例都没有遇到过。南方气候特别热,一般人讲有夏无冬,这么酷热的气候,人们在这样的一个气候竟然没有一个得火证、热斑点,或者阴虚证……我就开始寻找根源。在我的观察当中发现:第一个问题就是大家普遍都使用空调,空调是现代科学的一个发明,若说它的利和弊,我看弊多于利。因为这个造成了很多人为的空调病。""加上由于空气热,特别喜欢吃生冷的东西,比如说冰水、冰块、冰冻的果汁等。或者热的话冲一个冷水澡,或者在睡觉的时候空调开得很大,睡着以后就受病。"

另一香港扶阳名医,人誉"谭附子"的谭述渠先生早有相同认识,他于1961年到新加坡、马来西亚等地行医,求诊者竟致每日二三百人之多,谭氏归纳道:"星马气候生活有异内陆,饮食有所趋,每尚冰冷。盖胃喜温和,人重阴阳,水火失调,冰冷复加,则胃寒于先,脾湿于后,阴既不平,阳复不固,安得而不病哉?"(《谭氏南游医案实录·序一》)"星马地属热带,人喜冷饮,风气所及,为此是尚。以至表热里寒,外强中虚,比比皆然。""治病无数,用药亦以真武汤、吴茱萸汤、金匮肾气丸等温热性方剂为用,临床功效非常卓著。"(《谭氏南游医案实录·序二》)

这或许可以解释,为什么近代中国,火神派较为盛行、有影响的四个省市即四川、云南、上海、广东都在南方而不是在北方的原因。

四、阳虚法钦安,何偏之有

火神派的兴起乃至成为热点无疑是好事,由此引起学术争鸣,也是正常的。有关火神派争议最集中一点的就是火神派是否有偏?许多人称其重阳有偏,用附子有偏……总而言之,一个"偏"字了得!火神派是否火走一经,剑走偏锋?

(一)各家学说"无不有偏"

历史上各家流派都有自己的研究重心和方向,议论必然有所侧重,强调一说,突出一义。金元四家分别以突出寒凉、攻下、补土、养阴而见长,旗帜鲜明的提出各自的学说,构成了丰富多彩的各家学说框架。由于强调一说,突出一义,议论与着眼点自然有所偏重,这是很正常的,刘完素主张"六气皆从火化",张子和"汗吐下三法该尽治病",李东垣把大疫完全归咎于内伤,朱丹溪的滋阴降火论可谓皆有其偏。火神派强调阳主阴从,与阴阳并重的理论确有不同;强调肾元的作用,与东垣重视脾胃也不相同,唯其如此,才显出其观点的独特性和侧重点。不了解这一点，就是对各家学说缺乏起码的认识。

各家皆有所偏，所谓有其长即有其偏，无所长则无其偏，可以说这是各家学说的基本特点。清·李冠仙说得好："殊不知自昔医书，唯汉仲景《伤寒论》审证施治，无偏无倚，为医之圣。后世自晋叔和以下无不有偏。迨至金元间，刘、张、朱、李，称为四大家，医道愈彰，而其偏愈甚。河间主用凉，丹溪主养阴，东垣主温补……大率师东垣之论，偏于温补，而张景岳则尤其偏焉者也。其实《新方八阵》何尝尽用温补，而其立说则必以温补为归。后人不辨，未免为其所误耳！""不善学者，师仲景而过，则偏于峻重；师守真而过，则偏于苦寒；师东垣而过，则偏于升补；师丹溪而过，则偏于清降。"（《知医必辨·序》）虽说"医道愈彰，而其偏愈甚"之语说得过头，终归指明了各家学说"无不有偏"的事实。

（二）补前人未备，成一家言

从另一方面讲，这种所谓偏确实又持之有据，言之有理，并未超出经典理论的范畴，绝未离经叛道，否则它不可能流传下来。明·李中梓说："（金元）四家在当时，于病苦莫不应手取效，考其方法若有不一者，所谓补前人之未备，以成一家言，不相撷拾，却相发明，岂有偏见之弊？""子和一生岂无补剂成功？立斋一生宁无攻剂获效？但著书立言则不及之耳。"

火神派强调扶阳的主张不过是对《黄帝内经》"阳气者若天与日，失其所则折寿而不彰"观点的发挥而已。强调肾阳的功用，与古人"肾为先天之本""补脾不若补肾"的理论也有相近之处，并未离经叛道，何偏之有？成都中医药大学的汪剑教授称："仔细研究火神医家的著作，便能发现火神派作为中医学术体系范围内的一种学术流派，其理法方药始终遵循辨证论治的规范。"此论公允。

因此对各家学说应持历史态度和客观分析，要"因古人之法而审其用法之时，斯得古人立法之心"，否则"窥其一斑而议其偏长"。（明·孙一奎语）那才真正出了偏差。

话说回来，有所偏不等于走极端，火神派主张阳主阴从不等于有阳无阴；重视阳虚不等于否认阴虚；主张扶阳并不废止滋阴；广用附子不等于滥用附子，等等，其实这些都属于常识范围，一个成熟的医家怎么能犯这种脱离辨证施治的低级错误？

（三）人讥其偏，我服其专

关键是要认识到各家流派各有所长，各具特色，"人讥其偏，我服其专"。我们常说："外感法仲景，内伤法东垣，热病用河间，杂病用丹溪。"（《明医杂著》）诸家各有其长，为医家所遵奉，无人嫌其偏，"果医者细心参酌，遇热症则用河间，遇阴亏则用丹溪，遇脾虚则用东垣，遇虚寒则用景岳，何书不可读？何至咎景岳之误人哉！"（《知医必辨》）

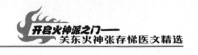

今作者聊为续一句"阳虚法钦安"——遇阳虚之证则参用郑钦安之法。其他学派都可以信奉，怎么轮到火神派就出偏差了？恐怕还是见识不够。须知郑钦安"于阳虚辨治所积累之独到经验，实发前人之所未发……千古一人而已！"（唐步祺语）国医大师郭子光说："郑氏对仲景阴阳学说和三阴证发挥颇多，是近代不可多得的一位杰出的伤寒学家。善用辛热为长，其于阳虚辨治所积累之独到经验，确是祖国医学中一份珍贵宝藏。"大要在善用之而已，何至咎钦安之误人哉！

古有伤寒论，今有扶阳派。2019年国家中医药管理局局长王国强在第三届国际扶阳医学大会上指出："扶阳医学博大精深，历经近200年的传承、创新和发展，至今已形成一套完整的、成熟的、行之有效的理法方药，越来越受到国内外中医药专家学者的重视和关注……在业界形成了'古有伤寒论，今有扶阳派'的美誉。"对扶阳派予以充分肯定。

黄煌教授认为："要尊重中医学术流派特点，满腔热情地扶持各种中医流派的发展，经方派、火神派首先应该在高校开固定讲座，并设立研究机构。"旗帜鲜明地支持火神派研究。

君子和而不同。中医要努力培养自己的风格，在掌握基础理论的前提下，培养学术个性、学术特长是应该鼓励的。事实上，大多数名医都是因为某方面的特长而闻名的，像民国时期的北京四大名医，沪上十大名医，这些当年叱咤医坛的名医各有一手，特长就是他们的招牌。像施今墨善治内伤杂病，孔伯华善治时令热病，上海张骧云善治伤寒病，民间俗话："得了伤寒病，去找张聋蛪。"（张骧云因为耳聋所以叫"张聋蛪"）顾筱岩擅治疮肿，人誉"疔疮大王"。老百姓都知道，得这个病找谁，得那个病找谁。我一直认为中医既有它的科学本性，同时还兼有艺术性的一面，就像一枚硬币的两面，而艺术从来都是讲究个性的，如同京剧四大名旦梅尚程荀那样各领风骚，书法有颜、柳、欧、赵那样各呈千秋。全世界的香水大概有千八百种，价格相差悬殊，确定香水品牌的是什么呢？香水的成分95%都是水，剩下5%是香精，而决定一个香水品牌价值的就是这5%的香精，这些香精各有特色。搞中医也是，基本理论都一样，而决定一个医家特点的就是其学派特色。

有些医家似乎不喜欢门派之说，自恃所谓"不偏不倚"姿态。其实样样通，样样松，毫无风格可言，很难想象能有突出成就或贡献。

第二章　擅用附子，独树一帜

温扶阳气郑钦安最推崇附子，认为"热不过附子"，为热药"立极"之品。唐步祺指出：郑氏善用附子、四逆辈，化裁而治疗百余种病，是"为郑氏一生最得力处""直可说前无古人"，一语中的。后来祝味菊尊附子"为百药之长"，唐步祺推"附子为热药之冠"，李可称"附子为药中第一大将"，都显示了对附子的推崇。祝味菊称："变更附子的毒性，发挥附子的特长，医之能事毕矣。""我用附子可任我指使，要它走哪条经就走哪条经，要它归哪一脏即归哪一脏，奥秘就在于药物的配伍与监制，引经与佐使。"由此火神派积累了附子应用的丰富经验，可以概括为广用、重用等特点，下面予以介绍。

一、广用

仲景应用附子，以"脉微细，但欲寐"为指征，病至少阴方用；李时珍有"乌附毒药，非病危不用"之训。郑钦安则提出"凡一切阳虚诸症"均可应用，不必等到病危、病至少阴方用。凡治阴证几乎方方不离附子，认为："凡一切阳虚诸症，如少气、懒言、身重、恶寒、声低、息短、舌润、舌黑、二便清利、不思水饮、心悸、神昏、不语、五心潮热、喜饮热汤、便血、吐血、闭目妄语、口臭难禁、二便不禁、遗尿遗屎、手足厥逆、自汗、心慌不寐、危候千般难以枚举，非姜附何以能胜其任，而转危为安也乎？"（《伤寒恒论·问答》）显然，郑钦安扩大了附子的使用范围。

附子还有另一特性，即"善走诸经""无经不达，走而不守，但可为臣使，佐群药通行诸经，以斩关夺门。"（《本草新编》）张景岳曰：附子"浮中有沉，走而不守，因其善走诸经，故曰与酒同功。""无所不至，为诸经引用之药。"（刘完素语）显然具有广泛的适应性。

纵观火神派广用附子，主要有两种形式：

其一，直接以附子为主药，最常见者就是四逆辈

郑钦安在论述四逆汤的功能时说道："凡世之一切阳虚阴盛为病者为皆可服也。"《医理真传·卷二》）"此方功用颇多。得其要者，一方可治数百种病。因病加减，其功用更为无穷。予每用此方救好多人，人咸目予为姜附先生。"《医法圆通·卷四》）显然，郑钦安扩展了四逆汤的应用范围。

广用四逆，化裁众方。以四逆汤合以常用方，典型如吴佩衡先生的四逆合瓜蒌薤白汤；四逆苓桂丁椒汤；四逆二陈麻辛汤；吴萸四逆薏苡附子败酱散；四逆五苓散；四逆当归补血汤等。

其二，在应症方剂中另加附子

火神派与经方的关系，从一定意义上说，就是锦上添花的关系。在应症方剂中加用附子，当然这首先意味着经方，它是一幅好"锦"，同时也包括其他时方。形象点儿说，附子的这种特性，就如同调料中的味精，扑克牌里的"百搭"，适应性

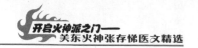

广泛。因此，此法也可以称之为"提鲜式"。

例如治上焦阳虚怔忡心悸，方用桂枝龙骨牡蛎汤，"再重加附子""加附子者，取其助真火以壮君火也"。（《医理真传·卷四》）请看郑钦安"桂枝加龙骨牡蛎汤"组成：桂枝30g，白芍18g，龙骨12g，牡蛎12g，甘草6g，生姜15g，大枣6枚，附子12g。在方中直接加入了附子。

治头面畏寒者，"法宜建中汤加附子，温补其阳自愈"。（《医理真传·卷二》）

鼻渊、鼻浊而流清涕者，缘由阳衰不能统摄津液，治以封髓丹加安桂、吴萸。"甚者，加姜、附子三钱，屡屡获效"。（《医法圆通·卷一》）

两手膀背痛，因中气不足而致者，"法宜温中行气为主，如建中汤倍桂、附，补中益气汤加羌、附"。（《医法圆通·卷一》）

"余每临症，常见独恶寒身痛而不发热者，每以桂枝汤重加附子，屡屡获效"。（《伤寒恒论》）

后世火神派名家在应用温补名方补中益气汤、六君子汤、归脾汤、人参养荣汤、阳和汤、当归四逆汤时均善于加入附子，应该说都是广用附子的体现。如治阴疽名方阳和汤，祝味菊嫌其温热不足，认为加入附子效果更佳，"盖此方能振奋阳气，祛寒消肿也，但方中缺乏附子，为美中不足，余每次用均加附子"。

■鹤膝风：某男，38岁。气血不足，形瘦畏寒，面色萎黄，两膝肿大，右甚于左，两足发冷，疼痛无时，屈伸为难，舌胖苔白，脉象沉迟。证属阳气衰惫，三阴虚损，寒湿内侵，气血凝滞，为鹤膝风重症。治以补阳益阴，补气养血，温经活血通络。处方：黄厚附片24g（先煎），黄芪6g，人参9g（先煎），熟地24g（砂仁3g拌）当归12g，丹参12g，牛膝12g，麻黄9g，炮姜9g，鸡血藤18g，鹿角9g。此方服20余剂，膝部肿痛逐渐减轻，下肢转温。续服10剂，病即逐步痊愈。（祝味菊治案）

▲用附子不走极端

郑钦安广用附子绝非滥用附子，而是坚持辨证，"总之，用姜附亦必究其虚实，相其阴阳，观其神色，当凉则凉，当热则热"。（《伤寒恒论·太阳少阴总论》）明明说的是"当凉则凉，当热则热"。事实上，无论哪个流派，在倡导本派特色的同时，作为前提，都会坚持辨证论治的原则，这一点可以说是常识。因为这是中医最基本的原则，缺乎此则不成其为中医。

某中医著有《附子万能论》一书，吴佩衡阅后很不以为然："怎么说附子万能？太绝对化了。若说附子万能，这无异于否定了中医的辨证论治，不符合客观实际。"

二、重用

郑钦安认为："阴盛极者，阳必亡，回阳不可不急，故四逆汤之分两亦不得不重。"（《医理真传卷三》）其书中随处"峻补坎阳""大补元阳""大剂四逆汤"之语。很多文献都记载："他常用大剂姜、桂、附等辛温燥烈之药，治愈阳虚重证而饮誉蜀中。"可以说，他擅用附子，主要的是体现在重用附子的剂量上。虽然郑钦安没有留下医案，但据唐步祺先生讲，郑钦安用附子常至100g、200g……超越常规用量，可谓前无古人。能用附子也许并不难，能用超大剂量者方显胆识，人们称之为"郑火神"，也许更多的是惊叹于他所使用的超常剂量。任应秋先生曾经评价，"郑氏治疗三阴证，确是颇有盛誉，运用附子量重而准。"专门提到"运用附子量重而准"，予以肯定。

在辨证准确的前提下，投药无效，可以加量"重用多服"。如辨治口臭，"口臭一证，有胃火旺极而致者，有阴盛而真精之气发泄者……口虽极臭，无一毫火象可凭……困倦无神，二便自利，其人安静，间有渴者，只是喜饮极热沸汤。以上等形，俱属纯阴。若凭口臭一端而即谓之火，鲜不为害。予曾治过数人，虽见口臭，而却纯阴毕露，即以大剂白通、四逆、回阳等方治之……若二三剂后，并不见减……仍宜此法重用多服，此是病重药轻，不胜其任也"。（《医法圆通·卷一》）

■胃瘫：某女，28岁。患了重度胃瘫，吃啥吐啥，只能靠打点滴静脉补充营养，体重从最初的60kg降到了42kg，瘦得像个骷髅。从县里到省里一直到北京，看了4年病，没一个医生能治好。时任中国中医科学院广安门医院副院长全小林给她开出附子理中汤。她丈夫看着方子失望地摇摇头，不止一家医院的中医开过这个方了，患者按此方已经吃过好多次药，结果都一样,照样还是吐。全小林看出了他们的顾虑，让他们先吃三剂药试试。当服到第二剂药时，奇迹出现了，妻子的吐止住了。患者满腹疑惑地来找全小林询问，同样的方子别人开为啥不见效？原来，全教授用的附子剂量是60g，而其他医生用量一般不超过10g。（《中国中医药报》2010年1月28日）

按：同样的病，同样的方剂，效与不效就差在附子的剂量上，本案揭示了重用附子的价值。

■胃痛：刘某，男，57岁。胃脘反复疼痛6年，胃镜检查诊为慢性萎缩性胃炎，服过多种中西药均无效。近半个月来，胃脘疼痛较剧，遇寒尤甚，口淡乏味，泛恶纳呆，神疲乏力，大便溏薄，畏寒肢冷，腰膝酸软，苔白滑而厚，舌体胖大边有齿痕，脉沉细无力，两尺不足。证系脾肾阳虚，中焦失和，升降反常。治当温补脾肾，和中健胃，桂附理中汤加味：制附子30g（先煎），肉桂粉10g（另包，冲），炮姜20g，炒白术15g，苍术15g，高良姜15g，砂仁15g，姜半夏20g，吴茱萸10g，茯苓 15g，炙甘草 10g。7 剂，每日 1 剂，水煎服。

二诊：胃脘疼痛显著缓解，泛恶已瘥，食欲改善，大便转实，仍神疲乏力，畏寒，舌苔已退，无滑象，舌尚胖大而边有齿痕，脉息如前。原方肉桂粉改 15g，制附子改 100g（先煎），炮姜改 30g，吴茱萸改 15g。7 剂。

三诊：脘痛等症消失，食欲复原，大便正常。因余氏出差，患者持处方到药店购药，药店以附子等剂量过大不敢售给，后在患者一再要求下，将附子、肉桂等按一般用量配了 3 剂，服之无效。近日又感胃脘部闷闷疼痛，口淡纳少，神疲乏力，形体畏寒，腰酸肢冷。苔薄白舌淡红，边有齿痕，脉细两尺不足。上方制附子改 120g，炮姜改 30g，加杜仲 20g，淫羊藿 30g，炙黄芪 30g，7 剂。

四诊：脘痛已止，食欲正常，形体畏寒及神疲乏力明显改善，手足温暖，舌淡红苔薄白，脉细但有力。上方附子改 140g，再进 7 剂，诸症完全消失。尔后间断服用此方月余。3 个多月后复查胃镜，已恢复正常。随访一年多无复发。（余天泰治案）

原按：考慢性萎缩性胃炎的中医辨证，大多从脾胃虚弱、肝胃阴虚、肝胃不和、肝脾湿热、痰浊中阻、瘀血阻滞或胃阴不足等分型论治。然郑钦安指出："病有万端，亦非数十条可尽，学者即在这点元气上探求盈虚出入消息，虽千万病情，亦不能出其范围。"作者崇尚此语，故临证突出阴阳辨证，广用扶阳大法，收到前所未有的效果。本例在治疗过程中，附子曾因故减量而病情反复，足见中药用量与疗效之间有着十分密切的关系。

归纳火神派重用附子，有三种方式：

（1）经典式重剂：以吴佩衡、范中林等为代表，出手通常是 30g、60g，或者更多，本书例案很多。

（2）逐日垒加式：李可先生善用此法，即设定一个起始剂量，然后逐日增加一个定量如 5g 或 10g，一直吃到感觉舌麻或唇麻时为止，即以此时剂量降低 10g，守方长服。但此法应限于舌麻或唇麻为止，麻木范围若再扩大，则为附子过量迹象。此法通常用于癌症或某些需要长期服药的慢性病例。

■湖南灰汤温泉疗养院钟新山先生曾治其七旬老母，双下肢如冰裹，头冷似戴冰帽，始用独活寄生汤加盐附子 25g，治疗 7 天不效。遂每日递增 10g，3 周后每日附子量达 200g，肢冷、头冷稍有减轻。改用盐附子 300g，猪蹄 1 对，炖服，每周一次，每次增加 50g，用至 400g 时，其病若失。（《中医杂志》1992 年 11 期）

（3）平剂频进式：即用附子常规剂量如 10g、15g，似乎并不算大，但是危重症时日进 2~3 剂，频服而进，则其一日的总量也达到 30 ～ 50g，堪称重剂了。此法优势在于虽系重用附子，但每次进服药量并不算大，安全性高。此法为吴天士、郑素圃所赏用，值得推介。

■**戴阳**：文杏侄忽腹痛呕吐，其家谓是气恼停滞。余为诊之，大惊骇曰："此中阴中之极凶证也。"急用理中汤加丁香，用熟附子4.5g，人参9g。奈寒格不入，药下即吐。是夜连进三剂，俱照前药，约吐去二剂，只好一剂到肚。次日早饭时，头面目珠俱血红，口舌干燥之极，浑身壮热，唯脚下冷，腰痛，其家疑是附子太多致火起。余曰："若三剂，共13.5g附子俱到腹，此证不出矣。总因吐去，到腹无多，故显此证耳。此所谓戴阳证也，惟阴证之极故反似阳。若接今日名医至，彼必认为一团火邪，此一语投机，信用寒凉，一剂下咽立刻毙矣。前药用熟附子无力，须生附子方有效，否则少刻烦躁之极，大汗一身而死矣。"

余急用生川附7.5g，人参15g，干姜6g，白术4.5g，丁香2.4g，炙甘草1g，黄芪9g。煎成，加童便半盏，令温服。服毕不吐，照前药续进一剂。共用生附子15g，人参30g，二剂俱服毕而头面、目珠，赤色尽退，一身俱凉，脚下方温，反叫舌麻，背恶寒，阴寒之象始见。次日遂下利，日夜利二三十行。此后每一昼夜用药三剂，俱同前理中、四逆之类，每剂用熟附6g，人参12g，共计每日用附子18g，人参36g。至第六日，利止知饿。（吴天士治案）

▲用附子有三个剂量段

须知，郑钦安也并非都用大剂量，而是"在分量轻重上斟酌"。归纳他用附子实际上有三个剂量段，绝非不分青红皂白的一概重用。

轻剂：一般平常之症可用轻剂。如郑钦安论治鼻渊、鼻浊时说："每以西砂一两，黄柏五钱，炙甘草四钱，安桂、吴萸各三钱治之，一二剂即止，甚者加姜附二三钱，屡屡获效。"这里"加姜附二三钱"，仅是常用轻量。

常规剂量：24~30g，观其自制的姜附茯半汤、附子甘草汤中附子剂量都是一两（30g）就可以知道，而其潜阳丹、补坎益离丹中附子剂量都是八钱（24g），也算接近。

只有病重危急之际，方用大剂量。

三、服用附子是安全的

附子当然是一味好药，张景岳将人参、熟地、附子、大黄比喻为"药中之四维"——药中四大支柱，郑钦安称"附子、大黄为阴阳二证两大柱角"，祝味菊推附子"为百药之长""凡沉寒痼冷及伤寒中阴等证，非附子不能驱阴回阳，故本草称其有斩关夺将之能，有追魂夺魄之功。正如大将军临阵赴敌，唯其有威猛之气，有战胜之勇，方能除寇乱，靖地方，奠民生，安社稷。凡此等功，岂可责之文弱书生及谦恭谨厚之人乎？"（吴天士语）都说明附子是一味好药、要药。何少奇先生总结："附子一物，可上可下，可补可攻，可寒可热，可行可止，可内可外，随其配伍之异而变化无穷，用之得当，疗效卓著，在群药中具有不可替代的作用，说它是'百药之长'是并不过分的。"形象点儿说，它就如同象棋里的车，纵横驰骋，威力甚强，其他棋子无法可比。诸多火神派名家运用附子治愈很多疑难重病，其医案历历可数。

但是附子有毒，药性峻重，乃至许多医生不敢用，患者不敢服，这也是事实。在医界是因为拈轻怕重，处方只尚平和，不敢也不会使用峻药，不求有功，但求无过，乃至贻误病情。这就未免弃良药而不用，如同打仗置猛将于闲地也，说到底是缺乏胆识。在患者中是缺乏了解的，要知道从古至今，四川、广东、陕西汉中等地区，都有用附子进补的习俗，冬令尤其盛行。在盛产附子的四川江油地区，至今把制好的附子当作土特产出售，"啖附子如芋栗"，可知附子还是一味很好的补药。

事实上，"无药无毒""药以治病，因毒为能"。（张景岳语）可知药之本性在毒，无毒则不成药，"凡攻病之药皆有毒，不独附子为然……古先圣贤皆不讳一毒字。盖无毒之品不能攻病，唯有毒性者乃能有大功"。（吴天士语）"乌头虽毒极，而入药主治之功能，则为诸药所莫及"。（杨华亭语）因此，是否善于运用毒药、峻药，是衡量一个医家水平的重要标准。"惟能用毒药，方为良医"。（杨华亭语）

关键在于是否会用附子，"病之当服，附子、大黄、砒霜，皆是至宝；病之不当服，参、芪、鹿茸、枸杞，都是砒霜"。（郑钦安语）"变更附子的毒性，发挥附子的特长，医之能事毕矣"。（祝味菊语）火神派擅用附子，为保证其安全有效，诸多名家总结了很多经验，如辨证、先煎、渐加、配伍、验药等，足以保证附子使用之安全。只要掌握好这些原则，即或使用大剂量附子也不会出事，像吴佩衡、范中林、唐步祺、李可、卢崇汉等辈均曾声言，用了一辈子附子都没出过事。何绍奇先生介绍：服附子不会蓄积中毒，沈阳有位强直性脊柱炎患者，至今服药400剂以上，每方皆重用附子至30g，共用附子数十斤，从初诊起到现在一直坚持上班工作，已基本痊愈。下面举例证明。

先兆流产：范某之妻，28岁。身孕6个月，因家务不慎，忽而跌仆，遂漏下渐如崩状，腰及少腹坠痛难忍，卧床不起。延至六七日，仍漏欲堕。吴佩衡诊之，认为气血大伤，胎恐难保，唯幸孕脉尚在，以大补气血，扶阳益气引血归经为法，拟方四逆当归补血汤加味治之：附片100g，北黄芪60g，当归身24g，阿胶12g（烊化兑入），炙艾叶6g，炙甘草10g，大枣5枚（烧黑存性）。服一剂，漏止其半，再剂则全止，三剂霍然，胎亦保住，至足月而举一子，母子均安。（《吴佩衡医案》）

童子痨：张某，8岁。禀赋不足，形体羸弱。受寒起病，脉来浮滑，兼有紧象，舌苔白滑。涕清，咳嗽而如痰涌。发热、恶寒，头昏痛，喜热饮。缘由风寒表邪引动内停之寒湿水饮，肺气不利，阻遏太阳经气出入之机，拟小青龙汤加附子：附子用至30g，服后得微汗，身热始退，表邪已解，寒痰未净，守原方去杭芍、麻茸，加茯苓 10g、白术 12g，连进 2 剂，饮食已如常。

唯仍涕清痰多，面浮，午后潮热，自汗，腹中时而隐痛。病家对吴氏信任不专，另延中医诊视，云误服附子，中毒难解，处以清热利湿之剂，反见病重，出现风动之状，双目上视，唇缩而青，肢厥抽掣，汗出欲绝。又急促吴氏诊视，乃主以大剂四逆汤治之。附子用至 100g，连服二次，风状已减，不再抽掣。原方加黄芪、白术、茯苓连进数十余剂始奏全功。8 岁小儿前后共服附片量逾 5000g，"并无中毒，且患儿病愈之后，身体健康，体质丰盛胜于病前，多年无恙"。（《吴佩衡医案》）

妊娠冲疝： 吴饮玉兄令眷，未出室时，左肋下素有气积，时时举发而痛，在家皆用逍遥散治之罔效。嫁后怀孕三个月，此积竟冲心而痛，痛甚昏厥，手足逆冷，口出冷气，脉沉弦而紧。此肝经积冷，结为冲疝，非桂附莫效。又属世医之女，且怀有孕，举世皆禁桂附，予何敢用焉？其太翁言修先生曰："大人要紧，胎且置之。"遂投以当归四逆汤：桂枝、当归、芍药、炮姜、附子、吴茱萸、甘草、茯苓，服下即应手取效。每食生冷必发，发则必须前剂，怀孕在腹，屡发屡医，而胎竟不伤。今所生之郎，已十有余岁矣。后以东垣酒煮当归丸，服三年未断，其冲疝不发并形俱消，屡屡生育。《黄帝内经》曰："有故无殒。先圣之言，岂欺人哉？"（《素圃医案》）

按： 此案怀孕三个月而发冲疝，判为肝经积冷，虽说"举世皆禁桂附"，郑氏毅然投以当归四逆汤加桂附、吴黄辛热之品，应手而效。且再发再投，"而胎竟不伤"，应验了"有故无殒"之经义。

四、安全运用附子的"五 A"原则

关键在于是否会用附子，"病之当服，附子、大黄、砒霜，皆是至宝；病之不当服，参、芪、鹿茸、枸杞，都是砒霜"。（郑钦安语）"变更附子的毒性，发挥附子的特长，医之能事毕矣"。（祝味菊语）火神派擅用附子，为保证其安全有效，诸多名家总结了很多经验，足以保证附子使用之安全。本人综合各家经验，提出五条原则，即辨证，先煎，渐加，监制，验药。由于每个字头的拼音中均含字母"A"，故称"五 A"原则。

（1）**辨证**，即坚持辨证论治的原则。附子用法，固然要讲三因制宜，注意天时、地域、个体差异等因素，但最重要的还是遵从辨证论治大法。

（2）**先煎**，即附子要单独先煎。这是众多火神派医家的共识，吴佩衡先生所谓"附子只在煮透，不在制透，故必煮到不麻口，服之方为安全。"附子用至 30g 以上理应先煎 2 小时。

但在抢救急危重症时，可相机权变，李可先生认为："按现代药理实验研究，附子武火急煎 1 小时，正是其毒性分解的高峰。由此悟出，对垂死的心衰病人而言，附子的剧毒，正是救命的仙丹。"因此，治疗心衰重症，倡用开水武火急煎，随煎随喂，或鼻饲给药，24 小时内频频喂服 1~3 剂，可收起死回生之效。

（3）渐加，即开手宜从小剂量用起，得效后逐渐增加。大剂量用药拿捏不准时，可先从小剂量用起，循序渐进。《神农本草经》讲："若用毒药疗病，先起如黍粟，病去即止，不去倍之，不去十之，取去为度。"笔者用附子最初是从 10g、15g 用起来的，看笔者早期案例的书就知道。须知，附子并不一定概用大剂量，即使郑钦安也并非都用大剂量，而是"在分量轻重上斟酌"，不少医家用中小剂量也治好了很多急危重症。

笔者现在一般出手用到 30g，由于方向对头，很多案例用此剂量时即已取效。

（4）监制，即选择药物监制附子毒性。试验表明附子与干姜、甘草同煎，其生物碱发生化学变化，毒性大大减低。此三味恰为《伤寒论》中四逆汤的配伍，故称"仲景附子配伍法"。何绍奇经验：用附子，多加生姜 30g，蜂蜜 50g，可以减低毒性。李可先生凡用乌头剂，必加两倍量之炙甘草，蜂蜜 150g，黑小豆、防风各 30g，可供参考。

（5）验药，即要检查尝验所用附子的质量。乌头、附子种类庞杂，药效、毒性差别很大，因此选用好的品种是题中应有之义。"天下附子在四川，四川附子在江油"。作为地道药材，江油的附子应该是最好的。还有附子的加工质量，也是一个重要问题。医生要谨慎选择自己所用的附子，原来未曾用过的附子，新进的附子，要先尝试，用过几次后才能做到心中有数。

第三章　阴阳为纲，判分万病

一、阴阳为纲，判分万病

《黄帝内经》云："善诊者，察色按脉，先别阴阳。"郑钦安遵守经旨，"沉潜于斯二十余载，始知人身阴阳合一之道""思之日久，偶悟得天地一阴阳耳，分之为亿万阴阳，合之为一阴阳。于是以病参究，一病有一病之虚实，一病有一病之阴阳，知此始明仲景之六经还是一经，人身之五气还是一气，三焦还是一焦，万病总是在阴阳之中"。（《医法圆通·郑序》）

"一病有一病之阴阳""万病总是在阴阳之中""功夫全在阴阳上打算"。突出阴阳作为总纲的地位，这是郑氏临床辨证最基本的学术思想，这一观点他称之为"阴阳至理"。由此，临床上"认证只分阴阳""病有千端，漫云易为窥测，苟能识得阴阳两字，而万变万化之机，亦可由此而推也""总之，病情变化，非一二端能尽，其实万变万化，不越阴阳两法。若欲逐经、逐脏、逐腑论之，旨多反晦，诚不若少之为愈也"。（《医法圆通·卷一》

如何以阴阳为纲，判分万病？

内科：比如吐血："吐血一症，其要有三：有阳虚者，有阴虚者，有因外邪阻滞者……凡阳虚吐血之人，言语无神，脉息无神，面色无神，气衰力竭，困倦喜卧，不思饮食，咳多清痰……阴虚吐血之人，言语有神，面色有神，脉息有神，吐虽多，不觉其病，咳多胶黏之痰。"（《医法圆通·卷二》）

"反胃是一个逆字，虽十二经皆能致逆，不出阴阳两法。"

外科："外科者，疮科谓也。凡疮之生，无论发于何部，统以阴阳两字判之为准。""阴证其疮皮色如常，漫肿微疼，疮溃多半清水……初起无论现在何部，或以桂枝汤加香附、麦芽、附子；阳证其疮红肿痛甚，寒热往来，人多烦躁……此等疮最易治，皆由邪火伏于其中……初起无论发于何部，或以桂枝汤倍白芍，加香附、麦芽、栀子治之。"（《医法圆通·卷二》）

妇科："带分五色，不出阴阳，照阴阳辨法治之。"（《医法圆通·卷二》）

五官科：如"舌肿、舌痛、重舌、舌强、舌麻、舌木、舌缩"诸症，"按舌证虽有数端，不外阴阳两法。如肿痛与重者，气之有余也。气有余，便是火，必有火形可征。如缩与强，麻木者，气之不足也，气不足，便是寒，定有阴寒情形可验……近来市习，一见舌痛，皆云舌乃心之苗，皆火为病也，即以冰硼散吹之，黄连解毒服之。有余立瘳，不足则殆。"（《医法圆通·卷一》）

眼科："目症有云七十二症，有云三百六十种，名目愈多，旨归即晦。今为之总其大纲，括以阴阳两字为主，余不足录。阳证两目红肿羞明，眵翳障雾，赤脉贯睛，目泪痛甚，小便短，大便结，喜冷饮是也；阴证两目微红，而不羞明，即红丝缕缕，翳雾障生而不觉痛甚，二便如常，喜饮热汤者是也。"（《医理真传·卷四》）

痔疮："痔疮一证，诸书分别牡痔、牝痔、气痔、血痔、酒痔、脉痔、内痔、外痔。又俗称：翻花痔、鸡冠痔、营花痔、蜂窠痔、鼠奶痔、牛奶痔，种种不一。予谓形象虽异，其源则同，不必细分，总在阳火、阴火判之而已。"（《医法圆通·卷二》）

总而言之，"万病不出阴阳""认证只分阴阳""功夫全在阴阳上打算"。

二、察究内外虚实

《医宗金鉴》云："漫言变化千般状，不外阴阳表里间。"运用阴阳两纲时要注意两点：

（一）除外表证

有表证时当先顾表，郑钦安反复强调"审无表证"，方可再辨阴阳，所谓"内外两法，切勿混淆。"（《医法圆通·卷一》）

■长期低热：郭某，女，24岁。近3年来，常间歇性低热。1976年3月，感冒发烧，曾服用感冒冲剂、四环素等药。其后经常自觉畏寒发热，常患扁桃体炎和关节痛。体温一般在37.4～38℃。自1978年初以后，每日皆发热两次，体温在37.5℃上下。

初诊：今晨自觉畏寒发热，体温37.4℃，畏寒发热，身无汗，两膝关节疼痛，面色正常，唇淡红，舌质淡红而润、微紫暗，苔黄夹白较腻，脉浮紧。此病之初，原为外感风寒之邪，虽迁延三载，仍属太阳伤寒表实，麻黄证具，故不拘其日，仍当发其汗。麻黄汤主之：麻黄10g，桂枝6g，甘草18g，杏仁15g，2剂。

二诊：服药后，身觉微汗出，恶寒减，舌紫暗渐退，苔白滑根部微黄，脉细微缓。尚有轻微发热，病仍在太阳。但现身汗出，脉微缓，营卫失和之象。法宜通阳解表，调和营卫，以桂枝汤加味主之：桂枝10g，白芍10g，炙甘草6g，生姜60g，大枣10枚，白薇12g，3剂。

三诊：服3剂后热退。两日来未再低热，试体温36.7℃。微觉头昏，梦多，舌脉均转正常。再少进调和营卫之剂，巩固疗效。（范中林治案）

按：本例辨证准确，抓住太阳病恶寒发热这一表证特征，使用麻黄汤和桂枝汤，把持解表祛邪这一关键，三年缠绵之疾竟迎刃而解，关键在于确认表证这一环节。

（二）除外实证

"凡遇一症，务将阴阳、虚实辨清，用药方不错误"。（《医理真传卷四》）"有余之候""仍当推荡"。如饮食、气滞、血瘀、痰湿等，当按实证处理，不可一例扶阳，免犯"实者实之"之戒。"各部肿与痛而不喜手按者，或发热，或不发热，恶寒喜热，舌黄、便赤，脉息有神，乃为气血壅滞，皆有余之候，宜活血、行气、清凉之品。"（《医理真传·卷四》）请看下面例案：

■中风：商人穆某，体素肥胖，夏有友人招饮，酒后出饭肆，卒然昏嗫，口不能言，四肢不能运动，胸腹满闭，命在旦夕。其契友南方人，颇知医，以为瘫也，用续命汤治之，数日无效。乃延余视之，诊其六脉缓大，唯右关坚欲搏指。问其症，则不食、不便、不言数日矣。时指其腹，作反侧之状。余曰："瘫则瘫矣，然邪风中府，非续命汤所能疗，必先用三化汤下之，然后可疗，盖有余症也。"南医意不谓然，曰："下之亦恐不动。"余曰："下之不动，当不业此。"因立进三化汤，一饭之际，病者欲起，肠中漉漉，大解秽物数次，腹小而气定，声亦出矣。惟舌根

塞涩，语不甚可辨。因问南医曰：何如？南医鼠窜而去。因命再服二剂，神气益清。用龟尿点其舌，言亦渐出。（《醉花窗医案》）

按：此症中风，王堉认为，"瘫则瘫矣，然邪风中腑非续命汤所能疗，必先用三化汤下之，然后可疗，盖有余症也"。确有见识。

三化汤组成：枳实，厚朴，羌活，大黄各等分，每服三两，水煎频服，以微利为度，治中风二便不通。

三、教材轻略阴阳两纲

中医院校教材中，各科病证均以分型辨证论治为主，这是最基本的辨治体系。比如"眩晕"，《中医内科学》教材分为"肝阳上亢""痰湿中阻"等五种证型，且看郑钦安怎样辨证："眩晕一症，有上实下虚者，有上虚下实者，有清阳不升者，有浊阴上干者，有夹虚风者，有夹虚火者，有脏腑偏盛而致者，种种不一。括其旨归，总不出阴阳二字……其人面白无神，饮食减少，二便自利，困倦欲卧，喜热畏冷……脉浮无力而空，诸如此类，都属阳虚……察其人精神不衰，舌黄喜冷，饮食易消，二便短少……脉实有力而长，诸如此类，都属阴虚火旺上干所作。"（《医理真传·卷三》）

■崔某，男，64岁。患者高位截瘫20年，自述近2年每隔两三天即在晚上9时至11时出现眩晕如坐舟船，头迷如寐状态，有一种睡过去就醒不过来的感觉，心中恐惧，嘱家人时时呼叫，持续1个小时左右方可缓解，屡治乏效。伴心前区空虚，心悸，心中懊恼，纳可，二便正常。舌淡胖，脉沉尺甚。辨析阳气虚弱，心肾两亏，脑失温养，处方茯苓四逆汤加味：茯苓30g，红参10g，附子30g，干姜15g，桂枝45g，石菖蒲15g，炙甘草10g，生姜10片。7剂，每晚八点服药1次，早午饭后各1次。

服药7天后自觉症状略减，于上方加入川芎25g，附子加至45g，7剂。

患者诸症好转，近几天没有出现头迷现象，再予7剂巩固，回访至今未再发病。（任素玉、张存悌治案）

原按：截瘫20年，久坐不动，元气自然亏弱，病发于夜间阴盛之时，诊为阳虚有据，茯苓四逆汤当为的对之方。晚八点服药，冀其截断病势。

再如头痛一症，《内科学》分为外感、肝阳、血虚、气虚、痰浊、肾虚、瘀血等多个证型，分别对应以相应方剂。表面上看似乎全面，其毛病在于烦琐而不得要领。"然分类以治之，未始不当，但方愈多而旨愈乱，若不再行推醒，拈出旨归，将来后学无从下手"。（《医法圆通·卷二》）"方愈多而旨愈乱"，是说分型用方越多，而大旨越乱，致使"后学无从下手"。

■厉某，男，49 岁。头痛反复发作已 20 年。每年春秋两季多发，本次发作已半个月。每次发作先觉头面发热，随之头痛，以巅顶为重，头沉势如带箍，颈部酸痛，嗜困，"迷迷糊糊"，口和，无恶寒。舌淡胖润，略有齿痕，脉滑无力。曾在多家大医院诊治，按血管神经性疼痛用药，反复发作不能根治，且苦于西药负作用太大而来求治。分析此案，长期头痛，并无表证，当属内伤引致。患者"嗜困，迷迷糊糊，口和"，结合舌脉，一派阴象，其头痛发作前先觉头面发热，乃系阴盛逼阳上浮，属阳虚之阴火，不可视为阳热，因辨为阳虚头痛，以潜阳封髓丹加吴茱萸、葛根治之：附子 20g，砂仁 15g，龟甲 10g，炙甘草 15g，吴茱萸 10g，黄柏 10g，葛根 15g，生姜 10 片。3 剂后各症显减，再 5 剂诸症悉除。随访 5 年迄未复发。

按：这是接受火神派后实践的第一个案例，至今印象深刻。该患系老病号，多次头痛发作，余用活血祛风、虫蚁通络之剂，亦能控制，唯不能"除根"，反复发作。自忖未离套方套药，苦于无手段"除根"。适值学习阴阳辨诀，遂从阴证着眼，不在头痛名目上寻枝叶，只在阳虚上求根本，开手即收佳效，益发坚定了学习火神派的信念。

突出阴阳作为总纲的地位，这是中医临床辨证最基本的原则，套用一句《黄帝内经》的话说，就是"谨熟阴阳，无与众谋"。通俗地说，就是辨证要抓大方向，抓住阴阳两纲，执简驭繁。"认证只分阴阳，活人直在反掌，高而不高，使人有门可入"。（《医法圆通·卷二》）张景岳说："凡诊病施治，必须先审阴阳，乃为医道之纲领。阴阳无谬，治焉有差？ 医道虽繁，而可以一言蔽之者，曰阴阳而已。"（《景岳全书·阴阳篇》）徐灵胎说："病之与症何啻千万，不可不求其端而分其绪也。"所谓"端""绪"均指纲领之重要性，是说要分清主次。

笔者无意于指责分型辨治的毛病，只是强调如此重要的"先别阴阳"的原则未被置于突出地位，它被忽略了。分型辨证置"谨熟阴阳，无与众谋"经旨及景岳等名贤之论于不顾，"名目愈多，旨归即晦""后学无从下手"。这或许就是被广为诟病的一个现象——为什么院校毕业生包括研究生不会治病，开不出一张像样的方剂。

第四章　阴阳辨诀，辨证金针

一、阴阳辨诀的内涵

既然"认证只分阴阳""功夫全在阴阳上打算"，那么分辨阴阳就是临床头等大事。"医学一途，不难于用药，而难于识症。亦不难于识症，而难于识阴阳"。（《医理真传·自序》）"识阴阳"是诊病最重要的课题。为此应该制定判别阴阳的标准，郑钦安称之为"阴阳实据"。

"阴阳实据"在哪儿呢？"三阴与三阳，病形各殊，三阳不足之证，所现纯是阴色，为其阳不足而阴有余也；三阴不足之证，所现全是阳色，为其阴不足而阳有余也，此辨认阴虚、阳虚之切法也。"（《医理真传·卷三》）这是区分阴阳的纲领，简单说来，阴证所现"纯是阴色"，又称为"寒形""阴象"；阳证所现"全是阳色"，又称为"火形""热象"。为此，郑钦安总结了"辨认阴虚、阳虚要诀"，亦即"阴阳辨诀"，作为辨认阴证、阳证的纲领。

哪些是判断阳虚证的"阴色""阴象"呢？在"辨认一切阳虚症法"中他指出："阳虚病，其人必面色唇口青白无神，目瞑蜷卧，声低息短，少气懒言，身重畏寒。口吐清水，饮食无味，舌青滑或黑润青白色，浅黄润滑色，满口津液，不思水饮，即饮亦喜热汤，二便自利。脉浮空，细微无力，自汗肢冷，爪甲青，腹痛囊缩，种种病形，皆是阳虚的真面目，用药即当扶阳抑阴。"应该指出，郑钦安所谓阳虚，既指虚寒，也包括实寒。

哪些是判断阴虚证的"热象""火形"呢？在"辨认一切阴虚证法"时说："凡阴虚之人，阳气自然必盛。外虽现一切阴象，近似阳虚证，俱当以此法辨之，万无一失。阴虚病，其人必面目唇口红色，精神不倦，张目不眠，声音响亮，口臭气粗，身轻恶热，二便不利。口渴饮冷，舌苔干黄或黑黄，全无津液，芒刺满口，烦躁谵语；或潮热盗汗，干咳多痰，饮水不休，六脉长大有力，种种病形，皆是阴虚的真面目，用药即当益阴以破阳。"两相对比，"阴色""阴象"与"热象""火形"，确如郑钦安所说："阴阳二证，判若眉列。"同样郑钦安所谓阴虚，既指虚热，也包括实热。

为简明起见，综合郑钦安论述，按"舌脉、神色、口气、二便"为纲，将其归纳如下：阳虚：舌——舌青滑，或黑润青白色，浅黄润滑，强调舌润滑不燥。脉——脉浮空或细微无力。神——目瞑蜷卧，无神，声低息短，少气懒言。色——面色唇口青白，爪甲青。口气——必口吐清水，饮食无味，满口津液，不思水饮，即饮亦喜热汤。二便——二便必自利。

阴虚：舌——舌苔干黄或黑黄，全无津液，芒刺满口。脉——脉息有神，六脉长大有力。神——其人烦躁，精神不倦，张目不眠，声音响亮。色——面目唇口红色。口气——口臭气粗，口渴饮冷，饮水不休。二便——尿黄便秘，二便不利。简明扼要而切实用。

▲阴阳辨诀独特之处

这个阴阳辨诀与医书所论似乎没有什么不同，仔细揣摩，它有几个特点：

其一，以舌为重。历代医家医案少有舌象记载，即仲景也不例外。郑钦安则把舌诊放在第一重要的位置，这是一种创见。舌淡与否反映的是机体是否有热，苔润与否反映的是津液是否耗损，这在辨证时至为关键。作者一天看几十个患者，其中八成以上的舌象都是舌淡胖润，七成以上的人有齿痕。凭此一点差不多就可以判定其阳虚湿盛，投以附子根据就在于此。反过来，成年累月也看不到一例舌红有热象的患者。可以说，舌象是辨认阴阳最直观、最可靠的指标，不像脉诊还有"心中了了，指下难明"的问题。李可先生曾对弟子谈过：对于阳虚病证，舌象拿准了，放胆用附子，绝对没问题。卢崇汉认为："一旦舌有齿痕，更能够判定它是水湿壅滞的一个铁的指征。"

另外，舌见紫象一般多主血瘀，这是传统之论，实际上舌紫更主寒盛，紫色越深主寒越重，火神派很少加用活血化瘀之药。此外，指甲半月痕虽有参考意义，孙秉严先生也很推崇，但是并不绝对可靠。

■伏气湿病：奉化某患，秋后，伏暑晚发，大热大渴，脉沉而闭，久治无效，奄奄一息，邀余诊视。余查前医所处方药，皆是白虎、安宫牛黄之类。余曰："舌淡白如此，真阳欲脱，快服此方，或有可得生，迟则无及矣！"

处方：厚附子9g，炒蜀漆9g，龙骨9g，茯苓9g，生姜6g。服药1剂，见效。再招余往诊，余又处以原方，令其再服，原方连服3剂。病霍然而愈。余盖独取其舌色也。（《先师范文虎先生临床经验简介》）

其二，重视神色。"上工守神"，凡"所现脉息、声音、面色、饮食、起居，一切无神"者，皆为阴证。（《医理真传·卷四》）如在辨治"谵语"一症时，就是以无神为准，"不问发热、汗出、谵语、口渴、饮冷，但见无神，便以大剂回阳饮治之，百治百生"。显然，符合"上工守神"之旨。

■慢惊风：汤儿5岁。禀赋不足，体弱多病。恣意食肉啖饼，次日腹胀呕泻。医作伤食治，进以消补兼用之太安丸（即保和丸加白术），腹泻转剧，呕亦未止，乃父视为药误。易医以证属虚，处温脾健胃之六君子汤，呕泻立止，认为有效，续进数剂，腹胀如鼓，痛不可忍。后医又认为实证，不顾患儿体质，贸然以大承气汤攻之，胀痛虽已而腹泻不止矣。遂见神疲气短，汗出肢厥，手足不时抽搐，缓而无力，显示种种危象。其家迎治，视儿面色清惨，息微目合，关纹隐微难见，抽搐乏力，启视其目，神光尚好，此乃关键之处，许其可治。即处人参四逆汤以救垂绝之阴阳，急煎频灌，四时尽2剂。夜半阳回，肢温搐停，汗收泻止，有时呻吟。次晨复诊，关纹清淡可见，神清能言，不能坐立，此由攻伐太过，元气斫伤，只应益气补脾，徐图恢复，师理中汤之意而易其分量：党参15g，白术12g，干姜3g，炙甘草6g，加黄芪9g，补骨脂9g，日服1剂。历时半个月，未易方而复常。（赵守真治案）

按：患儿腹泻不止，神疲气短，息微目合，已见阳脱之势，然"启视其目，神光尚好，此乃关键之处，许其可治。"点明"神光尚好，此乃关键之处"，强调神气在辨证中的重要性，符合"上工守神"之旨。

其三，以脉为重。经云："切而知之谓之巧。""水火寒热之证，每多相似难辨，但以脉辨之则可据。""凡有一症，即有一症之寒热虚实……症之重者，大寒偏似热，大热偏似寒，大虚偏似实，大实偏似虚。若仅就其似者而药之，杀人在反掌间。此症之不可不辨也。于何辨之？即于脉辨之。""从来症之疑似难决者，于脉决之。"（吴天士语）

■长兴朱讷亭继母，病热症。胸口痞闷，眼赤羞明，遍身疮肿，大便燥结，小水痛涩，闻声则惕然而惊。医者咸作火治，所用方药皆解毒清火导赤，服至十余剂火势益甚，以至饮食不进，昼夜不寐，病势转剧。

延予诊视，其脉浮分鼓指，沉则缓大，两关尤洪软而迟，乃知其外症悉属假火也。因语讷翁曰："据所见症本皆属火，揆所用药多对症，但正治而不应，则非从治不可也。"乃以参附养荣汤予之。时议论纷纭，谓药与症反，恐不可服。予曰："芩连、桂附，两者冰炭，一或误投，死生立判，若见之不的，岂容轻试耶？"讷翁遂取药立煎与饮，下咽后即得卧，卧至五鼓大叫饿甚。自寅及巳，连进稀粥三次，大便润而小水长，闻响不惊，诸症悉退。仍用原方去附子，守服十余剂而眼赤疮肿悉愈。（杨乘六治案）

原按：盖此症本为忧虑所伤，以致三阴亏损，又为寒凉所迫，以致虚火游行，所以冲于上则两目赤涩，流于下则二便艰难，乘于外则遍身疮肿，塞于中则胸膈痞闷。盖其标虽似实热，而其本则甚虚寒。若果是实热，则何以闻响则惊，且可以寒凉频进而火势反甚耶？

二、用药"真机"，指点迷津

理解和掌握阴阳辨诀，有一段话至为关键，在"钦安用药金针"中说："予考究多年，用药有一点真机与众不同。无论一切上中下诸病，不问男妇老幼，但见舌青，满口津液，脉息无神，其人安静，唇口淡白，口不渴，即渴而喜热饮，二便自利者，即外现大热，身疼头痛，目肿，口疮，一切诸症，一概不究，用药专在这先天立极真种子上治之，百发百中。若见舌苔干黄，津液枯槁，口渴饮冷，脉息有神，其人烦躁，即身冷如冰，一概不究，专在这先天立极之元阴上求之，百发百中。"（《医

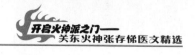

理真传·卷四》)

这段话堪称钦安三部著作中最重要、最精彩的一段论述，在其著作标题中冠以"钦安"字样者，仅此一例。归纳了他对阴阳辨诀的精辟认识，其"真机"在于：在阴证前提下（舌青，满口津液，脉息无神……），"即外现大热，身疼头痛，目肿，口疮，一切诸症，一概不究"——不被这些假热、假象所迷惑，一律专主扶阳；反之，专主益阴。患者的整体表现是"阴象""阴色"，局部表现的若干火热之症，属假象，不要被迷惑。通俗地说，就是要抓整体，抓大背景，不要一叶障目，不见泰山。

这里"一切诸症，一概不究"八字，是贯彻阴阳辨诀的心法。照此用药，无论阴证阳证，疗效都是"百发百中"，说得何等自信！此老这一"考究多年"的"用药真机"，就建立在阴阳辨诀的基础上。

三、阴阳辨诀是法宝

这一阴阳辨诀有什么意义？它是郑钦安对阴阳学说的丰富与发展，具有非常重要的作用。他非常重视这个辨诀，称之为"辨认阴虚阳虚之切法"，强调"学者先要学此手眼""阴虚、阳虚辨认不可不澈，上卷辨认法（指阴阳辨诀），切切熟记"。（《医理真传·卷四》）

阴阳辨诀乃郑钦安首创，遍查《中华医典》上千部医籍未见。是学习、掌握火神派的第一关，事实上也是学习中医的第一关。张景岳曰："医道虽繁，而可以一言蔽之者，曰阴阳而已。"陈修园谓："良医之救人，不过能辨认此阴阳而已；庸医之杀人，不过错认此阴阳而已。"

掌握阴阳辨诀，治病"便可超人上乘，臻于神化"。（《医法圆通·卷三》）"握定阴阳辨诀治之，决然不错"。（《医法圆通·卷二》）"挈定阴阳实据治之，发无不中"。（《医法圆通·卷一》）"发无不中""决然不错"，两句说得何等坚定！毕生研究火神派的唐步祺先生称赞郑钦安"阳虚阴虚辨证纲要……最切实用"，确为心得之语。

"善诊者，察色按脉，先别阴阳"。（《素问·阴阳应象大论》）"明于阴阳，如惑之解，如醉之醒"。（《灵枢》）辨清阴阳为临床头等大事，确实感同身受，认证增加了一双慧眼，使人心明眼亮。

阴阳辨诀是法宝，千般疾难辨得好。笔者体会，学习钦安学说，首先分清阴阳，才真正会看病了，什么病都能治了，这首先要归功于阴阳辨诀。一个好中医就应该是一个全科医生，什么病都可以看。本书中外妇儿五官皮肤科等所谓"小科"治愈病例不比内科的少，深感阴阳辨诀"最切实用"，其实也是学习中医首先要解决的问题。

刘力红教授曾说过一段话："诸位要是信得过，且听我一句话，那就是抱定这个阴阳，朝于斯，夕于斯，流离于斯，颠沛于斯。果能如此，不出数年，包管大家在中医上有一个境界，也包管大家能够真正列入仲景门墙。"（《思考中医》）说得真切，令人心动。

阴阳辨诀主要是阳虚辨诀，因为钦安学说最注重、最擅长的是阳虚的辨治。

四、校正某些市习成见

用阴阳辨诀衡量某些传统或市习观点，就会发现是有问题的。许多我们认作阴虚火热的病症，常见的如潮热、盗汗、午后发热、五心烦热等，讲义上也都这样说，其实可能是阳虚使然，断不可一律论为阴虚，"总之众人皆云是火，我不敢即云是火""潮热亦必审其虚实，盗汗亦必究其源委"。我们不要囿于市习成见，坚持用阴阳辨诀衡量这些证候的属性，防止只知其一，不知其二，认阴证为阳热，滥用苦寒滋润，沦入流弊。

郑钦安对潮热、盗汗等症的阴阳属性做了很好的论述。

潮热：潮热本指发热如潮而有定时之证，一般多指午后或夜间发热而言，诸书均认为阴虚所致。郑钦安不同意此说，认为是阴盛所致。他说："世人以为午后发热为阴虚，是未识阴阳消长之道也。""人身真气从子时一阳发动，历丑寅卯辰巳，阳气旺极，至午未申西戌亥，阳衰而下潜藏。"（《医法圆通·卷三》）也就是说，午后至夜间子时这一时段，是阴气当令，此时发病或病情加重者，是阳虚逢到阴令，雪地加霜，故而发病或病情加重。

"一见午后、夜间发热，便云阴虚，便去滋水。推其意，以为午后属阴，即为阴虚，就不知午后、夜间正阴盛之时，并非阴虚之候。即有发热，多属阴盛隔阳于外，阳气不得潜藏，阳浮于外，故见身热"。（《医法圆通·卷三》）

"予于此证，无论夜间、午后发热烧，或面赤，或唇赤，脉空，饮滚，无神，即以白通汤治之，屡治屡效"。他还列举了一个验案加以证明："予治一易姓妇，每日午初即面赤，发热，口渴，喜热汤，至半夜即愈，诸医概以补阴不效，予以白通汤，一服而愈。"可以看出，对于潮热的认识，无论从理论还是从临床上看，郑氏所言都是言之有据，持之有故。

■杨某，女，30岁，2008年11月28日诊。午后发热已20多日，一直用抗生素输液治疗未效。症见面色㿠白无华，头昏神疲体倦，少气懒言，经化验检查，排除"伤寒""肺结核"。舌淡苔薄白，脉沉细无力，诊为阳虚发热，法当回阳收纳，引阳归舍，方用白通汤加味治之：附片40g，干姜15g，北细辛6g，葱头3枚，2剂（第一剂以生姜代干姜）。

3日后相告，服第1剂药后发热渐退，2剂服完热未再发，精神恢复。（顾树祥治案）

原按：阳虚发热，时有发生，临床治十数例，皆以此法治之，2剂收功，无一不效。此方妙在细辛配合姜、附可把外浮之阳纳之归舍。

盗汗：亦有阳虚所致者："各书俱称盗汗为阴虚者，是言其在夜分也。夜分乃阳气潜藏之时，然而夜分实阴盛之候，阴盛可以逼阳于外，阳浮外亡，血液随之，故汗出，曰盗汗。医者不知其为阳虚，不能镇纳阴气，阴气外越，血液亦出，阴盛隔阳于外，阳不得潜亦汗出。"（《医法圆通·卷二》）断不可一律论为阴虚。

■孙某，女，46岁。反复夜间盗汗半年多，严重时一觉醒来浑身湿透，衣被几如水渍，天气暖和还好，寒冷季节苦不待言，以至惧怕入睡，多方诊治罔效。索病历处方细阅，前医皆以滋阴降火，补血养心论治。观其症，少神乏力，寐差梦多，口干不欲饮，腰酸膝软，手足欠温；诊其舌脉，苔薄白舌淡红，舌体微胖，边有齿痕，脉细数无力。四诊合参，判断此盗汗非阴虚火旺所致，乃由阳虚使然，遂拟扶助真阳，敛液止汗之法，方用四逆汤加味：制附子30g（先煎），肉桂粉10g（另包，冲），干姜15g，五味子10g，白芍20g，炙黄芪30g，生熟枣仁各30g，煅龙骨30g，炙甘草15g，生姜15g，大枣5枚。3剂，每日1剂，水煎服。

二诊：药服第2剂，盗汗全止，能安静入睡，精神好转。服完3剂，诸症皆消。因出差，有所不便，要求改服成药，嘱其续服桂附地黄丸以巩固疗效。约4个多月后，患者因感冒来诊，告曰愈后未再发作，感觉体力及体质较过去增强许多。（余天泰治案）

原按：一般认为，盗汗多责之于阴虚火旺和心血不足，恒以滋阴降火，补血养心为治。然以余临床所见，因阳虚而盗汗者并不少见，本案即是一例。缘由阳虚阴盛，格阳于外，虚阳外越，津液随之外泄所致。诚如郑钦安所云："此为阳欲下交而不得下交，阳浮于外，故汗出。法宜扶阳，阳旺而阴不敢与争，阳气始得下交。"不至外越，故以四逆汤加味而收效迅捷。

临床经常遇到一个症状，患者每天清晨头汗即出，甚至大汗，也是盗汗吧？多少人都从阴虚论治，不对，吴鞠通说："五更汗泄，乃阴旺也。"

■张某，男，43岁。头汗6年，每天早晨头汗淋漓，四季皆然，虽经多法治疗而不效。现症见：近半年来加重，每至黎明前开始颜面热感，继则头汗出，汗出淋漓，全身发凉，白天困倦无力，动则心悸，颜面苍白，舌淡苔薄白，脉沉迟而细。证属阳气虚衰，阴寒内盛，治宜扶阳抑阴，方用真武汤加味，药用：附片30g（先煎），白术10g，茯苓15g，白芍15g，黄芪30g，生姜4片。4剂。

二诊：服药后，头汗竟止，精神转佳，继以原方出入十余剂调理，以巩固疗效。

随访2年未复发。（张存悌治案）

　　按：但头汗出一症，临床时有所见，多以为上焦邪热内扰或中焦湿热上蒸，然亦有因阳虚者。头为诸阳之会，早晨阳气发生之时，阳虚而不能固护，以致头汗自出。投以真武汤扶阳抑阴，加黄芪益气固表，使阳复阴消而愈。

　　■**骨蒸劳热：**山西名医李可曾治刘某，女，22岁。患干血痨双肺空洞型结核3年，骨蒸劳热，昼夜不止半个月。双颧艳若桃李，口苦，舌光红无苔，干渴能饮。四肢枯细，羸瘦脱形，似乎一派阴虚火旺之象。投以清骨散加龟甲、黄芩、童子尿为治，一剂后竟生变故，患者大汗肢厥，呃逆频频，喘不能言，脉微欲绝，已是阳虚欲脱之症，急用四逆汤合来复汤，大剂频服，方得脱险。且持续3年之久的骨蒸劳热也得以控制。由此认识到，"骨蒸劳热，乃气血大虚，阳失统摄之假热，绝不可见热投凉，见蒸退蒸。自此之后，余终生不用清骨散之类治骨蒸劳热之套方"。（《李可老中医急危重症疑难病经验专辑》）

　　按：由本案李可认识到，"丹溪翁创'阳有余阴不足论'600多年间，历代中医皆宗丹溪之旨治痨瘵，从阴虚火旺立论，滋阴降火，清热退蒸，甘寒养阴，濡润保肺，已成定法。亢热不退者，则以芩连知柏苦寒泻火坚阴，终至戕伤脾胃之阳。脾胃一伤，食少便溏，化源告竭，十难救一"。

　　"本例的深刻教训，使余毅然脱出了古人滋阴降火的窠臼，确立了'治痨瘵当以顾护脾肾元气为第一要义'的总治则。重温仲景'劳者温之'之旨，理血痹以治虚劳之法，及东垣先生《脾胃论》精义，以补中益气汤为基础方，补土生金，探索治痨新径"。摸索出用补中益气汤为主治疗肺结核骨蒸劳热的成功经验："以补中益气汤甘温除大热，重加山萸肉90g，乌梅30g，生龙牡粉各30g，三五日转轻，半月退净。待胃气来复，食纳大增，增入血肉有情之品，胎盘、龟鹿二胶、蛤蚧、虫草生精补髓，养血温阳，虽奄奄一息者亦有起死回生之望。"

　　上述像潮热、盗汗、骨蒸劳热以及血证、疔毒疖疮、带状疱疹等习俗认为热证者，现在按阴阳辨诀辨为阴证，看起来像似颠覆传统认识，离经叛道，其实不是，而是拨乱反正，返璞归真；甚至也不是创新，它是传统理论之回归。正如李可所说："近两个世纪，火神派的诞生为先圣继绝学，冲破迷雾，拨乱反正，引导古中医学回归经典正路。"

五、促进中医西化回归

　　当前，中医最主要的通病在于"中医西化"，表现为跟着西医的诊断走，将西医检验指标如白细胞、体温、血压、血糖值等机械地理解为阴虚阳亢、湿热、热毒等，搞对号入座，施以寒凉、滋阴之法，结果离题太远，甚至南辕北辙，疗效不得而知，说到底是中医西化的问题。

受温病派影响，"万病皆火"的概念颇为盛行，最常见的误区就在于认寒为热，视阴为阳；反过来，认热为寒，视阳为阴者则不常见，其源盖出于"中医西化"上。在许多人看来，炎症是火热，肝炎是湿热，高血压一定阴虚阳亢，糖尿病一定是阴虚燥热，肿瘤则是热毒……这些即便在今日医界，犹有着广泛市场。坦率说，今天不知有多少所谓名医、教授，连阴阳都没搞清楚，一遇患者先看西医诊断、化验指标，然后对号入座施以治疗。卢崇汉教授说："末世的很多医者确实搞不清阴阳寒热了。"毛病就出在这辨证标准上，背离了阴阳辨诀这两把尺子。

"钦安用药金针"中的八字箴言"一切诸症，一概不究"，就包括这些西医诊断和指标，只有这样理解，才算懂得八字箴言之真谛。

以阴阳辨诀这两把尺子衡量，上述各病可能根本就不是火热、湿热、阴虚、热毒之证，其实属于阳虚的不少。火神派名家有许多关于炎症、高血压、糖尿病、肿瘤、肺结核等病十分精彩的验案，本书多有采录。当然我不是说，上列病症都是阳虚使然，而是要两分法，阴虚、阳虚自有辨诀判认，强调要"跟着脉证走，不要跟着诊断、指标走"。下面举例证之：

■**肺结核**：樊君，30岁左右，生活不守常规，迟眠晏起，烟酒不断。为日既久，由失眠开始，继而咳嗽，午后低热面赤，不以为意。不久咳嗽增剧，痰中带血，失眠更甚，终日头昏目眩，四肢无力。延医诊治为肺结核病，局部浸润，按时服雷米封未见起色，患者忧恐，改延中医诊治。连服平肝润肺、清热止血之剂，形体日瘦，体重减轻，精神萎顿，饮食少进。

改请祝师医治，诊后曰："病虽重笃，非不治之症，中医治肺结核病，用健脾益肾之品以提高抵抗力，病常可转危为安。"处方：黄厚附片18g（先煎），党参15g，炒白术12g，姜半夏12g，陈皮9g，白豆蔻9g，炒麦芽12g，茯苓12g，活磁石30g，当归12g，炒白芍12g，川桂枝9g。

服药3帖，胃纳渐馨，食物有味，但低热未退，有时见红，病人面有惧色。祝师曰："不能改弦易辙，病属阴阳俱虚，应用甘温除大热之法，则低热咳血自瘳。"处方：黄厚附片18g（先煎），人参12g，大熟地18g，川桂枝9g，炒白芍15g，青蒿9g，炮姜炭9g，茜根炭9g，活磁石30g（先煎），生龙齿24g（先煎），淮山药12g，山萸肉9g，枸杞子9g。连服6剂，低热减，咯血止，照原方加淫羊藿12g，仙茅12g，再服多剂，眠安，低热退清，面色转正。改服紫河车粉6g，每日2次。服1个月后，体重增，健康恢复。（祝味菊治案）

按：本例肺结核，祝氏用健脾益肾之品以提高抵抗力，重用附子以扶阳气，9剂即转危为安，疗效可谓迅捷。

▲四种常见病容易西化

笔者体会,四种常见病最容易被误判阴阳,认阴证为阳证,即高血压、糖尿病、肿瘤、慢性炎症如慢性肝炎、慢性前列腺炎、慢性肾炎等,其源概出于中医西化。糖尿病一般习用生脉散合六味地黄丸之类方药益气养阴,火神派则可能投以金匮肾气丸、真武汤;肿瘤一般从清热解毒入手,现在以温阳消积为治;高血压治疗通常选用天麻钩藤饮或镇肝熄风汤之类平肝潜阳,火神派可能以真武汤投治;各种慢性炎症惯用清热解毒方,现在可能从扶阳着眼,唐步祺曾言:"数十年临床经验,凡遇阳虚证,无论一般所称之肾炎、肝炎、肺炎、心肌炎、胃炎等,只要临床症状有阳虚之实据,即不考虑炎症,辄以四逆汤加味治疗,取得满意效果,益佩郑氏之卓见。"

诚然不是说这些病都是阳虚使然,不排除阴虚阳盛所致,只不过强调要用阴阳辨诀来判定,要有两分法的观念,笔者著有《火神派诊治十大慢性病》一书,可供参阅。下面各举一例证明:

■糖尿病:王某,男性,36岁。曾因口渴多饮查空腹血糖10.32 mmol／L,尿糖(+++),诊断为糖尿病。口服各种降糖药,中医治疗病情时好时坏,1983年10月求治。面色㿠白,精神不振,头晕目眩。口渴欲饮,饮而不解,夜间尤甚,尿频,腰膝冷痛,阳痿,气短懒言,脉沉细无力,舌苔白腻质淡。空腹血糖15.26 mmol／L,尿糖(+++)。此属气虚肾亏之证,治宜益气温阳,方用真武汤:附子20g,干姜20g,茯苓50g,白芍50g,白术30g。

守方10剂,诸症渐消,空腹血糖4.44 mmol／L,尿糖正常,脉沉缓,舌淡苔白。嘱服用金匮肾气丸2个月以巩固疗效。(《古今名医临证金鉴·消渴卷》桑景武医案)

原按:本例患者口渴欲饮,夜间尤甚,乃肾气不足,命门火衰,气不化津,津不上潮所致,故用温肾益气壮阳之法。如不加洞察,沿用常法,妄用寒凉则谬之千里,《医门法律》曾言:"凡治消渴病,用寒凉太过,乃至水胜火湮,犹不知反,渐成肿满不效,医之罪也。"

按:一般认为糖尿病属阴虚燥热或气阴两虚,治疗不离滋阴热或益气养阴,目前占据主导地位。桑氏认为许多糖尿病患者并无阴虚表现,而属肾阳虚微,倡用真武汤治疗,每收佳效。很多消渴病人,久施养阴清燥之品周效。细审其证,并无阴虚之明证,虽口渴而无舌红少津,反多舌淡齿痕、苔滑之象。且每多阳衰诸症,其口渴者乃因肾阳虚衰,气化失职,气不化津,津不上达所致;有降无升,故小便清长;脾不散精,精微不布,随小便排出,故多食善饥。对此,《金匮要略》有明文:"男子消渴,小便反多。以饮一斗,小便一斗,肾气丸主之。"以药测证,显系肾阳虚衰，不能蒸腾津液，气虚不能上承所致。温肾健脾以化饮，消除致渴之源。

桑氏经验，治疗阳虚型糖尿病，以真武汤为切当，温肾阳以化气，利水湿以止渴。附子用量多在20g以上，最多用到50g方可奏效。茯苓、白术亦多在50~100g。无须大的增减，对于阳虚而阴竭者，需配人参，气阴双补。凡消渴无明显热证，舌不红者，皆以真武汤治之。

■**慢性胃炎**：某银行副行长，50岁。4年前患慢性胃炎，在北京各大医院确诊，但治疗无效，经介绍求治于笔者。患者消瘦，面色灰暗，最难受的是胃痛，夜间尤重，影响睡眠。按阴阳辨诀认识，是典型的太阴虚寒，用了附子理中汤，附子用30~45g，治疗两个月，好了。当时协商停药，他说："我觉得挺好，没问题了。"一年多以后他又找到我，胃痛复发，精神萎靡，面容憔悴，进来就坐沙发上近乎要睡的样子，舌体胖润。我问："你的病又发作了？"他说："吃了某名医一年的药。""你找他看，是病情复发了吗？"他说没有。"那怎么去找他？"答曰："他名气大，别人介绍去的。"问，你回顾一下，用他一年的药，病情是好了还是坏了。他说："当然是重了，因为重了才来找你。"

据报道，某名医有一个观点——"胃炎以痈论治"，国内都很有名。"痈疽原是火毒生"，既然"胃炎以痈论治"，自然是按热毒论治。让患者找出名医开的药方。他很细心，开的药全部输入电脑，还做了筛选。一看用药最多的是蒲公英，第二是黄连，还有一些凉药，可以说不出所料——在以痈论治。只要是胃炎，就按痈论治，这是什么逻辑？这是跟着西医的诊断跑，结果越治越重。对比唐步祺所言："数十年临床经验，凡遇阳虚证，无论一般所称之肾炎、肝炎、肺炎、心肌炎、胃炎等，只要临床症状有阳虚之实据，即不考虑炎症，辄以四逆汤加味治疗，取得满意效果"，二者差在辨证依据上。

最后给患者还用附子理中汤，附子剂量加大到60g、90g，两个月又恢复如常停药了。（张存悌治案）

按：回顾这个病例，开始由我先治，再换某名医，最后又由我来治，结果按痈来治越治越重；两次按阳虚治，皆收良效。最近还访过患者，他说现在很好，已退休享受生活。正反两方面的对比很明显，有道是好不好看疗效，说到底还是阴阳辨诀管用。

顺便说一下，医贵明理，医不在名而在明，名气并不可靠。如本案患者初由我治，已见效果停药。后闻某名医"名气大"，遂去请治，吃一年药结果越来越重，即是迷信名气的结果。评价医生的标准只有一个，疗效才是金标准，国学大师章太炎说过，"名不苟得，以疗者之口为依据"。如果服药两周丝毫不见效果，何况本案服药一年呢，不管他是多大名医，都应考虑另请高明，防止不撞南墙不回头。

■**高血压**：罗先生，47岁。年前患高血压，时觉头晕心跳，颈柱酸痛，四肢疲乏，精神颓丧。经西医检查，血压高达170mmHg（1mmHg=0.133kPa），屡医罔效。

某年8月到诊，脉迟，苔薄，知为气阳不足，坎离失济。乃以真武汤治之，用8片炮附子至6两，3帖而头晕减，能安眠；复加8片炮附子至8两，6帖而血压降低至148mmHg，精神舒畅，胃口大增。前后共服9帖，现血压已回复到140mmHg之正常状态，神采焕发，尤胜病前。（《名医心得丛集》）

按：高血压是最容易中医西化的病种之一，俗医跟着血压指标走，认定阴虚阳亢，即便在今日医界，不知有多少所谓名医、教授，都在如此诊治高血压，说到底是被西医牵着鼻子走。本案虽有高血压之名，却无阴虚阳亢之证。据其脉证，处以温阳利水之法，不但症状消除，且不治血压而血压自降，乃是辨证论治的优势使然。

谭述渠先生以治虚寒症高血压、心脏病、中风病等驰誉于国际。因其所用真武、四逆汤等，附子每帖常用至六两八两，而有陈伯坛之遗风。1955年春，"应日本东洋医学会之邀，出席第六届大会，演讲'高血压之探讨'，发明经旨，推演新知，异国专家翕然心折。"（《名医心得丛集——序》）

谭述渠认为，高血压"属于虚者，十之八九，属于痰火者，十之一二"。二者以脉象鉴别："使用附子与否，依脉状而判定，脉浮大紧迟可用，洪数则不能用。"阳虚水泛所致者大剂真武汤治之，认为"治虚症之高血压，方剂虽多，但不若真武汤之能标本兼治，堪称首选也。血压过高，即为元阳飞跃，阴水泛溢，肝失其养，风火上煽。故以真武汤大补坎中之阳，大建中宫之气，使土有所运，水有所行，阳得而摄，阴得而敛，肝阳不复上亢，阴水不至泛滥，阴平阳秘，病自瘳矣"。有大量成功病例为证。痰火所致者以温胆汤治之。

■**宫颈癌**：黄杰熙老师诊治一位50来岁的女性患者，当时她已在省城和北京各大医院检查，均确诊为宫颈癌三期，几经专家会诊治疗，时好时坏，过了一年，依然如故，院方辞为不治。

诊其两手六脉皆沉迟无力，两尺兼涩，观其形体瘦弱而面无血色，略带水肿，声颤音微。纳少，大便数日一行如羊屎，小便短涩浑浊，阴道时流浊水黏液夹黑血块，少腹切痛难忍，全身无力，终日躺卧欲寐。据此脉证分析，认为是阴寒独盛，残阳孤危不化阴邪，水湿血液下流，集于子宫口，久则糜烂腐化变质成癌。开了壮肾阳、胜水湿的真武汤，两剂后诸症稍见缓解，脉亦略有起色。药既对证，继用原方，炮附子由15g渐加至60g，诸症大见好转，脉亦逐渐调和，体重明显增加，炮附子又由60g逐渐减至15g，共服药20余剂，诸症完全消失，终至痊愈。至今已20多年，患者身体一直健康，连感冒都很少得。（《当代经方名家临床之路》）

原按：黄师说之所以能治愈此大病，关键是把握阴阳两大总纲，以脉象为骨干，病候为条件，用霹雳手段之炮附子壮阳抑阴，扭转乾坤，使阴平阳秘而愈。始终摒弃流俗者治癌之"专药""专方"，坚持中医最基本之功力与特色，所以取胜也。

按：肿瘤也是阳虚居多。目前大多数医家都认为肿瘤是热毒为患，癌细胞等同热毒，用药不离白花蛇舌草、半枝莲等寒凉药物，其疗效显然不尽人意。如果我们以阴阳两纲为指导，判断肿瘤的寒热属性，不难得出结论，大多数肿瘤患者的病机属于阳虚阴盛。天津肿瘤专家孙秉严先生曾指出：肿瘤患者"不论是长江以北还是长江以南，也不论是沿海还是内地，寒型和偏寒型证候者最多，约80%。"这是根据对1000人的总结分析得出的结论。据此，他擅用大剂量附子（30g）、干姜、肉桂治愈许多癌症患者，其疗效大概时人罕有其匹，可参看《孙秉严40年治癌经验集》一书。

喻全渝先生报道，用温化法治疗原发性支气管肺癌50例，有效率达到62%。而以非温化法作为对照组的有效率为35%，提示温化法疗效高于非温化法（$P < 0.05$）。且看：温化法的处方，肺脾两虚型：制附片120g，黄芪、王不留行各30g，桂枝15g，大枣15枚，莪术12g；肺肾两虚型：制附片120g，王不留行30g，天门冬15g，麦门冬15g，阿胶、莪术各12g等。

非温化法的处方：肺脾两虚型：党参、薏苡仁、冬瓜仁、重楼、白花蛇舌草各30g，紫草15g。肺肾两虚型：重楼、王不留行、白花蛇舌草各30g，天门冬15g、麦门冬15g等。其他随证加味相同。（《成都中医学院学报》1987年3期）

这个对照说明，从阳虚论治肺癌，较从其他角度治疗，疗效要好得多。其他癌症是不是也如此呢？只要以阴阳辨诀衡量一下就清楚了。

笔者以前诊治肿瘤，分成多个证型，研究收集了很多验方，实践证明效果并不可靠。学习两分法理论后，再治肿瘤只分阴阳，阳证用清，阴证用温，疗效大有提高。事实上，这个方法可以说普遍适合其他病症。

六、不死守经文，不盲从经方

在有关伤寒的研究中，有人主张"方证对应"，有是证用是方，对有证有方的条文拿来就用。如经文说："伤寒，脉结代，心动悸，炙甘草汤主之。"凡见脉结代，心动悸之证，无问其他，即可投之，称之为"方证辨证"，查仲景"察证候而罕言病理，出方剂而不言药性，准当前之象征，投药石以祛疾"。（岳美中语）确实有方证辨证的意味，乃至胡希恕先生"把辨方证称之为最高级辨证""辨证的尖端"，其他伤寒名家多有持此观点者。

作者也曾认同这个观点，但实践中发现，有效有不效者。像"伤寒，脉结代，心动悸，炙甘草汤主之"这一条文，用过经常无效。用阴阳辨诀衡量，发现这里有问题。条文系指阴血虚少导致心悸、脉结代之证，从炙甘草汤的组成以滋补阴血为主亦可看出这一点。但是临床上，心阳不足，无力推动血脉亦可以造成心动悸、脉结代之证，而且比例不小，显然有阴阳之异。近代辽宁名医刘冕堂即指出："按他经亦有此症（脉结代，心动悸），是阳分大虚，虚极生寒，非姜附辛热不为功，若用此药（炙甘草汤），是速其死也。"（《刘冕堂医学精粹》）说得确有见地。

■房颤：李某，女，72岁。2014年4月5日初诊：房颤一年半，心率50~100次/分。心悸几乎每天发作，发时觉得心颤身亦颤，眩晕、乏力、便溏、纳差、耳鸣、鼻干，后半夜睡眠差，动则汗出。舌胖润，脉沉滑，时有结代。心电图示："阵发性房颤"。前服某中医之药不效，视之乃经方炙甘草汤。查其脉证乃系心脾肾三脏阳气不足，水湿偏盛，治当温扶心肾之阳，祛除湿气，方拟补坎益离丹扶助心阳，合真武汤温肾利水：桂心30g，白芍25g，附子30g，白术30g，炮姜30g，海蛤粉30g，茯神30g，红参10g，炙甘草15g，龙骨30g，牡蛎30g，生姜10片，大枣10枚。7剂。

复诊：心悸发作减少，余症亦轻。附子加至45g，服后感觉头痛而胀，遂减至40g，同时出入药物尚有黄芪、肉桂、酸枣仁、砂仁、丹参等，服药2个月，症情稳定，偶有发作，程度亦轻。（张存悌治案）

按：本例脉结代，心动悸所现之症皆属阳虚阴盛之象，前医用炙甘草汤不效势在必然，而且这种误治较为普遍，关键是这里有阴阳之异。

在《伤寒恒论》中，郑钦安对此早有议论：

第一，对经方"切不可死守原文"："学者不可专凭原文一二语，以论药论方""不必执原文为不可易之法也"。

第二，"切勿死守陈方"："不得一例论之，统以某某方""切勿死守陈言，为方所囿"。总之，不可一概而论，"当辨别为是"，辨别标准还是这个阴阳辨诀。

他对《伤寒论》中若干方证提出质疑，约有20条之多，主要是警惕条文中所谓阳证有可能是假热（阴火），请看例证：

原文："伤寒无大热，口燥渴，心烦，背微恶寒者，白虎加人参汤主之。"

郑按："寒邪本由太阳而起，至背恶寒，亦可云表未解，何得即以白虎汤主之？条中既称无大热，虽有燥渴心烦，未必即是白虎汤证。法中原有热极邪伏，背心见冷而用此方。但学者于此症务要留心讨究，相其舌之干燥与不燥，气之蒸手不蒸手，口渴之微盛，二便之利与不利，则得矣。"

原文："服柴胡汤已，渴者属阳明也，以法治之。"

郑按："既服柴胡汤而病已去。但渴者，属阳明。试问渴饮冷乎？饮热乎？舌干乎？舌润乎？大便利乎？小便利乎？饮冷、舌干、便塞，方可指为阳明。若饮热、舌润、便溏，不可谓之阳明。"总而言之，"原文虽指为阳明，学者不可执为定，当各处搜求，庶不误人"。这句话"虽指为阳明"，也可以引申为所有热证。

原文："三阳合病，腹满，身重难以转侧，口不仁，面垢，谵语遗尿。发汗则谵语，下之则额上生汗，手足逆冷，若自汗出者，白虎汤主之。"

郑按："按三阳合病，必有三阳实据可凭，此则所现，纯阴居十八，仅有腹满谵语似阳明，余故细辨之者，何也？阳主身轻，阴主沉重，阳主开而阴主合；口之不仁，阴也；身重难以转侧，阴也；面垢、遗尿，肾气不纳，阴也。果系三阳表邪，汗之则解，何至腹满谵语；果系三阳里实，下之则解，何至额汗出，而手足逆冷？学者务于未汗下时，详其舌之润与不润，舌之燥与不燥，口气之粗与不粗，口之渴与不渴，饮之喜冷喜热，二便之利与不利，而三阳合病之真假自得矣。原文所论之病象，大有可疑，故详辨之。"

总而言之，郑氏反复强调，要从舌象、口气、二便几方面分辨阴阳，对伤寒方证也不例外，而这些正是阴阳辨诀的要点。从中可以归纳出：只要舌淡润，口不渴或渴喜热饮，二便自利，"即外现大热，身疼头痛，目肿，口疮，一切诸症，一概不究"，统统按阴证看待。所以不可死守经文，对经方方证也要考辨。

■施某，女，17岁。因发热持续不退，曾用银翘散、白虎汤等方，而发热日增，求诊于戴氏。症见：高热，全身冷汗不止，声低息短，四肢逆冷，面赤如朱，身重难以转侧，二便如常，不思饮，舌青滑，右脉沉细，左脉浮大无根。证属阴寒过盛，虚阳上越之假热证，治宜交通阴阳，收纳元气，方用白通汤：附片60g，干姜12g，葱白3茎。附片先煎煨透，舌尝无麻味后，再下余药。2剂。

上方服药1剂，发热及病情如故。认为药已对证，疗效不显，是由于阴寒格拒过盛，药不能直达病所。应从阴引阳，本着"热因寒用"治则，于原方加猪胆汁数滴，童便一杯。服后热竟全退，冷汗亦止，面赤身热大为减轻，唯四肢尚冷。继以干姜附子汤峻扶元阳，交通上下：附片60g，干姜15g。服后诸症悉愈。（戴丽三治案）

按：此案发热日增，面赤如朱易与实热混淆，若不加审究，极易误治施以白虎汤。患者虽高热不退，但舌青滑，不思饮，身重难以转侧，脉浮大无根，以阴阳辨诀审视，皆系阳虚之表现，结合前服寒凉不效，认定为真寒假热之证，急用白通汤回阳收纳，服之而验。

第五章　独辨阴火，力矫流弊

郑钦安重视阳气，擅用附子，是其学术体系的核心。但是真正精华的东西是在对阴火的认识上。单纯的阴证辨认并不难，"阳虚辨诀"指示得非常明确。重要的是，对阴寒偏盛所致虚阳上浮、外越、下陷所引起的种种假热之象，郑氏称之为阴火者，有着深刻的认识。所谓"阴火"即阴证所生之火，又称假火，本质是阴寒偏盛，导致虚阳上浮、外越、下陷而引起的种种"肿痛火形"，其实是假象，常见的如慢性咽炎、口腔溃疡、牙龈肿痛、舌疮、口臭、头痛、颧红、目赤以及内伤发热、皮肤包块红斑、足心发热如焚等，这些涉及各科的常见病症，看似火热之象，其实是真寒假热亦即阴火，极易被误认作火证和阴虚火旺，俗医治以滋阴泻火之法，"实不啻雪地加霜"。

"总之众人皆云是火，我不敢即云是火"。郑钦安的这句名言说的就是阴火，差不多有"世人皆醉吾独醒"的意味。他用大量篇幅阐明阴火的假象与本质，勘破阴霾，指点迷津，这是他最深刻的学术见解，充满真知灼见。唐步祺先生说："郑氏所特别指出而为一般医家所忽略的，是阴气盛而真阳上浮之病。"即指阴火辨识而言。

一、为阴火正名

阴火，简单地说，就是阴证所生之火，阴盛格阳，逼阳外越所致；肾中阳虚，水寒不养龙，火不安其位的僭越之火。阴火的这种概念与其他阴阳对应的病症是一样的，比如说黄疸有阴黄、阳黄，皮肤发斑有阴斑、阳斑，水肿有阴水、阳水，中暑有阴暑、阳暑，扁桃体炎有阴蛾、阳蛾……都是由阴证、阳证两种病因引起的不同证候。又如便秘，张景岳认为前人"立名太烦，又无确据，不得其要而徒滋疑惑……不知此证之当辨者惟二，则曰阴结、阳结而尽之矣。有火者便是阳结，无火者便是阴结。"（《景岳全书》）这里，"有火者便是阳结，无火者便是阴结"，即以阴、阳而划分便秘。有意思的是，张景岳还提出一个阴消、阳消的概念，他认为消渴不仅有阳消，治疗以滋阴降火等；还有阴消——阴证所生消渴，很多名家用金匮肾气丸、附子理中汤治疗糖尿病，有诸多成功案例。

阴火是成熟的概念，而且远比阴黄、阴水、阴斑等这些病变更常见。一般而论，阴火有三个叫法：假火，这个最通俗，张景岳称为假热；浮火，浮在表面的火，这个最形象；但是最规范的说法应该叫阴火。

关于浮火，有个典故可助理解：当年林则徐在两广禁烟，英美使节请他赴宴，宴席当中上了一道冰淇淋，刚做出来还冒着烟。林大人没见过这洋玩意儿，以为是热气，就用嘴去吹，英美使节都暗中发笑。林则徐看在眼里没有吱声，转天他回请英美使节，宴席间也上了一道菜，是芋头泥，就是芋头捣成泥，是一道非常非常热的菜，但是拿出来的时候一点烟都没有。英美使节以为是道凉菜，拿勺就往嘴里放，一下烫的哇哇叫。要说的是什么呢？林则徐上当的这个氤氲上泛之烟就是浮火，那

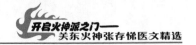

么凉的冰淇淋冒出烟来能是热的吗？这个烟就是浮火，亦即阴火，其根源却是寒凉之冰。

成语"吴牛喘月"可以帮助我们理解假火：江淮地区之牛，因南方多暑热，牛畏热而怕太阳炎晒。晚上见到月亮也疑是太阳，乃至见月而喘。不知道月亮虽有太阳之光亮，却无炎热之实，这是假热。

二、古人对阴火的认识

阴证所生之火，阴火这个概念古代医家早有认识。仲景认为阴火是里寒外热、内寒外热，创造了四逆汤、白通汤之类的方剂来治疗，"患者身大热，反欲得近衣者，热在皮肤，寒在骨髓也；身大寒，反不欲近衣者，寒在皮肤，热在骨髓也。"该条文指出真寒假热和真热假寒的典型表现。仲景所称真寒假热即指阴火。

明代李时珍明确提出了阴火、阳火的概念："五行皆一，唯火有二。二者，阴火、阳火也。""诸阳火遇草而焫，得木而燔，可以湿伏，可以水灭。诸阴火不焚草木而流金石，得湿愈焰，遇水益炽。以水折之则光焰诣天，物穷方止；以火逐之，以灰扑之，则灼性自消，光焰自灭。"所谓"阳火"和"阴火"就是指阳证所生之火和阴证所生之火。这可能是第一次如此揭示阴火和阳火。

清代陆懋修对阴火做了相当经典的论述，他说："若夫虚火、实火之外，别有一种阴火者，则不予人以易见，故即为人所罕见。""此为龙雷之火，不燔草木，得雨而炽，即阴盛格阳之火，亦即阴极似阳之火，火之最大者也。此则既非实火，又非虚火，而独为阴盛之火。其于病也，虽见种种火象如面赤戴阳，除中能食，手足躁扰，欲入泥水中坐，而用药则唯大辛大热之剂，一剂可以回阳。"强调阴火独为"阴盛之火""用药则唯大辛大热之剂，一剂可以回阳"。对阴火的定位和治疗说得十分明确，而"火之最大者也"一句，是说阴火之多发性，与唐王冰称阴火是"火之大者也"是一致的。注意，陆氏提到的虚火，指的是阴虚之火，这一点可以说是目前通识。

阴火除了阴证所生之火这个根本概念之外，还有两个很重要的附加条件：第一，它属于虚证范畴，"龙雷之火原属虚火，得水则燔，得日则散，是即假热之火，故补阳即消矣"。一旦是实证就不属于阴火。第二，阴火只能以桂附干姜类热药治疗，"用药则唯大辛大热之剂，所谓以火治之，补阳即消"，说的就是这个意思。这两点很重要，在鉴定阴火方面不可忽视。

三、千古流弊，医门大憾

阴火证十分多见，误治者频发。乃至陆懋修称阴火是"火之最大者也"，言其多见。举凡内外妇儿、五官、皮肤、肿瘤等各科均可见到，若不识阴火，只能误治。"刻庸医多有不识，每以假热为真火，因复毙于无形无响者，又不知其几许也！"（张景岳语）是说用凉药治阴火证，治死的不知几许也。特别是五官科、外科、皮肤科是阴火的重灾区，就是因为只见树木不见森林，只见局部不见整体。郑钦安反复告诫后人："若虚火上冲（指阴火），后学懵然无据，滋阴降火，杀人无算，真千古流弊，医门大憾也。"千万不要误辨误治这个阴火。

四、八字箴言，辨认阴火

临床上见到"满身纯阴"之证，证候单纯，辨识并不困难。关键是阳虚之证有很多变化，引发诸多假热之象，甚至"肿痛火形"，如口疮、牙痛、咽炎、发热、皮肤病等，"往往称为阴虚火旺"，极易惑人。明·陶节庵称："自然阴证人皆可晓，及至反常则不能矣。如身不发热，手足厥冷，好静沉默，不渴，泄利腹痛，脉沉细，人共知为阴证矣；至于发热面赤，烦躁不安，揭去衣被，饮冷脉大，人皆不识，认作阳证，误投寒药，死者多矣。"（《伤寒六书》）他说的"自然阴证"当指纯阴之证，"及至反常"则指见有阴火之象。刘渡舟教授亦说："少阴寒盛之极则有格阳之变，而见反常之象，往往使人难以辨认。"总之是"三阴上逆外越"引起的种种假热之象，"变证百出"，致人迷惑。

怎样辨认阴火呢？当然是阴阳辨诀。重温"钦安用药金针"："予考究多年，用药有一种真机与众不同，无论一切上中下诸病，不问男妇老幼，但见舌青，满口津液，脉息无神，其人安静，唇口淡白，口不渴，即渴而喜热饮，二便自利者，即外现大热，身疼头痛，目肿口疮，一切诸症，一概不究，用药专在这先天立极真种子上治之，百发百中；若见舌苔干黄，津液枯槁，口渴饮冷，脉息有神，其人烦燥，即身冷如冰，一概不究，专在这先天立极之元阴上求之，百发百中。"这句话实在太重要，太精彩了。

其玄机在于：在阴证前提下（舌青，满口津液，脉息无神……），"即外现大热，身疼头痛，目肿，口疮，一切诸症，一概不究"——不被这些假热、假象所迷惑，一律专主扶阳；反之，专主益阴。患者的整体表现是"阴象""阴色""寒形"，局部表现的若干肿痛火形，属假象、假火。形象些说，就像万绿丛中一点红或几点红，大背景是阴象、阴色，局部有点"肿痛火形"，要"一切诸症，一概不究"。不能因为这一点红或几点红，就说整个大草原都是红色的。总而言之，要抓大背景——阴象、阴色，识大体，顾大局。

此外，《十问歌》有"再兼服药参机变"之训，那些久治不愈的"肿痛火形"，可以说多数都是阴证。因为所谓"久治不愈"，意味着前之所治大致可以推断在用清热泻火之法，果是阳证，怎么也应该见一点儿效，何致"久治不愈"？即此从反面也可以推断非为阳证，乃是阴火。

■**假热**：方君令媳，年20余，卧病经旬。服药多剂而烦躁谵语，卒不能平，延予治之。见躁扰不安，妄言骂詈，欲食冷物，手冷，脉息沉弱，口虽渴而不能饮，唇虽焦而舌则润泽，且舌色不红，面色黄淡，身不发热。予谓此虚寒病也，殆寒凉发散太过乎？检阅前方，果皆芩、连、羌活、栝蒌、海石之类。病家问："既系寒病，何以烦躁欲食冷物而谵语不能寐也？"予应之曰："寒病有常有变，凡恶寒手冷，下利清谷，口中和而不渴者，此其常也；若躁扰不安，欲卧冷地，欲食冷物，则其变也。何谓之变？以其寒病而反现热象也，其所以现此热象者，因阳气虚寒，龙雷之火浮越于外，古人所谓阴盛格阳，又曰内真寒而外假热之病也。治宜引火归元，否则凉药入口则立毙矣。"乃与四逆汤：干姜、附子各2钱，加肉桂8分，党参、白术、熟地、枣仁、茯神各3钱，煎成冷服，果躁扰渐宁。接服一剂，能安睡矣。自是神安能食，不复骂詈，复以归芍六君子汤调补数日而瘥。（袁桂山治案）

五、阴火治法

阴火的治疗本人归纳为"一本六佐"。

一本——扶阳为本："阴火宜引，破阴回阳为君，附、姜、桂是其主药。"很多人称用附子、肉桂，意在引火归元，郑钦安不以为然："称桂附为引火归元者，皆未识其旨归，不知桂附干姜纯是一团烈火，火旺则阴自消，如日烈而片云无。况桂附二物，力能补坎离中之阳，其性刚烈至极，足以消尽僭上之阴气。阴气消尽，太空为之廓朗，自然上下奠安，无偏盛也，岂真引火归元哉？"（《医理真传·卷一》）强调了桂附治本的意义。

六佐——六种辅佐方法：潜镇、引降、酸敛、纳归、厚土、反佐。

潜镇：就是用金石或者介类药物，重镇潜藏之治法，其药物以磁石、龙骨、牡蛎、紫石英、龟板、鳖甲、海蛤粉为主。

引降：就是引火下行，药物以牛膝、泽泻、茯苓、车前子为代表。张景岳的镇阴煎中就有牛膝，他说："右归饮，此益火之剂也……如治疗阴盛格阳、真寒假热之证，宜加泽泻二钱（引火下行）。""六味回阳饮，治阴阳将脱等证，若虚阳上浮者加茯苓二钱。"这都说明茯苓、泽泻、车前子、牛膝是引热下行的，这也是常用的辅佐。

酸敛：是以五味子、乌梅、白芍、山萸肉等酸性药物为代表。张锡纯曾经对真武汤中的白芍有过论述："方中用芍药者，非以解上焦之热，以其与参、附并用，大能收敛元阳，下归其宅。"

纳归：就是以砂仁为代表的纳气归肾的方法。像郑钦安创立的潜阳丹，他极力推崇的封髓丹，都是以砂仁为主药，这是郑钦安最常治疗阴火的方子，我们在临床也很常用，两方合起来就是潜阳封髓丹。

厚土：厚土以伏火，是指以大剂量炙甘草的投用为代表，代表方就是四逆汤。

反佐：就是"寒热温凉，反从其病也"。治疗热病的时候该用凉药，但是怕疾病格拒不纳，呕吐，所以要加一点热药；反过来治疗寒病，用热药的时候也加一点凉药。在治疗阴火时伍用一点凉药，代表方就是白通汤加猪胆汁方、加童尿方。另外，热药冷服也是反佐方法。当然用不着六法全用，用一到两种，最多三种差不多了。

（一）虚阳上浮

虚阳上浮主要是以头面五官表现为主，火性上浮，所以在阴火中虚阳上浮的比例最多，五官科是阴火重灾区。

■**口疮**：李某，女，82岁。口疮反复，舌痛，病已3年，口干口黏，夜间要起来几次漱口，牙龈痛肿，口腔医院屡治不效，西瓜霜喷药，"顶药"好一会儿。脚凉，便涩六七日一行，尿等待，夜三四次，舌淡胖润，右脉滑尺沉，左浮滑寸弱。看看脚凉，舌淡胖润，右脉滑尺沉，证据够了。在阴阳辨诀中，神、色、舌、脉、口气、二便7项中，我的经验是有两项符合了，个别的一项符合了，比如舌胖润一项就可以确诊阴证。用潜阳封髓丹加味治疗，药用砂仁20g，黄柏20g，炙甘草30g，附子20g，干姜15g，牛膝15g，肉桂10g，骨碎补20g，白术10g，云苓30g，淫羊藿20g，通草5g，7剂，水煎服。附子、干姜、甘草是四逆汤，扶阳治本；牛膝、茯苓引归，砂仁纳下，30g炙甘草为厚土伏火。1个月后诸症消失，大便也通畅了，我没有用通大便的药物，但是治本了，其他症状也都消失了。（张存悌治案）

■**牙痛**：孙某，男，80岁。胃癌术后15年，上牙床肿痛2年，屡服龙胆泻肝丸、清胃散即可好转，但反复发作。鼻腔灼热如冒火，便溏，尿黄，眠差，手足冰凉，形色疲倦，食纳尚可。舌淡赤胖润，脉左滑数尺弱，右沉滑尺旺寸弱。此脉好像是阳脉，左滑数，但是手足冰凉，舌淡胖润，就可确诊为阴证。还是潜阳封髓丹加味，用砂仁15g，黄柏10g，炙甘草30g，附子30g，肉桂10g，炮姜20g，牛膝15g，木蝴蝶10g，松节10g，骨碎补25g，白芷10g，7剂。

复诊：述服用头剂，牙痛反而加重，我认为不要紧，是邪正交争。从第2剂起牙痛减轻，7剂服毕，牙痛已减八九成，鼻腔灼热消失，守服7剂即愈。两年后，这个老爷子又因为牙痛来找我。这个不是我没有治好，是因为天气凉了，受凉了引起反复，很正常。还是用这个方，药到病除。（张存悌治案）

▲五官科有四大阴火常见症

笔者认为阴火的表现虽然一源三歧，但火性炎上，虚阳上浮的最多，所谓"凉从脚下起，火从头上升"。五官科是阴火重灾区。我们还归纳一个观点，五官科有四大阴火常见症，一个是眼病，眼痛，眼睛红肿疼痛，干涩。加上咽炎，牙痛，口疮这四大病症，是五官科最常见的阴火。这些年来治五官科的患者很多，提醒大家，如果见到这四大症，千万不要动辄清热泻火，清热解毒，滋阴降火，这就南辕北辙，"医门大憾"了。

（二）虚阳外越

虚阳外越主要是发于周身皮肤肌肉之间，常见病如某些发热、疮疖、皮肤病等。

■**疖疮**：邓某，男，26岁。2011年5月6日初诊：头面、胸背、腹部俱起疖疮，反复12年，下肢没有。屡治不效，瘙痒，易汗，口臭，咽炎，足凉。形胖，不乏力。舌胖润苔薄黄，脉左滑寸浮尺弱，右滑软寸弱，时一止。此营卫失和，虚阳外越，处方桂枝汤加味：桂枝25g，白芍25g，炙甘草25g，黑芥穗15g，蝉蜕5g，乌梢蛇35g，皂角刺10g，连翘20g，肉桂10g，薏苡仁30g，牡蛎30g，附子25g，砂仁10g，半夏25g。7剂。

复诊：各部位疖疮俱减轻，口臭亦减，足仍凉，守方调理半个月，疖疮渐愈。（张存悌治案）

按：此案足凉，舌胖润，脉滑软，俱系阳虚之象，唯口臭一症多看作胃火，其实这是脾胃阴火，假火也。口臭有阴阳二证，不仅有实热，还有假火。郑钦安说得明白："口臭一证，有胃火旺极而致者，有阴盛而真精之气发泄者。"

■**痤疮**：卢某，女，17岁。前额、唇周散发痤疮2年，伴有口疮，口臭，鼻如冒火，牙龈时有出血。便干夹血，足冷，手足心热，曾服牛黄解毒片无效。舌淡胖有齿痕，脉沉弦缓。考其舌脉已知阳虚，足凉更见阴盛真情。逼阳上浮而见诸般阴火之证，齿衄、便血则属阳虚失于固摄，拟温阳潜镇，方选潜阳封髓丹加味：砂仁20g，附子15g，炮姜15g，肉桂10g，黄柏10g，木蝴蝶15g，连翘15g，蜂房10g，大黄10g，牛膝15g，泽泻20g，茯苓30g，甘草10g。7剂。

二诊：便血、齿衄及口疮消失，但额头丘疹似有加重，手足心热减轻，鼻如冒火减轻，足凉依旧，便干减轻。附子增至30g，余药稍作调整，7剂后，诸症皆减。守方调理2周，痤疮各症消失，唯手足仍凉，不愿再服药。（张存悌治案）

（三）虚阳下陷

虚阳下陷，主要见于便溺二阴之间。张景岳称："阳陷于下，而见便溺二阴之间者，此其下虽热而中则寒，所谓失位之火也。"主要是半身以下出现热象，也要分辨阴阳。

■**尿痛：**游某，男，70岁。20天前出现尿痛，无尿频、尿急，牵及右侧腹股沟部疼痛，呈针刺样和阵发性，夜间发作较频。现症见：尿痛，形体消瘦，脸色黄暗，纳呆，大便不规律，1天2～3次，质稀溏，舌质淡胖苔薄白，脉浮取弦紧，重按则空。尿化验无异常。证属虚阳外越，治宜温中回阳，方用附子理中汤加味：炮附子15g，党参30g，肉桂10g，白术60g，炙甘草30g，干姜30g。水煎服，每天1剂，2剂。嘱其尿痛加剧或是排脓，属排病反应，不必惊慌。

服药1剂，从尿道排出黄色质稠味臭的脓性分泌物，立即复诊，尿检：潜血（＋），白细胞（＋＋）。告以排病反应，继续用药。尿痛和尿道排脓症状缓解，痰明显减少，腹中觉饥，矢气频频。继以上方2剂。

药后小便恢复正常，纳旺，腹中知饥，大便每天1～2次，成形，夜寐易入睡。前方去肉桂，3剂。一切正常，食眠二便俱佳。（庄严治案）

按：此病高年肾阳亏虚，一派阴象，虚阳下陷而致尿痛，亦为虚阳外越之一种表现。方用附子理中汤补先后天阳气，未用一味通淋之药而收效，确显火神心法。服药后从小便中排出脓液乃是邪从外出之表现，因预先告知，医患合作，故以成功。

■**前后阴热肿：**周某之妻，年20余，患后阴热痛而肿，继连前阴亦然，小溲短热，行动维艰。其夫请方，余疑其为淫毒也，却之。他医以发散及寒凉清利进，益剧，驯至咽喉亦肿痛，水谷难入，复再三恳求。

诊之，脉沉微，舌苔白而滑。曰：经言"肾开窍于二阴"，肾阳不潜，浮游之火蔓延上下，故见此症。以济生肾气丸与之，1剂咽痛止，2剂肿痛减半，3剂顿愈。（萧琢如治案）

按：此案后阴发热肿痛，前阴亦然。萧氏以虚阳浮游（可称虚阳下陷）辨治，自有舌、脉为据。再看他以舌、脉为凭，辨治前阴湿热为患案例，与上案对照辨析，当可加深认识：机械工某之妻，患前阴热肿痛痒，最不能堪，医治逾月毫无寸效。其夫踵门乞为一诊。脉沉弦而滑数，舌色鲜红而苔白，口苦咽干，不喜饮，溲数而短热，知系厥阴风湿久而化热生虫所致。即以龙胆泻肝汤加黄柏、知母，服五六剂，并外用杀虫、清热去湿之药敷洗而愈。

■**足心发热：**刘某，女，33岁。足心发热7年，日夜不休，日轻夜重。自觉涌泉穴处呼呼往外冒火。不论冬夏，夜卧必将脚伸出被外，始能入睡。多次服滋阴降火补肾之剂不效。诊见面色嫩红，艳若桃李，此阳浮于上显然。脉细数，小便清长，饮一溲一。脘腹冷感，胃纳不佳，稍进凉食则觉酸腐不适，双膝独冷。

认为此症乃阴阳衰盛之变引起，阳气一衰，火不生土，胃中水谷便无由蒸化，故见纳少化艰；人身津液赖此火之温煦，始能蒸腾于上，敷布上下；此火一衰，气化便弱，津液不能升腾，故口干；涌泉为足少阴肾经井穴，为肾气之所出。今下焦阳衰，不能统摄肾阴，而致阴火沸腾，足心热如火焚。宜补火之原，真火一旺，阴火自安，处方：炙甘草60g，干姜、附子各30g，冷水1500mL，文火煮取500mL，2次分服，3剂。药后热势顿减，双膝冷感消失。自诉多年来从未有如此舒适过，且食纳亦增。（李可治案）

按：此病一般都按阴虚或湿热下注论处，以阴阳辨诀衡量，其实属于虚阳下泄。李可先生认为，"足心如焚例同浮阳外越""有好多的患者，大概有一百例以上。就是每到晚上睡觉的时候，他们的脚必须放在冰上才能睡觉，这种情况好像是热得很厉害，其实是虚阳外越。这个四逆汤把阳气回到下焦，这个自然好，好得非常快，就用两三副药。"

总的来说，我们觉得阴火是一个大证、常见证，最容易误辨误治，"总之众人皆云是火，我不敢即云是火"。千万不要误辨误治，这是钦安学术的精华。

作者治好了许多这方面的病例，多为久治不愈，或者是高龄患者。那些久治不愈的火样病证，如痤疮、牙痛、咽炎、口疮等多数都被误治，反复不愈。他们在谈以往的治疗过程中都谈到，请的都是表表著名的名医，但治不好。这确实是千古流弊，医门大憾。

第六章　火神派的用药风格

任何一个医派都有一套自己的遣方用药风格，郑钦安也不例外。而且和其他医派相比，其用药法度更鲜明，更有特色。如果把金元四家的脉案和火神派名家如吴佩衡、范中林等放在一起，明眼人一眼便可以认出哪个是火神派的路子，特色鲜明如此。

火神派又称扶阳派，但扶阳是个较为宽泛的概念，只要重视阳气，擅用附子就可以称之为扶阳派。在扶阳的前提下，各家有各自的用药风格，或者说派内有派，例如卢门的桂枝法、四逆法，祝味菊、李可扶阳参以温补的风格等。谈到火神派，则应该指以郑钦安为开山宗师，以其开创的理论、方药自成一系的流派，它讲究四大纲领，用药三大特色，亦即原原本本的火神派。从学术发展的角度看，两个概念可以互用，因为二者都擅用附子，这是共同点；不同点主要在于是否倡用经方这一点上，火神派倡用经方，扶阳派不具备这一点。火神派必定是扶阳派，扶阳派则未必是火神派。名不正言不顺，鉴于扶阳派、火神派互相混称的现象，我们才提出"经典火神派"的概念，以区别于泛称之扶阳派。其出发点是为了学术研究的便利与严谨，互相学习，取长补短。虽然作者推崇经典火神派，但不排斥扶阳派中好的东西，而是尽量将其吸收进来，以冀丰富经典火神派的学术内涵。

经典火神派的用药风格，最重要者有三条——擅用附子，倡用经方，用药简练，具有这一风格者，称之为"经典火神派"。擅用附子前面专门讲过，现在讲另外几点：

一、倡用经方

火神派源于伤寒，选方用药具有明显的经方法度。关于用方，郑钦安认为，医贵明理，方不求多。郑氏崇尚仲景，尊"仲景为医林之孔子""立方立法，实为万世之师"；认为"三百九十七法，法法神奇，一百一十三方，方方绝妙"，因此，他偏重经方，倡用经方顺理成章。凡外感，多用麻黄汤、桂枝汤、麻黄附子细辛汤等；治中焦，用理中汤、甘草干姜汤、黄芪建中汤等；治下焦，用四逆汤类。若是阴虚，在中焦用白虎加人参汤、三承气汤，在下焦用黄连阿胶汤，且其常用药物尚不及《伤寒论》所用的一半。有道是"知其妙者，以四逆汤、白通汤、理中、建中诸方，治一切阳虚证候，决不有差"。治阴虚则"人参白虎汤、三黄石膏汤，是灭火救阴法也；芍药甘草汤、黄连阿胶汤，是润燥扶阴法也；四苓滑石阿胶汤、六味地黄汤，是利水育阴法也"。看得出，无论阴证阳证，大都选用经方。

虽然郑钦安有时亦称"经方、时方俱无拘执"，但作为一个伤寒学家，毕竟偏重经方，"所引时方，出不得已，非其本怀"。(《医法圆通·沈序》)因为时方"大抵利于轻浅之疾，而病之深重者万难获效"，终究倡导的是经方。纵观郑钦安书中临证选方，随处可证：

如胀满一症，"予意此病治法，宜扶一元之真火，敛已散之阳光，俾一元气复，运化不乖，如术附汤、姜附汤、真武汤、桂苓术甘汤、附子理中汤、麻黄附子细辛汤、附子甘草汤之类"。(《医法圆通·卷二》)一口气举了7个方剂，其中5个是经方。

治"吐伤胃阳，胃阳欲亡"之证，法宜降逆、温中、回阳为主。"方用吴茱萸汤，或吴萸四逆汤，或理中汤加吴茱萸俱可"。(《医理真传·卷二》)

健忘一症，"老年居多"。郑钦安强调，此症"以精神不足为主"，治疗"宜交通阴阳为主"，倡用"白通汤久服，或桂枝龙骨牡蛎散、三才、潜阳等汤，缓缓服至五六十剂，自然如常""切勿专以天王补心、宁神定志诸方与参、枣、茯神、远志、朱砂一派可也"。仍是经方居多。

后世忠实传承郑氏风格者无不倡用经方。大致可以说，伤寒派并非火神派，但是经典火神派必定是伤寒派。

过去学医，总是费尽心思寻求效方，收集了许多名医验方、偏方在500首以上，结果"方愈多而旨愈乱",实际应用起来扑朔迷离,疗效不尽人意,而且那么多方剂委实也记得费劲。现在主要在经方上下功夫,常用方不过几十个,所谓以三阴方治三阴证,三阳方治三阳证,虽失不远,由于方向对头,疗效虽然不敢说像郑钦安那样"百发百中",但确实较前大幅度提高,治起病来越来越有信心。

二、用药简练

经方用药是简练的,《伤寒论》113方仅用药93味,平均药味为4.18味,由3～8味药组成的方剂最为常见,占82.3%。其药味加减也是十分严谨的,每加减一味药,都有章法。郑钦安继承了经方的这种风格,认为医贵明理,"理精艺熟,头头是道,随拈二三味,皆是妙法奇方"。"随拈二三味"勾画出他追求用药简练的风格。看郑钦安13首自制方,用药均不超过8味,5味以内者占80%。其中4首扶阳方潜阳丹、补坎益离丹、姜附茯半汤、附子甘草汤,用药均十分简练,两首4味,一首5味,一首2味,看得出与经方相似。"处方正不必多品,但看仲景方何等简净"(川医韩飞霞语)。"简净"二字说得实在传神。火神派用药法度谨严,讲究精纯,决不胡乱堆砌药物。

■光绪年间,成都府知府朱大人的夫人患吐血症,已经一年多,医药无效,成都府所属16个州、县,纷纷推荐当地名医来为夫人治病。或认为血热妄行,或认为阴虚火旺,或认为血虚,或认为气血两虚。举凡四生丸、六味地黄汤、生地四物汤、八珍汤、十全大补汤、归脾汤等治血套方,轮流服用,却愈医愈坏,气息奄奄。有人推荐郑钦安诊治。

但见夫人面容苍白,虽是夏季,床上还铺着皮毡,盖着丝棉大被,显得十分怕冷。舌质淡红,苔白腻。诊毕,处方四逆汤:制附片120g,炮干姜120g,炙甘草60g。

朱知府看方后瞠目结舌,此方干姜、附子都是大热之药,且量大超常,治此等吐血重症,焉有不惊之理。孰料,药后患者自觉周身凉爽,胸口舒畅,吐血竟然止住,而且吃了两小碗稀饭,病入坦途,由此而愈。

郑钦安给门人讲解说:"府台夫人面容苍白无神,困倦喜卧,胸胁作胀,不思饮食,声音细微,提不起气来。虽时令已届夏至,床上犹垫皮褥,盖丝棉大被,其畏寒可知。吐出之血并非鲜红,而见乌黯黯至有小块。再观其舌质淡红,苔白腻而厚,脉现沉细。种种症状,皆是阳虚证候。"(《火神郑钦安》)

按:这个病例最能代表经典火神派风格,用的是经方,附子剂量超常,药味简净,不愧为一代宗师。

像吴佩衡、范中林等用药大多不超过8味,那叫本事。当我们看到吴佩衡用大回阳饮4味药治愈疗肺脓疡重证、麻疹危证、癫狂等厥脱重证,用白通汤加肉桂4

味药治愈原省立昆华医院院长秦某的儿子及前昆明市市长曾某儿子的重症伤寒病时，除了钦佩其胆识，还应该感慨其用药之简练，后辈恐怕难以企及。

如此简练的用药风格，应该说是一种工夫，一种境界，需要多年修炼，一般人达不到。它不是简单的处方形式问题，而是精通仲景、郑氏学说，精确选方用药的学养工夫。

三、火神正道是钦安

郑钦安作为开山宗师，是以其理论及用药法度作为标志的，是原本的、地道的火神派。正本清源，学者欲较为准确地掌握火神派理路，当从郑钦安著作入手，免得误入歧途。

后世较为忠实的继承火神派，选方用药带有明显的郑氏风格者，如吴佩衡、范中林、唐步祺、易巨荪、黎庇留、萧琢如、赵守真、周连三、戴丽三、曾辅民……等，堪称经典火神派的代表，他们中除周连三先生外都有个人医案专集行世，观其医案具有鲜明的经方风格，擅用附子，用药多不超过 10 味。笔者专门撰写了《火神派名家验案选析》一书，若想了解学习经典火神派，还请揣摩这些医家的医案。

经典火神派经世致用。首先它疗效显著，诸多火神派名家治愈了很多疑难重症，这正是经典火神派可贵之处，上述医家的医案及《火神派示范案例点评》中的大量案例以及笔者的验案可以为证。其次是顺应时势，阳常不足，阴常有余，火神派在当代有着广泛的应用前景。

笔者学习火神派以后，深感这条道走对了，处方用药有着明显变化：过去用时方多，验案少；现在用经方多，验案亦多；过去一年用不上几次附子，现在几乎方方不离附子；过去处方多在 20 味左右，现在一般不超过十二三味。最近统计一下，现在使用经方案例（含郑氏潜阳丹、姜附茯半汤等）占 80% 以上，每案用附子者占 80% 以上，疗效也达到 80% 以上，本书中编案例可以为证。

经典常常是简单的。著名学者易中天说："越是高级的东西越简单，越是真理越明了。一种观点，一种学说，如果不能用简约平易的方式去表达，那它还是不是真理，就值得怀疑。"火神派纲领比较容易掌握，我们已经做了归纳，主要用方不过几十个，笔者所著《中医火神派温阳十法》做了总结；常用药物不过百十味，因此我们更赞赏的还是经典火神派。

"遵得佛法便是佛，遵得圣道便是圣"。近年先后接收了百十位弟子，他们接受很快，在群里晒出各自的验案，很漂亮，显出经典火神派风格，从中精选了佳案150 余则，编入《火神派示范案例点评》，可以说是我们师生共同学习，共同提高的见证。笔人曾多次受邀前往澳大利亚、加拿大、美国及中国香港等国家和地区专

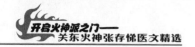

门讲授火神派理论。其实若论讲学，一般恐怕轮不上我，但若论火神派，乃是我的研究强项，正因为此才受到邀请。黄煌教授说："张先生善于总结，善于开掘，他的不少关于火神派学术的著作，将一个善于使用姜附剂的临床流派推向了全国，也引起国际上的重视。"（《黄煌经方沙龙》第四卷）

附：火神派金句

郑钦安曰："只重一阳字，握要以图，立法周密，压倒当世诸家，何况庸手！"（《医法圆通·敬批》）

"万病一元论"："外感内伤，皆本此一元有损耳。""总而言之，元阳为本，诸阴阳为标。能知诸阴阳皆为元阳所化，元阳变而为诸阴阳。"（《医法圆通·卷三》）

总而言之，万病起于一元伤损。分而言之，上中下各有阴阳，十二经各有阴阳；合而观之，一阴一阳而已。（《医法圆通·卷二》）

下阳为上、中二阳之根。无下阳即是无上、中二阳也。（《医理真传·卷二》）

要知人之所以奉生而不死者，恃此先天一点真气耳。真气衰于何部，内邪外邪即在此处窃发。治之但扶其真元，内外两邪皆能绝灭，是不治邪而实以治邪，未治风而实以祛风，握要之法也。（《医理真传·卷二》）

病有万端，亦非数十条可尽，学者即在这点元气上探求盈虚出入消息，虽千万病情，亦不能出其范围。（《医法圆通·卷三》）

真气命根也，火种也。人活一口气，即此真气也。（《医理真传·卷一》）

外感内伤，皆本此一元有损耳。病有万端，亦非数十条可尽，学者即在这点元气上探求盈虚出入消息，虽千万病情，亦不能出其范围。（《医法圆通·卷三》）

目下，世人畏附子、干姜不啻砒毒，即有当服附子，而亦不肯服者不胜屈指矣。呜呼，阴阳不明，医门坏极。喜清凉而恶辛温，无怪乎阴盛阳衰矣。（《医法圆通·卷二》）

热不过附子，可知附子是一团烈火也。凡人一身全赖一团真火，真火欲绝，故病见纯阴，仲景深通造化之微，知附子之力能补先天欲绝之火种。

古人云："热不过附子，甜不过甘草，推其极也。古人以药性之至极，即以补人身立命之至极，二物相需并用，亦寓回阳之义，亦寓先后并补之义。"（《医理真传·卷二》）

甘温固元是姜、附、草，不是参、芪、术，学者不可不知也。（《医法圆通·卷二》）

医学一途，不难于用药，而难于识症。亦不难于识症，而难于识阴阳。（《医理真传·郑序》）

万病不出阴阳两字。（《医理真传·卷一》）

钦安用药金针："予考究多年，用药有一点真机与众不同。无论一切上中下诸病，不问男妇老幼，但见舌青，满口津液，脉息无神，其人安静，唇口淡白，口不渴，即渴而喜热饮，二便自利者，即外现大热，身疼头痛，目肿，口疮，一切诸症，一概不究，用药专在这先天立极真种子上治之，百发百中。若见舌苔干黄，津液枯槁，口渴饮冷，脉息有神，其人烦躁，即身冷如冰，一概不究，专在这先天立极之元阴上求之，百发百中。"（《医理真传·卷四》）

总之，病情变化非一二端能尽，其实万变万化，不越阴阳两法。（《医法圆通·卷一》）

三阴与三阳病形各殊，三阳不足之证，所现纯是阴色，为其阳不足，而阴有余也；三阴不足之症，所现全是阳色，为其阴不足，而阳有余也，此辨认阴虚、阳虚之切法也。（《医理真传·卷三》）

天地一阴阳耳，分之为亿万阴阳，合之为一阴阳。于是以病参究，一病有一病之虚实，一病有一病之阴阳。知此，始明仲景之六经还是一经，人身之五气还是一气，三焦还是一焦，万病总是在阴阳之中。（《医法圆通·郑序》）

水懦弱，民狎而玩之，多死焉；火猛烈，民望而畏之，鲜死焉。总之，水能生人，亦能死人；火能生人，亦能死人。予非爱姜附，恶归地，功夫全在阴阳上打算耳。（《医法圆通·卷四》）

偏于阴者宜扶阳，是言阴邪之盛，不是言肾中之真阴偏盛也；偏于阳者，宜扶阴，是言邪火之盛，不是言肾中之真阳偏盛也。（《医法圆通·卷四》）

仲景立法，只在这先天之元阴、元阳上探取盛衰，不专在后天之五行生克上追求，附子、大黄，诚阴阳二证之大柱脚也。（《医理真传·卷二》）

补坎阳之药以附子为主；补离阴之药以人参为先。（《医理真传·卷三》）

阳欲脱者，补阴以留之，独参汤是也；阴欲脱者，补阳以挽之，回阳饮是也。（《医理真传·卷三》）

病之当服，附子、大黄、砒霜，皆是至宝；病之不当服，参、芪、鹿茸、枸杞，都是砒霜。（《医法圆通·卷一》）

知其所因而治之，方是良相；不知其所因而治之，皆是庸手。（《医法圆通·卷二》）

总之，用姜附亦必究其虚实，相其阴阳，观其神色，当凉则凉，当热则热，何拘拘以姜附为咎哉！（《伤寒恒论·太阳少阴总论》）

此方（四逆汤）功用颇多。得其要者，一方可治数百种病。因病加减，其功用更为无穷。予每用此方，救好多人，人咸目予为姜、附先生。不知予非专用姜、附

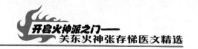
者也，只因病当服此。（《医法圆通·卷四》）

月本无光，借日而有光。（《医法圆通·敬批》）

总之众人皆云是火，我不敢既云是火，全在有神无神处仔细详情。（《医法圆通·卷二》）

齿牙肿痛，本属小症，然有经年累月而不愈者，平时若不究明阴阳虚实，治之未能就瘥，未免贻笑大方，学者勿因其小而失之。（《医法圆通·卷一》）

郑钦安"于阳虚辨治所积累之独到经验，实发前人之所未发……千古一人而已！"（唐步祺）

郑氏治疗三阴证，确是颇有盛誉，运用附子量重而准。（任应秋）

古有伤寒论，今有扶阳派。（王国强）

郑氏对仲景阴阳学说和三阴证发挥颇多，是近代不可多得的一位杰出的伤寒学家。善用辛热为长，其于阳虚辨治所积累之独到经验，确是祖国医学中一份珍贵宝藏。（郭子光）

清代火神郑钦安传下来的这套东西，是我们医学宝库里的一朵奇葩。近两个世纪，火神派的诞生为先圣继绝学，冲破迷雾，拨乱反正，引导古中医学回归经典正路。（李可）

医圣的着眼点、立足点，全在卫护元阳上下功夫。113 方，一首四逆汤足矣！生死关头，救生死于顷刻。一部伤寒论 113 方，使用附子、桂枝、干姜者即达 90 方，可见医圣对阳的重视，曰温阳，曰养阳，曰助阳，曰救阳，对生命之本的阳气，是何等的曲意呵护，关怀备至！（李可）

阳虚证端倪既露，变幻最速，若疑惧附子辛热而举棋不定，必待少阴证悉具而后用，往往贻噬脐莫及之悔。宁曲突徙薪，勿焦头烂额。（徐小圃）

要尊重中医学术流派特点，满腔热情地扶持各种中医流派的发展，经方派、火神派首先应该在高校开固定讲座，并设立研究机构。（黄煌）

外感法仲景，阳虚法钦安。

阴阳辨诀是法宝，千般疢难辨得好。

中篇　医案精选

第一章　肺系病证

一、感冒

（一）麻黄汤治案

1.金某，女，45岁。患者系老同学的外甥女，一个星期六打电话求诊：头痛一周，偏于后头较为剧烈，发热38℃多，在某军区总院按脑血管痉挛诊断，曾输液"刺五加"4天，未效。我让其周一到门诊找我看，她问："那现在怎么办？"意思是头痛不可忍。不得已，次日约其专门看。见她头痛如上述，伴畏冷，无汗，舌淡胖润，脉浮。询知做交通协勤工作，此必受风寒所致，麻黄汤原方即可：麻黄10g，桂枝10g，杏仁10g，甘草10g。3剂。嘱得汗后，止后服。后电话告知，服2剂头痛即愈。

按：此案系风寒袭表所致头痛，麻黄汤为的对之方，收效迅捷。初看似无出奇之处，细想则大有学问。

其一，伤风虽属小疾，若治之不当，尤其是失于开表，邪气滞留，内脏必受影响，功能紊乱，出现种种变症，包括本例所谓"脑血管痉挛"。若但知治其变症而不知开表，犹如关门打狗，必致内乱纷扰，久治不愈而成痼疾，所谓"伤风不醒变成痨"是也。

其二，"伤寒乃病中之第一症，而学医者之第一功夫也。"徐灵胎此话提示，体表乃人身第一道藩篱，外邪袭人先犯体表形成太阳病，乃常见之"第一症"。吴佩衡先生有一个重要观点："把好太阳关，重视少阴病"。所以把好这一关至关重要，要熟练掌握好麻黄汤、桂枝汤、大小青龙汤等太阳病常用方剂，御敌于国门之外，勿以症轻而忽视之，所谓"医者之第一功夫也。"

2.周某，女，25岁。2019年2月23日诊：咽痛3日，发热，体温37.5~38.3℃，咳嗽，头胀痛，目胀，已经口服布洛芬胶囊6粒，风寒感冒颗粒4包，仍反复发热，畏寒，怕风，乏力，又服通宣理肺丸，微效，纳差，小便可，大便偶溏。脉右浮滑略数，左沉滑略数，舌胖润。此亦风寒感冒，属于太阳界面，处方：麻黄10g，桂枝15g，杏仁15g，甘草15g，生半夏25g，生姜10g。5剂。

2019年2月28日复诊，当晚服药两袋，汗出，烧退，头痛愈，咽痛减轻，第2日再服1剂，咽痛亦愈。

3. 刘某，女，8岁。2019年5月12日初诊：发热4天，体温38～40℃，无汗，头痛，咽痛，曾鼻中出血，咳黄痰，纳差，精神尚可，尿少而黄，发热至今未大便。舌略胖润，右脉浮滑数而软，左脉浮滑尺沉。诊为太阳伤寒表实夹痰，予麻黄汤加味：麻黄10g，桂枝15g，杏仁15g，姜半夏15g，茯苓30g，甘草15g，生姜10g。嘱两小时一服，服药3次后汗出，覆被而眠，次日即愈。

按：不少人以为流感是热性病，所以要用凉药治疗。初时还以辛凉为主，银翘、桑菊广为运用，后来渐至苦寒之药板蓝根、大青叶等，至今感冒药市场为寒凉药占领。结果是大量可用辛温解表的麻黄汤，一二剂治愈的风寒感冒患者，却随意用寒凉药，令表寒闭郁，久久不解，酿成久咳不已，或低烧不退，或咽喉不利等后果，临床屡见不鲜，而医者、患者竟不知反省。我早年也犯这种毛病，掌握阴阳辨诀后才弄明白了。

（二）桂枝汤治案

1. 房某，男，31岁。2008年1月14日初诊：发热3日，曾服银翘片，热退复热，体温37.8℃，动则汗出，大便水泻，发冷，尿清，口干不渴，似鼻塞，鼻水稀略黄。舌淡胖润有齿痕，苔根白腻，脉右弦软寸弱，左弦浮紧。伤寒表虚兼见湿盛，桂枝加葛根汤主之：桂枝20g，白芍20g，炙甘草10g，葛根20g，茯苓30g，生姜10片，大枣10枚。3剂，水煎服。

服后热退，余症皆减，糜粥调养。

按：感冒属常见小病，但感冒的认证则非小事，最重要的是分清寒热。一般医家见有发热，则按风热甚至实热论治，这是最常见时弊之一。像本案服用银翘片，临床多见，儿科尤其严重。总体而论，感冒初起发热，但见畏冷或恶寒，口又不渴，热度再高，都不是风热证，而属于风寒之证，当用麻黄、桂枝类方，本案所用桂枝方，因其大便水泻，故加葛根、茯苓升清利湿。俗医动则用银翘片、桑菊饮类温病方离题太远，实属误人。

2. 秦氏，女，88岁。中风卧床已5年，吞咽无力，不能进食，靠食道插管维持。2010年9月16日初诊：发热半月，体温38℃上下。先输液7天，烧退，旋又复热，用"双黄连"3天仍烧，气喘，有汗不解，便干如矢，精神不振。舌淡胖润，脉浮滑数软。此属太阳表虚证（图1），因兼气喘，处桂枝加厚朴杏子汤：桂枝20g，白芍20g，炙甘草10g，杏仁20g，川厚朴15g，生姜10片，大枣10枚。3剂。

服药后热退未复。

按：患者为邻居，卧床5年，靠鼻饲喂食，儿子孝顺，精心守侍，得以延寿多年。其间多次发热，先输液，不效则找余用中药，无非麻黄附子细辛汤、桂枝汤之类，三五剂均能获效，儿子因此成为中医"票友"。

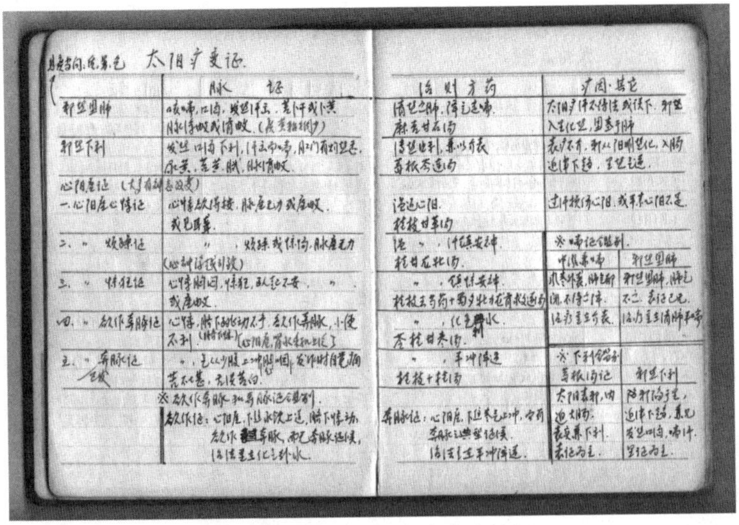

图1 太阳病变证治疗方法笔记

（三）麻黄细辛附子汤治案

1. 潮热：史某，女，85岁。直肠癌改道术后14个月，糖尿病8年。血糖一高则发烧十余天，此次已输液8天未效。午后5点开始发热，体温38℃左右，早晨则退。口渴嗜凉，有汗，尿清，便似干，畏冷，着衣4件，乏力，身懒，嗜困，舌略赤胖润，苔白垢，脉浮滑数软尺弱。白细胞 15.3×10^9/L，红细胞 2.8×10^{12}/L，血小板 85×10^9/L。此阳虚之体，复感寒凉，处以麻黄附子细辛汤加味：麻黄10g，细辛10g，附子30g，炮姜30g，桂枝25g，红参10g，姜半夏25g，陈皮10g，肉桂10g，砂仁10g，炙甘草60g，大枣10枚，生姜10片。

服药次日发热即退。出小汗，便已不干，仍口渴，乏力，着衣3件，仍困，舌淡胖润尖略赤，苔白垢，脉浮滑数软尺弱。调方巩固，去掉麻、辛：附子45g，炮姜30g，红参15g，白术30g，茯苓30g，砂仁10g、白蔻10g，石菖蒲20g，山楂25g，炙甘草15g。

按：潮热本指发热如潮而有定时之证，一般多指午后或夜间发热而言，方书均认为阴虚所致。郑钦安认为是阴盛所致："世人以为午后发热为阴虚，是未识阴阳消长之道也。""人身真气从子时一阳发动，历丑寅卯辰巳，阳气旺极，至午未申酉戌亥，阳衰而下潜藏。"也就是说，午后至夜间子时这一时段，是阴气当令，此时发病或病情加重者，是阳虚逢到阴令，雪地加霜，故而发病或病情加重。

2. 刘某，女，55岁。2010年12月10日初诊：自2009年8、9月起，2~3个月发热一次，至今已发作5次，体温38~39℃，检查白细胞 17.49×10^9/L，有汗，服药则欲吐，乏力，无神，浑身难受，发时畏冷。平日手足凉，耳鸣。舌淡胖苔略黄，右脉沉弦数尺弱，左滑数尺弱。考无神、手足凉为阳虚的证，浑身难受、畏冷则为太阳表证，治宜太少双解，麻黄附子细辛汤加味主之：麻黄10g，细辛10g，附子30g，苍术30g，薏苡仁30g，桂枝25g，干姜20g，生半夏25g，麦芽30g，砂仁10g，茯神30g，炙甘草15g。7剂。

服药后发热未作，乏力、浑身难受改善，余症尚可。上方附子加至60g，另加红参10g，再予7剂终收全功。

按：此案发热38～39℃，白细胞17.49×10⁹/L，若跟着化验指标跑，势必按实热论治，投以寒凉之品，病必难治，皆中医西化之过也。

通常外感初发，正气尚足，虽有发热，精神头一般并不差。一旦精神头不足，即或有汗，不忌麻辛附子汤。"少阴病，但欲寐"，说的就是精神头。曾治弟子玉年小孩儿6岁，也是发烧感冒，无汗，起初想用麻黄汤，追问精神头怎么样？答：我家孩子平时可活泼了，现在打蔫了。听后即改麻辛附子汤原方，亦是一知二已。

3.刘某，女，74岁。2020年7月9日初诊：双下肢发热，自觉火烧火燎，皮肤却较凉，每天下午发作，先始于左大腿，后发展为双腿，病已5年。腿迈不开步，无沉胀麻痛感。容易上火，如牙痛、口疮等。时有眩晕，面色晦暗，喜热饮，无汗，手脚发凉。舌略胖润有齿痕，苔薄白，脉左沉滑，右弦浮软尺弱。

处方：麻黄10g，细辛10g，附子30g，茯苓30g，砂仁10g，黄柏10g，炙甘草30g，川牛膝30g，生麦芽30g，生姜10片，大枣10枚。7剂。

二诊：右腿发烧减少一半，上火各症未发，未汗。药已中的，前方加独活20g，麻黄加至15g，再予7剂。

三诊：大腿发烧消失，唯余左小腿仍烧，前方加防己20g，再予7剂。即愈。

按：此案下肢发热，下午发作，容易上火，加以高龄，很像阴火，但是手脚发凉，右脉弦浮，判为阳虚夹表，用麻黄附子细辛汤治之，收到预期效果。

4.某法师，男，48岁，深山修行多年。2020年10月27日电话问诊：已发烧三日，第三日达39.4℃，畏寒，身盖两层被子，犹打寒颤。精神萎靡，汗多，泄泻，腹痛，头晕身沉，前两天服用退烧药芬必得、扑热息痛，均未见效。次日须参加一个重要会议，故很着急，第三日（27日）下午6点由其弟子电话问诊。所幸偏僻山区居然还能抓到中药。此明显太少两感证，麻黄附子细辛汤加味，处方：麻黄10g，细辛10g，附子30g，茯苓30g，炙甘草15g，生姜10片，大枣10枚（掰开）。3剂。一剂药煮出两碗，晚上9点服用第一次，喝完后睡着了。11点左右，高烧退了，测体温36.6℃。第二天早上再服用一次后，自己开车赴会。28日下午，再次电话复诊，高烧未作，唯仍泻利如水，五苓散原方处之：茯苓45g，猪苓20g，泽泻30g，桂枝

25g，白术 30g，肉桂 10g。3 剂。

29 日下午，腹泻好转，体温正常。

按：有弟子问：患者汗多，用麻辛附子汤会否有过汗之虞？答曰：附子有敛汗之功，考虑到这一点了。

5. 弟子王某，女，28 岁。2021 年 1 月 6 日电话问诊：头痛以后脑勺和太阳穴为重，眼睛痛且干涩像冒火一样，浑身无力，感觉就像发烧一样，测体温一直正常，这样的情况已有 4 天。自己照猫画虎，吃了书上记载的白通汤：附子 20g，炙甘草 15g，生姜 20g，葱白 1 个，奈何没管用，因来请教老师。处方：麻黄 10g，附子 30g，细辛 10g。3 剂，饭后服。

1 剂服用以后，头已不痛，眼睛也不痛了，还有些浑身无力和心慌。再次处方：麻黄 10g，附子 30g，细辛 10g，桂枝 30g，龙骨 30g，牡蛎 30g。

服用 1 剂后，身体痊愈，没有不适症状。后来她姐姐出现同样症状，头痛，眼睛痛，浑身无力。遂将剩下的首次处方两剂药给她吃。效果大好，1 剂后即好，一共服用 2 剂。

按：此案感冒自觉发烧，后脑勺和太阳穴为太阳经地界，此处头痛提示表邪为患，浑身无力提示正气不足，治宜表里双解，麻黄细辛附子汤正为此而设，故一剂知二剂已。王某自用白通汤，其主要用于阴盛格阳于上，真寒假热之证，不夹表证，此案夹表，故而不效。运用阴阳两纲时要注意除外表证，有表证时当先顾表，郑氏反复强调"审无表证"，方可再辨阴阳，所谓"内外两法，切勿混淆。"（《医法圆通卷一》）

6. 张某，女，17 岁，2022 年 1 月 21 日初诊。发热 10 天，一般晚上开始，发热时面颊潮红，体温 37 ~ 38.3℃，咽干，咽痛，鼻塞，流涕，手足凉，无汗，疲乏，便溏，纳眠均差，期间曾发荨麻疹两次。化验：白细胞 3.03×10^9/L。舌胖润，脉浮滑尺弱。辨为阳虚夹表，处以麻黄细辛附子汤加味：麻黄 10g，附子 30g，细辛 10g，砂仁 10g，肉桂 10g，干姜 10g，姜半夏 25g，荆芥穗 10g，炙甘草 30g。7 剂，颗粒剂，每日 2 次，冲服。

1 月 28 日复诊，诸症好转，服药当天发烧即止，荨麻疹至今未发，咽干咽痛消失，白细胞 4.56×10^9/L，已恢复正常，偶有咳嗽，少痰，原方稍做调整巩固疗效。

按：此案发热，值得玩味的是：治疗前白细胞 3.03×10^9/L（偏低）；治疗后升至 4.56×10^9/L（正常）。《素问·至真要大论》说得明白，"谨察阴阳所在而调之，以平为期"，本案体现了中药的双相调整作用。

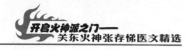
二、咳嗽

（一）麻黄汤治案

1.张某，男，40岁。2009年1月21日初诊：咳嗽2个月，无痰，咽痒。舌淡赤胖苔心黄，右脉弦浮尺沉，左滑软。此太阳感寒，肺气失宣，麻黄汤处之：麻黄10g，桂枝10g，杏仁20g，炙甘草10g，紫苏10g，防风10g，附子20g。7剂。

服药后即愈。

按：经云"形寒饮冷则伤肺"，是说外感咳嗽多由于受寒为病，应从寒治。奇怪的是，多数医家却见咳即清热养阴，市面上所售治咳成药也都是养阴清肺类凉药，误人甚多，乃是常见时弊。张景岳说："外感之嗽，无论四时，必皆因于寒邪，盖寒随时气入客肺中，所以致嗽。但治以辛温，其邪自散。"徐灵胎也说："咳嗽由于风寒入肺，肺为娇脏，一味误投，即能受害。若用熟地、麦门冬、茱萸肉、五味等滋腻酸敛之品补住外邪，必至咯血、失音、喉癣、肛痛、喘急、寒热，近者半年，远者三年，无有不死。盖其服此等药之日，即其绝命之日也。间有见机而停药者，或能多延岁月，我见以千计。"（《慎疾刍言》）

关于治疗，个人经验以麻黄汤疗效为著，而且稳妥。本例因见咽痒而加紫苏、防风，久咳伤阳，兼见右脉尺沉，故加附子。

2.张某，男，62岁。2014年9月14日初诊：干咳1周，夜间加重。尿线细无力半个月，排出艰涩，口和，无汗。舌淡润，脉沉。拟麻黄汤加味：麻黄10g，桂枝10g，杏仁10g，当归15g，桃仁10g，川牛膝15g，甘草10g。5剂。

上方服用3剂即愈。

按：干咳夜间加重，似涉血分，故加当归、桃仁。

（二）小青龙汤治案

1.李某，女，87岁。系沈阳老同学之母，在杭州其另一个女儿家中居住。咳嗽3个月，痰多白黏，先服各种止咳糖浆，后服当地某老中医中药半个月，俱不见效，其方中有黄芩、鱼腥草之类。便干，不易汗，目赤，手足不凉。老同学（在沈阳）询求于我，我与对方电话沟通，症如上诉，想苏杭乃吴门清轻流派发源地，寒痰咳嗽误治在所难免，清肺养阴"一味误投，即能受害"（徐灵胎语），故而迁延3个月不止。处方小青龙汤加附子：炮姜25g，桂枝20g，麻黄10g，白芍10g，炙甘草10g，细辛5g，半夏25g，五味子10g，附子20g，紫苑30g，杏仁20g，茯苓25g。生姜10片。5剂。

服药后即愈。

按：虽有便干、目赤等症似乎热象，但是痰多白黏，咳嗽3个月服各种止咳糖浆及某老中医中药半月，俱不见效，可推知犹是寒痰久咳。《读医随笔》："风寒久咳……皆小青龙汤证也。"一语道尽天机。

2.董某，女，49岁。2010年3月27日初诊：北京中国医学科学院职员，我在北京出诊，闻讯而至。咳嗽不愈已1个月，夜间尤甚。口干能饮，气短，咽干而痒，痰多黄黏，肢凉畏冷，胃胀，素来牙龈出血，鼻亦时见出血，晨起潮汗。舌淡赤胖润有齿痕，脉浮滑尺沉。从舌脉和肢凉畏冷着眼，风寒夹痰，虽见痰多黄黏，并非蕴热，处以小青龙汤加附子：麻黄10g，桂枝10g，白芍15g，炙甘草25g，炮姜30g，细辛5g，半夏25g，五味子10g，附子20g，紫苏10g，防风10g，茯神30g，生姜10g。

服药当夜咳嗽即止，特意电话告知。

3.何某，男，84岁。2013年11月1日初诊：发热5天，体温37.3～39℃，咳嗽，痰多白黏夹血，尿涩（前列腺增生），插着导尿管。精神萎靡，舌淡胖润，脉浮滑尺弱，时有一止。在某医院急诊观察室诊治已5天，各种检查做遍，犹未确诊，疑为"肺栓塞"，动员家属同意做肺导管检查，拟收入院治疗。其女儿觉得如此折腾下去不是个事儿，因是大学药系同学，故来找我赴诊，听听中医意见。见症如上，辨为高年肾虚，外感未清，痰蕴肺中，当温阳开表，兼以化痰利尿，小青龙汤加附子主之。当时觉得患者虽然病势不轻，但若服药有效，亦可考虑回家专恃中医调养，不一定守着一棵树不放。处方小青龙汤加附子：附子90g，白术30g，茯神30g，炮姜45g，桂枝25g，白芍20g，麻黄10g，细辛10g，生半夏25g，五味子10g，淫羊藿30g，桔梗20g，枳壳10g，炙甘草20g，生姜15g，大枣10枚。5剂。

服药1剂即退烧，遂决定出院，专服中药治疗。按上方再服1周，恢复正常。

按：患者女儿对我火神派理念十分信服，凡亲友有病均介绍找我。其时一同事的儿子适逢发热，输液几天不见效果，无奈找到她。她一看，觉得跟其父亲病情差不多，干脆就拿他爸的药给他儿子喝，3天后，竟也退烧。此非歪打正着，所谓以三阴方治三阴证，虽失不远，关键是方向对头，故能愈病。一个悟性良好的药剂师胜过庸医。

（三）止嗽散治案

1.王某，女，55岁。2003年11月5日初诊：感受风寒，咳嗽1周。干咳无痰，夜间尤甚，呈阵发性，咽痒。开始未在意，服止咳糖浆几天无效，迁延1周，声音已哑。舌淡略胖润，脉滑软。予止嗽散合三拗汤加味：紫菀25g，百部25g，陈皮10g，桔梗10g，枳壳10g，麻黄10g，杏仁10g，枇杷叶10g，牛蒡子15g，桃仁10g，当归15g，甘草10g。3剂。

一服后，当夜咳嗽即止，疗效之速，出人意料。咳嗽分有痰无痰，有痰用小青

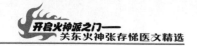

龙汤，无痰可考虑用止嗽散，但宜加麻黄宣肺止咳。

2010年10月该患咳嗽又发3天，亦是干咳无痰，音哑，先用止嗽散5天，竟无效验，且夜咳加重。无奈，改用小青龙汤5剂，咳虽稍减终无显效，不愿再服药了，"干吃药也不好"。考其咳嗽而见便黏软，咳则遗尿，显属肾阳不足，手头有"农本方"所产四逆汤颗粒成药，劝其再试试。服两次，入夜竟未咳一声，由此而愈。此遵郑钦安"治之但扶真元"之旨也。

按：已故名医何绍奇先生说过，"风寒咳嗽，在阳虚体质者，直须扶其阳……扶其阳则咳嗽自止，不可见咳治咳。我曾治过此类患者，前医无非市俗之杏仁、冬花……治成坏病。改从体质论治，根本不管咳嗽，温阳散寒，咳嗽自愈。此亦病为标，人为本"。确为见地之言。

2. 傅某，女，59岁。2018年6月22日初诊：咳嗽1个月，加重1周，咽痒，服消炎药1周无效。现仍咳，无痰，无汗，便秘如矢。舌略胖，有齿痕，脉右沉弱尺滑，左沉软尺沉。患者自诉常用蒲公英代茶饮。拟止嗽散加味：紫菀45g，百部30g，陈皮10g，桔梗15g，白前15g，荆芥10g，紫苏10g，防风10g，杏仁20g，麻黄10g，甘草15g。7剂。

药后即愈。

三、喘证

（一）小青龙汤治案

1. 张某，女，76岁。患"慢支"多年，加重2年。2012年2月18日初诊：入冬加重，动则气喘，有哮鸣音，痰不多，白黏，咳嗽，无汗，便干。舌淡赤胖润，脉沉滑软。此系寒饮阻肺，处方小青龙汤加附子：麻黄15g，干姜15g，桂枝25g，白芍15g，细辛10g，生半夏25g，五味子10g，炙甘草10g，射干15g，紫菀25g，杏仁15g，附子30g，桔梗10g。生姜10片，大枣10枚。7剂。

服药后大便泄泻3次，电话发问，告以排邪反应。未几哮喘已平息，未再用药。

按：高年久病，阳虚难免。小青龙汤加附子体现锦上添花，加紫菀润肺兼通便，射干以应哮喘，此证似亦可用射干麻黄汤。

2. 韩某，女，73岁。2021年12月15日初诊：咳嗽1个月，胸闷而喘，痰少灰黄难咯，咽痒，夜间汗出，手脚发凉，小便涩滞。原以为挺一挺就过去了，难受无奈，遂请中医诊治。舌略赤胖润，脉沉滑寸旺。拟小青龙汤加附子：麻黄10g，干姜10g，桂枝20g，白芍10g，姜半夏25g，五味子10g，茯苓45g，杏仁15g，紫苏10g，防风10g，附子30g，炙甘草10g，生姜10片。7剂。

服药后各症渐次减轻，7剂后即愈。

（二）温肺汤治案

陈某，女，31 岁。2012 年 4 月 12 日初诊：气喘反复发作 3 年，今自觉欲发作已 3 天，似有哮鸣音。气短，痰多白稀，咽似有痰阻，手足心热，便似干，形胖。舌淡胖润，脉沉滑寸弱。判为阳气虚弱，痰湿偏重，处方温肺汤加附子、麻黄：生半夏 30g，陈皮 10g，茯苓 30g，红参 10g，白术 30g，炙甘草 15g，附子 30g，麻黄 10g，黄芪 30g，桔梗 15g，防风 10g，肉桂 10g，炮姜 20g，生姜 10 片，大枣 10 枚。7 剂。

服药即愈。

按：寒痰咳嗽有小青龙汤加附子和吴氏四逆二陈麻辛汤应对，对虚证痰喘咳嗽，清初名医吴天士赏用温肺汤，屡用此方取效，"乃知此汤之治肺气虚寒，诚屡试屡验，百发百中者也""喘嗽之有温肺汤，乃气虚肺寒的对之药，投之得安，无不立效"。此乃我编校《吴天士医话医案集》所得也。

温肺汤组成：炮姜、肉桂、白术、半夏、黄芪、人参、茯苓、甘草、橘红、桔梗。我用时多加附子、麻黄。

咳喘之证，可分虚实，实则小青龙汤，虚则温肺汤，无论虚实，均加附子，此乃心得也。

（三）升陷汤治案

1.高某，女，31 岁。1983 年 2 月 25 日初诊：每逢天凉则发喘促，病已 5 年，转治多医，未能根治。此次发作已 3 天，症见呼吸急促，难于行走，胸中满闷，咳痰不多，自觉心中发凉，少腹作坠，口干。舌淡苔薄白，脉缓，右寸沉弱。听诊呼吸音粗糙，未闻及干湿啰音。细察其虽喘促气急，然未见张口抬肩之状。此非痰涎壅盛之实喘证，而是大气下陷之虚喘，天凉阳气更弱，故见此证。药用升陷汤加减：黄芪 30g，知母 10g，升麻 10g，柴胡 10g，桔梗 10g，党参 20g，干姜 10g。5 剂后，感觉甚好，气喘大减。再用原方高兴而去，共服药 20 剂，诸症悉平，多年随访平安。

按：升陷汤是张锡纯"治胸中大气下陷"名方，作者多年用治心肺气虚诸症颇感应手。大气行呼吸、"贯心脉"，然"至胸中之气独名为大气者，诚以其能撑持全身，为诸气之纲领，故郑而重之曰大气"。大气下陷即心肺之气下陷。

大气下陷之喘与痰气壅肺之喘有虚实之分，不可不辨。前者虽呼吸困难，并无张口抬肩之象，此因正虚呼气难使然；痰气壅肺之喘必见张口抬肩之象，因其邪气实而吸气难使然。二者脉象在寸部亦有沉浮之别。大气下陷之喘临床常见，与实喘务必分清，此证可称之为"假喘"，张锡纯曾呼吁："愚愿业医者，凡遇气分不舒之证，宜先存一大气下陷理想，以细心体察，倘遇此等证，庶可挽回人命于顷刻也。"

升陷汤君以黄芪升提大气，以其性温，佐以知母之凉润济之；用柴胡、升麻分别从左右升提大气是为臣药，复用桔梗载药上行至胸中，此为使药。全方药仅5味，配伍严谨颇有经方法度，用治心肺气虚引起的喘促、心悸等症疗效颇佳，使用指征明确，凡病在心肺诸症而见寸脉弱者即可应用，若有劳累过度病史者更属确当。

此乃大学毕业后第一年案例，初出茅庐，因对张锡纯大气下陷理论早有准备，故能遇此等似喘非喘之证，一见便知，径投升陷汤获效，否则极易按实喘论治，犯"虚者虚之"之戒，可知读书之重要性。

2.丁某，男，55岁。胸闷气短，反复咳嗽3年。刻诊：胸中满闷，有如桶箍，气短不足以息，动则似喘，时有咳嗽，白痰不多，乏力。舌淡苔薄润，脉弦，双寸沉弱。患者从事人力车劳务多年，现因体力不支而停业。查其先前处方，多系宣肺止咳类方药。此症明系伤于劳累，致肺气受损下陷而成，予升陷汤。药用：黄芪30g，知母10g，升麻10g，柴胡10g，桔梗10g，瓜蒌15g。5剂。

复诊称多年来胸中未曾这样舒顺，咳嗽已止，嘱再服5剂巩固，诸症悉安，随访多年，偶有复发，原方仍效。

按：此案胸中满闷、气短，并非肺气胀满引起，果如此其寸脉当见浮象，服宣肺剂应当取效。此系过劳伤肺，肺气下陷，宣降失职引致，其寸脉沉弱可为辨证眼目。

四、气短

升陷汤治案

1.岳某，男，70岁。9个月前患"心梗"，经治病情已平稳。现症气短，动则尤甚。头部发紧，眠差，便溏，食欲不振，夜尿六七次，畏冷，手足不温。舌淡紫胖润，脉弦寸弱。此高年阳虚，大气下陷之症，拟议升陷汤合四逆汤，升阳举陷：黄芪40g，砂仁10g，升麻10g，柴胡10g，桔梗10g，桂枝20g，茯苓30g，枳壳10g，红参10g（另炖），五灵脂10g，附子25g，干姜15g，益智仁20g，补骨脂20g，炙甘草10g。

10剂后气短显减，余症均减，守方调理10剂，已告正常。

按：近年实践火神派理论，用升陷汤时多合用四逆汤，或单加附子，疗效较前提高。

2.刘某，女，75岁，2020年8月14日初诊。肺炎10天，服药后气短，行走时加重，疲倦，仍咳嗽，咳痰不利，手足发凉，便溏，夜里口干。舌淡胖润，脉左沉滑，右滑软。分析本案气短系由肺炎服药后发生，推测乃因用药偏凉伤及肺气所致，拟用升陷汤合黄芪桂枝五物汤：黄芪45g，桂枝30g，白芍25g，升麻10g，柴胡10g，桔梗15g，附子30g，干姜10g，白术30g，炙甘草15g，生姜10g，大枣30g。7剂。

2021 年 7 月 30 日以腹泻求诊，言前症均已平复。

第二章 心系病证

一、心悸

（一）桂枝汤合升合陷汤治案

1. 李某，女，55 岁。心悸二三年，每因精神紧张而发作，心电图呈二、三联律。患者系亲属，其父为某医科大学原副校长，近因欲在某医院做耳部肿瘤手术，进入手术室竟因紧张而心悸发作，无法手术而返回，如是者两次，专家让其把心悸治好再手术，因来找我。除心悸外尚感气短，乏力，眠差，余尚无异常。舌淡胖润，脉弦寸弱。综其脉证，属于心肺气虚，心神不足，治以升提大气，养心安神，方拟桂枝汤合升陷汤加味：附子 15g，黄芪 40g，知母 10g，升麻 10g，柴胡 10g，桔梗 10g，红参 10g，桂枝 15g，白芍 15g，龙骨 30g，牡蛎 30g，酸枣仁 30g，川芎 20g，茯苓 30g，炙甘草 15g，大枣 10 枚，生姜 10 片。5 剂后，心悸显减，守方调理半月，心悸未发，顺利实行耳肿瘤手术。

2. 韩某，女，32 岁。1983 年 3 月 14 日初诊：心肌炎 5 年，证见：心悸怔忡，动则益甚，虚里处可见搏动，肢体酸懒，气短胸闷，肩背酸痛，不耐劳累，心电图示 S-T 段延长，反复治疗多年乏效。舌淡苔薄润，脉沉细，左寸尤弱。证属大气下陷，心气不足以贯血脉使然。投升陷汤加味，药用：黄芪 40g，知母 10g，柴胡 10g，升麻 10g，桔梗 10g，党参 30g，桂枝 10g，防风 10g。5 剂。

复诊：怔忡大减，余症亦佳，虽经劳累而未加重。原方加龙眼肉 30g，守方月余，诸症俱平，面色转佳，心电图亦有好转，随访至今无复发。

按：大气者，贯心脉以行气血。今大气下陷，心气不足以营运血脉而见怔忡。经云："乳之下，其动应衣，宗气泄也。"正指此症。升陷汤加党参、桂枝，升提大气，药症相符，效若桴鼓，曾用治各类心脏病而见大气下陷病机者多例俱效，诚良方也。

（二）真武汤治案

1. 李某，女，72 岁。2014 年 4 月 5 日初诊：房颤一年半，心率 50～100 次/min。每天发作心悸，发时觉得心颤身亦颤，眩晕，乏力，便溏，纳差，耳鸣，鼻干，眠差，后半夜睡眠差，动则汗出。舌胖润，脉沉滑，时有结代。心电图示：阵发性房颤。

前服某中医之药不效，视之，乃经方炙甘草汤。查其脉证乃系心脾肾三脏阳气不足，水湿偏盛，治当温扶心肾之阳，祛除湿气，方拟真武汤温肾利水，合补坎益离丹扶助心阳：桂心30g，海蛤粉30g，附子30g，白术30g，炮姜30g，茯神30g，红参10g，白芍25g，龙骨30g，牡蛎30g，炙甘草15g，生姜10片，大枣10枚。7剂。

复诊：心悸发作减少，余症亦轻。附子加至45g，服后感觉头痛而胀，遂减至40g，同时出入药物尚有黄芪、肉桂、酸枣仁、砂仁、丹参等，服药2个月，症情稳定，偶有发作，程度亦轻。

按：本案房颤前医用炙甘草汤不效，这里大有学问。在有关伤寒的研究中，有专家主张"方证对应"论，有是证用是方，对有证有方的条文拿来就用。如"伤寒，脉结代，心动悸，炙甘草汤主之"。凡见脉结代，心动悸之证，无问其他，即可投之，称之为"方证辨证"，胡希恕先生"把辨方证称之为最高级辨证"。

考炙甘草汤组成以滋补阴血为主（生地、麦门冬、阿胶、炙甘草、人参、麻仁、大枣、生姜、桂枝），但是临床上，心之阳气不足，无力推动血脉亦可以造成心动悸、脉结代之症，而且此类型恐怕更多，沈阳前辈刘冕堂即曾指出："按他经亦有此症（脉结代，心动悸），是阳分大虚，虚极生寒，非姜附辛热不为功，若用此药（炙甘草汤），是速其死也。"本例即是如此，患者所现之症皆属阳虚阴盛之象，前医用炙甘草汤不效势在必然，而且这种误治较为普遍，关键是这里有阴阳之异。

2.**房颤**：宋某，女，81岁。2021年8月18日初诊：一个月前突发脑梗，右半身不遂，并发房颤，经住院治疗后病情已稳定。近3天房颤加重，用西药后疗救不明显，遂入我院以求中医治疗。现患者卧床，心悸，心电监护示：心率102次/min。夜间汗多湿衣，双眼无神，语言障碍。纳可，但饮食易呛，眠差，大便偏干，4~5日一行，尿频，面容忧郁。舌赤胖润无苔，脉浮滑结代。会诊后由作者授方，以阳虚水气泛滥论治，处真武合桂枝甘草汤加味：附子30g，白术30g，茯神30g，白芍15g，龙骨30g，磁石30g，酸枣仁30g，桂枝30g，火麻仁30g，炒麦芽30g，炙甘草15，生姜20g。7剂，中药颗粒日两次冲服。用药当晚睡眠改善，3剂后，汗出减少，心率平稳，60次/min，血压157/78mmHg，7剂后诸症好转，房颤未发，心率平稳，饮食发呛改善，大便已调，尿略频，精神转佳，已面露笑容，能在家属看护下独坐轮椅，能短暂交流，唯气力不足，睡眠时差，原方加黄芪30g，夜交藤30g，续服治疗。（弟子李俭整理）

按："伤寒心动悸，脉结代，炙甘草汤主之"。此案按理应用炙甘草汤，但炙甘草汤中阴药较多，本案乃阳虚湿盛，所以径用真武汤，取效迅速。

（三）补坎益离丹治案

1.邹某，男，78岁。2018年12月4日初诊：心悸，足软如踩棉花一周，自称劳累所致。左足肿胀、便溏、尿频而急，无汗，纳眠尚可。舌略赤胖苔垢，脉右沉滑，左浮滑双尺弱。此属高年阳气亏损，复以劳累伤耗，水湿凝聚所致，治宜温阳利湿，重镇安神，坎益离丹正为此症而设，处方：桂枝尖 30g，海蛤粉 30g，附子 30g，白术 30g，茯神 30g，白芍 15g，淫羊藿 30g，肉桂 10g，补骨脂 30g，龙骨 30g，牡蛎 30g，炙甘草 15g，生姜 10 片，大枣 10 枚。7 剂。

一年半后因他病来诊，告曰服药后已愈。

按：补坎益离丹为郑钦安所拟，主要用治心阳不足之证。组成：附子 24g，桂心 24g，蛤粉 15g，炙甘草 12g，生姜 5 片。

郑氏解曰："补坎益离者，补先天之火，以壮君火也。真火与君火本同一气，真火旺则君火始能旺，真火衰则君火亦即衰。方用附、桂之大辛大热为君，以补坎中之真阳；复取蛤粉之咸以补肾，肾得补而阳有所依，自然合一矣。况又加姜、草调中，最能交通上下。""此方功用最多，凡一切阳虚诸症，皆能奏功，不独此耳。"个人体会，治心阳不足所致心神不安、心悸等证，确为良方，所治多效。桂心补心，应该强于桂枝，只是多数药房不备此药。

2. 王某，男，36 岁。2019 年 4 月 27 日初诊：心脏早搏 10 个月，惊悸，夜间恶风明显，前额头痛，梦多，服血府逐瘀丸及参松养心胶囊可暂时缓解后仍复发。舌胖润有齿痕，左脉沉滑尺弱，右浮滑尺弱。以心阳不足论治，予补坎益离丹加减：桂心 25g，海蛤粉 25g，附子 30g，白芷 10g，茯神 30g，龙骨 30g，生姜 10g，大枣 20g，炙甘草 15g。10 剂。

2019 年 5 月 9 日复诊：服药五六天后效果显著，因头痛、梦多，原方加石决明 30g，继服 10 剂，各症俱好。

（四）黄芪桂枝五物汤治案

1. 高某，女，63 岁。2019 年 3 月 8 日初诊：心悸，气短，乏力，心烦，膝软，眠差，纳差，无汗，便可。心脏支架已半年。舌胖润，脉沉滑寸弱。证属心肺阳气偏虚，大气下陷，黄芪桂枝五物汤加味，处方：黄芪 30g，桂枝 25g，白芍 25g，茯神 30g，淫羊藿 30g，酸枣仁 30g，桔梗 10g，龙骨 30g，牡蛎 30g，生麦芽 30g，神曲 20g，生姜 10g，大枣 25g。7 剂。

复诊：精神增加，心烦、心悸减轻，前方加附子 30g，再予 7 剂，药后诸症若失。

2. 祝某，女，75 岁。2019 年 3 月 22 日初诊：心悸，气短，乏力，多行多说话加重，伴有头晕，已经 2 个月。尿频，口干而苦，汗出，膝软，失眠。舌暗润薄黄，脉右沉滑，左沉数双尺弱。黄芪桂枝五物汤加味，处方：桂枝 30g，白芍 25g，黄芪 30g，附子 30g，白术 75g，淫羊藿 30g，茯神 30g，桔梗 15g，肉苁蓉 30g，龙骨 30g，牡蛎 30g，炙甘草 15g，生姜 10g，大枣 25g。7 剂。

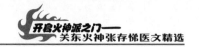

复诊：心悸、气短、乏力均减轻，前方黄芪加为60g，另加泽泻30g，黄连10g，再予7剂，未再来诊。

（五）温氏奔豚汤治案

刘某，男，39岁。两个月前服用降压药，感到头胀发热，后增心下悸动，恶心呕吐，打不起精神，纳眠均差，大便稀溏，手足发凉。舌淡胖润有齿痕，脉沉滑寸弱。此属水湿为患，上冲至胃则心下悸，恶心呕吐，下陷则便溏，虽无奔豚之症，却有水气泛溢之象。阳气亏损则乏神，手足发凉。治宜温阳利湿，平冲降逆，温氏奔豚汤正可一用，处方：砂仁10g，附子30g，干姜15g，肉桂10g，山药30g，沉香10g，泽泻30g，茯苓30，川牛膝30g，姜半夏30g，龙骨30g，牡蛎30g，炙甘草15g，生姜20g。7剂，用中药颗粒剂冲服。

复诊：心下悸、呕恶均减轻，纳增，前方肉桂改为桂枝25g，再予7剂，服药后各症平伏。

按：温氏奔豚汤乃山西省中医学校温碧泉老师遗方，李可先生颇为赏用。本方是一首纯阳益火，救困扶危妙方。方中肉桂、沉香直入肝肾，破沉寒痼冷，温中降逆，为治奔豚之专药。于大队辛热燥药之中，重用一味山药之性润，健脾和胃益肺，补肾强精益阴之品为佐，滋阴配阳，共奏益火之原、以消阴翳之效。本方功能主要在于温阳利水而降逆，因此作者将其归入温利法中。

组成：附子、肉桂、红参、沉香、砂仁、山药、茯苓、泽泻、牛膝、炙甘草。

二、心神不安

血府逐瘀汤治案

1993年我在美国洛杉矶某中药店坐堂行医，遇患者金某，男，48岁，韩国人。3天前在高速公路开车，朋友坐在副驾驶位子上，不断与之聊天，他因开车紧张，不敢分心搭话，又不便明说，一路上就这么忐忑不安的开来。回家后即感恐惧、烦躁，多梦，坐立不宁。开始我并未在意，但他称现在无法上班，方觉问题严重。诊脉并无异常，唯舌有紫象。别无所据，只有从血瘀入手，取血府逐瘀汤合甘麦大枣汤合方，药用：桃仁10g，红花10g，当归15g，川芎15g，赤芍15g，柴胡15g，桔梗10g，枳壳10g，牛膝10g，生地20g，麦芽20g，甘草10g，大枣10枚。熟料，3天后其太太特来相告，诸症平伏，已经上班。

按：此症颇奇，初诊时沉吟良久，感到难以措手，只是凭舌紫一项用方，竟能收效，也算幸中。后查《医林改错》，在血府逐瘀汤所治症中有"急躁"一项云："平素和平，有病急躁，是血瘀，一二副必好。"王清任早有明训，余未知也。汤药难熬、难喝，让老外吃汤药挺难，我告诉他们，这是"中国咖啡"，他觉得挺有意思。

三、胸痹

（一）桂枝汤合瓜蒌剂治案

陈某，男，55 岁。2009 年 1 月 5 日初诊：胸痛 2 周，夜间多发，胸闷气短，汗多，膝软，尿少色深，手足心热，口干，鼻干，舌淡胖苔薄黄，脉右浮左滑尺沉。心电图报告：陈旧性心梗？左心室增大。辨证：心阳不足，痰瘀夹杂为病，桂枝汤合金匮瓜蒌剂、丹参饮出入，处方：桂枝 25g，白芍 25g，炙甘草 15g，附子 30g，薤白 10g，丹参 30g，檀香 10g，砂仁 10g，黄柏 10g，肉桂 10g，牛膝 30g，乳香 5g，淫羊藿 25g，黄芪 30g。5 剂。

服药后，胸痛消失，尿量增加，气短、口干、鼻干减轻，原方续服 7 剂巩固。

按：此症虽见尿少色深，手足心热，口干鼻干，似属热象，其实乃虚阳外越表现。从胸痛夜间多发，舌淡胖，尺脉沉来看，仍属阳虚阴盛之象。

胸痹用金匮瓜蒌剂（瓜蒌薤白白酒汤、瓜蒌薤白半夏汤、枳实薤白桂枝汤三方）宽胸化痰，用丹参饮理气活血，皆为要方，但最重要者乃是桂枝一药。胸痹以心阳不足为主要病机，桂枝当是首选。时俗动则活血化瘀，市售成药亦以活血化瘀多见，实为一大流弊。须知由心阳不足引发胸痹，过用活血药会进一步耗损心气，犯"虚者虚之"之戒。

（二）四逆瓜蒌薤白汤治案

1. 吕某，男，79 岁。2018 年 9 月 20 日初诊：胸闷胸痛，口中流涎，意识不清，十天内已发作两次，服速效救心丸不缓解。面色晦暗，尿频等待，或尿失禁，大便艰难，三天一行。纳差，眠差，无汗，多行则喘。舌暗赤胖润，脉沉弦寸弱，三五不调。血压 70/50mmHg。此高年阳虚，胸阳不振，痰浊上泛，以四逆瓜蒌薤白汤出入：瓜蒌 30g，薤白 10g，桂枝尖 30g，丹参 30g，檀香 10g，砂仁 10g，附子 30g，茯神 30g，黄芪 30g，延胡索 20g，炙甘草 15g，生姜 10g。7 剂，三餐后服药。

9 月 28 日复诊：胸闷胸痛已止，意识已清，唯感气短，上方黄芪加至 60g，再予 7 剂。至今已 10 个月未发作。

按：瓜蒌薤白方意味着《金匮要略》瓜蒌薤白为主的类似三方，可称之为"瓜蒌辈"，如同称四逆汤类方为"四逆辈"。主要用于胸痹心痛之症，吴佩衡运用瓜蒌辈时，通常配合温阳，合以四逆汤，成为四逆瓜蒌薤白汤，体现扶阳之道。

2. 张某，男，55 岁。2008 年 5 月 29 日初诊：房颤 1 年，室早，劳则心悸，饭后易发，胸闷，气短，易汗，眠差，膝软，畏冷，尿频 20 分钟一次，心电图示：Q-T 延长，心肌供血不足，心率 160 次 / 分。舌淡胖润有齿痕，两脉滑寸弱。予四逆瓜蒌薤白汤加减：附子 15g，干姜 15g，桂枝 25g，茯神 30g，白术 15g，瓜蒌 25g，薤白 10g，桔梗 10g，枳壳 10g，龙骨 30g，牡蛎 30g，补骨脂 25g，黄芪 30g，炙甘草 15g。7 剂。

服药后感觉良好，心悸大减，余症亦有减轻。此后以此方为基础，桂枝、附子、黄芪渐加至 45g，出入药物尚有山楂、细辛、砂仁、丹参、檀香、酸枣仁等，服药至 9 月份，各症均有减轻或消失，症情稳定。偶有反复，服上药即效。服药期间，患者自己悄悄化验肝功能、肾功能，均无异常。

（三）附子理中汤治案

赵某，女，77 岁。宿有冠心病多年，近日胸闷气短，心悸，动则尤甚。手足发凉，午后燥热，口干不渴。尿频色黄，大便略干，纳呆，泛酸。舌淡赤胖润，脉滑数软，尺沉。心电图示：窦性心律，115 次 /min。高年心阳不足，阴霾蔽空，脾肾阳气俱虚，治当温阳镇纳，附子理中汤加味：附子 25g，炮姜 15g，红参 10g（另炖），五灵脂 10g，桂枝 25g，白术 15g，酸枣仁 30g，磁石 30g，龙骨 30g，牡蛎 30g，山茱萸 30g，砂仁 15g，炙甘草 10g，生姜 10 片，大枣 10 枚。

5 剂后，心悸气短平息，余症亦减，但有半夜憋醒之情，调方加瓜蒌 30g，薤白 10g，丹参 30g，檀香 10g，7 剂后各症若失，守方巩固。

按：中药"十九畏"明言："人参最怕五灵脂"，红参、五灵脂是一对"畏药"，药房遇两药同用者，都要拒付。但这两种药相配，一补一通，用于虚中夹瘀之症，非但不反，且疗效相得益彰。余从李可老中医处学得，屡次应用，未见任何不良反应，尽可放心投用，本案即是一例。关于十八反、十九畏，下编有专文论述，可参阅"十八反、十九畏应该松绑"一文。

（四）温氏奔豚汤治案

1. 苏某，男，63 岁。2021 年 10 月 13 日初诊。主诉：胸骨后疼痛、憋闷 3 个月。病史：3 个月前在田间冒雨劳动，第二日便出现胸骨后疼痛、憋闷伴有紧缩感，紧接着便感觉有一种力量向上走窜，一直冲到下颌及颜面，口紧不能言，每次发作时间两三分钟，发作时痛苦万分，有濒死感。发作后如常人，有时一天发作数次，休息不好或者劳累后加重。

当地医院诊断为冠心病、心律不齐，治疗 1 个月症状逐渐加重，于是出院后来门诊求治。刻诊：形体消瘦，痛苦面容，畏寒怕冷。口干口苦，微渴，厌食乏力，餐后胀饱不适，干呕，头晕心悸，失眠多梦，大便溏泻日 2~3 次，夜尿频多，3~4 次。舌胖润有轻微齿痕，脉沉迟。诊断：痞证。处方：柴胡桂枝干姜汤合苓桂术甘汤加减：柴胡 20，桂枝 25 克，干姜 20g，瓜蒌 30g，黄芩 15g，牡蛎 20g，龙骨 20g，甘草 15g，茯苓 20g，白术 20g，麦芽 15g。5 剂，水煎，每日 3 服。

2021 年 10 月 19 日二诊：除了胃胀好转其余症状无改善，于是向师父微信求助，建议使用温氏奔豚汤合丹参饮，处方：制附子 30g，肉桂 10g，红参 10g，沉香 5g，砂仁 15g，山药 20g，茯苓 20g，牛膝 20g，泽泻 20g，炙甘草 15g，丹参 45g，白檀香 5g。7 剂，水煎，每日 3 服。

2021 年 10 月 26 日三诊：患者一进诊室便面带笑容，说服药期间犯病 5 次，但是没有以前那么严重，可以忍受了，效不更方，守上方开药 7 剂。

2021 年 11 月 2 日：患者服药期间发病两次，均在劳累后发作，但症状轻微，瞬间就过去，嘱其注意休息，原方不变，7 剂。

2021 年 11 月 8 日患者及家属带锦旗一面来诊室，大声言谢，皆大欢喜（弟子孙强整理）。

按：此案以胸闷疼痛为主诉，当属胸痹。然并未用此病方药套路，而是据其有奔豚之象，用温氏方为主，收到预期效果。治病有个切入角度问题，既然奔豚之症明显，且温氏奔豚汤疗效可靠，那就由此入手。服药后矢气频繁，乃排除寒气反应，佳兆。服此方后，多有屎、尿、肠鸣、矢气多的反应，乃排寒反应。孙强描述奔豚症非常具体，病历写的简洁。

2. 关某，女，59 岁。2021 年 12 月 1 日初诊。胸闷疼痛时发 1 周，发作时自觉一股凉气从足尖经膝向上一直冲至头顶，随即觉心脏停止跳动，胸闷疼痛，痛苦万分，既往心脏病病史五年。平日呃逆，左胁下胀满疼痛，手足发凉，乏力气短，大便干，眠差，食欲不振。舌略暗胖，脉滑软左尺右寸弱。此属奔豚症，素体阳虚，又久居深山，入冬天气寒凉，外感阴寒之邪，阳气受损，不能守持，上逆奔冲，故而发病。拟温氏奔豚汤合丹参饮治之：附子 30g，桂枝 25g，砂仁 10g，山药 30g，沉香 5g，茯苓 30g，泽泻 30g，川牛膝 30g，干姜 10g，大黄 8g，生麦芽 30g，檀香 10g，丹参 30g，炙甘草 15g。7 剂。

服药后，矢气频繁，奔豚症再未发作，胸闷疼痛等诸症明显减轻，胁痛消失，仍觉膝以下凉，上方微调续服两周，疗效巩固。

按：此案与上案相似。

（五）麻黄附子细辛汤治案

何某，女，54 岁。2010 年 8 月 29 日初诊：前后胸痛，夜间多发。伴咳喘，胸闷，易汗，病已 1 个月，近日全身酸痛。舌淡胖尖赤，苔心黄，脉沉滑寸浮。证属胸痹，但夹带表寒，先应考虑，处方麻黄附子细辛汤加味：麻黄 10g，细辛 5g，附子 20g，桂枝 20g，干姜 15g，炙甘草 10g，丹参 30g，檀香 10g，砂仁 10g，薤白 10g。5 剂。

复诊：胸痛、全身酸痛已止，余症显减，上方稍作调整，再服 5 剂。

按：本案胸痛、胸闷，当按胸痹论治，夜间多发，提示阴盛，当以扶阳为法。

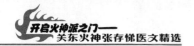

因其"近日全身酸痛"，乃属风寒在表之象，故选麻黄附子细辛汤为主。诸病夹有表证时，必当开表，表证不除，徒治里证很难见效，这是中医十分重要的一个原则。

（六）血府逐瘀汤治案

马某，男，80岁。2004年1月16日初诊：患者系作者高中母校的教导主任，后来当校长。2001年出现头晕，CT示多发性脑梗死，脑萎缩，碎步蹒跚。曾经胸痛，自服血府逐瘀丸（成药）有效。但稍微劳累仍然发作，便干不畅。今因操劳右胸又痛，再服血府逐瘀丸无效，睡眠差，心情颇感抑郁。舌淡赤胖润，脉弦寸弱。告以仍用血府逐瘀丸，但用汤剂：柴胡15g，枳实g，赤芍15g，炙甘草10g，桃仁10g，红花10g，当归30g，川芎15g，桔梗10g，桂枝15g，黄芪30g，红参10g，五灵脂10g，酸枣仁30g，茯苓30g。5剂。

复诊：云服一剂胸痛即止，服完药后疗效稳定。

按：此老校长1963年时任二中教导主任，此次病好，他很感谢，而我也为能给老校长尽责感到开心。因系师生关系，他便问我："为什么同是血府逐瘀丸方，他自己用不好使，我用就好使了呢？"我笑了，告诉他："有成方，没成病。"方子是按病研制的，但疾病却不会按药来得。你以前用血府逐瘀丸，可能病症正好适合这个方，因此有效。现在你稍累就发作，这是气虚表现，血府逐瘀丸里没有补气的药，所以你用就不好使。我在原方基础上加入黄芪、红参，就能补气了，所以我用就好使。"

自古以来，汤药就是中医治病最基本、最重要的方式，今天仍旧如此。理由是汤药最能体现中医治病的基本原则——辨证论治。说白了，就是具体情况具体分析，一把钥匙开一把锁。患者的个体差异是任何医书、教材都无法尽料的。汤药能适应这种千面百变的局势，灵活加减，随时调整，尽量适合患者的实际情况。这就如同量体裁衣，哪块肥了加点，如本案因为气虚加入参芪；哪块瘦了减点，去掉不必要的药，本案因为阴血不亏，故而去掉原方中的生地。这样针对性更强，疗效自然也好。

四、失眠

（一）桂枝加龙骨牡蛎汤治案

1. 陈某，女，60岁。2010年4月29日初诊：眠差10年，彻夜不眠，汗出如洗，日换5件内衣，纳可，便溏，舌淡赤胖润，苔黄，脉左滑寸弱尺沉，右滑尺沉。症属心阳不足，由其汗出如洗可知，处方桂枝加龙骨牡蛎汤加味：桂枝30g，白芍30g，炙甘草60g，炮姜30g，附子30g，龙骨30g，牡蛎30g，茯神40g，白术30g，酸枣仁30g，砂仁20g，龟甲10g，泽泻20g。10剂。

复诊：眠差、汗出均减，守方调理1个月，眠、汗大致正常。

按：心主神明，"阳气者，烦劳则张"，心阳不足，烦劳则张故而不眠；汗为心之液，汗出如洗，提示心气不足以摄制阴血（汗血同源），本方除桂枝加龙骨牡蛎汤外，另含真武汤、潜阳丹方意。

2.李某，男，49岁。2012年9月22日初诊：失眠3个月，每日入睡四五个小时。郁闷，焦虑，了无意兴。面色晦暗，乏力，纳可，尿频，便可。头晕胀痛，胃溃疡丝丝作疼，手足发木，后半夜汗出。舌淡赤胖苔薄黄，左沉滑关旺，右沉滑尺弱。桂枝汤合真武汤加味，处方：桂枝25g，白芍25g，附子25g，白术30g，泽泻25g，淫羊藿30g，茯神30g，酸枣仁45g，柴胡10g，枳壳10g，炮姜25g，龙骨30g，牡蛎30g，生麦芽30g，炙甘草20g，生姜15g，大枣10枚。5剂。

复诊：睡眠增加一小时，仍乏力，腰酸。上方稍作调整，再服7剂，睡眠正常。

按：此例失眠，与上案不同者在于伴有郁闷、焦虑之症，且病程亦短，属肝郁不舒之象，故在桂枝汤合真武汤基础上，增加舒肝之品如四逆散（柴胡、枳壳、白芍、炙甘草）、甘麦大枣汤（炙甘草、生麦芽、大枣）。抓其主症，辨其兼夹是也。

（二）柴胡加龙骨牡蛎汤治案

1.孟某，女，17岁。2007年12月27日初诊：今年6月被狗惊吓，9月发病，睡中头摇身颤，多梦，晚上面赤。头痛头胀，筋惕肉瞤，目干涩，巩黄（胆红素高），尿时黄，便艰，性急易怒，乏力，记忆力减退，形瘦。舌淡胖润有齿痕，脉沉滑寸弱。服尽安神药乏效。前年曾患心肌炎，心包积液。

分析伤于惊吓，肝不藏魂，故而睡中头摇身颤；疏泄失职而见性急易怒，肝胆郁热而致目干涩，巩黄，头痛头胀；然舌淡胖润，脉沉滑寸弱则提示阳虚湿盛，虚阳上浮而致晚上面赤，筋惕肉瞤乃真武汤证表现。整体而言，寒热并见，肝肾同病，今当和解少阳，兼扶少阴，柴胡加龙骨牡蛎汤合真武汤并投一试：柴胡15g，黄芩5g，干姜15g，半夏15g，党参25g，桂枝15g，茯苓30g，大黄5g，龙骨30g，牡蛎30g，附子15g，白术15g，白芍15g，吴茱萸10g，白芷10g，炙甘草10g，生姜10片，大枣10枚。7剂，水煎服，每日1剂。

二诊：身抖减轻，筋惕肉瞤减轻，头痛减轻，晚上面赤消失，心胸难受，略痛发闷，短气，眠差，多梦。便艰不干，痛经，舌淡胖润，脉弦缓。上方略加调整：柴胡15g，黄芩5g，干姜15g，半夏15g，党参25g，桂枝15g，茯苓30g，大黄5g，龙骨30g，牡蛎30g，附子15g，白术60g，白芍15g，吴茱萸10g，白芷10g，茯神30g，酸枣仁30g，炙甘草15g，生姜10片，大枣10枚。7剂。

三诊：胸闷难受及睡中摇颤已止，睡眠改善，稍呕恶。前方稍作调整，再予7剂。

四诊：白天犯困，舌淡胖润，头胀痛已减，时发呕恶，舌淡赤胖润，脉沉缓，足凉。肝经见症已减，阳虚症状明显，转予扶阳为主，真武汤合吴茱萸汤出入：

附子 25g, 白术 20g, 茯苓 30g, 桂枝 15g, 白芍 15g, 吴茱萸 15g, 党参 25g, 砂仁 10g, 茯神 30g, 龙骨 30g, 牡蛎 30g, 炙甘草 20g, 细辛 5g, 泽泻 15g, 生姜 10 片, 大枣 10 个。15 剂。

至 2008 年 2 月 8 日, 总计服药 36 剂, 诸症悉平。

2. 周某, 男, 58 岁。某保险公司老总, 2020 年 12 月 16 日初诊: 业务操劳, 睡眠差半年, 心烦, 入睡难, 下半夜约两点钟醒后再难入睡, 辗转至天亮。伴头晕, 走路发飘, 心悸, 颈椎增生致左上肢麻木。舌略赤胖, 脉右浮滑, 左沉滑双寸弱。宿有高血压。揣摩劳心日久, 肝胆不宁, 拟柴胡加龙骨牡蛎汤加味: 柴胡 15g, 黄芩 5g, 干姜 10g, 姜半夏 25g, 红参 10g, 桂枝 15g, 茯神 30g, 葛根 30g, 龙骨 30g, 牡蛎 30g, 酸枣仁 30g, 白芍 25g, 炙甘草 15g, 生姜 10 片, 大枣 25g。14 剂, 免煎颗粒剂, 晚餐前、睡前各服 1 次。

2021 年 2 月 9 日复诊: 入睡难、醒后难入睡均已改善, 头晕、心悸消失, 原方巩固。

按: 上案惊吓表现在心脏症状为主, 本案表现在肝经症状为主, 故从肝肾着眼处治。郑钦安曰:"知其所因而治之, 皆是良相; 不知其所因而治之, 皆是庸手。"

(三) 茯苓四逆汤治案

张某, 男, 50 岁。2021 年 4 月 23 日初诊。失眠 20 余年, 入睡困难, 醒后难复再睡, 每晚睡眠 2 小时。呃逆, 手脚凉, 夜间出汗, 矢气, 便溏, 性功能减退。舌胖润有齿痕, 脉左浮滑右沉滑, 双寸弱。判为久病心肾阳气已亏, 神失所养浮越于外而致失眠, 拟茯苓四逆汤治之: 茯神 30g, 红参 10g, 附子 30g, 炮姜 10g, 酸枣仁 30g, 龙骨 30g, 牡蛎 30g, 淫羊藿 30g, 阳起石 30g, 陈皮 10g, 生麦芽 30g, 炙甘草 15g, 大枣 10 枚。10 剂。

4 月 30 日复诊: 服药 1 剂后即可安睡, 每晚可以睡眠 5 小时。进食后仍有呃逆, 晨起怕冷, 上方加半夏 25g, 续服。

(四) 麻黄附子细辛汤治案

1. 裴某, 女, 66 岁。失眠 20 年, 肌肉多硬块, 酸痛发沉, 无汗, 畏冷, 身痒, 便烂, 尿黄, 足凉, 纳可。舌淡胖润有齿痕, 左浮滑寸旺, 右滑数寸弱。由肌肉酸痛, 足凉畏冷来看, 当系素体阳虚, 寒邪滞表, 先予太少两解, 麻黄附子细辛汤主之: 麻黄 10g, 细辛 10g, 附子 25g, 桂枝 30g, 茯神 40g, 酸枣仁 60g, 龙齿 45g, 磁石 45g, 肉桂 10g, 黑芥穗 15g, 生半夏 25g, 砂仁 20g, 炮姜 25g, 麦芽 30g, 红参 10g, 炙甘草 30g。7 剂。

复诊: 汗出, 身体舒服, 足凉减轻, 守方调理, 3 个月后告睡眠已正常。

按: 此案虽以失眠求治, 但一切局部病变皆由整体失调所衍生。今患者身体肌肉酸痛, 瘙痒, 明是表寒; 舌淡胖润有齿痕, 足凉, 畏冷, 提示阳气不足, 合而观之，是阳虚夹表，整体失调的局面若不先予调整，其他症状难以驱除，因此选用麻黄附子细辛汤为基础，太少两解。服药后果然汗出，身体舒服，整体失调得以改善。再合用安神之品如茯神、酸枣仁、龙齿等治标，20年失眠之顽症，服药3个月睡眠能正常，已属不易。

2.姜某，女，30岁。2014年6月28日初诊：失眠多梦3年，胸痛，后背紧痛，牵连四肢，易生气，便溏，纳可，正汗。舌胖润，脉右浮弦寸弱，左沉弱寸滑。拟麻黄细辛附子汤加味：麻黄10g，细辛10g，附子30g，磁石30g，龙骨30g，牡蛎30g，红参10g，茯神30g，生麦芽30，丹参30g，檀香10g，砂仁10g，炙甘草15g，生姜10g，大枣10g。7剂。

复诊：服上方眠差、多梦、背紧好转，胸痛消失。守方7剂诸症消失。

（五）潜阳封髓丹治案

高某，男，73岁。失眠1年，午夜醒后再难入睡，靠服用安定维持。夜间身热多汗，素来痰多，咽干，目赤，大便涩滞。舌淡紫胖润，脉弦似数。先按少阳证试治，投柴胡加龙骨牡蛎汤有小效，再投不效。细询之，目眵较多，鼻如冒火，且于冬季加重。反复思考，此证咽干、目赤、鼻如冒火等属阴火所致，非少阳之证，乃少阴之证，失眠为阳虚不能入阴使然，不然诸症何以夜间、冬季加重？改予温潜之法，潜阳封髓丹加味：砂仁30g，附子25g，龟甲25g，黄柏15g，肉桂10g，黄柏10g，炮姜20g，龙骨30g，磁石40g，酸枣仁30g，茯神30g，牛膝15g，炙甘草30g。

7剂后能睡到后半夜2点了，夜间身热多汗显减，咽干鼻热亦减，既已对路，守方附子加至30g，7剂后睡眠达到6小时，自觉很满意。余症均减，守方10剂。2年后因他病求医，言失眠症迄今未发。

五、汗证

（一）桂枝加附子汤治案

1.吴某，男，30岁。睡中出汗如洗，上身尤多，自幼而发，冬季更显。乏力，下肢发软，无神，眠差，尿黄，舌淡胖润，脉滑寸弱。投桂枝加附子汤治之：桂枝25g，白芍25g，炙甘草15g，附片30g，龙骨30g，牡蛎30g，山茱萸45g，茯苓30g，肉桂10g，黄柏15g，砂仁15g，生姜10片，大枣10枚。7剂。

服药后夜汗显减，药已中的，守方调理至痊。

按： 此证睡中汗出，医书皆称盗汗，主阴虚，念大学时都是这么学的，可以说根深蒂固。读了郑钦安的书后才弄清楚"夜分乃阳气潜藏之时，然而夜分实阴盛之候，阴盛可以逼阳于外，阳浮外亡，血液随之，故汗出，曰盗汗……此旨甚微，学者务须在互根处理会"。（《医法圆通·卷二》）依笔者所见，盗汗属阳虚的多，

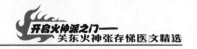

阴虚的少，本案不过是众多例案中的一个。

2.李某，男，26岁。自幼出汗即多，每于精神紧张时汗出尤甚，余无异常。舌淡胖润，脉弦。此营卫失和，桂枝加龙骨牡蛎汤主之：桂枝15g，白芍15g，炙甘草10g，龙骨30g，牡蛎30g，生姜10片，大枣10枚。

5剂后汗出未减，原方加附子25g，再服7剂，汗出显减。守方再加白术15g，茯苓30g，调理月余，多汗控制。

按：此证考虑患者年轻，原以为用桂枝加龙骨牡蛎汤即可收效，结果加用附子后方才显效，说明扶阳乃是固汗之本，锦上添花不虚言也。

（二）真武汤治案

1.孙某，女，45岁。2019年3月7日初诊：汗多，烘热1年，白天较重，纳可，尿正常。舌胖有齿痕，脉右浮滑尺弱，左沉滑尺弱。此属阳虚湿盛，虚阳外越，元气无以摄制阴液，真武汤正合一用。

处方：附子30g，白术30g，茯苓30g，桂枝25g，白芍25g，砂仁15g，龟甲10g，炙甘草20g，龙骨30g，牡蛎30g，生姜10g，大枣20g。7剂。

复诊：烘热消失，汗多大减，前方加泽泻30g，再予7剂。

2.郭某，女，40岁。烘热汗出1年余，乏力，时腹泻，足跟痛，余无明显不适。舌胖有齿痕，脉沉弦寸弱。辨为阳虚湿盛，阴火上冲，真武汤加味：附子30g，白术30g，茯苓30g，白芍30g，黄芪30g，补骨脂25g，浮小麦30g，炙甘草15g，泽泻25g，姜枣为引。7剂水煎服。

服药一周，诸症基本消失，守方续服5剂以巩固疗效。（弟子任素玉整理）

按：患者烘热汗出，系阴火上冲；兼见腹泻，乃湿气偏盛，投真武汤加味，自是正治。"姜枣为引"指用生姜10片（一元硬币大小、厚薄，约1g），大枣10枚，约30g，以下准此，不另出注。

（三）黄芪桂枝五物汤治案

姜某，女，26岁。2019年5月24日初诊：手心汗多，自幼而发，夏天加重，身上无汗，稍感疲乏，口渴喜冷饮，大便溏，小便频，月经延期。舌略胖润，脉左沉弦，右弦数寸弱。此气虚之证，拟黄芪桂枝五物汤加减：黄芪30g，桂枝25g，白芍25g，葛根30g，砂仁15g，龙骨30g，牡蛎30g，茯苓30g，炙甘草15g，生姜10g，大枣30g。7剂。

服完上方即愈。

按：手心汗多似与手心烦热类同，一般按阴虚论处，究其根本多系虚阳外浮所致。本案尿频便溏，舌脉俱为阳虚之象，判为虚阳外浮有据。虽有渴喜冷饮、夏天加重之症，不能认作阴虚，但加用葛根予以照顾。

（四）引火汤治案

姜某，女，58岁。2020年9月24日初诊：凌晨2—4点骤然大汗出，湿透衣被，已经3个月，失眠。舌胖润，脉右浮滑寸弱，左沉滑。按雷火论处，引火汤加味处之：熟地30g，天门冬30g，麦门冬30g，茯苓30g，巴戟天30g，肉桂10g，五味子10g，龙骨30g，牡蛎30g，7剂。

2020年12月3日复诊：大效。3天即大减，夜汗偶发，失眠已愈。午后目干胀，后半夜偶尔面热，午后燥热，不乏力，舌暗胖润腻，脉右浮滑尺弱，左沉滑。前方去肉桂，加车前子25g，枸杞子20g，5剂。

按：按照阴阳节律，病在下半日和上半夜者，主阴盛阳衰；病在下半夜和上半日者，主阳盛阴衰，不可误判。郑钦安示曰："病人每日半夜候，两足大热如火至膝，心烦，至午即愈者，何故？夫人身以阴阳两字为主，阳生于子至巳时，属三阳用事，正阳长阴消之时，阴虚不能配阳，阳旺故发热。"（《医理真传卷三》）本案后半夜汗出判为阴虚使然。

引火汤最早见于清陈士铎《辨证录·咽喉痛门》，药物组成：熟地90g，盐巴戟肉、天门冬、麦门冬各30g，茯苓15g，五味子6g。应用时多加油桂以引火归原。后世引申用治雷火上冲之证，即肝阴虚损所致雷火浮游于上而现阵阵发热、皮肤发斑发疹等症，或失眠、咽痛者，总之为肝之虚火暴虐所生。综合李可、曾辅民等名家经验，对雷火有如下认识：

（1）阵发性发热，热势轰轰，由脚底或由脐下，上攻头面。

（2）来势暴急，顷刻生变，如同迅雷闪电。外感多渐变，本症多突变。

（3）可伴有心烦，失眠，性情急躁等肝经症状。

（4）随阴阳节律演变，如冬至日阳生则病，春令阳升转重，夏至阴生渐缓；日出病作，日中病甚，日落病缓，入夜自安。

第三章　脾胃病证

一、胃痛

（一）附子理中汤治案

1.吕某，女，65岁，教师。胃脘绵痛作胀已一年，伴便溏，颜色发绿，白天犯困，烧心，眠纳尚可。胃镜查示：糜烂性出血性胃炎。舌淡赤胖润，脉滑软，寸弱。

辨为脾胃虚寒，附子理中汤加味：炮姜30g，党参30g，白术30g，附子25g，丁香10g，砂仁10g，茯苓30g，薏苡仁60g，乌贼骨25g，肉苁蓉20g，炙甘草10g。

7剂后，胃痛已止，大便颜色由绿转黄，守方附子渐加至60g，调理月余，诸症皆失。

按：一般而论，一个成熟的医家，对常见病、多发病大都有个基本套路，擅用什么方什么药多已定型，这也许就是经验吧。胃痛一症，讲义上分型多按气郁、血瘀、食积等六型辨治，我读大学时就是这样学的。以我临床所见，其实还是虚寒类型多，曾对学生说过，胃肠病有一个附子理中汤就可以通治了。话虽过分，确实提示着一种规律，近年以本方治愈胃肠病者不可胜数。讲义的毛病在于没有突出重点，分型越多，令人越迷乱，郑钦安所谓"方愈多而旨愈乱"，参见上编"教材轻略阴阳两纲"一节。

2.牛某，女，47岁。胃痛20天，心窝下痛如针刺，呈阵发性，喜揉按，服药多种不效。伴有发胀，呃逆或呕，纳减，肢软身懒，足凉，舌暗赤胖，苔薄黄，脉滑软左寸右尺偏弱。此脾阳不足，累及肾阳亦虚，方选附子理中汤加味：党参30g，干姜20g，白术25g，附子25g，吴茱萸15g，丁香10g，生半夏20g，砂仁10g，茯苓30g，延胡索20g，麦芽30g，炙甘草10g。7剂。

药后胃痛已止，食后发胀，守方附子加至30g，另加山楂20g，7剂，巩固疗效。

按：虚寒胃痛还可以考虑用吴茱萸汤，与附子理中汤功专太阴不同，吴茱萸汤治兼太阴、厥阴两经。患者一般见有呕呃嗳气，口吐涎沫，头痛偏于顶部等症。有时干脆与附子理中汤合用亦可，如本案即是。讲义的另一毛病是对经方不够突出，荐选了很多时方，不知"究竟从伤寒入门者，自高出时手之上"。

（二）四逆苓桂丁椒汤治案

李某，男，52岁。2008年9月19日初诊：心口痛十几年，加重3日。痛甚则浑身汗出，矢气则舒。按之稍痛，便溏，乏力，尿等待，呃逆，口时干渴，舌淡赤胖润，脉右沉缓寸弱。左弦寸弱。辨为胃寒偏盛，虽见口时干渴，并非实热之象，察其舌胖润，脉沉缓可知。四逆苓桂丁椒汤主之：附子15g，干姜15g，党参30g，白术30g，吴茱萸10g，高良姜15g，香附10g，茯苓30g，肉桂10g，丁香10g，川椒10g，淫羊藿25g，砂仁10g，炙甘草10g。7剂。

复诊：心口痛消失，大便成形，尿转畅快，原方调理巩固。

按：四逆苓桂丁椒汤为吴佩衡所拟效方，即四逆汤加茯苓、肉桂、丁香、白胡椒，功能温中散寒，理气止痛。用治脘腹阴寒疼痛，呕恶明显再加半夏、砂仁等。

（三）延年半夏汤治案

冯某，女，22岁。系一朋友的女儿，人在昆明，2000年4月21日电话求治。

胃痛突发3天，伴有呕恶。传真过来胃镜报告：胆汁反流性胃炎。因无法见到患者，舌脉无从诊视，姑拟延年半夏汤试用，处方：半夏15g，槟榔10g，桔梗5g，枳实5g，前胡10g，白参5g，吴茱萸10g，鳖甲10g，青蒿15g，生姜10片。3剂。

电话告曰，服药后即愈。

按：岳美中曾用延年半夏汤治愈一"多方医治无效"之发作性胃痛难忍遍地翻滚的患者，因而引起我的注意，收入方库之中，不意此次竟派上用途。本方载于《外台秘要》，主治胃痛，药物组成：半夏12g，槟榔6g，桔梗3g，枳实3g，前胡6g，鳖甲9g，人参3g，吴茱萸3g，生姜3g。

应用指征：一是凡见胃部时有剧烈之疼痛者，且疼痛往往波及于左侧胸部及肩胛部；二是喜屈其上体抵压疼痛之部位，以冀减轻疼痛者；三是疼痛时发时止者；四是多嗳气欠伸，呕吐后疼痛可缓解者。

本案当时因无法见到患者，无从辨证，揣摩可用本方，未料竟收速效。

（四）五积散治案

任某，男，49岁。昨晚杂进香瓜、饺子、年糕等食物，加之饮酒过多，半夜突然胃痛难忍，发胀，坐卧不安，痛苦不堪，因急请出诊。伴见呕恶，畏寒，小汗，不大便。舌胖润，脉滑软。曾按摩、针灸乏效。此伤于饮食，兼见外感侵袭，内外皆见郁滞，五积散当为的对之方，唯加附子为宜：麻黄10g，桂枝25g，干姜15g，白芷20g，姜半夏30g，陈皮10g，茯苓30g，苍术20g，厚朴15g，川芎15g，白芍15g，枳壳10g，附子25g，生麦芽30g，炙甘草15g。5剂，为争取迅速服药，采用免煎颗粒剂。

服药两次后症状即明显缓解，5剂服毕痊愈。3个月后因口腹不慎，又发病与此次几乎相同，仍以上方收效。

按：五积散为治寒、气、食、痰、血五积偏盛之证而设，蒲辅周先生曾说，"一首五积散，房上不喊房下喊"，意思是应用颇广。笔者用之多加附子，收效更捷。

二、胃胀

（一）附子理中汤治案

1.曹某，男，80岁。胃胀八九年，食后尤甚，久治不愈。纳少化艰，大便涩滞而黏，夜尿较频，口干不渴，痰多而黏，手足偏凉，胃镜示胃壁糜烂。舌淡胖润，脉弦。此脾胃虚寒引致，从温补脾胃着眼，方以附子理中汤为主，少佐理气化痰为治：附子15g，干姜15g，党参20g，白术15g，丁香10g，郁金20g，半夏15g，陈皮10g，肉苁蓉30g，麦芽30g，肉桂10g，炙甘草10g。

3剂后胃胀显减，大便已畅，守方调理而痊。

按：此案胃胀八九年，并非气滞之实胀。由纳少化艰，大便涩滞及舌脉可知，此系脾胃虚寒，经云"脏寒生满病"是也。该症也可称之为"假胀"，即余所谓中医四大假症之一。俗医不识，见胀治胀，按实证治疗，用药无非行气消滞类套药，南辕北辙，犯了"虚者虚之"之戒，难怪久治不愈矣。近年所治胀病，大都属于此类证情，皆以温中稍兼消导之法治好。

2.旷某，女，35岁。2008年4月10日初诊：胃胀5年，纳可，食后发胀，泛酸，口臭口苦，大便先干后溏，手足发凉，眠可，自云"服热药则目赤"。舌淡胖润，脉沉滑寸弱尺沉。此亦脾胃虚寒所致，附子理中汤合封髓丹加减：附子20g，炮姜20g，白术30g，肉桂10g，砂仁10g，黄柏10g，泽泻15g，陈皮10g，麦芽30g，乌贼骨20g（捣），牛膝15g，车前子10g，磁石30g，炙甘草10g。7剂，水煎服，每日一剂。

复诊：服药后矢气、便泻反应明显，日泻十余次，水样便。胃胀、口臭口苦减轻，原方稍予改动，附子加至25g，服后唇舌、上肢麻木，矢气多，但症状继续减轻。将附子减至15g，唇舌、上肢麻木未作，但口角、鼻子起疮。上方续服，病愈。

按：此案胃胀亦由虚寒引发，从手足发凉、舌脉之象可知。当取温消之法，但患者自云"服热药则目赤"，为医者当引起重视，故在投以附子理中汤时，附子仅用20g之量，且合以封髓丹潜纳浮阳，再加牛膝、车前子引热下行，以求稳妥。患者在附子加至25g后，唇舌、上肢麻木，矢气多，当系服用附子的反应，减至15g后，麻木未作，此类情况十分少见，或由煎煮时间过少所致，慎之。患者自诉以往对药物的不良反应，医者当予参考，切忌刚愎自用。

3.魏某，男，55岁。2021年3月3日初诊。2020年9月发病，心下痞堵而胀半年，偶尔胸闷，无疼痛，痰涎偏多，余无异常。舌淡胖润，脉左沉滑右滑弱。处以六君子汤加味：炙附子15g，红参10g，茯苓30g，白术30g，生半夏15g，陈皮10g，枳壳10g，干姜10g，炙甘草15g，姜枣为引。颗粒剂14剂。

2021年9月29日再诊：心下痞堵已除，今欲巩固，舌同前，脉滑弱。上方加桂枝25g，再予14剂。

按：心下痞用五泻心汤治之，仲师原有定例。方中有黄芩黄连苦寒之品，今按阴阳辨诀认证，舌脉俱为阴象，因不按方证对应论投治，而据阴证论治，体现火神派风格。

（二）四逆汤合升陷汤治案

赵某，女，55岁。胃胀、矢气约2年。胃胀，胃痛，泛酸，气短，乏力，畏冷，背痛，眠差，夜里汗出，尿黄，口和。舌淡胖润有齿痕，脉沉滑寸弱。胃镜查示：

浅表性胃炎。证属脾胃虚寒，中气下陷，治宜温肾补脾，升阳举陷，方选四逆汤合升陷汤加味：附子 15g，干姜 15g，黄芪 40g，升麻 10g，柴胡 10g，桔梗 10g，桂枝 15g，乌贼骨 25g，羌活 10g，茯苓 30g，酸枣仁 30g，砂仁 10g，炙甘草 10g。

5 剂后，胃胀大减，胃痛消失，除泛酸外余症均减，守方调理 7 剂，告愈。

（三）补中益气汤治案

弟子周某父亲，男，49 岁。2019 年 11 月 3 日初诊：胃胀，纳减，易打嗝，便溏，每日 2~3 次，腹痛，泻后痛减，似排不净症状突出。咽中有痰，睡中易惊醒，小便可，易感冒，痛风病史，因是周父亲，打电话叙说症状，故未有舌脉可证。判为脾胃虚寒，中气下陷所致，处方如下：黄芪 30g，升麻 10g，柴胡 10g，陈皮 10g，炙甘草 15g，红参 10g，白术 30g，肉苁蓉 30g，干姜 15g，生麦芽 30g，附子 30g，茯苓 30g，生半夏 30g，姜枣为引。3 剂后，打电话询问，服药后肚子响，屁多，但胃胀已减轻，大便似排不净症状改善，嘱其再多吃几副积攒药效，上方微调整。

2019 年 11 月 13 日复诊，胃胀消失，似排不净症状未发生，食欲增加。

按：此案胃胀辨为中气下陷，其关键在于大便"似排不净症状突出"。

三、胃中灼热

附子理中汤治案

1. 张某，女，36 岁。2008 年 10 月 21 日初诊：胃中灼热，口臭，病已 1 个月，月经淋漓而下已半个月，面色晦暗。舌淡胖润，脉沉关旺。附子理中汤处之：附子 30g，炮姜 30g，炙甘草 60g，茯苓 30g，生麦芽 30g，党参 25g，7 剂，水煎服。

复诊：胃中灼热、口臭均减，月经已止，原方续服 7 剂痊愈。

按：此案胃中灼热，口臭，似属热象，但面色晦暗，舌、脉俱为阴象阴色，因此辨胃中灼热、口臭为阴火，其月经淋漓迁延乃阳虚不能摄血所致。用附子理中汤应为的对之方。

2. 2011 年 9 月，受澳大利亚中医学会邀请赴澳大利亚讲学，其间曾在布里斯班赵效勤的中医诊所接诊。患者 Lily Ahkit，女，37 岁，印度人。患者 17 岁时因卵巢囊肿手术切除，6 年前开始剧烈痛经，6 个月前切除子宫，术后严重感染，经治疗 2 个月后方安妥。但腹胀至今，胃中灼热，夜间加甚，手足发凉，大便溏，尿可，纳尚可。舌淡胖润有齿痕，脉左沉滑关旺，右滑软寸沉，形体消瘦，面色晦暗。按舌脉形色显然阳气偏虚，腹胀乃因虚运化不及引起，拟附子理中汤加味治之：干姜 15g，红参须 10g，苍术 25g，炙甘草 15g，附子 30g，肉桂 10g，生半夏 20g，陈皮 15g，丁香 10g，郁金 20g，厚朴 10g，茯苓 30g，乌贼骨 25g（捣），生姜 10 片，5 剂。

服药后矢气多，腹胀、胃热显减，舌淡赤胖有齿痕，脉滑软右尺沉，左寸弱。前方调整再取 6 剂，即愈。

按：此症术后腹胀，胃中灼热，夜间加甚，当系阳虚使然，推测与术后感染、治疗有关。西医治疗感染，无非抗生素罢了，本案"治疗 2 个月"，估计没少用。虽然感染控制了，但久用抗生素势必如同凉药一样伤人正气，终致脾胃虚寒，诸症遂显，谚云"医得头痛眼又瞎"。抗生素伤人阳气的弊端通常是隐微而不易察觉的，记住"再兼服药参机变"一语。

四、呕吐

（一）吴茱萸汤合潜阳丹治案

刘某，男，34 岁。头部被车撞已 1 周，血肿已消，但动则呕恶，头痛，眩晕，晚间低热，体温 37.2℃左右。冬季手足不温，畏冷。舌淡胖润，脉沉滑寸弱。因忆《伤寒论》条文："干呕，吐涎沫，头痛者，吴茱萸汤主之。"此证头痛、呕恶俱备，符合该条文。晚间低热，手足不温，畏冷，乃是虚阳外浮之象。拟以吴茱萸汤合潜阳丹兼而顾之：吴茱萸 15g，党参 25g，五灵脂 10g，砂仁 15g，附子 25g，龟板 10g，半夏 15g，川芎 20g，泽泻 30g，白术 30g，牡蛎 30g，炙甘草 10g。

服药后，低烧未作，呕恶、头痛、眩晕均减缓，继续服药恢复正常，唯用脑思考时作痛。

按：《伤寒论》："伤寒中风，有柴胡证，但见一证便是，不必悉具。"这一原则不仅适用于柴胡证，其他方证亦可参考。本案虽无"吐涎沫"一症，但有眩晕之症，二症虽然不同，病机却相同，皆因水气为患。

（二）真武汤治案

姜某，男，42 岁。2019 年 1 月 25 日初诊。恶心呕吐十几天，咽干 3 年，小腹发胀，尿频而涩似痛，色黄，尿不尽感，便溏，犯困，纳眠俱可，血尿（+）。舌淡胖有齿痕，脉沉滑寸弱。本案虽以呕吐求治，但尿涩似痛，色黄，尿不尽感，因思肾失气化之职，故见尿涩似痛之症。肾为胃之关，关门不利，水气上泛，扰及胃腑，故见恶心呕吐，舌脉俱显阳虚湿盛之象。治当温肾利水，上病下治，通下以平上逆，方选真武汤加味：附子 30g，白术 30g，茯神 30g，白芍 15g，川牛膝 30g，吴茱萸 10g，小茴香 15g，姜半夏 30g，甘草 15g，生姜 10g，大枣 15g。7 剂，用中药颗粒剂冲服。

2 月 1 日复诊：恶心呕吐消失，尿频涩、小腹发胀减轻，药已中的，前方续服巩固。

按：忆及郑钦安一案，"一人病患咳嗽，发呕欲吐，头眩腹胀，小便不利。余意膀胱气机不降而返上，以五苓散倍桂，一剂便通，而诸证立失。由是观之，医贵明理，不可固执"（《医法圆通·卷一》）人体上下互相关联与影响，有一处闭涩不畅，即可导致它处逆反表现，如本案尿频而涩痛，导致恶心呕吐，治当上病下治，与郑案异曲同工。

五、呃逆

附子理中汤治案

程某，男，32岁。2009年8月25日首诊：呃逆半年，与情志有关，时呕吐，自觉"拔气"，不往下行，便溏，多食必吐，口臭，脐凉，有汗，不乏力，纳可，胃镜检查：浅表性胃炎，十二指肠球部溃疡。舌淡胖润，脉右沉寸稍浮，左滑寸弱。据云曾请省内某著名脾胃病专家治过无效。此证脐凉，便溏，右脉沉，显属脾胃虚寒，致使胃气上逆而见呕呃，治以温中降逆，附子理中汤加味处之：干姜20g，红参10g，白术25g，附子30g，高良姜15g，香附15g，麦芽30g，丁香10g，砂仁10g，生半夏25g，代赭石30g，茯苓30g，炙甘草10g。7剂。

复诊：服药后，屎尿俱多、矢气、肠鸣，但呃逆呕吐俱止。

按：此案虚寒呃逆本属些微小病，除非胃癌引起者，否则没有治不好的。何以某著名脾胃病专家治过竟然无效？恐怕还是辨证问题。患者有口臭一症，容易判为胃热，其实胃寒也可见此症，关键是辨明阴阳。

本例患者服药后，见有屎尿俱多，矢气，肠鸣反应，部分患者不明所以，心存疑虑，甚至打电话询问。临床体会，服用姜附等温阳药，最常见反应即是大便增多，尿多，腹中响即肠鸣，矢气多，通俗些说，即"屎、尿、响、屁"四种反应，此系"阳药运行，阴邪化去"的排病反应，不必紧张，疗效比没有反应要好，本案可证。

六、腹痛

（一）附子理中汤治案

1.隋某，女，53岁。腹痛反复发作30年，以脐周为主，呈胀痛，泛酸，呃逆，疲乏困倦，排便艰涩而不干，腰酸如折，食纳尚可，畏冷，手心烦热。脉左弦右沉弦缓，舌淡胖润。判为太阴少阴虚寒，治以附子理中汤加味：干姜15g，红参10g（另炖），五灵脂10g，白术20g，炙甘草10g，附子20g，丁香10g，郁金20g，乌贼骨25g，黄芪30g，淫羊藿25g，补骨脂25g，茯苓30g，肉苁蓉25g，续断30g，吴茱萸15g。7剂，每日1剂，水煎服。

二诊：腹胀痛明显减轻，腰痛消失，疲乏困倦缓解，排便仍涩，仍有畏冷、泛酸、呃逆，调整处方：砂仁10g，干姜15g，红参10g（另炖），五灵脂10g，白术50g，炙生草10g，附子30g，丁香10g，郁金20g，乌贼骨30g，龙骨30g，牡蛎

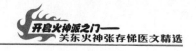

30g，茯苓30g，淫羊藿25g。

7剂后腹胀消失，迄未再发。

按：此案虚寒腹痛，以附子理中汤为主治之，另加淫羊藿、补骨脂、续断补肾以应"腰酸如折"，丁香、郁金以解腹胀。"丁香莫与郁金见"，二药本是一对相畏之药，但据李可老中医经验，二药等分相合，有温通理气，开郁止痛，宽胸利膈，消胀除满，启脾醒胃之功。对脘腹、少腹冷痛胀满，或寒热错杂之当脘胀痛，煎剂入胃不及一刻，即可气行、胀消、痛止（无胀感者无效）。对脾肾阳虚、五更作泻兼见上症者，效果最好，本案即是一例。事实上，十八反、十九畏都不足凭，已有多位名医包括国医大师朱良春等都指出这一点，奈何积重难返，束缚手脚。

2.赵某，女，47岁，外地患者。2017年10月10日初诊：左小腹疼痛20余年，加重1年，每天发作三四次，夜间11点间多发，连及左大腹亦痛，甚则晕过去。热敷则好转，便后缓解。天凉加重。便溏，便意不尽，食纳、睡眠、精神均可。舌略赤胖润，脉左沉弦寸浮，右浮弦寸弱。少腹属厥阴地面，大腹属太阴之界，诊为阴寒偏盛，以附子理中汤合吴茱萸汤主之，处方：附子30g，干姜15g，红参10g，五灵脂10g，大黄10g，吴茱萸15g，柴胡10g，炙甘草15g，生姜10g，大枣10枚。10剂。

2017年11月7日电话复诊：告知小腹疼痛已减九分，前方去掉大黄，再予10剂巩固。

按：本案长期腹痛，纳、眠、精神均可，仅见便溏，舌略赤胖润，由此判为厥阴太阴寒盛所致，出手即以四逆汤合吴茱萸汤治之，随见显效。考虑大便后腹痛有缓解之象，提示夹有瘀滞，故虽见便溏不避大黄，这一点很重要。

（二）薏苡附子败酱散合痛泻要方治案

姜某，男，27岁，干部。7年前行阑尾手术后发生肠粘连，右下腹反复疼痛，发胀，矢气频作，肠鸣，便不成形而夹沫，时有心悸气短，足凉。舌淡胖润有齿痕，脉左沉弦寸弱，右滑软尺沉。断为脾肾虚寒，水湿偏盛，方拟薏苡附子败将散合痛泻要方出入：薏苡仁60g，附子30g，败酱15g，干姜25g，桂枝25g，白术20g，白芍20g，陈皮10g，防风10g，茯苓40g，蜈蚣2条，沉香10g，炙甘草15g。

7剂后腹痛减轻，余症亦有起色，守方减去蜈蚣，加肉桂10g，黄芪30g，附子增至60g，调理3周，终获痊愈。

（三）乌梅丸治案

1.胡某，男，39岁。脐周疼痛2周，灼热感，易于饥饿。素往便溏，晨起泄泻，时有肠鸣，口臭不渴，身热有汗。肠镜检示：直肠黏膜堆积，慢性结肠炎。舌淡赤稍胖润，有齿痕，脉弦浮寸弱。此证寒多热少，似属厥阴腹痛，试拟乌梅丸出入：

附子 10g，乌梅 15g，细辛 5g，川椒 7.5g，炮姜 15g，黄柏 10g，黄连 10g，桂枝 15g，白参 10g，当归 15g，茯苓 30g，黄芪 30g，白芍 15g，砂仁 10g，甘草 10g，大枣 10 枚，生姜 10 片。6 剂后，脐周疼痛、灼热感均减，便溏由每天 4 次减至 1 次，易饿感亦减轻。前方加薏苡仁 30g，补骨脂 15g，继续调理，渐至痊愈。

按：此症一派阴寒之中，夹有口臭、易饥、脐腹灼热感，判为寒热夹杂，寒多热少，故投以乌梅丸，且仲景有明训，乌梅丸"亦主久利"，本案有素往便溏即"久利"之症，方证对应，应手而效。

2. 周某，男，37 岁。2018 年 11 月 3 日诊：阵发性腹痛 2 个月，呈窜痛，右下腹为甚。发作时欲排便，得便后痛减。不易出汗，畏寒，纳可，不乏力。既往 20 年慢性阑尾炎病史。荨麻疹数年，遇冷则发。舌淡胖有齿痕，脉左沉滑尺弱，右滑软尺弱。此为腹内有痈脓，兼见太少两感局面，予薏苡附子败酱散合麻黄细辛附子汤加味：薏苡仁 50g，附子 30g，败酱草 20g，干姜 15g，大黄 10g，麻黄 10g，细辛 10g，生姜 10g，大枣 20g，炙甘草 15g。10 剂。

2019 年 1 月 15 日复诊，感觉良好，腹痛等诸症皆减，荨麻疹未发，汗多。前方去麻黄、细辛，加桂枝尖 25g，白芍 25g，再服 10 剂后，腹痛消失，大便规律。

按：慢性阑尾炎自当投以薏苡附子败酱散；荨麻疹遇冷则发，系阳虚袭表，故合麻黄细辛附子汤；腹痛欲便，便后痛减提示肠胃积滞，因加大黄。全方融开表通里，温中扶阳于一炉，清曹仁伯说："每遇病机丛杂，治此碍彼，他人莫能措手者，必细意研求，或于一方中变化而损益之，或合数方为一方而融贯之。"

（四）补中益气汤治案

贾某，女，55 岁。左小腹慢性疼痛 30 年，反复发作，近一年几乎每天疼痛，疼痛发作时则腹胀，矢气，小腹凉感，秋冬加重。便干艰涩，口干口臭，纳可。舌淡胖润，脉左沉滑右弦软。肠镜示：慢性结肠炎，宿有胃下垂病史。辨为阳气虚弱，肠胃寒湿。薏苡附子败酱散加味：附子 15g，薏苡仁 30g，败酱草 15g，吴茱萸 15g，干姜 10g，砂仁 15g，党参 15g，炙甘草 15g，大黄 5g（单包，后下）。10 剂后，左小腹疼痛、口臭显减，腹胀似轻。

继续调理，小腹仍胀而痛，晚间尤甚，便干，口舌干燥，舌淡胖润，脉滑软寸弱。从中气下陷着眼，兼顾扶阳，拟补中益气汤合四逆汤加味：附子 15g，炮姜 15g，黄芪 30g，党参 20g，白术 30g，升麻 10g，柴胡 10g，陈皮 5g，当归 30g，肉苁蓉 30g，吴茱萸 15g，砂仁 10g，枳壳 10g，茯苓 20g，麻仁 20g，炙甘草 10g。守方调理月余，小腹胀痛消失，余症显减，继续调理。

按：此案腹痛腹胀，虽然便干艰涩，口干口臭似属热象，然而从舌淡胖润，并不渴饮，小腹凉感，秋冬加重等症来看，明是阳虚阴盛之证。口干口臭乃是阳虚上

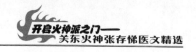
浮所致，便干艰涩则阳虚无力传导使然。初诊未能察出小腹胀痛乃中气下陷之症，仅温阳而无升提之功，因之疗效不确切，改以温阳升补方收显功。

七、腹胀

（一）附子理中汤治案

1. 林某，男，50岁。腹胀反复发作多年，此次已经3天，发作时手足则凉，畏寒，脐左右和右下腹有压痛，大便溏稀，矢气则舒，口和，舌淡稍胖润有齿痕，脉弦滑，寸弱。此属脾胃虚寒，经云："脏寒生满病。"正谓此证也。治以附子理中汤合苓桂丁椒汤加味：附子15g，桂枝20g，干姜15g，党参15g，白术15g，茯苓30g，丁香10g，川椒10g，薏苡仁50g，砂仁10g，白蔻10g，炙甘草10g。7剂，水煎服。

二诊：腹胀显著减轻，余症均好转，舌同前，脉弦缓寸弱。原方稍作调整再服7剂。

2. 高某，男，75岁。2010年6月24日初诊：食后胃腹胀饱不适，便干如矢，服凉药则泻，足凉足麻，天凉加重，唇疮，曾经血尿。舌淡胖润，脉沉弦，右寸左尺弱。高年脾肾阳气已亏，运化失职，导致腹胀，且亦便干，切勿按实证论处，附子理中汤乃对之方：附子25g，炮姜30g，红参10g，白术75g，肉桂10g，炙甘草10g，茯神30g，山楂20g，麦芽30g，丁香10g，郁金20g，肉苁蓉30g，砂仁10g，泽泻20g。7剂。

二诊：3剂后胃胀大减，唇疮消失。守方再予7剂，以收全功。

按：此证腹胀便秘，皆余所说假胀假秘也。若按实证论处，必犯"虚者虚之"之戒，俗医多见此举。

（二）补中益气汤治案

1. 宋某，女，47岁。2006年10月24日初诊：小腹胀痛3个月，尤其走路越多越胀，下坠感，凸起如受孕状。气短似喘，手足时凉，大便黏溏，纳可，不乏力。舌淡胖润，脉滑软，右寸弱。素有子宫肌瘤，大小2.5cm×2.5cm。凡见小腹鼓凸之症者，首先考虑中气下陷所引起，纵观本案，小腹下坠，便溏，尤其走路越多越胀，乃因耗气而致，再加右寸脉弱，显然支持中气下陷判断，处以补中益气汤加味：黄芪40g，白术15g，升麻10g，柴胡10g，陈皮5g，当归15g，炮姜15g，桂枝15g，茯苓30g，小茴香10g，桃仁10g，白芍15g，细辛5g，炙甘草10g，大枣10枚，生姜10片。7剂后腹胀减轻，下坠感消失，前方加附子10g，沉香10g，调理半个月而瘥。

按：中气下陷症多由内伤积久而来，脉多细弱，右寸关尤弱。上则见气短似喘，

下则少腹明显鼓凸如孕妇，此为特征性见症，按之必空软无物，胃下垂多有此见症。其实也是假胀，凡遇此症，万不可见胀消胀，气弱之人即陈皮之散亦经受不起。经治多例，疗效可靠。

2. 卢某，女，74岁。2011年4月9日初诊：腹胀如鼓，下坠，自觉发硬，卧床艰于起行，行走则胀加，腰困如绳束，气短，乏力，呃逆，皮肤散在青紫斑，尿清，便艰，纳少。舌淡胖润，脉滑软寸弱。病已8个月，在某医科大学附属医院住院花了四五万元不效，诊断不明。分析本病腹胀如鼓、下坠，气短、纳少，判为中气下陷，腰困如绳束提示寒湿在表，皮肤散在紫斑似为阳虚失于统血而致肌衄，里虚外实，因拟升补中气，兼以温阳开表，补中益气汤加味：黄芪30g，红参10g，白术30g，升麻10g，柴胡10g，陈皮5g，当归15g，炮姜30g，附子25g，麻黄10g，丁香10g，郁金20g，炙甘草10g，麦芽30g，茯苓30g，生姜10片。7剂。

二诊：腹胀减轻，自觉腹硬变软，纳增，便艰改善，皮肤青紫变浅，前方附子加至45g，黄芪加至45g，另加细辛10g，枳壳10g，再服14剂，腹胀消失，行走自如。

按：本病化验检查不出毛病，在西医看来恐怕就是疑难病症，因而花费不少而疗效不佳。中医则很容易依据症状，做出明确判断，花费少而疗效高。许多所谓的疑难病都是这样，可怜多少患者不知道找中医来诊治。

3. 魏某，女，38岁。2019年3月15日初诊：小腹发胀下坠半年。失眠3年，气短，纳差，大便稍干而艰难，耳鸣已久，月经量少。舌胖润，脉左浮滑尺沉，右滑软寸弱。辨证：脾胃虚而且寒，故见气短，纳差，中气下陷而致小腹发胀下坠，大便干而艰难提示气虚难以推动肠胃。法宜补中益气，温助元阳，方选补中益气汤加味，处方：黄芪30g，红参10g，白术30g，升麻10g，柴胡10g，陈皮10g，当归25g，附子30g，茯神30g，远志15g，酸枣仁30g，桔梗10g，炙甘草15g，生姜10g，大枣20g。7剂，用中药颗粒剂冲服。

复诊：小腹胀坠已减三分，气短、便艰改善，上方附子加至45g，另加磁石45g，再予7剂。

三诊：小腹胀坠已经消失，失眠、耳鸣均有减轻，守方继续调理。

（三）暖肝煎治案

辛某，男，48岁。2008年9月9日初诊：房事后饮入凉水，遂致小腹胀三天。舌淡胖有齿痕，脉左弦尺沉寸弱，右弦关浮寸尺弱。宗筋属肝，房事后饮冷伤及厥阴，阳气受损，从肝寒议治，景岳暖肝煎加味处之：肉桂10g，沉香10g，小茴香10g，乌药10g，炮姜15g，黄芪30g，川楝子10g，当归15g，附子25g，砂仁10g。5剂，水煎服。

复诊：腹胀已消。

按：郑钦安崇尚扶阳，用四逆汤"治数百种病"。但他并非概用四逆汤包治阴证，而是讲究"病情有定向，用药有攸分"，注意分经选药。说白了就是病在哪经，就用哪经的药，这是郑氏扶阳用药的一个具体原则。例如目症"上眼皮属胃，下眼皮属脾，白睛属肺，黑睛属肝，瞳子属肾，两眦属心"。用药则分别从胃、脾……分经选药。本病小腹、宗筋属肝，故选暖肝煎处之。

后世岭南伤寒"四大金刚"之一的陈伯坛说："吴萸、四逆、理中、真武，不可同鼎而烹。"意谓同是扶阳之方，选用却有差别，不可随便混用。

八、泄泻

（一）附子理中汤治案

1. 许某，男，71岁。慢性肠炎所致便溏多年，每于凌晨三四点钟必泻，日行二三次。鼻流清涕，迎风流泪，阴囊潮湿，尿意不尽。舌淡润，脉缓滑尺沉。是证高年阳亏，脾肾俱虚，不能约束二便，故见便溏，尿意不尽等。拟附子理中汤合二神丸加味：附子20g，干姜15g，党参30g，白术15g，肉桂10g，茯苓30g，补骨脂25g，肉豆蔻10g，山药20g，肉苁蓉30g，炙甘草10g。

5剂后便已成形，前方加减再进，出入药物有黄芪、桂枝、薏苡仁、淫羊藿、菟丝子、益智仁等，服药月余，大便正常，余症改善。

按：本病泄泻多年，凌晨必泻，一般称"五更泻"，又称"肾泻"，意指肾虚作泻，点明病位，合用二神丸（补骨脂、肉豆蔻）即寓补肾之意。

按说泄泻再加具有滑肠作用的肉苁蓉，似乎与症不合。其实久病泄泻，加点缓泻药反佐正是本病治疗秘诀，可参阅下篇文章"一味佐药费思量"。

2. 冯某，男，46岁，1985年10月10日初诊：慢性泄泻十五六年，加重十日，日行十余次，便稀，夹白黏冻沫，腹痛即泻，泻后痛减，腹凉，乏力，口和，舌淡苔黄，脉滑无力，关浮。在某医科大学附属医院住院，各项检查进行了十几天，因诊断未明未予用药，致患者精神负担很重，怀疑是不是得癌了。查到最后，院方告诉患者，没查出什么事，西医没啥好办法，给你介绍到中医科去治治。其实患者入院1周时，即已找到我来吃中药。诊为脾虚湿盛，肝脾失和，拟理中汤合五苓散加味：干姜10g，党参25g，苍术15g，白术10g，白芍25g，陈皮10g，防风10g，山药30g，秦皮10g，茯苓30g，泽泻15g，猪苓15g，桂枝10g，甘草10g。3剂。

前后服药9剂，痊愈。

按：该患系一友人，至今已经28年，迄未发病，每当谈起当年之事犹感念不已。西医检查疾病确实细致，像本例检查了十几日，非要明确诊断才能下药，否则就让患者干等着，思想负担焉能不重？中医不然，只要有症状就可以辨病认证，不必靠西医那些检查。所以我常说，中医没有治不了的病，是说什么病都有可以下手的地方。

已故名医焦树德曾谓："中医临床是不需要西医辅助检查的，看病只要凭望闻问切就可以。问题是你是否掌握了望闻问切的真谛。"

出现病症后怎样办？西医通常往最坏处考虑，多次检查，没查出毛病，就像本案最后不过一个普通肠炎罢了，这算不算过度检查？患者多花钱不说，增加了多少思想负担？我一般按常见病考虑，按法施治，治好了皆大欢喜，治不好再往深层次考虑，对多数患者而言，减轻了多少负担。

3. 龙某，男，48岁，医保官员。泄泻3年，屡治乏效，已失去信心，在笔者所在医院检查工作时，医保干事向他推荐笔者试治。日泻二三次，稍微感寒、食凉则泻，泻下急迫，开会时在主席台上甚至都忍耐不住。腹中发凉时痛，晨起肩背腰膝拘紧不适，纳可，自觉困乏。舌淡胖润，苔薄黄，脉右沉滑寸弱，左滑软。诊为脾肾阳虚，湿气偏盛，兼夹表邪，拟温补脾肾，利湿开表，投附子理中汤加味：附子25g，干姜20g，红参10g，苍术25g，白术25g，高良姜15g，香附10g，茯苓30g，泽泻20g，麻黄10g，细辛10g，肉苁蓉25g，薏苡仁30g，补骨脂25g，益智仁30g，炙甘草30g。7剂，每日1剂，水煎服。

二诊：腹痛未作，便急改善，前方稍作调整：附子45g，干姜30g，苍术30g，白术30g，高良姜20g，香附10g，茯苓30g，泽泻20g，麻黄10g，肉苁蓉25g，薏苡仁30g，补骨脂25g，益智仁30g，肉桂10g，赤石脂30g，炙甘草30g。7剂。

三诊：腹泻减轻，便意不尽，腹胀，舌脉同前，前方调整，附子加至60~90g，另加黄芪45~60g，出入药物尚有砂仁、半夏、丁香等，服药35剂，诸症消失，随访疗效巩固。

按：本病泄泻3年，脾肾阳虚，附子由25g加至90g方收良效，萧琢如所谓"大病必须大药"是也。此前他医亦用过附子理中汤，只是附子剂量未必如此大量罢了。

（二）四逆汤治案（图2）

史某，男，70岁。2011年2月11日初诊：大便偏溏，失禁，病已半年，咳则便出，日行两三次，气短，尿频，夜间4次，纳眠尚可，足心发热，无汗。舌淡赤胖润，脉左弦浮数软寸弱，右沉数软寸弱。肾司二便，便溏而致失禁，显系阳虚阴盛程度较重，直接投以四逆汤合肉桂、赤石脂温固下焦：炙甘草60g，干姜30g，附子30g，肉桂10g，赤石脂30g，黄芪45g，砂仁10g，升麻10g，麻黄10g，

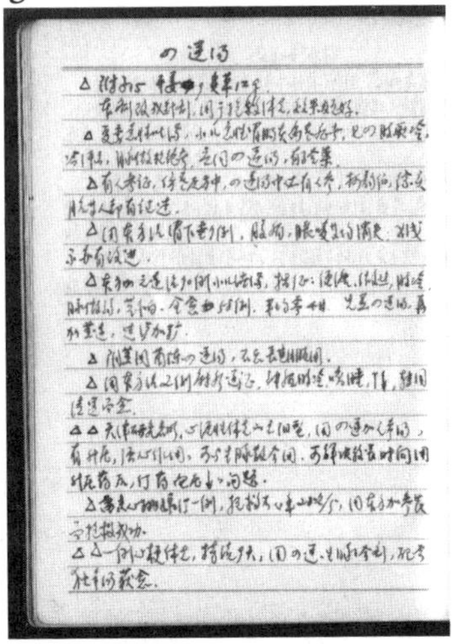

图2　作者大学时的伤寒笔记

桔梗 10g。7 剂。

先后服药 14 剂，大便失禁控制，足热消失，余症加补骨脂、益智仁再服。

按： 严重的寒湿下利应径选用四逆汤温阳治本，利水、补益等法难免缓不济事。从扶阳角度看，真武汤药力显然不敌四逆汤之专重，黎氏虽然去芍药加干姜，犹不如四逆汤药专力宏，此案即是例证。《伤寒论》早有明文："脉浮而迟，表热里寒，下利清谷者，四逆汤主之。""大汗，若大下利而厥冷者，四逆汤主之。"

（三）五苓散治案

1. 魏某，男，80 岁，形胖。腹泻腹痛三天，日行十余次，腹痛即泻，泻如稀水，无尿，纳呆口和，小腹凉感，精神萎靡，服痢特灵、抗生素等无效，舌淡胖，苔白润，脉弦无力。此案泄泻有两大特点，其一水泻，其二无尿。因思此必膀胱气化不利，水湿并于大肠而成水泻，前人有"利小便即所以实大便"之旨，因投五苓散试治：茯苓 30g，猪苓 15g，泽泻 15g，桂枝 10g，白术 15g，白芍 25g，陈皮 10g，防风 10g，乌药 10g，山药 30g，甘草 10g。3 剂。

服药即愈。

按： 此系早年病例，患者为兄长岳丈，以此法取效如此迅速，颇觉意外。

2. 焦某，男，13 岁，弟子于某儿子。2020 年 12 月 13 日，放学回来说肚子有点儿不舒服，在学校有点拉肚子，晚餐时感觉恶心，没食欲，不发热。核计在学校中午可能吃东西不合适，先后服用藿香正气软胶囊和整肠生，均无效果。夜半泄泻如水，自煎四逆汤，腹泻次数减少。次日仍泄泻如水，小腹不适，牙痛，口腔下唇可见豆粒大溃疡。精神可以，但手凉。舌胖润苔薄白，脉沉滑。请教老师后，给予五苓散加附子：猪苓 10g，茯苓 30g，泽泻 30g，白术 30g，桂枝 20g，砂仁 10g，骨碎补 30g，肉豆蔻 10g，黑顺片 30g，口服两剂后，腹泻已止。（弟子于桂绝整理）

按： 于某问："为什么不是附子理中汤呢？"告曰："病系突发，当为水湿壅盛，故泄泻如水，当利水为急，只要是水泻，就用五苓散，加附子帮助扶阳，亦显火神派特色。"

（四）乌梅丸治案

郑某，女，35 岁。慢性泄泻 2 年。便泻稀溏，甚则如水，日行十多次，晨起必泻三四次。每因食凉加重，时发腹痛，多方治疗罔效。伴畏寒，纳少，白带多。舌淡，苔白润，脉缓滑无力。便检有少许脓球。辨为脾肾阳虚，寒湿过盛。治拟温补脾肾，渗湿止泻，方用四神丸合理中丸加减。守方治疗月余，便次减少，仍时有反复，疗效不令人满意。因思明是一派寒湿之象，温补何以少效？复细询得知尚有心烦口渴，尿少色黄之证。此寒湿之中夹有郁热，仲景之乌梅丸寒温并用，"又主久利"，正合一用。遂处方：乌梅 10g，干姜 10g，细辛 5g，肉桂 5g，黄柏 10g，黄连 10g，太子参 30g，附子 15g，肉蔻 15g，苍术 15g，车前子 30g。

4 剂后，仅晨泄一二次，白带显减，纳增。药已中的，续服 4 剂，便已成形，便次正常，余证若失。以参苓白术散善后，随访至今未复发。

（五）人参败毒散治案

尹某，女，24 岁。泄泻一个半月，腹痛腹泻，日五六行，服过多种药物不效。食后腹胀，畏冷，虽是八月暑季，仍然无汗。舌淡赤胖，脉弦浮稍数，尺沉。分析此乃泻利夹表，虽见泄泻，但畏冷，无汗，脉见弦浮，乃是表证之象，仿喻嘉言逆流挽舟法，主以人参败毒散：党参 15g，茯苓 30g，川芎 15g，羌活 10g，独活 10g，柴胡 10g，前胡 10g，枳壳 10g，桔梗 10g，薄荷 10g，白术 15g，白芍 15g，陈皮 10g，防风 10g，薏苡仁 40g，炙甘草 10g，生姜 10 片。5 剂。

服两剂后腹痛、畏寒消失，体力增加，泻利如水，口渴，脉已不见浮象。表证已解，专从扶阳利湿着眼，真武汤合五苓散调之：附子 20g，茯苓 30g，猪苓 20g，桂枝 10g，泽泻 15g，白术 15g，白芍 20g，陈皮 10g，防风 10g，砂仁 10g，莲子 10g，山药 15g，白扁豆 20g，薏苡仁 40g，炙甘草 10g。

5 剂后大便已成形，日行一二次，体力恢复。再予 5 剂巩固。

按：泻利夹表，必须先解其表，而后治里，确为经验之论，本案即遵此而治。喻嘉言首倡此论，称为"逆流挽舟法"："邪从里陷，仍当使邪由里而出表。""以故下痢必从汗解，先解其外，后安其内。""失于表者，外邪但从里去，不死不休。故虽百日之远，仍用逆挽之法，引邪出之于外，死证可活，危证可安。经治千人，成效历历可记。"

九、便秘

（一）附子理中汤治案

杨某，男，70 岁。排便困难 20 年，排便艰涩而便形溏软，每日二行，屡治乏效。近 10 年更增便血时发，纳少，手足冰凉。舌淡赤胖润，脉弦右寸弱。脾肾阳气俱虚，附子理中汤为的对之方：炮姜 20g，党参 25g，白术 90g，附子 15g，当归 25g，白芍 15g，桂枝 20g，细辛 10g，吴茱萸 10g，肉苁蓉 25g，升麻 10g，黄芪 30g，砂仁 10g，炙甘草 10g。

7 剂后排便大致正常，手足仍凉，阳虚未复，前方附子加至 30g，细辛 15g，黄芪 45g，另加茯苓 30g，调理至愈。

（二）温脾汤治案

1.2013 年 1 月曾治重庆弟子黄某，电话求教：久泻困扰 15 年，腹痛腹泻，黏液样便，反复不愈。自己多方调理，服理中汤亦能好，但不久又犯，停药则大便干结呈羊屎状,排便十分痛苦,甚则需用手指抠除。最难受的是腹痛不止,自谓苔白厚腻,希望老师想办法解决云云。揣摩便秘而见腹痛久缠,当有积滞,此积不去,腹痛不止,便结难痊。当以温下为法,以温脾汤为治:附子45g,干姜15g,炮姜30g,红参10g,五灵脂10g,白术90g,茯苓30g,大黄10g(单包,后下),肉苁蓉30g,生麦芽30g,炙甘草15g,生姜10g,大枣10枚。5剂。

效果很好,腹痛停止,大便已畅,药已中的,再予调理巩固。

按:此症属阴结,亦即寒积便秘。其特点大便秘结或者泄泻而兼腹痛,或腹痛即便,便后痛减,温脾汤为的对之方,历年所治病症不少,效果甚佳。前贤曾谓,"善用将军药(大黄),为医家第一能事"(《经历杂论》)。令我十分在意大黄的应用,既会用附子,又会用大黄,方是医林高手,郑钦安说过,"附子、大黄为阴阳二证两大柱脚"。

2. 张艳,女,56岁。2022年6月2日初诊:便干而秘,自幼如此。便干如矢,几天一行。畏冷,胯间膝以下发凉已3年,失眠,余无异常。舌暗胖润,脉右浮滑尺弱,左沉滑。此亦阴寒偏盛,胃肠阴结,投以温脾汤:附子30g,干姜15g,红参10g,茯神30g,大黄10g(后下),炙甘草30g,生姜10g,大枣10枚。7剂。

复诊:大便秘干缓解,失眠减轻,畏冷亦减,前方附子加至45g,再予7剂。

(三)济川煎治案

1. 白某,女,60岁。便秘10年,便干,二三天一行,小腹时痛,用尽芦荟等各种泻药,肠镜提示:结肠黑变。畏冷,足心发热,舌淡胖润有齿痕,脉浮滑而软。察其脉证一派虚寒之象,此属阴秘,只能温润为法,取景岳济川煎加附子、大剂量白术处之:肉苁蓉30g,牛膝15g,当归30g,升麻10g,枳壳10g,白术90g,桃仁20g,麻仁20g,紫苑30g,附子25g,10剂,每日1剂,水煎服。

复诊:大便已能一天一次,矢气多,便质仍干,小腹仍痛。前方白术加至100g,另加莱菔子20g,木香10g。10剂。

三诊:服药期间大便已日行一次,腹痛消失,调方巩固:肉苁蓉45g,牛膝15g,当归45g,升麻10g,枳壳15g,白术120g,桃仁20g,麻仁20g,紫苑30g,白豆蔻10g,附子25g。

按:此症所现脉证都是一派虚寒之象,并无一丝热象可见,其便秘是由阳虚肠胃失于传导所致,也可称之为"假秘"。无奈俗医一见便秘,即行攻下,市面上治便秘的成药也无一不是泻药。久病屡治不愈者,基本上都是"阴结",历来以温法治愈阳虚便秘包括本案十年病史者不下数十例,疗效可靠,而且不易反复,因为它体现了治本之道。决不像服泻药者,开始时服后可泻,停药即秘,久服则无效。大剂量白术治便秘学自名家经验,屡试有效。

2.孙某，女，76岁。2008年4月3日初诊：便秘20年，先硬后软，屡用泻药和开塞露，经常需用手抠，乃至肛裂，晨起口苦，咽中有痰。舌淡胖润，脉弦缓寸弱，左尺沉。宿有高血压、糖尿病。此高年阳虚，久服泻药更伤阳气，济川煎加味治之：肉苁蓉30g，牛膝15g，当归30g，升麻10g，枳壳10g，白术90g，地榆15g，砂仁15g，紫菀30g，麻仁20g。7剂。

复诊：可自行排便，每日一行，口苦亦轻，足凉。原方略作调整，再服2周，疗效巩固。自谓曾看了多家大医院，便秘都没治好，没想到这回解决了问题。

（四）补中益气汤治案

1.孙某，男，80岁。便秘十三四年。大便三四天一行，先硬后软，腹胀，畏冷，头汗多，久用芦荟胶囊、果导片，不效。宿有脑梗死、冠心病、抑郁症。舌淡赤、胖润有齿痕，脉弦浮寸弱。高年阳虚，用济川煎加味1周，仅腹胀减轻，便秘未效。询知如三日不大便，则感小腹发胀，下坠，方悟此系"中气不足，溲便为之变"之症，改处补中益气汤加味：附子30g，生黄芪30g，党参30g，白术120g，陈皮10g，升麻10g，柴胡15g，当归30g，枳实10g，厚朴10g，肉苁蓉30g，紫菀30g，白芍15g，炙甘草10g。7剂。

药后自行排便两次，此为前所未见。1个月后告知便秘未再复发，以补中益气丸常服。

2.陈某，男，53岁。平素大便偏秘，今已未排便5日，肠鸣。4日前曾服用芦荟胶囊、三黄丸，不效，又用8支开塞露亦未效，十分紧张，求治于肛肠专科。直肠镜检查：直肠黏膜松弛堆积。专科动员手术，心怀惧意，求治于中医。舌淡胖润有齿痕，脉沉缓寸弱，余无异常。辨为中气不足，大肠传导不利，经云："中气不足，溲便为之变。"正指此症也。补中益气汤加味：附子30g，生黄芪30g，党参30g，白术30g，陈皮10g，升麻10g，柴胡10g，干姜15g，肉苁蓉30g，当归10g，炙甘草10g。4剂。

服后便即通畅，以补中益气丸善后。

按：肛肠科医生容易犯一种毛病，即只见树木，不见树林，只看到肛肠局部那点儿症状，却忽略患者的整体状况，不知局部症状乃由整体失调引起。像本案只看见镜检显示直肠黏膜堆积，张口就要手术，不知是由中气下陷引起，升提中气即可解决问题，免除一刀之苦。我在辽宁中医附属三院当内科主任时，本院一位行政副院长经常带亲友找我看病，包括肛肠疾病。有一次，她说："张主任，我觉得你看肛肠病比咱们那些专科医生看得好。"我想了想说："这话没错，专科医生只顾着看肛肠那块尺寸之地，全身情况往往忽略，缺乏整体观念。而我作为内科医生更看重患者的全身状况，将肛肠病变视为全身失调的局部表现，具有全局观点，这也许

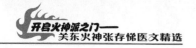

就是内科医生的优势。"

不只肛肠科，像五官科、皮肤科、外科等专科都容易犯这种"只重局部，忽视整体"的毛病。

（五）引火汤治案

吴某，女，36岁。便秘、便干如羊屎，左少腹反复疼痛7年，其疼痛每于凌晨3点发作，少腹疼痛而发胀，肛门灼热疼痛，伴有面部发烧，反复发作，甚者每日均发。肠鸣，乏力，形瘦，面色青黑。尿清，纳可，晨起口苦，有时渴饮无度。舌淡润，右脉寸浮尺沉，左手反关脉。宿有混合痔。

患者以便秘求治，诊为肾阴不足，所谓水浅不能载舟而行，故而便秘、便干；虚火上燔，因见面部发烧，时发渴饮。当以增液行舟法治之，以引火汤为主：熟地60g，天门冬30g，麦门冬30g，巴戟天30g，五味子10g，茯苓15g，肉桂10g，牡蛎50g，紫菀30g。

3剂后少腹疼痛显减，大便已经不再干秘，5剂后诸症消失，再服3剂，迄未发作。

按： 本案舌脉似显阳虚之象，但少腹疼痛每于凌晨发作，伴有面部发烧，则有疑义。下半夜乃阳气渐生之际，此时发烧应属阴虚不能敛阳而作；同时综合便干、渴饮之象，判为阴虚，火神派并非凡病皆阳虚也。此中奥理，博涉识病才得领悟。

十、便血

（一）理中汤合薏苡附子败酱散治案

王某，女，37岁。慢性结肠炎十三四年，反复不愈。日泻一次，夹有脓血，偶有小腹疼痛。口中时感苦、臭，不渴，肠鸣，手足不温，舌淡胖润有齿痕，脉滑软尺沉。此肠胃虚寒，肾阳不足，水湿偏盛，便血系阳虚失于统摄所致，口苦、口臭为阴火上僭之候，治宜温阳益气，固摄止血，理中汤合薏苡附子败酱散加味：附子15g，炮姜30g，白参10g，白术20g，黄芪30g，桂枝10g，白芍15g，白及20g，地榆10g，槐花10g，秦皮10g，败酱10g，龙骨40g，牡蛎40g，薏苡仁50g，砂仁10g，炙甘草10g。

6剂后便血已止，口苦、口臭均减，原方减去地榆、秦皮、龙骨，加山药25g，再服6剂。

（二）炮姜甘草汤治案

王某，男，50岁。2005年5月13日初诊：便血月余，色鲜红，尿黄，时发渴饮。舌淡胖润，脉滑软尺沉。直肠镜检示：距肛门5cm处有溃疡出血点。按阳虚血失统摄论处，炮姜甘草汤加味主之：炮姜30g，炙甘草15g，血余炭30g，槐花10g，地榆炭15g。5剂。

服2剂血止。

按：唐步祺先生擅用炮姜甘草汤治疗各种血症，他说："无论其为吐血、衄血、牙血、二便血，先不分阴阳，都先止其血，用大剂甘草炮姜汤加血余炭，屡用屡效。然后审察病情，按法治之。"余宗之而治诸多血症，疗效颇佳。考唐氏投本方还有一层用意，即当疑为阳虚而捉摸不确时，先用本方试投，如无异常反应，则可放胆应用辛热重剂；若属阴虚，本方尚有苦甘化阴之义，谅亦不致造成大碍，很稳妥。

第四章　肝胆病证

一、眩晕

（一）真武汤治案

1.张某，男，51岁。2015年9月26日初诊：头晕昏沉半个月，尿细无力，阴茎发红，纳差，便可，眠可。舌淡胖润，脉象滑软左寸右尺弱。此属水气为患，滞于头部则眩晕，下行气化不利则尿细无力，阴茎发红乃虚阳下泄导致，以真武汤主之，处方：附子30g，白术30g，生麦芽30g，茯苓30g，淫羊藿30g，山楂25g，干姜15g，砂仁10g，炙甘草15g，龙骨30g，牡蛎30g，姜枣为引。7剂。

复诊：头晕未作，纳增，阴茎发红减轻，守方附子加至45g，出现肠鸣、矢气、尿多现象，此系排病反应，药后告愈。

2.徐某，女，41岁。2020年6月12日初诊：脑膜瘤术后3个月。刻诊：眩晕，头重脚轻，走不动路，右眼视力模糊。右上肢麻木，天凉、劳累时加重，疲乏，畏冷，易汗，大便溏，尿少，纳眠尚可，月经量少。舌暗胖润有齿痕，苔薄腻，脉沉滑尺弱。此平素体弱，加之手术伤及元气，阳虚痰湿易生，困于头则头重脚轻，滞于经则肢麻，治以扶阳化湿祛痰为主，处方真武汤合黄芪五物汤加味：附子30g，白术30g，茯苓30g，白芍20g，黄芪30g，桂枝30g，半夏30g，淫羊藿30g，续断30g，红参10g，五灵脂10g，牡蛎45g，白僵蚕10g，炙甘草15g，姜枣为引，颗粒剂14剂，每日2次，冲服。

2020年6月26日复诊：眩晕、手麻、气短、视力模糊、疲乏、畏冷等症状均明显好转，服药期间月经已至，经量正常。效不更方，原方稍做调整，附子逐渐加至75g，黄芪45g，出入药物尚有吴茱萸、白芷、牛膝、当归、益母草等，前后服药3个月其症若失。（弟子李俭整理）

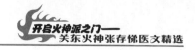

按：患者平素阳虚体弱，加之手术更伤元气，遂出现诸多不适症状，看似零乱，归纳起来是两组症状：一者阳气虚弱，如畏冷，疲乏，易汗；二者痰湿偏盛，如眩晕，头重脚轻，便溏，上肢麻木。舌脉亦支持这个认识。

（二）吴茱萸汤治案

1. 郭某，女，77岁。眩晕伴呕恶1年，吐涎沫，口疮，心烦，眠差，大便日行二次，畏风，易汗，胃酸发胀，手足时凉时热，下肢水肿午后尤甚。舌淡紫胖润苔略黄，脉浮滑尺弱。辨为厥阴寒逆，水湿偏盛，方选吴茱萸汤合二陈汤加味：吴茱萸15g，红参10g，生半夏25g，陈皮10g，茯神40g，龙骨30g，牡蛎30g，炮姜25g，白术25g，肉桂10g，附子20g，麦芽30g，泽泻30g，砂仁10g，丁香10，炙甘草10g。7剂。

复诊：眩晕显减，口疮、呕恶消失，涎沫减少。上方出入再予7剂。

按：本案眩晕而兼呕恶，吐涎沫，心烦，皆为厥阴肝经见症，故选吴茱萸汤加味治之。

2. 李某，女，25岁。眩晕3年，反复发作，严重时伴有呕恶。手心发热，口黏。舌淡紫胖润，脉左弦寸弱，右滑关浮寸弱。辨为肝寒上逆，痰湿偏重，方选吴茱萸汤合二陈汤加味：吴茱萸15g，党参25g，白术25g，附子25g，半夏20g，陈皮10g，茯苓30g，泽泻20g，桂枝20g，干姜10g，牡蛎30g，炙甘草10g，大枣10枚，生姜20片。7剂。

药后诸症均减，守方加砂仁10g，再服7剂，药后告愈。

（三）痰饮三合方治案

卢某，男，42岁，文员。2020年10月23日初诊：精神疲乏，气短乏力已有1个月，即使坐着也有疲劳之感。并伴有呕恶，眩晕，心悸，目不欲睁，足心热。饮食正常。舌胖苔薄腻，脉左沉滑尺弱，右滑软寸弱。此属痰饮为患，阳气已亏，痰饮三合方主之，处方：附子30g，姜半夏30g，茯苓30g，泽泻45g，白桂枝25g，白术30g，吴茱萸10g，红参10g，龙骨30g，牡蛎30g，生姜10g，大枣25g，炙甘草15g。14剂。

11月6日复诊，气短乏力在服药3天即有效，其余的症状亦见效，仅有眼睛干涩。前方去泽泻，加车前子25g，枸杞子25g，14剂。

按：《金匮要略》中治饮有三方："支饮苦冒眩，泽泻汤主之。""卒呕吐，心下痞，膈间有水，眩悸者，小半夏加茯苓汤主之。""干呕，吐涎沫，头痛者，吴茱萸汤主之。"今三方合用，更加紫石英、龙骨、牡蛎、活磁石重镇之品，由李可先生拟定，组成痰饮三合方，系由作者名之，降逆止呕，化饮利水，用治内耳眩晕症，组成：泽泻90g，白术36g，野党参30g，吴茱萸30g（开水冲洗7次），炙甘草 15g, 生半夏 30g, 茯苓 30g, 紫石英 30g, 生龙骨 30g, 牡蛎 30g, 活磁石 30g, 鲜生姜 30g, 姜汁 20mL, 大枣 20 枚, 浓煎, 缓缓呷饮, 呕止后每次 200mL, 3 小时 1 次, 日夜连服 2 剂。

（四）四逆汤加味治案

张某, 女, 69 岁。蹲下起立时头晕, 甚则跌倒, 病经 2 个月, 曾莫名跌倒 2 次, 心生恐惧。血压 135/75mmHg。乏力, 口燥, 喜热饮, 便干七八日一行。曾服生脉饮 2 盒, 感到胃中难受, 呕恶, 纳呆。舌淡润, 脉沉滑, 双寸弱。此属心肺大气下陷, 元阳亦亏。本当益气升陷, 温扶阳气, 却误服生脉饮滋阴碍胃, 致使胃中难受、纳呆等。开方如下:

方 1: 苍术 15g, 厚朴 10g, 陈皮 10g, 炙甘草 10g, 生姜 10 片, 大枣 10 个, 1 剂。

方 2: 附子 15g, 干姜 15g, 黄芪 30g, 知母 10g, 升麻 10g, 柴胡 10g, 桔梗 10g, 当归 15g, 生姜 10 片, 大枣 10 枚。3 剂。

先服方 1, 乃取平胃散原方 1 剂, 原以用治食积, 今借用消其生脉饮之药积, 疏通胃腑, 为下步正治用药开路。此法学自古人, 诚寓巧思也。

再服方 2, 乃升陷汤合四逆汤, 升阳举陷, 切入正题。因其便干, 稍加当归润之。药后头晕即止, 余症亦失, 嘱以补中益气丸巩固。

按: 本案阳气下陷, 误服生脉饮滋阴碍胃, 症状有加, 因先以平胃散 1 剂, 以消药积。滋阴药误人, 即或生脉饮这样的轻清平剂都可造成严重后果, 民众不知, 俗医亦不知, 误人多多。

（五）温氏奔豚汤治案

1. 和某, 男, 70 岁。1 年前开始耳鸣, 9 个月前开始眩晕, 头部昏沉, 步履蹒跚, 13 年前患“脑梗”后遗至今。大便干燥, 需用泻药方解, 尿清。舌淡赤胖润, 脉缓滑, 寸弱。血压 120/80mmHg。观其舌脉, 此属阳虚气馁, 大便干燥乃阳虚失于运化所致, 并非阳明里实, 仿李可先生法, 以温氏奔豚汤治之: 附子 15g, 肉桂 10g, 白参 10g, 山药 30g, 茯苓 30g, 泽泻 30g, 怀牛膝 20g, 白术 90g, 天麻 25g, 何首乌 30g, 白蒺藜 20g, 石菖蒲 15g, 牡蛎 50g, 麦芽 30g, 砂仁 10g, 沉香 10g, 炙甘草 15g。

7 剂后, 各症均显著减轻, 大便可自排, 二三天一行。原方去肉桂加黄芪 30g, 麻子仁 20g, 再进 7 剂告愈。

按: 温氏奔豚汤主治肝脾肾三阴寒证, 而见水气冲逆各症, 不一定俱见奔豚症。本人看法, 温氏奔豚汤乃真武汤的扩大方, 长于温阳利水, 但较真武汤多了补益之品如红参、山药, 更适合高年虚弱湿盛之证。此案眩晕乃水湿氤氲于头, 故见头部昏沉, 通俗点说, 就是“脑袋进水了”, 用本方治疗多例此类眩晕, 屡治皆效。壮年体实者可径用痰饮三合方加味。

2.董某，女，82岁。眩晕1周，乏力，左耳时鸣，尿频，夜间四五次，便干三五日一行。口干不渴，手足不温，下肢较甚，舌淡赤胖润，脉滑软，左尺右寸弱。高年阳气亏损，水湿壅盛，用温氏奔豚汤加味，注意温润通便：附子10g，党参25g，砂仁15g，磁石45g，牡蛎40g，肉苁蓉30g，麻子仁30g，肉桂10g，山药30g，茯苓30g，泽泻25g，牛膝25g，麦芽25g，沉香5g，炙甘草10g，大枣10枚，生姜10片。

7剂后眩晕已止，余症轻减，继续调理。

（六）黄芪桂枝五物汤治案

姜某，女，37岁。2018年12月7日初诊：头晕半年，气短，乏力，发作性心悸，眠中易醒，正汗，纳可，血压偏低，91/44 mmHg。舌淡胖润有齿痕，脉沉滑尺弱。此属心肺阳气不足，湿气偏盛。治宜温阳益气，兼利水湿，处方拟黄芪桂枝五物汤加味：黄芪30g，桂枝30g，白芍20g，附子30g，茯神30g，白术30g，泽泻30g，龙骨30g，牡蛎30g，酸枣仁30g，生姜10g，大枣20g，炙甘草15g。7剂，用中药颗粒剂冲服。

2018年12月14日复诊：头晕未发，余症减轻，再予7剂巩固疗效。

2019年1月25日三诊，头晕再次复发，舌脉同前，再予上方，仍效。

二、中风

（一）小续命汤治案

1.裴某，女，58岁。2012年8月25日初诊：脑梗死1个月，左半身活动不灵利，踝、膝关节疼痛。尿频尿痛时见夹血，有时憋不住，眩晕，纳少，嗜困，不易汗，乏力，形胖。舌胖润，脉左沉弦尺弱，右滑数寸弱。宿有颈腰椎病，糖尿病。处方小续命汤加味：附子30g，麻黄10g，桂枝25g，杏仁10g，红参15g，五灵脂10g，白芍20g，川芎20g，防风10g，防己25g，苍术30g，白术30g，茯苓30g，升麻15g，赤石脂30g，生姜10片，大枣10枚。7剂。

复诊：诸症皆感轻减，踝、膝犹痛。以上方为基础，附子用至75g，出入药物尚有细辛、淫羊藿、补骨脂、益智仁等，调理2个月，大致正常，身感轻松。

按：中风后遗症，通常都用补阳还五汤治之，早年我也用此方，效果并不理想。后学李可先生经验用小续命汤，疗效大有提高。李可先生认为"大小续命汤实是中风金方，由于受西化诸多似是而非观点的影响，今人久已罕用"。故而力主中风初发选用本方。

2.刘某，女，70岁，2009年3月13日初诊：脑出血后10年。近2年右上下肢活动不利，需拄杖方行，曾跌倒三次。语言蹇涩，易哭，不冷，无汗，眠纳尚可。

舌淡润，右脉滑尺沉，左沉尺浮。处以小续命汤：麻黄 10g，桂枝 15g，杏仁 10g，炙甘草 10g，红参 10g，白芍 15g，川芎 15g，麦芽 40g，附子 25g，防风 10g，防己 25g，天麻 30g，牛膝 15g，龙骨 20g，牡蛎 20g。10 剂。

2009 年 4 月 7 日复诊：活动已利，可扔掉拐杖，舌淡胖润，右脉沉滑，左脉同。未再哭泣，腰也直了，语言顺畅。前方续服。

按： 原以为小续命汤只适用于中风初发阶段，像本案脑出血后已 10 年，右上下肢活动不利近 2 年，仍以小续命汤治之竟获良效，实为意外之得。究之，虽病情已久，犹有伏邪在表，本方开表扶正，收效亦在情理之中，后用治多例，均有一定效果。通常我用小续命汤去掉黄芩，以其偏寒也。

（二）麻黄附子细辛汤治案

1. 何某，男，80 岁，干部。患脑血栓后遗症已 13 年，行走呈碎步态，神情呆滞，沉默寡言，对外界事物毫无兴趣。口角流涎水，尿等待，畏冷，乏力。舌淡胖，苔色发黑而润，脉沉弦寸弱，时一止。高年久病，心、脾、肾三脏阳气俱虚，元气受损，兼有伏寒，拟麻黄细辛附子汤合真武汤加味：麻黄 10g，附子 60g（先煎 1 小时），细辛 10g，桂枝 25g，白术 30g，干姜 30g，茯神 30g，肉桂 10g，石菖蒲 20g，补骨脂 30g，益智仁 30g，淫羊藿 30g，泽泻 15g，麦芽 30g，炙甘草 30g，大枣 10 枚。

7 剂后，精神已有改善，守方调理，附子最后加至 120g，出入药物有磁石 30g，黄芪 60g，红参 15g，佛手 15g 等，服药 9 个月，神智已清，表情开朗，能参与家事，行走基本自如，苔色已正，余症亦显减，间断服药巩固。

按： 虽属中风之病，并不一定要用小续命汤。本案阳虚明显，兼有伏寒，当表里双解，故选用麻黄细辛附子汤合真武汤为治。

2. 沈阳老同学何某，女，71 岁，2021 年 9 月 2 日电话求诊。从 2019 年 8 月至今在广州给女儿带孩子。时当地气候又热又湿，中午下了一场大雨，雨后下午四五点出去乘凉，浑身被湿气包裹，晚上即发病：自觉舌根粗硬，语言塞涩，肢体尚无大碍。时有汗出，睡眠素来较差，心率快，80～100 次/min，舌暗赤胖润，苔薄腻。磁共振显示：双侧大脑半球多发缺血脑梗死灶，双侧基底节、额叶、顶叶多发微出血。收入某医院治疗，诊断：脑梗死（急性期）。证属太少两感，痰湿阻络，处方：麻黄附子细辛汤加味：麻黄 7g，附子 30g（先煎 1 小时），细辛 10g，姜半夏 30g，茯神 30g，白附子 15g，石菖蒲 20g，远志 10g，生姜 10g，大枣 10 个。10 剂。次日即出院，专心服用中药，服了 8 剂，语言恢复正常，告曰"感觉没事了，以前睡觉不好，入睡特别困难，现在睡觉好多了，这几年这段时间是最好的时候，真的很感谢。"

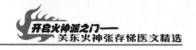

三、乙肝

（一）附子理中汤治案

张某，女，62岁，黑龙江省亲属。2011年2月24日初诊：乙肝20年，右叶多发囊肿，肝硬化9个月，按之作痛，气短，乏力，食后发胀，少量腹水，牙肿，心下痛，便溏，尿偏黄，眠可。舌胖润，脉左滑软寸弱，右滑软寸关弱。尿检：潜血（++），总胆红素21.9，间接胆红素14.1。考病位虽在肝，主要症状如气短，乏力，食后发胀等，则属脾胃阳气不足之象，由此着眼，便是高一招法，附子理中汤加味处之：炮姜30g，红参15g，五灵脂15g，白术25g，茯苓30g，附子25g，黄芪45g，柴胡10g，丹参30g，茵陈25g，半夏25g，丁香10g，郁金20g，姜黄20g，生麦芽30g，骨碎补25g，炙甘草10g。10剂。

复诊：感觉良好，各症俱有不同减轻，药已中的，电话沟通，随症加减，守方调理6个月，后3个月隔日1剂，精神健旺，已无病容，上列检查亦正常。

按：见肝之病，知肝传脾，当先实脾。此案肝硬化从脾胃着眼的同时，注意加入柴胡、郁金、姜黄等调肝之品，既有引经之意，又可理气、活血，疏利黄疸，用意多端，凡肝胆病多加之。

（二）柴胡加龙骨牡蛎汤治案

李某，男，21岁。2008年12月8日初诊：乙肝3年，化验："小三阳"，曾服用西药治疗1年。右胁时痛，口苦有味，呃逆，口干，排便困难，便干夹血，尿黄，巩膜似黄，牙龈时见出血，眠差，食纳尚可。舌淡胖苔略黄，脉左沉关弦，右沉寸浮尺弱。据症病在肝胆，口苦、便干、尿黄当属少阳郁热，拟柴胡加龙骨牡蛎汤处之：柴胡20g，黄芩10g，炮姜30g，半夏20g，党参25g，桂枝15g，茯神30g，大黄10g，枳实10g，龙骨30g，牡蛎30g，茵陈30g，砂仁10g，姜黄15g，郁金15g，炙甘草10g。10剂。

二诊：胁痛、便艰、口苦、眠差、呃逆、牙血等症，均得到改善。仍口干，舌淡胖润，脉右沉寸弱，左弦寸弱尺沉。

以上方为基础，随症调整，服药计40剂，诸症悉平，肝功未验。

按：此案从病位、症状判为少阳证当无问题。但从舌淡胖，脉沉来看，是为阴象，若加小量附子扶阳似更好，体现火神派广用附子之旨。

（三）茵陈五苓散治案

李某，男，30岁。2008年3月10日初诊：巩膜黄染，夹杂血丝，病发20多天。患者在冰上作业，前胸闷痛，多走则心下悸，呕恶，尿黄，便可，足凉，畏冷。舌淡紫胖有痕，脉右弦左沉滑。肝相关病毒标志物检查：大三阳；肝功能检查：胆红素指标均高。辨证：肝胆寒湿偏盛，心肾阳气不足，处方茵陈五苓散加味：茵陈45g，苍术15g，白术15g，茯苓30g，猪苓20g，泽泻15g，桂枝15g，麻黄10g，半夏15g，附子25g，丹参30g，檀香10g，砂仁10g，姜黄15g，郁金20g，柴胡15g，甘草10g。

以上方为基础，服药2个多月，黄疸消失，各症明显好转，"大三阳"转阴。

（四）加味异功散治案

1.沈某，女，50岁。2019年6月29日初诊：乙肝25年。夜间咽干似火，头胀，目干涩，面色萎黄，疲乏，睑肿，眠差，尿黄，纳可。舌淡胖润有齿痕，脉沉弦寸弱。化验：乙肝"小三阳"，原曾"大三阳"，谷丙转氨酶升高。B超示：肝区弥漫性改变。此属肝郁犯脾，所谓"见肝之病，知肝犯脾，当先实脾"是也。

加味异功散加味：陈皮10g，红参10g，五灵脂10g，茯神30g，白术30g，黄芪30g，姜黄20g，郁金20g，柴胡10g，薄荷10g，附子30g，茵陈10g，泽泻30g，玄参15g，甘草15g。14剂。

2019年7月13日复诊：咽干、头胀减轻，气色变好。守方出入，调整药物有车前子25g，生麦芽30g，麻黄10g等，服至12月14日，各症均消失或减轻，肝功能检查已正常，可称康复。守法调理巩固。

按：加味异功散为方药中教授所拟，系在异功散基础上加味而成：党参15g，苍术10g，白术10g，茯苓30g，甘草6g，青皮10g，陈皮10g，黄精20g，当归12g，焦楂曲各10g，丹参30g，鸡血藤30g，柴胡10g，姜黄10g，郁金10g，薄荷3g。

功能健脾和胃，养肝疏肝。适应证：迁延性肝炎、慢性肝炎、肝硬化、肝癌等病，辨证为脾胃气虚，气滞血瘀者。本人用治肝、胆、胰腺等病症，收效理想，但一般必加附子。

2.李某，男，54岁。2018年12月14日初诊：乙型肝炎25年，干呕1周，身现黄疸，尿黄，乏力，便溏，眠差，纳差，似觉畏冷，膝以下凉，心下觉凉。舌暗赤胖苔垢，右脉浮滑寸弱，左脉沉滑寸弱。此属肝气郁滞，木旺克土，脾虚湿重，同时阳气已虚，治宜疏肝健脾，佐以扶助阳气，方拟加味异功散出入，处方：红参10g，陈皮10g，茯神30g，白术30g，姜黄25g，郁金20g，柴胡15g，附子45g，青皮10g，龙骨30g，茵陈25g，干姜15g，姜半夏30g，黄精30g，炙甘草15g，生姜10g，大枣10枚。用中药颗粒剂冲服，7剂。

复诊：乏力减轻，身感轻松，前方加牡蛎45g，续服7剂，纳增，畏冷、呕吐消失。以此方出入，再服药4周，各症基本消失，嘱其饮食调养。

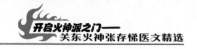

四、胆囊炎

（一）大柴胡汤治案

1. 任某，男，47岁。右胁胀痛月余，加重1周，住北京某医院，应邀赴诊。B超示：胆结石"满罐"，最大者超过1cm。胆总管狭窄，大便曾经色白，身目黄染。昨天做了"内引流"术，身黄减轻，仍巩黄，尿黄，24小时未大便。胁痛明显，竟至三夜未能安睡，心烦乏力，坐卧不安。口黏而干，畏冷，不渴，有汗，检验：谷丙转氨酶700U/L，白细胞$10.7×10^9$/L。舌胖润苔薄腻，脉沉滑似数。诊为湿热瘀滞，阳气已亏，处大柴胡汤加茵陈、附子等：柴胡15g，大黄10g，黄芩10g，枳实15g，白芍15g，姜半夏25g，郁金30g，姜黄25g，茵陈25g，附子30g，川楝子10g，延胡索15g，生姜10g，大枣10枚。7剂，为求方便迅捷，取用免煎中药。

电话告诉：服药1天胁痛即已大减，腹泻4次，颇觉舒服。7剂服毕，胁痛解除，黄疸消退，白细胞降至正常。精神明显好转，唯胃脘不适，便溏，此肝旺乘脾，取加味异功散调理：红参10g，茯苓30g，茵陈20g，白术30g，姜黄20g，郁金20g，柴胡15g，附子30g，牡蛎30g，生麦芽30g，炙甘草15g，生姜10g，大枣15g。7剂。

服药后已趋正常，出院调养。

按：此亦锦上添花式应用附子一例。据症选用大柴胡汤，因见不渴，有汗，舌胖润等阳虚之症而加附子。据报道，国医大师张珍玉在反复发作的胆囊炎、胆石症患者中，发现阳虚症状如神萎、怕冷、便溏者，每于柴胡汤中加入附子、干姜等品，效果奇佳。（张珍玉等《温法的临床运用与体会》中医杂志，1989，12期）本案即为例证。

2. 付某，女，83岁。2021年3月18日初诊：8天前呕吐发烧，5天前入抚顺市某医院住院治疗。发烧夜间尤重，体温37.8℃。恶心呕吐，右胁疼痛，按之加重。口干口苦，渴饮热水，畏热。痰多而黏，喘促。宿有慢性支气管炎。B超提示：胆囊肿大，腹膜淋巴结肿大，诊断为：胆囊炎伴腹膜炎。输液3天，胁痛未减，动员手术未允。转院至某医科大学附属医院，亦动员手术而来诊。见症如上，行走艰难，精神萎靡，面色晦暗，食欲很差，大便艰难，尿黄。舌暗稍胖，脉左滑数软，右浮滑数软。证系肝胆湿热结聚，煎熬成石，大柴胡汤正合用之：柴胡15g，大黄10g，黄芩10g，枳实10g，白芍15g，生半夏30g，桂枝尖25g，牡蛎30g，天花粉25g，炮姜20g，麻黄10g，杏仁15g，生麦芽30g，山楂20g，生姜10g，大枣25g。5剂。

次日特意电话告知，服药1天胁痛即止，大便亦通，十分感谢！

2021年3月23日再诊：诉胁痛未发，发烧亦止。现泄泻每日三四次，精神不振，食欲亦差，舌暗胖润，脉滑软，右尺弱。此凉药伤胃，出手即宜加附子，因书温胃方，附子理中汤加味：附子15g，干姜10g，红参10g，白术30g，炮姜30g，炙甘草15g，生麦芽30g，茯苓30g，生姜10g，大枣25g。5剂。

按： 此案胆囊炎症状与上案类似，用药都是大柴胡汤，只是本案未加附子，可能药物偏寒，导致胁痛虽止，但是出现泄泻，精神不振，食欲亦差等症，考虑乃未加附子的缘故，若初诊即加附子，或许不致于此。这就是扶阳理念的价值所在，两相对比，很说明问题。

（二）四逆散治案

王某，男，57岁。2021年9月28日初诊：9月18日晚，因食河蟹腹痛一夜，呕吐，次日右胁胀痛，某医院诊为"急性胆囊炎"。现胆区疼痛减轻，右后背不适，巩膜发黄。舌暗胖润，脉弦滑寸弱。B超检查：胆结石胆囊炎，白细胞10.57×10^9/L。此肝胆瘀滞，湿聚为患，四逆散加味主之，处方：柴胡15g，白芍15g，枳实10g，白术30g，云苓30g，茵陈15g，附子15g，薄荷10g，姜黄15g，郁金15g，炙甘草15g，生姜10g。14剂。

复诊：胁痛消失，巩膜发黄已退，上方去掉茵陈，加大黄7g，再予7剂，服毕痊愈。

五、癫痫

真武汤治案

1.刘某，男，74岁。2015年4月18日初诊：卒然倒地，眼睛发黑，口吐白沫，双手抽搐，十几分钟苏醒。自春节初一发病，今已发作4次，下午多发，末次4月2日发病。舌淡胖润苔略黄，脉沉滑寸弱。分析痰湿偏盛，上蒙清窍，神明失聪，处方：附子30g，白术30g，茯神30g，白芍25g，生半夏25g，磁石30g，桂尖25g，生麦芽30g，龙骨30g，牡蛎30g，炙甘草20g，生姜10g，大枣10g。7剂。

2015年8月11日复诊：服药后4个月未曾发作，近日复发。上方再予14剂，迄未复发。

2.隋某，男，63岁。2012年9月1日初诊：癫痫半年，约20日发作一次，四肢拘挛震颤，每次5~10分钟。黏痰多，口流涎水，易激动，易哭。尿少，面黄，易汗。舌淡赤胖润，苔薄黄，脉左滑数寸弱，右弦数寸弱，冬季畏冷。既往高血压、脑梗死7年，左半身行走不便；尿毒症2年，透析半年。小续命汤可合一试，处方：紫苏10g，桂枝25g，杏仁15g，红参10g，白芍30g，川芎20g，附子30g，黄芩10g，防风10g，防己15g，白术30g，大黄10g，远志15g，合欢15g，茯神30g，炙甘草 15g，生姜 10 片，大枣 10 枚。7 剂。

复诊：服药感觉胃部发热，呃逆，但癫痫未发，仍尿少。

调整方案，真武汤加味：附子 45g，茯苓 30g，白术 15g，白芍 25g，淫羊藿 25g，生半夏 15g，陈皮 10g，桂枝 25g，泽泻 25g，炮姜 25g，炙甘草 10g，生姜 10 片，大枣 10 枚。

以上方为基础，附子用至 90g，调理 2 个月，癫痫少有发作，程度亦轻。

六、抽搐

真武汤治案

1.陈某，男，71 岁。双下肢抽搐四五个月，一般在清晨四点发作，劳累后加重。伴有心悸，心窝部时有汗出。足凉，嗜困，夜尿三四次，色清，纳可。舌淡胖润有齿痕，脉左弦右滑软。辨为阳虚水气偏盛，筋脉失于温养，方选真武汤加味：附子 25g，桂枝 20g，白芍 90g，茯苓 30g，白术 15g，吴茱萸 15g，龙骨 30g，牡蛎 30g，淫羊藿 25g，伸筋草 25g，炙甘草 10g，生姜 10 片，大枣 10 枚。

5 剂后仅抽搐一次，药已中的，前方加量再进，白芍增至 100g，附子 30g，另加蜈蚣 2 条，7 剂后迄未再犯。

按：考清晨四点属阴盛之际，此刻发病当属阴寒犯事，理同五更泻。况且高年阳气已虚，察其足凉、嗜困已知。

2.张某，女，54 岁。3 年前与孩童吻脸时右颧部卒然被咬一口，当即肿起，色不红。此后右颧肌肉即感跳动，右手小鱼际、左小腿肌肉亦觉跳动，且时作抽搐，心烦意乱。手足不温，畏冷。舌淡胖润，脉缓滑，中西医屡治乏效。证属一派阳虚阴盛之象，因思真武汤之"身瞤动"症与此相似，遂试以真武汤加味：附子 15g，苍术 15g，茯苓 30g，白芍 30g，麻黄 10g，桂枝 10g，龙骨 30g，牡蛎 30g，炙甘草 10g，生姜 20 片。

5 剂后，小腿抽搐消失，右颧跳动显减，手足转温，原方出入再进 10 剂，附子加至 30g，另加砂仁 15g。服毕痊愈，特赠锦旗致谢。

按：本案似属破伤风病，比较疑难费治。学经方要善于抓主症，有时"但见一症便是"。其右颧、手、腿肌肉跳动，可类比于"身瞤动"症，因投以真武汤竟收速效。

七、惊吓

（一）柴胡加龙骨牡蛎汤治案

孟某，女，17 岁。2007 年 12 月 27 日初诊：当年 6 月被狗惊吓，9 月发病，睡中头摇身颤，多梦，晚上面赤。头痛头胀，筋惕肉瞤，目干涩，巩黄（胆红素高），尿时黄，便艰，性急易怒，乏力，记忆力减退，形瘦。舌淡胖润有齿痕，脉沉滑寸弱。服尽安神药乏效。前年曾患心肌炎，心包积液。

分析伤于惊吓，肝不藏魂，故而睡中头摇身颤；疏泄失职而见性急易怒，肝胆郁热而致目干涩，巩黄，头痛头胀；然舌淡胖润，脉沉滑寸弱则提示阳虚湿盛，虚阳上浮而致晚上面赤，筋惕肉瞤乃真武汤证所现。整体而言，寒热并见，肝肾同病，今当和解少阳，兼扶少阴，柴胡加龙骨牡蛎汤合真武汤并投一试：柴胡15g，黄芩5g，干姜15g，半夏15g，党参25g，桂枝15g，茯苓30g，大黄5g，龙骨30g，牡蛎30g，附子15g，白术15g，白芍15g，吴茱萸10g，白芷10g，炙甘草10g，生姜10片，大枣10枚。7剂，水煎服，每日1剂。

二诊：身抖减轻，筋惕肉瞤减轻，头痛减轻，晚上面赤消失，心胸难受，略痛发闷，短气，眠差，多梦。便艰不干，痛经，舌淡胖润，脉弦缓。上方略加调整：柴胡15g，黄芩5g，干姜15g，半夏15g，党参25g，桂枝15g，茯苓30g，大黄5g，龙骨30g，牡蛎30g，附子15g，白术60g，白芍15g，吴茱萸10g，白芷10g，茯神30g，酸枣仁30g，炙甘草15g，生姜10片，大枣10枚。7剂。

三诊：胸闷难受及睡中摇颤已止，睡眠改善，稍呕恶。前方稍作调整，再予7剂。

四诊：白天犯困，舌淡胖润，头胀痛已减，时发呕恶，舌淡赤胖润，脉沉缓，足凉。肝经见症已减，阳虚症状明显，转予扶阳为主，真武汤合吴茱萸汤出入：附子25g，白术20g，茯苓30g，桂枝15g，白芍15g，吴茱萸15g，党参25g，砂仁10g，茯神30g，龙骨30g，牡蛎30g，炙甘草20g，细辛5g，泽泻15g，生姜10片，大枣10枚。15剂。

至2008年2月8日，总计服药36剂，诸症悉平。

按：郑钦安曰："知其所因而治之，皆是良相；不知其所因而治之，皆是庸手。"此案明确因于惊吓发病，故从肝肾着眼处治。

（二）补坎益离丹治案

王某，男，59岁。卒受一个精神病患者惊吓，随即心悸，胆小易惊，胸闷，正中处疼痛。呕恶，纳减。舌胖润，脉沉寸弱。惊则气馁，心气涣散，所现多为心经症状，故从心论治，郑氏补坎益离丹主之：附子30g，桂心30g，海蛤粉25g，茯神30g，丹参30g，檀香10g，砂仁10g，龙骨30g，牡蛎30g，炙甘草15g，生姜20片，大枣10枚。7剂。

服药后，诸症均感减轻，自谓"强多了"，守方再服7剂。8个月后介绍他人来看病，告曰其病未再发作。

按：上案惊吓表现在肝经症状为主，本案惊吓表现在心脏症状为主，如心悸，胆小易惊，胸闷疼痛等，从心论治，自是正招。

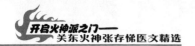

第五章　肾系病证

一、水肿

真武汤治案

1.李某，男，59岁。下肢水肿年余，尿蛋白（+～++），尿清，大便偏干，纳少，口和，手足不温，嗜困，无汗，尚无乏力感。糖尿病已17年，用胰岛素控制。舌淡紫稍胖润，脉左弦右滑。此阳虚湿盛，治以温阳利水，拟真武汤加味：附子15g，苍术20g，白术20g，茯苓30g，麻黄10g，砂仁10g，肉苁蓉20g，炙甘草10g，生姜20片。5剂后，

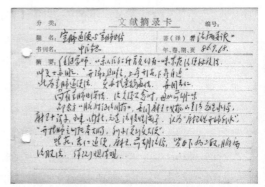

图3　作者早年的读书卡片

汗出，下肢水肿消除，余症亦好转，但尿蛋白（++++），仍便干，前方去麻黄，加大黄10g续服。药后便通，尿蛋白（++），水肿未复发。

按： 本案阳虚湿盛之候，治以温阳利水之真武汤当无疑义，此系早期病例，附子用量15g偏少。肺为水之上源，水肿当防表气郁闭，或无表证，初诊方也要注意开表。本例无汗，故初诊方中加用麻黄宣肺开表（图3），得汗后去之，这是治疗水肿的重要经验。

2.左某，男，36岁。2012年3月8日初诊：肾病型肾炎6日，下肢水肿，腹水5cm，胸水3cm，晨起颜面亦肿。尿少色黄，大便、纳、眠尚可，口和，手足不温，无汗，乏力。舌略赤胖润，脉左沉滑，右弦浮寸弱。尿蛋白（++++），潜血（++），某医科大学附属医院开西药4种，中成药4种，没有取而来诊。判以阳虚湿盛，治以温阳利水，拟真武汤加味：附子30g，苍术30g，白术30g，茯苓30g，麻黄10g，淫羊藿30g，炮姜30g，川牛膝30g，乳香5g，蝉蜕5g，泽泻25g，生姜10片。服药7剂后，汗出，下肢肿消，感觉很好，尿蛋白（+++），潜血（0）。但尿量仍少，色黄。前方去麻黄，附子增加15g续服。尿量增加。

此后每周调方一次，附子每次加15g，出入药物还有：补肾如补骨脂、菟丝子、益智仁；补气如党参、黄芪、炙甘草；利水如茵陈、猪苓、防己；理气如丁香、郁

金、木香、厚朴；以及肉桂等，相机出入。嘱其戒欲，忌食生冷，患者信守不移，坚定服药，尿量维持在每天1500mL以上。

服至2012年8月9日，附子用到120g时，水肿消尽，尿蛋白虽能转阴，但时有反复，在（++）～（+++）之间。

服至2012年10月18日，附子用到150g，尿蛋白转阴，症状平伏。此后又服药3个月，附子用到180g，尿蛋白一直阴性，停药，以金匮肾气丸长服善后。2016年带他人来看病，询之病情无反复，作销售业务，频繁出差而无反复。

按：本案水肿伴有腹水、胸水，尿检有蛋白、潜血，是所治肾病中症情最严重的一例。"大病必须大药"，此案也是附子用量最大，总量最多（约20kg）的一案。总结本案，大剂附子的应用，当为取效关键。当然，患者信守不移，坚定服药，也是重要原因。

重用附子是火神派的突出特色，任应秋先生就赞赏："郑氏治疗三阴证，确是颇有盛誉，运用附子量重而准。"吴佩衡认为："病至危笃之时，处方用药非大剂不能奏效。若病重药轻，犹兵不胜敌，不能克服……古有'病大药大，病毒药毒'之说，故面临危重证候勿需畏惧药毒而改投以轻剂。否则，杯水车薪，敷衍塞责，贻误病机，则危殆难挽矣。"

3.吴某，女，56岁。2011年11月8日初诊：双下肢水肿三四年，颜面亦肿，心悸，尿量尚可，无汗，胸部刺痛时发，手足凉。纳可，眠可。舌胖润，脉左滑软寸弱，右沉滑。尿检未见异常。此心肾阳气不足，水湿下注为水肿，外溢则颜面亦肿。拟麻黄附子细辛汤、真武汤合用图之：麻黄15g，细辛10g，附子30g，苍术30g，茯苓30g，淫羊藿30g，桂枝30g，防己30g，丹参30g，檀香10g，砂仁10g，泽泻20g，生姜20片，炙甘草10g。7剂。

复诊：汗出，皮肤发痒，颜面、足肿已消，小腿仍发紧，心悸亦轻，余症亦减。守方服用28剂，痊愈。

按：患者系民国年间沈阳四大名医之一刘冕堂（1876—1947）之孙媳。刘氏是杰出的中医教育家，1912年办有"燠休中医学社"，常年招收学生二三十人，"沈阳中医，半出其门"，弟子皆尊称为"冕翁"。我之所以对冕翁如此熟悉，是因为1985年受命撰写《沈阳市中医志》，采访过刘家后人，并由此而结缘。前曾出版了《刘冕堂医学精粹》一书，今又为冕翁后人治病，颇感欣慰。

二、淋症

（一）真武汤治案

1.慢性肾盂肾炎：楚某，女，41岁。2012年8月30日初诊：慢性肾盂肾炎2年，反复尿路感染，夹血，高度水肿5个月，伴有胸水、腹水，体重130kg（身高1.60m），在某医院住院治疗，行走不便。受邀请去医院看她，坐着轮椅由病房来到诊室。刻诊：腹胀，胸部憋闷，气短，身冷，尿少色淡黄，灼热，尿后余沥。无汗，纳可。舌淡红胖润，苔薄黄，脉沉滑寸弱右尺浮。尿检：潜血（+++），尿蛋白（+++），WBC（+++）。出示某医科大学教授处方，视之乃八正散原方加金银花、连翘、蒲公英、紫花地丁，不效，且水肿日渐加重。诊为阳虚夹表，水湿壅盛，处以真武汤加麻黄等：麻黄15g，附子30g，炮姜30g，苍术30g，茯苓30g，泽泻30g，猪苓30g，桂枝30g，淫羊藿30g，砂仁10g，黄柏10g，炙甘草10g，生姜30片。5剂。

复诊：服药次日尿量即增加，达到3000mL，5天间体重减轻20kg，已见汗出。腹胀、气短均减轻，自觉身体转暖和。药已见效，前方稍作调整：麻黄减为10g，附子增至45g，另加黄芪45g，再予7剂。

三诊：保持日尿量3000mL以上，体重已减轻43kg，余症均有好转，自己步行前来，病态已无。患者病久心急上班，未再复诊。其实尿检仍有蛋白，并未彻底治愈。

按：中医治疗水肿病效果很好，本案是症状最重的一例。虽然西医诊断肾盂肾炎，尿路感染，但从高度水肿，伴有胸水腹水，身冷，舌淡红胖润，脉沉滑等症情来看，显然属于肾阳亏虚，水湿内聚外溢之证，当从阳虚湿盛着眼。从尿检结果看，WBC（+++），尿潜血（+++），容易让医家误解为湿热之证，如本案某医科大学教授处以八正散等一派苦寒之品即是例证，结果南其辕北其辙，水肿日渐加重，说到底是中医西化的毛病在作怪。

至于本案见有尿黄灼热，尿后余沥之淋证之象，可视为虚阳下泄，而非湿热之淋，仔细揣摩阴阳辨诀便可悟明。退一步说，我已用黄柏、猪苓等凉药监制了。

2. 裴某，女，57岁。腰痛半月，尿急而频涩滞，色黄。手足心热，大便黏溏，口干，气短，易汗。舌赤胖润，脉沉滑。尿检：蛋白（++），潜血（++）。西医诊为急性肾炎，中医诊为淋证，属于肾虚气化不及所致，真武汤加味：附子25g，炮姜30g，茯苓30g，苍术30g，白术30g，白芍15g，黄芪30g，砂仁10g，淫羊藿25g，牛膝30g，乳香5g，炙甘草15g。7剂。

服药7剂诸症皆减，再服7剂已愈，尿检阴性。

按：本案亦见有尿频涩滞，色黄之症，与上面楚案相似而症状较轻，治法亦相似。唯楚案无汗，因加麻黄开表，本案易汗而用黄芪益气，急性发病，见效亦快。

（二）四逆汤加味治案

1. 白某，女，63岁。反复尿路感染5个月，尿频，尿后小腹胀坠不适，气短，说话稍多则累。舌淡赤胖润，脉弦稍数，寸弱。此证小腹胀坠不适，气短，说话稍多则累，显见大气下陷之象。拟升陷汤合四逆散试之：黄芪30g，知母10g，升麻

10g，柴胡 15g，桔梗 10g，桂枝 10g，枳实 10g，白芍 10g，茯苓 30g，丁香 10g，郁金 20g，炙甘草 10g。

5 剂后症情无改进，且夜尿频数五六次，色清，手足不温，查舌淡胖润，阳虚有据，升陷汤合四逆汤再投：黄芪 45g，知母 10g，黄柏 15g，升麻 10g，柴胡 15g，桔梗 15g，肉桂 10g，枳实 10g，白芍 10g，茯苓 30g，砂仁 15g，附子 25g，淫羊藿 25g，菟丝子 25g，炙甘草 10g。7 剂后，尿频、小腹胀坠等症均有减轻，守方续进 7 剂，排尿正常。

按：本案初诊，囿于四逆散治"小便不利"经验，投之未效。仔细斟酌，找出症结还是由阳虚引发，改升陷汤合四逆汤而收效。检讨起来，还是阴阳辨诀概念不牢固的问题。

另外，本案患者脉弦稍数，脉也不乏力，似为阳脉，主热，与其舌象、症状俱为阴象不符，这种脉证不合的现象并非偶见。一般情况下，都舍脉从病，认证为要。这是郑钦安很重要的一个观点，与诸多唯脉是从者不同。在临床中遇到"病现阴色"，而脉见"浮、洪、长、大、实、数、紧之类"阳脉，笔者通常均"舍脉从病"，判为阴证，用附子类热药，未见失误。

2. 张某，男，25 岁。因为支原体感染，静脉滴药 2 周。现阴茎灼热，龟口发红，撒尿刺痛，目赤干涩，肝区、右小腹抽痛时作，舌略赤胖水滑，脉沉滑寸弱。按症状，似乎湿热下注，以四逆散治之：柴胡 20g，枳实 10g，赤芍 20g，桔梗 15g，土茯苓 30g，桂枝 20g，川牛膝 30g，乳香 10g，炮姜 25g，车前子 25g，甘草 15g。7 剂。

复诊：小腹抽痛消失，余症亦有减轻，舌脉同前，原方加枸杞子 25g 续服。

三诊：阴茎灼热又有反复，且口鼻亦感灼热，尿略黄，便溏，舌略赤胖尤润，脉仍沉滑寸弱。反复捉摸，还是应当从阴证着眼，改方四逆汤合封髓丹加味：附子 25g，炮姜 30g，黄柏 15g，砂仁 15g，肉桂 10g，知母 10g，土茯苓 30g，川牛膝 25g，炙甘草 30g。7 剂。

四诊：诸症又皆减轻，上方附子增至 30g，加党参 30g，白术 30g，车前子 25g，再予 7 剂。告愈。

按：此案走了弯路，初诊时囿于阴茎灼热，龟口发红，撒尿刺痛表现，按湿热下注论处，虽然症状亦有减轻，但再投原方则出现反复，这就要认真思考了。考患者舌略赤胖尤润，脉仍沉滑寸弱，加之便溏，可以说是阴证。其阴茎灼热，龟口发红乃虚阳下泄表现，三诊时口鼻又增灼热，则可能是凉药伤阳，逼阳上越所致，皆属假火。改处四逆汤合封髓丹温阳潜纳，方向对路，方才收效。

（三）麻黄附子细辛汤治案

1. 林某，女，48 岁。2008 年 8 月 20 日初诊：尿频、尿急 1 年，甚至憋不住尿，尿后淋沥，咳则遗尿。手足凉，无汗。左下肢静脉曲张，腰有时痛。脉沉滑寸弱，左滑，舌淡胖润。此属肾阳亏虚，膀胱开合失职而致尿频、尿急；兼见腰痛，咳则遗尿，似有表邪。拟麻黄附子细辛汤太少两解，处方：麻黄5g，附子15g，细辛10g，桂枝15g，干姜15g，白术15g，炙甘草15g，益智仁25g，补骨脂25g，茯苓20g，沉香10g，白芍15g。7剂。

复诊：尿已可憋住，尿频稍减，手足仍凉，前方加量：麻黄10g，附子30g，细辛10g，桂枝25g，干姜20g，白术20g，益智仁25g，补骨脂25g，茯苓20g，肉桂10g，沉香10g，白芍15g，炙甘草20g。7剂。

服药后见汗，诸症若失，唯手足仍凉，继续服药。

按：本案阳虚认定不难，既或腰痛、咳则遗尿不是由表邪所致（如肾虚也可引发），考虑到肺为水之上源，其宣降功能与肾水关系密切。因此凡见小便不利者，在温阳利水的同时，都可参以麻黄、细辛宣肺开表，以利下焦水源畅通，此亦"提壶揭盖"之理也。

2.吕某，女，67岁。2009年8月31日初诊：尿频、尿急，每夜尿达20次，白天尚可，已经2年。呈发作性，天凉易发，小腹下坠，稍痛，腰软，便溏，足凉，畏冷，口干，舌淡赤胖润苔白，脉滑右关浮，左尺沉。此证与上案相类似，唯患者年纪较之偏大，仍选麻黄附子细辛汤，重加补肾之品：麻黄10g，细辛10g，附子30g，茯苓30g，白术25g，淫羊藿30g，补骨脂25g，菟丝子30g，肉桂10g，泽泻15g，干姜20g，炙甘草20g，益智仁30g。7剂。

复诊：夜尿减为四五次，口干、足凉亦减。上方附子增至60g，炙甘草增至30g，再予7剂收功。

（四）四逆散治案

1.潘某，女，91岁，2008年7月3日初诊：反复尿路感染1个月，尿频，尿急，尿痛，尿色尚清，以前曾予消炎治疗即好，但这次无效。余无异常。舌淡胖润，脉缓尺沉。四逆散治之：柴胡15g，枳实10g，白芍15g，甘草10g，茯苓30g，桔梗15g，黄芪30g。5剂。

服药后即愈。

按：选用四逆散治疗本病，乃受范中林先生启发而得。仲景云："少阴病，四逆，其人或咳，或悸，或小便不利……四逆散主之。"提示小便不利为邪入少阴，阳为阴郁，气机阻滞引发。范氏倡用四逆散治之，以柴胡启达阳气，兼解郁滞；芍药调解肝脾；柴枳同用，一升一降，清浊分行。仲景原方注：小便不利加茯苓，范氏再加桔梗辛开苦降，与茯苓一升一降，形成相对固定的四逆散加味方，为治疗小便不利别开法门。

范氏经验，凡尿频、尿急，欲出不尽，或闭塞不通，排尿涩痛；小腹、两胁、腰部或胀或痛或酸。上述诸证不必悉具，皆可以四逆散论治。

2.王某，女，60岁。2005年5月26日初诊：尿痛发作已3次，本次已经5日。尿色清，尿时疼痛，口和，目干涩，舌淡胖润，脉沉滑。四逆散加减治之：柴胡10g，枳壳10g，白芍10g，桔梗10g，滑石30g，炙甘草10g。3剂。

服药而愈。

按：本案因以尿时疼痛为主，用范氏四逆散加味方时，以滑石代替茯苓，取其滑利通淋之长。

（五）封髓丹加味治案

左某，女，42岁。2020年7月18日初诊。尿道、阴道、肛门灼热疼痛，肛门坠胀时觉瘙痒，尿少而黄，伴有双侧腹股沟疼痛，痛经，口和，病已8个月。曾服龙胆泻肝汤及抗生素治疗，症状未减反致胃部不适、便溏、纳差等，查尿支原体阳性。舌淡红胖润有齿痕，苔薄黄，脉左沉滑右浮滑尺弱。辨证："肾开窍于二阴"，肾阳不潜，浮游之火下泄而见此症，兼见痰湿为患。方拟封髓丹加味：附子30g，黄柏15g，砂仁15g，苍术30g，生半夏30g，土茯苓30g，薏苡仁30g，川牛膝30g，槐花15g，独活15g，炙甘草20g。7剂。

复诊：尿道、阴道、肛门灼热皆减轻，腹股沟疼痛亦减，守方再予7剂，下部灼热消失，腹股沟疼痛未作。

2022年1月8日因失眠来诊，告下部灼热及腹股沟疼痛均未再发作。

按：虽然见症尿道、阴道、肛门灼热，尿少而黄，似属湿热下注，但舌淡红胖润有齿痕，右尺脉弱，乃是阴象。其次曾服龙胆泻肝汤及抗生素治疗，若确系湿热下注，症状应该减轻，今未效反致脾胃受损，综合考虑症系虚阳下泄所致。

三、前列腺增生

（一）真武汤治案

范某，男，82岁。患前列腺增生2年，排尿慢，尿等待，夜尿三四次，晨起口黏口苦口干，腰酸痛，形胖。舌淡胖润，脉左弦浮寸弱，右弦数。此肾虚阳用衰减，气化不力所致，当予温肾以助气化，少佐疏肝，真武汤合四逆散加味：附子25g，茯苓30g，白术15g，白芍30g，淫羊藿25g，牛膝30g，乳香5g，炮姜30g，柴胡15g，枳实10g，炙甘草10g，桔梗10g，生姜10片。7剂。

药后鼻流清涕较多，此为阳药运行，寒湿从上窍化去之象，乃祛病吉兆。果见尿已大为顺畅，腰酸痛已止，口黏口苦口干消失。上方附子加至30g，另加桂枝20g，再服7剂，基本告愈。

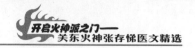

按：患者高龄，排尿慢，尿等待，脉证俱属阳衰，用真武汤扶阳以利气化，当为正选。之所以合用四逆散方，乃受范中林先生启发，竟收佳效。

（二）四逆散治案

公某，男，76岁。2008年3月7日初诊：前列腺增生5年，加重2个月。尿频尿急，甚至憋不住，色清。足凉发沉，头晕不清，乏力，易汗，大便偏干。舌淡赤胖润，脉沉滑尺弱。此属阳虚气化不利，膀胱失约所致，拟温阳固摄，温氏奔豚汤加味治之：附子15g，肉桂10g，砂仁10g，沉香10g，山药30g，茯苓20g，泽泻15g，怀牛膝10g，炮姜15g，党参30g，白术30g，淫羊藿25g，补骨脂25g，菟丝子25g，金樱子20g，炙甘草15g。

上方出入服药1个月，尿频尿急改善，已可憋住，余症亦轻。但尿不畅快，"憋得慌"，尿后余沥，大便仍干，舌脉无大变化。改弦易辙，以四逆散加味：柴胡20g，枳壳10g，白芍15g，桔梗10g，茯苓30g，川牛膝30g，乳香10g，附子25g，肉桂10g，白术60g，炙甘草10g。5剂。

复诊：感觉良好，尿已畅快，并无憋不住感觉。继以本方调整7剂，效果巩固，嘱以金匮肾气丸常服。

按：此案尿频尿急，憋不住，初诊方温阳固摄，症状改善，反又尿不畅快，"憋得慌"，可能固摄过头了。清喻嘉言说，"凡用药太过不及，皆非适中"。实际上，如何拿捏得适中，并非易事，一旦出现用药太过，则应及时调整，所谓方随证变，因改用四逆散加味应之。

四、慢性前列腺炎

（一）真武汤治案

张某，男，39岁。慢性前列腺炎7年反复发作，近日复发，腰酸，尿频，阳痿，阴囊潮湿，眠差，便可，无汗。舌胖润，脉沉滑寸弱。此水湿下渗，阳气受损，治当祛湿温阳并进，拟真武汤加入解表、壮阳之品，嘱节制房事，处方：附子45g，白术30g，茯神30g，淫羊藿30g，肉桂10g，阳起石30g，韭菜子20g，苍术30g，麻黄15g，细辛15g，干姜15g，炙甘草15g，生姜15片。7剂。

复诊：服药后大便增多，尿多，肠鸣，矢气多，此系"阳药运行，阴邪化去"之除病佳兆，果然阴囊潮湿、腰酸消失，上方附子加至75g，再服7剂。药后性生活改善，拟药酒方长服巩固：附子30g，淫羊藿30g，白术30g，肉桂10g，川牛膝20g，阳起石45g，韭菜子20g，枸杞子20g，细辛10g，五味子10g，车前子15g，菟丝子30g，木香10g，炙甘草20g。3剂，茎片叶类各药剪成豆粒大小块，以利浸出药力。以52°白酒2.5kg，泡半个月后饮用，每晚视酒量饮50mL左右。

3 个月后，特意电话致谢，告知性生活正常。

按：慢性前列腺炎多从湿热辨治，诸多名医多主张清利治之。自接受阴阳为纲的理念，认证只分阴阳，心中已有定规，对此证认定为阴证，故而出手即用真武汤，自知即或不中亦不远矣，取效当在预料之中，深信郑氏理论切实可行。

（二）温氏奔豚汤治案

郑某，男，40 岁。2009 年 5 月 25 日初诊：自幼虚弱，患前列腺炎 10 年，尿频，屡服凉药未效，畏冷，自称"用热药则肝难受"，抽搐欲吐。性功能下降，足凉，虚汗，眠差，乏力，舌淡胖润，脉右滑寸弱，左滑尺寸弱。一派寒湿偏重之象，处方温氏奔豚汤：附子 25g，干姜 20g，炙甘草 15g，砂仁 15g，肉桂 10g，沉香 10g，淫羊藿 30g，吴茱萸 15g，茯神 30g，白术 20g，红参 10g，阳起石 30g，泽泻 20g，丹参 30g。10 剂。

复诊：感觉挺好，尿频、畏冷显减，性功能提高，余症亦改善。原方出入再予 10 剂。

按：慢性前列腺炎在中西医学都被视为疑难病症，通常按湿热为主，兼夹血瘀、正虚认识其病因病机，用些套方套药，效果并不可靠。京城某著名男科专家也是这样归纳的，我以前也这样认识。接受火神派以后，以阴阳辨诀重新审视该病，发现前列腺炎还是阴证为多，像本案尿频，畏冷，足凉，舌脉等皆为阴象阴色。奈何湿热者认同多，阳虚者辨识少，乃至误认误治，越旋越远尚不知觉，皆不识阴阳之过也。

五、遗精

（一）桂枝加龙骨牡蛎汤治案

1. 赵某，男，29 岁，未婚。每周遗精一次，病已 2 年。时有牙龈肿胀，牙齿松动，溢血，易于出汗，唇燥，眠差，足凉。舌淡胖润，脉沉滑左寸右尺弱。因思青壮年男子未婚，久旷有精满自溢之可能。但若每周必遗，长达 2 年，必属心肾阳虚失于固摄所致，且虚阳上浮而见齿摇血溢，外越则见汗出，下泄则可致精遗频发，虚象纷呈。治宜温阳固本，调和营卫，桂枝加龙骨牡蛎汤加味：桂枝 25g，白芍 25g，炙甘草 25g，附子 25g，肉桂 10g，赤石脂 30g，炮姜 30g，白术 30g，茯神 30g，龙骨 30g，牡蛎 30g，生姜 10 片，大枣 10 枚。

7 剂后，未再遗精，余症亦减，守方附子加至 30g，唇燥、眠差、衄血等症消失。原方调整再服 7 剂，疗效巩固。

2. 吕某，男，25 岁，未婚。遗精 4 年，一日一次。性生活时间短，一分钟不到，宿有手淫史。眠差，手足凉，畏冷，手足心出汗，痔疮常犯。舌淡赤胖润，脉弦滑寸弱。此亦心肾阳虚失于固摄所致，处方桂枝加龙骨牡蛎汤：桂枝 25g，白芍

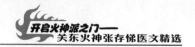

25g，炙甘草25g，龙骨30g，牡蛎30g，淫羊藿30g，枸杞子30g，菟丝子30g，补骨脂30g，益智仁30g，茯神30g，车前子10g，覆盆子20g，附子15g，生姜10片，大枣10枚。7剂。嘱其戒绝房事，安心静养。

复诊：服药后矢气频频，乃阴邪化去表现。遗精未犯，精神转旺，守方调理2个月，偶尔遗精，近一个月未犯，以五子衍宗丸巩固。

按：慢性病治疗有一个重要原则——三分治，七分养，养重于治。只知治，不会养，终难痊愈。遗精滑泄诸症，节戒房事，屏心静养乃第一要务，所谓"服药千朝，不若独宿一宵"。

（二）真武汤治案

韩某，男，23岁，未婚。2013年1月31日初诊：遗精三四个月，隔几天犯一次。腰痛连胁发胀，尿频不畅，色深夹沫，潜血（＋）。痤疮满颊，前胸心下痛，手足凉，畏冷，手足心汗出，眠差，纳可。舌暗赤胖润，脉左沉弦寸弱关旺，右弦浮数寸弱。此肾虚精关不固，夹有表邪，处方真武汤加麻黄、细辛等：炮姜30g，附子30g，白术30g，茯神30g，淫羊藿30g，肉桂10g，川牛膝30g，乳香5g，酸枣仁45g，麻黄10g，细辛10g，砂仁10g，炙甘草15g，生姜30g，大枣10枚。7剂。

复诊：服药后未再遗精，尿频、眠差各症均感减轻，尿检，潜血（－）。守方调理两个月，附子逐渐加到90g，整体改善明显。

（三）知柏地黄丸治案

白某，男，28岁。1981年3月18日初诊：梦遗四五年，近一年加重。每两三天即遗精，有时一夜两次，多于上半夜发生，有手淫史。腰疼，尿黄，乏力身困，记忆力减退。舌尖红有裂纹，苔薄白，脉弦数有力，尺甚。辨证：阴虚火旺，精关不固。治疗：滋阴降火，佐以固精。主以知柏地黄汤加味：知母15g，黄柏15g，生地25g，山药30g，茯苓25g，泽泻20g，丹皮15g，益智仁20g，天门冬15g，砂仁10g，莲子心15g，芡实15g，莲子须15g。3剂。

复诊：近4天未再遗精，余症减，食欲稍差。宗原方再服3剂，遗精迄未再发。

按：此为念大学毕业实习时的案例。因见舌尖红有裂纹，脉弦数有力，判为阴虚火旺，扰及精室而致遗精。附图为病志原件（图4）。

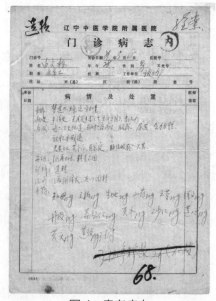

图4　患者病志

六、阳痿

真武汤治案

1.韩某，男，32岁。性功能减退已5年，手足发凉，犯困，汗出较多，乏力，纳可。舌淡胖润，脉左滑软，右弦滑略浮寸弱。辨为肾阳亏损，湿气偏盛，治以补肾壮阳，拟真武汤加味：附子30g，茯苓30g，白术30g，白芍20g，桂枝20g，仙茅30g，淫羊藿30g，阳起石30g，韭菜子20g，肉桂10g，炙甘草10g，生姜10片，大枣10枚。7剂。

复诊：性功能明显增强，精神增旺，告称各方面都见效。因系外地人，要求再开20剂，以求多服一段时间。遂于前方减去白芍、桂枝、肉桂，加入枸杞子30g，细辛5g，携药而归。

按：治疗阴证，我有一个思路，即扶阳治本，对症治标，标本兼顾。本案遵此思路，以真武汤扶阳治本，以仙茅、仙灵脾、阳起石、韭菜子壮阳治标，标本兼顾。

2.张某，男，66岁。性功能减退3年，初以为年事关系，未曾在意。后以腰膝酸软，行走乏力求治，顺便谈到阳痿，久无房事。询可否想法令服药方便些，宜于久服。查小便不畅，小腿发凉，眠纳尚可，舌淡胖润，脉滑软，右寸弱。辨为高年肾亏，作强失职，治以补肾壮阳，拟真武汤加壮阳之品，泡酒长服：附子30g，肉桂15g，杜仲20g，淫羊藿（免煎冲剂）30g，骨碎补25g，菟丝子25g，怀牛膝30g，桂枝30g，细辛10g，枸杞子25g，生姜30g，大枣10枚，泡饮法同上案。后告知，服药酒后性功能颇有改善。

按：张景岳说："人于中年左右，当为大修理一番，则再振根基，尚余强半。"是说中年以后，当对身体调补一下。施今墨也认为，"人到50岁以后即应追肥"，亦是提倡中年进补，药酒不失为一种选择。本方淫羊藿单用免煎冲剂，是考虑该药质轻，泡酒占地方，免煎冲剂则无此弊。

七、血尿

（一）附子理中汤治案

刘某，男，29岁。患IgA型肾病5年，近半月尿黄，镜检尿潜血（+++），畏冷，足凉，夜间头汗多，余尚正常。舌淡胖润有齿痕，脉左滑寸尺沉，右沉弦寸弱。此脾肾阳虚，失于固摄而致血尿，治宜温补脾肾，固摄止血，方选附子理中汤加味：附子30g（先煎半小时），干姜20g，炮姜30g，血余炭30g，肉桂10g，沉香10g，炙甘草10g。7剂，水煎服。

复诊：尿色转清，镜检尿潜血阴性。足凉、夜汗均减，守方加茜草20g、茯神

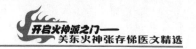

30g，7 剂后疗效巩固。

（二）潜阳封髓丹治案

1.伊某，女，61 岁。9 年前患隐匿型肾炎经治已愈。4 个月前开始尿血，迭治乏效。刻诊：肉眼血尿，腰膂酸胀发木，低烧37℃，时有轰热，头胀，汗出，口苦不渴，舌淡稍胖润，脉滑无力。既往甲亢 20 年，用西药控制。查以往用药，无非清热凉血止血之品，致令患者便溏。

观其舌淡稍胖润，脉滑无力，兼以口不渴，已属阴象。阴气上僭，真气上浮而现轰热、头胀、口苦等症，俱属头面阴火；其低烧、汗出，乃属虚阳外越；血尿则属阳虚不能统摄所致。综合分析，此证总属阳虚阴盛引起，不可被头面阴火所惑。治以温阳固摄，方用潜阳封髓丹加味：附子15g，砂仁10g，龟甲15g，黄柏10g，炙甘草10g，炮姜25g，肉桂10g，薏苡仁30g，白术15g，续断30g，茯苓25g。3 剂后，血尿消失，镜检尿中 RBC（4 ～ 5）个，体温正常，口苦消失，轰热减少。继续加减调理月余，镜检尿中 RBC（1 ～ 3）个，余症若失。

按：以前治血尿多从阴虚火热着眼，何况本例还有口苦、低烧等似热之象，回顾疗效并不理想。一般认为，血症由实火或阴虚引发者多见，"举世宗之而不疑，群医信之而不察"。而郑钦安认为，实火引起的血症少见，阳虚引起的血症多发，"十居八九"。本例前曾服药 4 个月，皆凉血止血之品，越治越差。学习火神派理论之后，自知前非，遂改弦易辙，从阳虚入手，收效之速实出意料。郑钦安在论小便下血时说："予曾经验多人，皆是重在回阳，其妙莫测。"洵非虚语。

2.邹某，女，47 岁，2009 年 4 月 10 日初诊：肾盂肾炎 20 年，反复血尿，尿涩而痛，尿检：潜血（++++），常吃阿莫西林消炎药。小腹两侧亦痛，原有附件炎，白带呈豆渣状，经血色红量大，呕恶，眩晕，手足凉，畏冷，无汗，口疮反复发作。脉右弦尺弱，左滑寸弱尺沉。此属阳虚失于统血，常服消炎药更伤阳气，虚阳上浮故见口疮发作。治以温阳潜摄，潜阳封髓丹加味处之：砂仁20g，附子30g，黄柏20g，炙甘草15g，牛膝30g，乳香5g，炮姜30g，血余炭30g，知母10g，肉桂10g，茯苓30g，淫羊藿25g，丁香10g，茜草20g。7 剂。

复诊：血尿减轻，涩痛消失，继服 7 剂，血尿消失，余症亦减，前方出入，巩固疗效。

（三）小蓟饮子治案

张某，女，35 岁，2005 年 7 月 9 日初诊：尿频尿痛一天，色黄，腰酸，舌淡润，脉弦数，尺沉。尿潜血（+++），白细胞（++）。病系突发，且尿黄，脉见弦数，辨为湿热下注，拟小蓟饮子加味治之：小蓟25g，生地25g，蒲黄10g，通草10g，滑石30g，栀子10g，竹叶10g，当归15g，炮姜20g，炙甘草10g。4 剂。

服药即愈。

按：此案新发尿频尿痛，判为实证热证，用药 4 剂即愈。火神派虽然重视阳气，善治阴证，但从来没有忽视阳证热证的存在，有人说火神派只讲阴证，不讲阳证，未免强加于人。祝味菊曾言："人第知吾擅用附子，而不知吾勇于任寒也。""医之所宗，求真而已，得其真者无法不宜，故善理虚者必能治实，能用热者必能任寒。"

八、手足冰凉

（一）四逆汤治案

1. 郭某，男，25 岁。2011 年 2 月 25 日初诊：手足冰凉，自幼而起，冬季尤甚。腰骶部酸痛，肠鸣，手心热出汗，舌胖润有齿痕，脉滑软寸弱。秉赋薄弱，寒湿偏重，拟温扶阳气，兼祛寒湿，四逆汤加味治之：附子 30g，干姜 25g，吴茱萸 10g，肉桂 10g，桂枝 30g，白术 30g，茯苓 30g，细辛 10g，肉苁蓉 25g，续断 30g，炙甘草 30g。

服药无改善，药量不足，附子加到 60g，干姜 45g，桂枝 45g，吴茱萸 15g，出入药物尚有砂仁、沉香、杜仲等，调理 1 个月，手足已温，以金匮肾气丸再服巩固。

按：像此案手足冰凉患者颇不少见，有人习以为常，未当回事。岂不知四肢冰凉乃阳气亏乏的主要表现之一。四肢为诸阳之末，阳气亏损，故见手足发凉。经云："阳气者，若天与日，失其所则折寿而不彰。"故手足发凉关系到寿夭大事。

火神派重用附子，常见方式即"经典式重剂"，以吴佩衡、范中林等为代表，出手通常是 30g、60g 或者更多，得效后增加用量，一般是翻番加倍，本案即仿此处理。取得显效后再减量，所谓"阳气渐回，则姜附酌减"。既防止蓄积中毒，又体现"大毒治病，十去其六"经旨。

2. 王某，男，68 岁。2011 年 4 月 25 日初诊：手足发凉，背冷如冰，已七八个月，无汗，痰多，舌胖润苔黄腻，脉左滑，右沉寸弱。由手足发凉，背冷知系阳虚，而舌苔黄腻且痰多，提示痰湿较重，拟温阳化痰为法，四逆汤合姜附茯半加味：麻黄 10g，细辛 15g，附子 30g，干姜 20g，肉桂 10g，苍术 30g，茯苓 30g，淫羊藿 30g，鹿角霜 40g，半夏 25g，砂仁 10g，桂枝 30g，炙甘草 15g，生姜 10g。7 剂。

服药后反应平平，乃病重药轻，上方附子加至 60g，再予 7 剂，手足发凉、背冷如冰消失。予附子理中丸善后。

按：背部为太阳经地面，阳气亏损，故见背冷如冰。四逆汤温阳治本，细辛、鹿角霜散寒、温养督脉治标。

（二）附子理中汤治案

王某，男，17 岁。2009 年 7 月 27 日初诊：畏冷，手足凉，口疮反复发作，少气懒言,病已经年。纳差,便溏,足心出汗,面色晦暗。舌淡胖润,脉左弦寸弱尺沉,右滑关浮尺沉。此一派脾肾阳气不足之象,口疮乃是阴火所致,处方附子理中汤加味:附子30g,干姜20g,红参10g,白术25g,炙甘草10g,肉桂10g,砂仁20g,白豆蔻10g,桂枝20g,茯苓30g,泽泻15g,麦芽30g。10剂。

复诊:各症均有改善,守方再服两旬,其症若失。

(三)真武汤治案

叶某,男,67岁。2012年9月20日初诊:手足冰凉多年,阵热汗出,尿频,便次多,纳眠尚可,舌胖润,脉右沉滑寸弱,左滑软寸弱。9年前患抑郁症,6年前心脏下3个支架。辨为心肾阳气亏损,营卫失调,处方真武汤合桂枝汤出入:附子30g,茯神30g,白术30g,桂枝25g,白芍25g,炙甘草15g,淫羊藿30g,浮小麦30g,肉桂10g,益智仁25g,补骨脂25g,合欢10g,龙骨30g,牡蛎30g,生姜10片,大枣10枚。7剂。

以上方为基础,服药两个月,各症逐渐改善,自觉良好。其中附子渐加至100g,出入药物尚有干姜、海蛤粉、磁石等。

九、虚劳

四逆汤加味治案

1.张某,男,48岁。素嗜烟酒,耽于劳累,渐至全身乏力,消瘦,纳少,手足麻木,便溏,尿频,时失禁,病已七八年,无法工作。舌淡胖润有齿痕,脉弦,右寸弱。此一派阳虚气弱,水湿偏盛之象,近似虚劳,应培补元气,兼利水湿,四逆汤加味:附子25g,干姜15g,白术15g,茯苓30g,桂枝10g,黄芪30g,葛根20g,当归10g,补骨脂15g,仙鹤草30g,炙甘草15g。

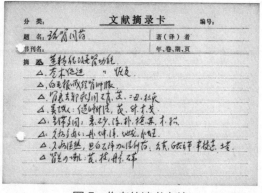

图5 作者的读书卡片

10剂后,感觉气力增加,手足麻木亦减。原方再加淫羊藿25g,继续调理月余,各症基本消失,恢复工作。

按:本案阳虚气弱,用四逆汤扶阳,加白术、茯苓、桂枝,意在化气利湿,合黄芪、葛根、柴胡,意在升提大气,仙鹤草为强壮要药(图5)。

虚劳之治必以扶阳为先,乃是郑钦安卓见:"虚劳之人,总缘亏损先天坎中一点真阳耳……唯有甘温固元一法,实治虚劳灵丹。昧者多作气血双补,有云大剂滋阴……不一而足，是皆杀人转瞬者也。""要知虚损之人，多属气虚，所现证形多有近似阴虚，其实非阴虚也。予尝见虚损之人，每每少气懒言，身重嗜卧，潮热而不渴，饮食减少，起居动静一切无神，明明阳虚，并未见一分火旺阴虚的面目。"

笔者体会，郑钦安所论更切近临床。俗见多作气血双补，或者滋阴降火，"是皆杀人转瞬者也"。

2. 卢某，男，42岁，文员。2020年10月23日初诊：精神疲乏，气短乏力已有两个月，即使坐着也有疲劳之感，不能胜任工作。并伴有呕恶、眩晕、心悸，目不欲睁，足心热。舌胖苔薄腻，脉左沉滑尺弱，右滑软寸弱。此阳虚气弱，不治或成虚劳，好在年纪尚轻，谅不难治，茯苓四逆汤为的对之方，处方：红参10g，附子30g，干姜10g，茯苓30g，泽泻45g，白术30g，吴茱萸10g，姜半夏30g，炙甘草15g，龙骨30g，牡蛎30g，生姜10g，大枣25g。14剂。

2020年11月6日复诊：气短乏力在服药3天即有效，其余症状亦减轻，仅有眼睛干涩。守方加枸杞子25g续服。

按：有人谓茯苓四逆汤为李可先生破格救心汤之经方版，未免本末倒置。须知"仲景垂妙于定方""仲景之方，最为群方之祖。"（成无己语）这个话反过来说还差不多："破格救心汤是茯苓四逆汤的李可版。"

十、多寐

四逆汤治案

1. 申某，女，50岁。2010年7月5日初诊：午后犯困1周，昏昏欲睡，打不起精神。左胸时痛，足凉如冰，舌淡紫胖润，脉滑弱右尺尤甚。心脏检查示：左心室后壁功能减弱。此明显少阴病表现，拟温扶阳气，四逆汤加味治之：附子30g，干姜20g，炙甘草60g，丹参30g，檀香10g，砂仁10g，肉桂10g，石菖蒲20g，元胡25g。

服药后，午后犯困大减，守方再服1周，其症若失。

按：《伤寒论》："少阴之为病，脉微细，但欲寐也。"为少阴病提纲，所谓少阴病即全身虚寒证。其表现特点，我曾以"微""萎""畏"三字概括之：微——指脉象微弱（脉形极弱，按之若有若无），沉伏（重按至骨方能按到），细弱（脉细如丝，无力）。萎——指精神萎靡，打不起精神，嗜卧欲寐，即犯困思睡。畏——畏寒，四肢厥冷，尤其下半身、膝以下清冷。本案可为明证。

2. 王某，女，80岁，2009年6月4日初诊：三餐后头胀，继则昏昏欲睡，已3个月。足心热，喜用凉水泡，夜间重于白天，便干需用手抠，眼睛发黏、发赤。多梦，尿频尿急色黄，晨起东倒西歪，下楼不稳，行走前抢，纳差，身懒，时汗，记忆力减退，口疮时发，"嘴里不是味儿"。舌淡胖润，苔心褐，脉左浮滑寸弱，右滑寸弱。此亦阳虚，虽见足心发热，乃虚阳下泄表现。处方四逆汤加味：炙甘草50g，干姜25g，附子25g，砂仁25g，黄柏15g，茯神30g，知母10g，肉桂10g，肉苁蓉30g，白术60g，牛膝15g，升麻10g，麦芽30g，磁石30g，石菖蒲20g，车前子15g。7剂。

复诊：餐后头胀、欲睡明显减轻，便秘解除。稍作调整，症状继续改善，服两周后未再诊。

十一、尿毒症

苍牛防己汤治案

宋某，女，60岁。入院日期，1985年6月15日。慢性肾炎反复发作已七八年，两个月前病情加重，全身水肿。在某军区总院诊为"尿毒症"，住院治疗2个月，静滴大剂量速尿无效。患者系一朋友之母，总院医生告诉他，西医已没有什么好办法，找个中医看看或许有救，否则恐怕只有等死了。因而找到我，其时我在某区中医院当住院医师，随即收入院治疗。

刻诊：身面、四肢高度水肿，眼睑因水肿需用手拨开方能看人，腹胀如鼓，叩实，腹围102cm，呕恶纳呆，口苦口干不欲饮，尿少，日不足100mL，伴乏力气短，畏寒，精神萎靡，面色萎黄，舌淡胖苔黄润，脉沉弦。尿检：蛋白（++++），红、白细胞（+～+++），尿素氮84mg/dL，肌酐4.6mg/dL。入院当天，邻床患者即要求出院，其时本该继续治疗。问之，说："这个新来的患者太重了，从她肚子上扎个眼，水都能喷我床上来。"说白了是吓走的。

分析证属脾肾衰微，水湿潴留，兼有气滞。治拟行气利水，参以扶正活血泻浊。处方苍牛防己汤加味：苍术、白术、川牛膝、怀牛膝、丹参、益母草、白茅根各30g，防己50g，大腹皮25g，大黄10g。4剂。

药后尿量渐增至每日1500mL，大便轻泻，腹胀已减。药似中的，原方出入续投，服药20剂后，水肿尽消，腹水已无，腹围76cm，尿量正常，余证亦渐次消失，继用香砂六君子汤善后。一个半月后，尿检已正常，尿素氮22mg/dL，肌酐2.1mg/dL，观察半个月出院。

按：此病肾功能衰竭（尿毒症）而致全身水肿合并胸水腹水，症情堪称严重，西医已经束手无策。毛主席说过："中医不比西医差。"中医治病确有独特优势，西医治不了的病，中医不一定也治不了，本案即是例证。其时，我大学毕业刚二年，接手此等重症并未打怵，"凡少年人看病，心中必谓天下无死症，如有死症，总由我功夫不到。一遇难处，遂打起精神与它格算，必须万全而后止。学医者不可无此兴会"。清·曹仁伯这段话一直支撑着我,受益终身。

本案所用苍牛防己汤(苍白术、牛膝、防己、大腹皮)系已故名医方药中教授自制方,治疗各种腹水多有佳效。此案加益母草即活血又利水,一药二用。本证虽无便秘之症,但不避大黄,以求通腑泻浊,对取效起到一定作用。

十二、睾丸胀痛

真武汤合四妙散治案

刘某,男,49岁。2011年12月6日初诊:睾丸胀痛,下身会阴部潮湿,腰酸,夜尿3~5次,眠差。舌淡胖,脉沉滑。辨为寒湿下注,阴气凝聚,拟真武汤合四妙散治之,处方:附子25g,干姜20g,茯苓30g,白术30g,苍术30g,黄柏10g,怀牛膝30g,薏苡仁45g,独活10g,续断30g,淫羊藿30g,橘核25g,砂仁10g,肉桂10g,生姜20g。7剂。

复诊:睾丸胀痛消失,夜尿减为一二次,睡眠转佳。前方加杜仲20g,去掉橘核、砂仁,继服7剂。

第六章　发热

一、少阳发热

(一)小柴胡汤治案

庄某,女,22岁。1992年3月20日在厦门出诊时偶遇病例。其人左上腹疼痛,随即恶寒,1小时后发热,约半小时后症状消失,如此者已经3天。胁胀,食欲差,形体消瘦。舌淡苔薄润,脉弦滑无力。证类疟疾,按少阳证论治,拟小柴胡汤主之:柴胡15g,黄芩10g,干姜15g,半夏15g,党参20g,炙甘草10g,常山10g,大枣10枚,生姜10片。3剂即愈。

按:柴胡证有七症:口苦,咽干,目眩;往来寒热,胸胁苦满,默默不欲饮食,心烦喜呕。"但见一症便是,不必悉具"。此外,脉应该见弦象。有专家认为,七症中最具特征意义的症状,依次为脉弦,胸胁苦满,往来寒热,呕吐,不欲饮食,可供参考。

(二)柴胡桂枝汤治案

1.王某,女,29岁。2022年5月30日电话求诊:近五六天身体不舒服,胸闷发热，感觉发烧，头微疼，但体温一直是36.5℃，眼睛干涩、口干、气短、乏力。其余正常。自服麻辛附子汤，无效果，心慌明显。继而又服3剂潜阳封髓丹，效果也不明显。最后电话问老师。嘱服柴胡桂枝汤原方：柴胡15g，桂枝25g，黄芩10g，人参10g，白芍25g，姜半夏30g，炙甘草15g，生姜10g，大枣25g。3剂。

服用1副即已好转，继而复常。

按：《伤寒论》："伤寒六七日，发热微恶寒，支节烦痛，微呕，心下支结，外证未去者，柴胡桂枝汤主之。"病涉太阳、少阳，故桂枝汤与柴胡剂合用。本案太阳证容易辨识，身体不舒服，头微疼为证。胸闷发热则属少阳地界，所谓"胸胁苦满"之谓也。先服麻辛附子汤，没考虑到少阳家事，故无效果。又服潜阳封髓丹，只宜单纯阳虚之人，断不可忽略表证存在，也犯了忌讳。吴佩衡说要"把好太阳关"，因为太阳为表，外邪犯之呈多种复杂变化，须详细分之，《伤寒论》因而用了一半篇幅论述之。认准了，一剂知，二剂已；认不准，变化多端，迁延费治。

2. 赵某，男，34岁。午后、晚上低热1周，体温37～38℃，有汗，呕恶时作，干咳，口腔溃疡，素来便溏，舌淡赤胖润有齿痕，脉弦数，右寸弱。辨为阳虚之体，太阳、少阳合病，亦称少阳兼表，治宜和解少阳，兼解表邪，柴胡桂枝汤加味：桂枝15g，白芍15g，柴胡15g，黄芩10g，干姜15g，半夏15g，党参20g，附子15g，砂仁20g，黄柏10g，益智仁20g，茯苓30g，炙甘草10g，大枣10个，生姜10片。7剂后，除便溏外，余症均消失。

（三）大柴胡汤合麻黄汤治案

付某，女，60岁。1990年4月14日初诊：恶寒发热3日，体温39℃，多发于子午之时，无汗，身疼痛而沉，便秘3日未行，尿少色红，口苦而渴，呕恶，既往胆囊炎病史，舌淡苔黄，脉弦略数。似属太阳、少阳、阳明三阳合病，处方大柴胡汤合麻黄汤加味：柴胡15g，黄芩20g，枳实10g，白芍15g，半夏15g，麻黄10g，桂枝10g，杏仁10g，甘草10g，石膏50g，大黄10g（单包，后下），生姜10片，大枣10枚。3剂。

服药1剂即退烧，便通，尿量增加，余症亦轻，3剂服毕，病若失。

按：分析本案恶寒发热、无汗、身疼痛为太阳表实之证；病发于子午之时（阴阳交替之际）、呕恶为少阳见证；口渴、便秘为阳明之证，因断为三阳合病。记得此证何绍奇先生拟有验方应对，颇为自诩，我一直记得，其方组成：荆芥、防风、金银花、连翘、柴胡、黄芩、石膏、竹叶。

有人以为火神派治虚寒证拿手，治热病非其所长。其实火神派不仅擅用姜、附等热药，而且也会用大黄、石膏等凉药，郑钦安称"附子、大黄为阴阳二证两大柱脚"，只不过"热病用河间，阳虚法钦安"罢了。

（四）柴胡加龙骨牡蛎汤治案

叶某，女，46岁。2009年7月2日初诊：夜晚9点开始发热1周，输液可控制，但是复发，十多年前曾发过类似病症。先冷后烧，畏寒发热，发烧时呕恶。二便涩滞，尿频色黄红。经常脸肿，口干舌燥，口苦发木，腰痛连胁，无汗。舌淡赤胖润有齿痕，脉滑寸弱。证属邪在少阳，考虑到二便涩滞，选用柴胡加龙骨牡蛎汤治之：柴胡20g，黄芩10g，炮姜15g，半夏20g，党参25g，桂枝20g，茯苓30g，大黄10g，龙骨20g，牡蛎20g，炙甘草10g，大枣10枚。7剂。

复诊：发热已平，口苦、腰痛、脸肿均减，二便亦畅。药已中的，原方调整再服7剂。

按：《伤寒论》："呕而发热者，小柴胡汤主之。"本案即遵此条文处治。患者脉滑，而非少阳证必见之弦脉，并不影响对柴胡证的认定。郑钦安有一个原则，在脉证不合时，认证为要，舍脉从证。这是其非常独到之处，与诸多唯脉是从者不同，作者认同这一点。临床中遇到"病现阴色"，而脉见"浮、洪、长、大、实、数、紧之类"阳脉，通常均"舍脉从证"，判为阴证，用附子类热药，未见失误。

二、阳虚发热

（一）附子理中汤治案

皇某，女，24岁。经常低热，体温37～38℃，慢性泄泻1年，日行四五次，肠鸣，腹痛即泻，泻后痛减，手足不温，尿时黄，颜面有痤疮，舌淡胖润，脉滑软，尺沉。证属脾肾阳虚，湿气偏盛，其低烧、颜面痤疮乃三阴上逆外越之兆，附子理中汤加味：附子15g，炮姜20g，党参20g，白术25g，茯苓30g，陈皮10g，防风10g，桂枝15g，白芍15g，木香10g，砂仁15g，白豆蔻10g，补骨脂20g，麦芽30g，炙甘草10g，大枣10枚，生姜10片。

6剂后，低烧及腹痛消失，大便已近正常，仍有肠鸣，手足不温，前方去白芍、陈皮，加薏苡仁50g，蜂房10g，当归10g，龟甲10g，细辛10g，续服12剂，大便正常，手足不温及痤疮均显著改善。

（二）茯苓四逆汤治案

师某，女，47岁。2013年7月15日初诊：发热已5天，体温38～39℃，医院予抗生素消炎处理。昨天进食西瓜后泻利，逐渐神识昏昧，心烦不安，手足躁扰，言语错乱。体温38.3℃，无汗，尿量尚可，医院已向家属下病危通知。患者系当年我下乡时的乡亲，其女儿来沈求救，遂驱车急赴乡镇医院。查病情如上，舌淡紫润，右边有紫疱如绿豆大一个，脉滑软寸弱，此虚阳欲脱急症，处茯苓四逆汤加味：茯神30g，附子30g（先煎半小时），炮姜30g，红参20g，砂仁10g，龙骨30g，牡蛎 30g，香薷 10g，炙甘草 15g，生姜 10 片，大枣 10 个。3 剂，嘱冷服，每次兑入童尿 50mL。当时患者的外孙在场，就地取材，用了他的尿。

次日电话告知：服药 3 次，见汗，热退，神识已清，烦躁亦安，病入坦途。唯感腹胀，嘱余药热服，停用童尿。药尽恢复常态，继续电话沟通调理出院。

按：中医治疗急症自有传统，但多年来接手的急症不多，因为大多数人都找西医去了，不知中医治疗急症自有一套方法，疗效不比西医差。不知道多少人死守着西医，被治死而不觉，不相信中医也能治好急症。

（三）潜阳封髓丹治案

1. 栾某，女，56 岁。2010 年 10 月 14 日初诊：膀胱癌术后 42 天。轰热汗出，颈部以上尤多，着急上火则加重，尿亦发热，便秘 20 年，大便先硬后溏，足凉如冰，夜里须另加盖被子。眠纳尚可。舌淡赤胖润薄黄，脉沉滑数尺弱。分析癌症术后正气受损，足凉如冰乃阳虚之确证，烘热汗出则系虚阳上浮所致，治宜温阳潜纳浮火，处方潜阳丹加味：砂仁 20g，龟甲 10g，附子 25g，炙甘草 50g，干姜 25g，肉桂 10g，茯苓 30g。5 剂。

复诊：各症均有减轻，时感头晕或痛，上方附子加至 45g，另加泽泻 20g，龙骨、牡蛎各 30g，守方调理 2 周，自觉良好。

按：《医经密旨》云："治病必求其本。本者，下为本，内为本。故上热下寒，但温其寒而热自降；表寒里热，但清其热而寒自已，然须加以反佐之药，以免格绝。"本案即上热下寒，但温其寒而热自降。方中龟甲即是反佐之药，且有介类潜纳浮阳用意。

喻嘉言谓："畜鱼千头者，必置介类于池中。不则其鱼乘雷雨而冉冉腾散，盖鱼虽潜物而性乐于动。以介类沉重下伏之物，而引鱼之潜伏不动，同气相求，理通玄奥也。故治真阳之飞腾霄越，不以鼋鳖之类引之下伏不能也。"（《寓意草》）指明以牡蛎、鳖甲、海蛤粉等为代表的介类药物，善治真阳外越之证。

2. 王某，男，43 岁。2011 年 1 月 19 日初诊：换肾手术 1 年，半年前自觉火从腹部上冲至心下，上半身燥热，呈阵发性，午后加重，并发低热。咽部与牙龈时发肿痛，腰膝痠软，手足发凉，乏力，眠差，便溏，尿时黄。舌淡胖润，苔垢有纹，脉沉滑寸弱。此情类似上案，亦是虚阳上越，上热下寒之证，主以潜阳封髓丹加味：附子 60g，砂仁 25g，龟甲 15g，黄柏 15g，干姜 30g，炙甘草 60g，骨碎补 25g，山茱萸 45g，茯神 30g，怀牛膝 15g，龙骨 30g，牡蛎 30g。10 剂。

服药后，燥热减轻，手足凉转温，余症轻减，上方山茱萸改为 75g，原方调整再服 10 剂，随访疗效巩固。

按：此案虚阳上越，上热下寒，重用附子温阳治本，另外选药引火归原俱有章法：镇潜以龙骨、牡蛎；引下选牛膝，泽泻亦可；酸敛用山萸肉且予重剂，乌梅、白芍亦可；补土伏火主要以大剂量炙甘草60g为代表，真阳浮越，上热下寒，一可使阳气守于下焦，而不过于升腾；二可助药力持久释放。

3. 张某，女，17岁。2022年1月21日初诊。发热10天，每于晚上发作，体温37～38.3℃，发热时面颊泛红。曾发荨麻疹2次，不畏冷，无汗，咽干咽痛，鼻塞流涕，疲乏，纳差，便溏。舌胖润，脉右浮滑尺弱，左沉滑。血常规检查，白细胞减少。此系虚阳上浮，兼见太少两感，拟潜阳丹合麻黄附子细辛汤治之：麻黄10g，细辛10g，附子30g，砂仁15g，肉桂10g，干姜10g，炙甘草30g，姜半夏25g，荆芥穗10g。7剂。

2022年1月28日复诊，用药当日发热即止，荨麻疹未发，咽痛消失，仍纳差，咳嗽少痰，气短。血常规未见异常。上方微调续服。

三、足心发热

（一）四逆汤治案

1. 张某，女，47岁。足心发热2年。哈欠连天，自觉乏累，鼻、唇易生疮疖，偶流鼻血，多梦。舌淡胖润，左脉滑软尺弱，右滑寸沉。此案哈欠连天，乏累，显然阳气不足。不仅虚阳下泄而见足心发热，亦有虚阳上浮如鼻、唇生疮等表现，拟温阳潜纳，四逆汤加味主之：炙甘草60g，附子30g，炮姜30g，红参10g，砂仁10g，茯神30g。7剂。

复诊：足热消失，哈欠减少，鼻、唇疮疖未发。守方再服巩固。后曾复发，原方再投仍效。

按：足心发热一症临床常见，按阴阳辨诀判之，多属于虚阳下陷论处，以四逆汤治之，多例均收良效。俗医但以阴虚目之，无法治愈。

2. 史某，女，85岁。2010年9月13日初诊：足热如焚半年。眩晕，乏力，嗜困，纳差，畏冷，9月份已着衣4件，无汗。舌淡胖润，苔薄，脉浮滑寸弱。结肠癌改道术后14个月，糖尿病8年。判为虚阳下泄，兼夹表邪，处以四逆汤加味：干姜30g，附子30g，炙甘草60g，麻黄10g，细辛10g，砂仁10g。5剂。

服药即效，足热迄未反复。

按：本案因见畏冷着衣，脉浮，认作阳虚夹带表邪，因加麻黄、细辛解表。

（二）潜阳封髓丹治案

袁某，男，80岁。2010年1月29日初诊：足心发热如焚，午后加重，已经半年。耳聋，脉右浮滑尺弱，左弦浮寸弱，舌淡赤胖润有痕。高年阳虚，阴火从肾经下泄，处方：炙甘草60g，干姜30g，附子30g，砂仁10g，黄柏15g，龟甲10g。7剂。

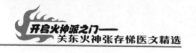

复诊：服药第三天，足热即消失。再服 7 剂巩固。

四、阴虚发热

引火汤治案

1.孙某，女，76 岁。2008 年 11 月 18 日初诊：轰热汗出已 1 年，昼出夜无，冬天亦出，心烦，口苦口干。大便艰涩，夜尿 3～4 次，频而少。咳则尿出，耳鸣，畏热，下肢抽搐。舌淡赤胖，脉右弦浮，左关浮尺弱。高年肝阴不足，雷火为患，处以引火汤：天门冬 30g，麦门冬 30g，熟地 60g，巴戟天 30g，肉桂 15g，五味子 10g，茯苓 30g，山茱萸 30g，白芍 30g，柴胡 15g，枳实 10g，炙甘草 15g。7 剂。

复诊：轰热汗出已正常，余症大多亦轻。守方再服 7 剂。

2.王某，女，57 岁。自觉后背发热如蒸锅三四年，十分难受。畏热，心烦，动则汗出，鼻干出血，纳差，便干而硬，尿少而黄。舌胖润有齿痕，脉左沉滑尺弱，右弦数寸弱。既往胆囊切除史。从便干尿黄，右脉弦数着眼，判为阴虚，雷火上蒸而现背热，投引火汤试治：熟地 30g，麦门冬 30g，天门冬 30g，茯神 45g，五味子 15g，肉桂 10g，巴戟天 30g，红参 10g，炮姜 30g，磁石 30g，炙甘草 15g。7 剂。

复诊：背热、汗出均已显减，鼻干出血消失，大便已畅，食纳增加。药已中的，前方稍作调整续服 7 剂。

按：本案舌象似显阳虚，但综合心烦，便干、尿黄之象，判为阴虚，火神派并非凡病皆阳虚也。此中奥理，博涉识病才得领悟。

3.章某，女，29 岁。轰热、颧红 2 年，多发于晨起之际，夜间亦发。便秘，口似渴欲饮。夜尿 3 次，中午犯困，足凉。舌淡胖有齿痕，脉滑软尺沉。此亦雷火上浮，投以引火汤：熟地 60g，天门冬 30g，麦门冬 30g，巴戟天 30g，五味子 10g，茯苓 20g，肉桂 10g，磁石 50g，牡蛎 50g。

服 3 剂已好，停药后有反复，再服仍效。

按：此案判为雷火上浮，主要根据阴阳节律特点，发热多见于晨起，因为阳气上升之际，阴血不足以制之而见发热；本例尚见有舌淡胖，犯困，足凉等症，确为阳虚见证，此时当权衡二者，斟酌取舍，为医在这时最要功夫。

五、气阴两伤

竹叶石膏汤治案

舒某，女，18 岁。1984 年 6 月 17 日初诊：发热一个半月，低热 37℃左右，上午甚于下午。双上肢、后背有红色丘疹。胸闷，无汗，面时发红，口渴口干口黏，呃而恶心，咽痛，鼻衄血丝，二便尚调。舌尖红苔黄腻，脉滑略数，双寸浮。此属阳明余热，夹有痰湿，气阴已伤，拟竹叶石膏汤加味处之：竹叶 10g，石膏 50g，太子参 30g，半夏 15g，薏苡仁 30g，麦门冬 15g，桑叶 10g，菊花 10g，薄荷 10g，连翘 10g，紫苏 10g。3 剂。

服药后热退。

按：元·王好古说："阳则易辨易治，阴则难辨而难治。"是说阳热证易辨易治，确然。

六、湿温

三仁汤治案

女儿张某，22 岁。2000 年 9 月末，高热 2 天，体温 39.1～39.9℃。夜晚 39.2℃，次日输液一次后体温略降，38.1℃，汗出不解，发热不扬，咽红而痛，精神不振。舌淡胖润有齿痕，苔黄腻，脉滑略数。当时问她，是继续输液，还是吃中药？答曰服中药，按湿温论处，三仁汤主之：杏仁 10g，白蔻 10g，薏苡仁 30g，厚朴 10g，半夏 10g，竹叶 15g，滑石 30g，木通 10g，山豆根 15g，薄荷 10g，牛蒡子 15g，甘草 10g。2 剂。

服药后，热退身凉，未再反复。

第七章　痛证

一、头痛

（一）麻黄附子细辛汤治案

1. 田某，女，64 岁。头痛反复发 40 余年，以后头部明显，呈灼热感，凌晨两三点钟多发，屡服止痛药及虫类药乏效。平素畏冷，足凉，胃中胀饱，化艰，便秘如矢，眠差。舌淡胖润，苔黄垢，脉左浮滑尺弱，右沉滑寸浮。辨为太阳风寒在表，脾肾阳气皆虚，拟温阳开表，兼顾运中，麻黄附子细辛汤加味：麻黄 10g，附子 25g，细辛 10g，吴茱萸 10g，川芎 30g，白芷 15g，羌活 10g，茯神 30g，砂仁 15g，麦芽 30g，炙甘草 10g。7 剂。

3 剂后头痛显减，便秘、足凉亦减，但眠差依旧，前方加酸枣仁 30g，磁石 30g，白芷减为 10g，再进 7 剂，头痛已止，余症亦减，继续调理脾胃。

按：凡阳虚兼有表证者，如发热、痹痛、五官科皮肤科等多种病症，皆可用麻黄附子细辛汤治之，钱潢称为"温经散寒之神剂"，确有广泛应用价值，是火神派囊中一个要方，就本人而言，可以说一日不可或缺。

2.刘某，男，80岁。偏头痛40年，右侧为主，每天都痛，颈椎僵硬，眩晕，尿频夹沫，夜两三次，鼻塞，口和，有情志郁闷史，手足凉，眠可。舌淡紫胖润有齿痕，左脉弦缓寸弱，右沉缓寸弱。证属风寒夹郁，处以验方散偏汤：葛根30g，白芍20g，白芷10g，香附10g，川芎25g，柴胡15g，黑芥穗10g，肉桂10g，泽泻20g，蔓荆子10g，细辛5g，补骨脂25g。7剂，水煎服。

复诊：手足凉稍温，头痛未减，鼻塞，考虑阳虚夹表，改弦易辙，调方麻黄附子细辛汤加味：麻黄15g，细辛30g，附子60g，干姜30g，肉桂10g，葛根30g，白芷10g，川芎25g，蔓荆子10g，苍耳子15g，苍术25g，茯苓30g。7剂。

服药后获效，头痛已止。唯仍鼻塞。上方出入再予7剂。

按：本案偏头痛出手用散偏汤，是囿于对验方的认识。好在及时调整思路，回归于阳虚夹表的认识，调方而收效。"偏方治大病"，偏方虽然有效，但并非每投必效。切忌死守一方拘执不变，一条道走到黑。中医诊疗的最高方式还是辨证论治，说白了即具体问题具体分析。因此，使用偏方时一定要有辨证的观点，否则可能误事。

其实即或神医初诊也难保百发百中，关键是复诊时要思考问题出在哪里，重新辨识病症，如本案即使是40年头痛也可治愈。从正反两方面的成败而积累的经验往往是最深刻的。

3.白某，女，44岁。2018年8月30日初诊：头部疼痛发沉发胀不适4天。入睡困难，眠差觉轻，便可，汗正。舌淡胖润，脉沉滑尺弱。此阳气亏虚，兼犯风寒，痰湿上蒙清窍所致，戏称其"脑袋进水了"。治宜温阳化痰，兼以开表，方拟麻黄附子细辛汤加味，处方：麻黄10g，细辛10g，附子30g，苍术30g，藿香10g，茯神30g，泽泻30g，炮姜30g，生姜10片。7剂。

2020年5月7日因他病就医，告曰上次头胀痛服药已愈。

（二）吴茱萸汤加味

贾某，女，35岁。2019年2月22日初诊：头晕头胀而痛，时伴呕吐半个月。眠差，正汗，高血压3年，血压140/100mmHg。舌淡胖润，脉右浮滑尺弱，左沉滑尺弱。辨证：头痛而伴呕吐，此属厥阴肝寒作祟，兼见痰湿上蒙，故而头晕头胀。治宜温补厥阴，佐以化痰，拟吴茱萸汤加味，处方：吴茱萸10g，党参30g，姜半夏30g，泽泻30g，白术30g，茯神30g，附子30g，生姜15g，大枣15g。7剂，用中药颗粒剂冲服。是方加附子增强温阳之功，加半夏、泽泻、白术、茯神以化痰湿。

复诊：头痛、呕吐消失，血压稳定，前方附子加至45g，另加生龙骨30g，牡蛎 30g，再予 7 剂巩固，迄未反复。

（三）潜阳丹加味治案

马某，女，51 岁。头痛 3 年，常于每晚 5—8 点发作，偏于两侧，难于忍受，伴有眩晕，双眼巩膜赤丝缕缕，口腔、舌边溃疡反复发作，便干，近 1 年异常发胖。舌淡胖润，脉滑软。午后属阴，此时头痛发作应当判为阳虚所致，何况口腔、舌边溃疡反复发作亦属阴火，舌脉所示阳虚本象无疑。便干者，阳虚失于推运，不可误为阳热。议潜阳封髓丹合温氏奔豚汤投治：砂仁 20g，附子 25g，龟甲 15g，山药 30g，沉香 10g，茯苓 30g，泽泻 25g，牛膝 25g，肉桂 10g，细辛 5g，石决明 30g，川芎 20g，炙甘草 10g。5 剂，每日 1 剂，水煎服。

服 1 剂头痛即止，目赤消失。守方再服 10 剂，随访头痛迄未发作，余症若失。

（四）附子理中汤加味

高某，女，36 岁。反复头痛 10 余年，与经期呈相关性，但平时亦犯，精神紧张时多发。疼痛偏于两侧，头沉，连及太阳穴和目眶，上眼皮亦发沉。足凉，渴喜热饮，时有胃痛（十二指肠球部溃疡 5 年）。舌淡赤胖润，脉缓弦。辨为脾肾阳气不足，湿气偏盛，上犯清阳，治以扶阳利湿，附子理中汤加味：附子 15g，炮姜 15g，党参 15g，苍术 15g，砂仁 15g，石决明 30g，川芎 15g，茯苓 30g，炙甘草 15g，生姜 10 片。

3 剂后头痛消失，迄未复发。

按：郑钦安有"万病一元论"观点，强调万病皆因元阳受损引起："外感内伤，皆本此一元有损耳。""病有万端，亦非数十条可尽，学者即在这点元气上探求盈虚出入消息，虽千万病情，亦不能出其范围。"

既然万病皆本元阳有损引发，那么治疗就应从扶助元阳着眼，"治之但扶其真元"，以中风为例，他说："众人皆作中风治之，专主祛风化痰不效。予经手专主先天真阳衰损，在此下手，兼看何部病情独现，用药即在此攸分。要知人之所以奉生而不死者，恃此先天一点真气耳。真气衰于何部，内邪外邪即在此处窃发。治之但扶其真元，内外两邪皆能绝灭，是不治邪而实以治邪，未治风而实以祛风，握要之法也。"也就是说，并非头痛医头，脚痛医脚，而是"专主先天真阳衰损，在此下手"，这是火神派一个十分重要的理念。

此案除主症头痛外，见有足凉，渴喜热饮，胃痛等症，皆显阳气不足之象，因而径予附子理中汤，"治之但扶其真元"，十年头痛竟然 3 剂取效，确显扶元治病的威力。

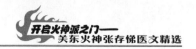

二、三叉神经痛

（一）麻黄附子细辛汤治案

1.高某，男，58岁。2013年4月20日初诊：七八年前患中风，面瘫，语言蹇涩。六年前开始发作三叉神经痛，以左侧眉棱骨、下眼睑刺痛突出，左眼裂变小，吃饭、刷牙、受风均可诱发，疼痛十几秒。畏冷，不易出汗。鼻发堵，时作喷嚏，嗅觉缺失。舌暗赤胖苔垢，脉滑数寸弱，右见浮象。此系阳虚感受风寒，不仅三叉神经痛，且夹有面瘫、鼻炎等症，见症虽多，终不离阳虚感寒病机，处以麻黄附子细辛汤合牵正散加味：麻黄15g，细辛15g，附子30g，白芷15g，辛夷15g，白僵蚕10g，白附子15g，川芎30g，黑芥穗15g，炙甘草15g，全蝎5g，蜈蚣1条，生姜30片。5剂。

患者久治乏效，从外省来沈阳求治，希望先少开几剂体验一下，怕无效而浪费钱财。留沈阳服药观察5天，再定取舍。服药两天即觉三叉神经痛减轻，吃饭时已无疼痛，鼻塞已通，信心大增，遂请求开药30剂携带回家治疗，前方调整如下：麻黄15g，细辛15g，附子60g，白芷15g，辛夷15g，白僵蚕10g，白附子15g，川芎30g，黑芥穗15g，瓜蒌30g，红花10g，炙甘草15g，全蝎5g，蜈蚣1条，生姜30片，大枣10枚。30剂。

后电话告知，服药后三叉神经痛已止。

半年后电话又告，三叉神经痛复发，要求前方再寄30剂，再投仍效。

按：关于三叉神经痛，李可先生曾谓："纵观历年病例，约在百人之数，悉属肾阴下亏，龙雷之火上燔，无一例外。病程愈久，病机愈显。"由是倡用引火汤加味治疗，确为经验之论。但若说本病"悉属肾阴下亏"，未免武断。以临床所见，该病亦可由风寒外袭引发，本人即曾遇见多例，以麻黄附子细辛汤加味治之，获效亦佳，本案即是一例。

2.王某，女，31岁。2013年10月26日初诊：左侧头痛一周，连及目框、面颊，呈阵发性放射样疼痛，夜间多发约两三次，每次约5分钟。面颊发木，左耳鸣。眠差，手足发凉，大便易泻，无汗，性急焦虑。舌暗赤胖润，脉沉滑数。从风寒入络入手，但当顾及阳虚之本，麻黄附子细辛汤加味治之：麻黄10g，细辛10g，附子30g，白芷10g，蔓荆子15g，茯神30g，龙骨30g，磁石30g，酸枣仁30g，肉桂10g，生麦芽30g，炙甘草15g，生姜10片，大枣10枚。7剂。

复诊：头痛、三叉神经痛已止，手足发凉减轻。原方附子加至45g，另加远志15g，连用两周，三叉神经痛未再发作。

（二）引火汤治案

1.唐某，男，57岁，四川人。患三叉神经痛2年。2年前6月份第一次发作，渐次加重。几乎每天都发，以清晨6点钟前后多发，余时亦发，呈触电或针刺或刀割样疼痛，烧灼感，发作时面色发赤，以右侧鼻腔、眼角外侧、上牙为甚，连及面颊上额，咀嚼或刷牙或以手触摸时均可诱发。突发而痛，持续约10秒而止，多方治疗乏效，以往饮酒颇多。舌淡胖润，脉弦数，右寸弱。此系肝肾阴亏，虚火上冲，处以引火汤加味：熟地60g，天门冬30g，麦门冬30g，巴戟天30g，五味子10g，茯苓30g，泽泻30g，白芍60g，炙甘草10g，附子15g，白芷15g，肉桂10g，蜈蚣2条，全蝎10g，砂仁10g。4剂后疼痛有减轻，前方加细辛15g，续服15剂后，彻底缓解。

按：此症判为肾阴不足，虚火上燔有3点依据：清晨6点钟前后多发，是为阴虚之热逢于阳气方盛之际，热必加重而症发；发作时面色发赤；有大量饮酒史。唯舌淡胖润提示阳气亦虚，湿气偏盛。故于引火汤内加附子以温阳，泽泻以利湿，白芷、细辛止痛，另合芍药甘草汤、止痉散（蜈蚣、全蝎）缓急通络而止痛。本案4个月后曾复发，仍照上方再服仍效。

引火汤加味治疗三叉神经痛经验学自李可先生，不敢掠美。他认为"三叉神经痛必挟雷火，因巅顶之上惟厥阴可到。肝火暴虐，在大滋真阴引火归原之中，必佐柔肝宁络之品为妥。脾胃虚弱者，易致滑泄，加姜炭10g，砂仁10g（与熟地拌捣）。龙雷之火上奔无制者，加肉桂粉1.5g（刮去粗皮研粉，蒸烂小米为丸，药前先吞），引无根之火降而归肾，见效尤速。"

2.卓某，女，76岁。2007年3月20日外地电话求诊，三叉神经痛已5年，吃饭张口之间即犯，偏于右侧，每日均发。呃逆，便干，尿憋不住。揣摩年高肝肾不足，雷火上激，处方引火汤：熟地30g，天门冬30g，麦门冬30g，巴戟天30g，肉桂10g，五味子10g，茯苓15g，白芍30g，炙甘草10g，蜈蚣2条，全蝎5g，细辛5g。5剂。

复诊：患者由外地来诊，三叉神经痛已减，张口亦可。查右颧稍肿，心烦躁，舌淡胖润，脉弦数尺沉。仍以前方调整再服，疼痛控制。

三、颈椎病

（一）麻黄附子细辛汤治案

1.郭某，男，61岁。颈椎病年余，颈部疼痛，右上肢连肩酸痛，头晕，耳鸣，眠差。舌淡紫胖润苔白腻，脉右浮弦寸弱，左浮滑尺弱。磁共振检查示：C3~7颈椎增生，颈孔狭窄。分析风寒久羁项背，经隧阻滞，阳气受损，法当太阳少阴兼顾治之，处方麻黄附子细辛汤加味：麻黄15g，细辛10g，附子30g，干姜20g，桂枝25g，葛根60g，白芷10g，姜黄25g，延胡索30g，苍术25g，泽泻30g，磁石30g，茯神45g，炙甘草15g。10剂。

复诊：颈部疼痛、头晕、肩痛显减，守方调理，再服10剂。

2.卢某，男，45岁。2011年7月28日初诊：颈椎不适，头皮麻木半年，偏后偏左。右手指痛，正汗，晨泻，食凉则泻近20年。舌胖润有齿痕，脉右滑左沉，双寸弱。处方麻黄附子细辛汤加味：桂枝30g，麻黄10g，细辛10g，附子30g，薏苡仁30g，葛根30g，炮姜30g，白术30g。10剂（免煎中药）。

复诊：汗出，颈椎不适消失，头麻显减，已近痊愈。停药后反复，前方出入：桂枝30g，麻黄10g，细辛10g，附子45g，薏苡仁30g，苍术30g，茯苓30g，白芥子10g，羌活10g，炙甘草10g。

上方出入30剂，头麻消失，晨泻得止。

（二）补阳还五汤合当归四逆汤治案

范某，男，43岁，2006年8月14日首诊。颈椎骨质增生半年。右足大趾麻木无知觉，唇麻、舌麻、手指麻木3个月，右四五手指晨僵。纳可，嗜睡，乏力，汗多，冬季手足凉甚，尿清。舌淡胖润，脉沉缓寸弱。证由气虚血瘀、肾阳亏损所致，补阳还五汤合当归四逆汤处之：黄芪60g，当归30g，川芎15g，桃仁10g，红花10g，地龙15g，桂枝25g，白芍25g，葛根45g，白芥子10g，附子25g，细辛10g，牛膝15g，蜈蚣2条，炙甘草10g。6剂，每日1剂，水煎服。

6剂后唇舌、手指麻木已减，方已中的，上方加干姜20g，附子渐增至60g，黄芪、葛根渐增至120g，服药2个月余，足趾麻木方才告愈。

按：颈椎病已是常见病，消除症状不难，根治不易，复发在所难免。三分治，七分养，患者宜调整劳作节奏，尤须注意保养颈部，不使其姿势长时间处于僵持状态，切忌感受风寒。

四、腰痛

（一）麻黄附子细辛汤治案

刚某，男，78岁。腰痛，直不起腰已1个月。牵及右胯、膝疼痛，不凉不沉，动则汗出，夜汗较多，嗜困。舌淡胖大而润，脉滑左寸右尺沉弱。CT示：L3~5椎间盘脱出。高年阳虚，从"嗜困"之情已知，虽系腰椎间盘脱出引发，据疼痛不敢直腰症状，应从寒主收引认证，判为阳虚寒湿偏盛，拟麻黄细辛附子汤加味：麻黄10g，附子45g（先煎1小时），川乌10g，细辛15g，桂枝30g，干姜30g，生半夏20g，白术30g，茯苓30g，薏苡仁30g，肉桂10g，延胡索30g，蜈蚣2条。7剂。

药后腰痛大减，已能直腰，夜汗亦减，效不更方，前方附子增至 60g，细辛增至 20g，再进 7 剂，腰痛若失，仍感困倦。守方调整再进 7 剂。

按：历年所治腰痛不少，初诊即用麻黄附子细辛汤者很多，效果可靠。

（二）复元活血汤治案

外伤腰痛：2020 年 4 月 20 日，本人骑车横过马路，不料被一辆飞驶的电动车撞翻在地，伤及腰部，疼痛难忍，不能转侧，连及左胁肋肿痛，咳嗽都痛。当时做了 CT，腰椎间盘横突两节骨折。医生拟收入院治疗，让卧床 3 周。自开复元活血汤：当归 20g，桃仁 10g，红花 10g，柴胡 15g，大黄 10g，骨碎补 30g，川续断 30g，天花粉 15g，附子 25g，土鳖虫 15g，炙甘草 15g，生姜 10 片。7 剂。

服药以来，逐日好转，1 周后已无大碍。

按：此症复元复血汤乃的对之方，加骨碎补、川续断为骨折而设，土鳖虫为腰痛专药。本人一天都没卧床，自己的刀也削了自己的把。

五、类风湿性关节炎

麻黄附子细辛汤治案

1. 刘某，女，38 岁。2009 年 10 月 12 日初诊：双手指关节晨僵、肿胀、疼痛 3 年，时感麻木，夜间加重，足趾亦痛。手足凉，无汗。舌淡胖有齿痕，苔白润，脉滑软尺弱。症属寒湿久羁，经脉阻滞，阳气已损，麻黄附子细辛汤加味处之：麻黄 10g，细辛 15g，附子 30g，桂枝 30g，干姜 20g，炙甘草 15g，姜黄 20g，桑枝 25g，蜈蚣 2 条，羌活 10g。10 剂。

复诊：指关节晨僵、疼痛减轻，未汗。前方加重剂量：麻黄 15g，细辛 20g，附子 45g，余药同前。10 剂。

症状又见减轻，前后计服药 50 剂，细辛用至 30g，附子 60g，基本痊愈。

按：此症发病时多不以为意，直至加重方来求治，一般病程已久，成为痼疾，根治较难，非多服药难以取效。曾治多人皆如此例，因此须要患者耐心服药。

初诊时，告诉患者此为类风湿性关节炎，她矢口否认，称多次做过类风湿因子、抗"O"等检查，皆为阴性，据此认为不是类风湿性关节炎。这就涉及对疾病如何认识的问题了，西医以理化检查和影像学检查为手段辨认疾病；中医则主要以患者症状为基础判处病情，所谓"人之所苦是为病"。本案双手指关节肿痛，晨僵，尤其是晨僵为类风湿性关节炎的特异性表现，凭此一点即可确诊该病。非要见到类风湿因子、抗"O"等检查为阳性时才能确诊，未免机械僵化。比如雷达，它的作用是能监测远处之敌机，可以提前报警。问题是敌机现在已经飞到阵地上了，眼睛都看得见了，你还说这雷达上未显示呵，那就未免荒唐了。到底是相信雷达还是相信自己眼睛呢？西医的毛病就在于机械僵化，比如明明患者头痛得要死，就因为各种检查没有问题，就不承认有病，甚至无法出手治疗，让患者干撑着，天晓得是什么道理。

2. 周某，女，18岁。2018年9月7日初诊。右手五指关节肿痛，晨僵，已经半年。双膝关节手术后弯曲费力，足跟痛，无汗，纳差，欲呕，眠差，自觉乏累犯困。舌淡胖润，右脉弦浮寸弱，左脉沉滑无力。化验：类风湿因子40mm/h，C-反应蛋白50。证属风寒久羁，累及筋骨，阳气受损，由犯困可知。舌脉显示阳虚夹有风寒，治宜温阳解表，兼化痰湿，方拟麻黄附子细辛汤加味，处方：麻黄10g，细辛10g，附子30g，桂枝30g，川牛膝30g，茯神30g，姜半夏30g，生姜15g，生麦芽30g。14剂，用中药颗粒剂冲服。

复诊：手关节肿痛、晨僵明显减轻，呕吐消失，纳食增加，已经有汗。上方附子加至45g，另加黄芪30g，山楂20g，白芍15g，大枣15g，守方加减服药至2019年1月25日，各关节肿痛基本消失，乏累、犯困明显好转，纳眠俱佳。

按：本病属顽症痼疾，需耐心服药方可收效，本案服药4个月就是证明。

六、痛风

四妙姜附茯半汤治案

1. 2011年9月3日晚，余和朋友在澳洲布里斯班参加晚间的河节庆祝活动受寒，左膝突然疼痛肿胀，皮色未变，压痛（+++），屈伸不利，难以行走，上下楼梯尤痛。次日针灸2次，加上理疗反有加重之势，不像风湿痹症所致。忽然想起当晚曾进食西餐，吃牛排，喝红酒，宿有痛风之症，尿酸一向偏高，因想此必由痛风引发，按中痰论处，以姜附茯半汤加味投之：附子30g，生姜15g，茯苓30g，生半夏30g，枳壳10g，细辛10g，芒硝10g（烊化，得泻后停用）。因痛极难忍，4小时服药一次，一昼夜连进2剂。次日痛减大半，可以行走，又进2剂，疼痛已止。

按：痛风已是常见病。余因痛风十年，平日注意饮食清淡，不常发病。因秋水仙碱副作用大，且有伤肝肾，故一直在捉摸痛风的中医治疗。分析该病多发病突然，关节肿痛，符合"中痰"之证，治以姜附茯半汤加白芥子、枳壳；多累及足踝关节，属寒湿下注，方选四妙散。据此设计一方，名之为四妙姜附茯半汤。初起有表证者，加麻黄、细辛。并不用虫类药、活血药，治疗多例，多收捷效。

本案获效还得益于日进2剂的给药频次。火神派重用附子，有一种方式是平剂频进：即用附子常规剂量如15g、30g，似乎并不算大，但是危重症时日进2~3剂，频服而进，则其一天的总量也达到45～90g，堪称重剂了。此法优势在于虽系重用附子，但每次进服药量并不大，安全性高，且保证药效的持续性。此法为清代吴天士、郑重光和当代吴佩衡、李可等所赏用，值得推介。

余平生治病多用成方，自己制方不多，该方因屡用有效，故录之。四妙姜附茯半汤组成：附子30g，生姜15g，茯苓30g，生半夏30g，苍术30g，黄柏10g，川牛膝30g，薏苡仁30g。功用：扶阳，消积，化痰。用治阳虚痛风症。

2.于某，男，35岁。2020年12月30日初诊：右下肢痛风3年，现疼痛、麻木，腰酸，畏冷，便黏，手足心汗出，下肢见有疹点色暗，身痒夜间加甚。余尚正常。舌暗赤胖润，脉右浮滑数，左沉滑双寸弱。尿酸498μmol/L。姜附茯半汤治之：麻黄10g，细辛10g，附子30g，茯苓30g，姜半夏30g，黑芥穗10g，独活15g，防风10g，徐长卿30g，川牛膝30g，炙甘草15g，生姜10片。14剂，免煎颗粒剂，早晚饭前各一次。

2021年1月17日复诊：疼痛已止，疹消痒除。

七、痹证

（一）麻黄附子细辛汤治案

1.陈某，男，60岁，农民，重庆人。弟子黄某电话求治：右膝关节疼痛肿胀，色略红，不能下蹲。背部恶寒，活动后容易出汗。脉浮紧，舌苔白腻罩黄。病已10余年，加重6个月。西医诊断：膝关节退行性变伴滑膜积液。伴见咽喉不适，阵发性咳嗽咳痰已多年，黄以苓桂、二陈剂治疗有效，但有反复。判为阴寒凝聚表里，痰湿亦重，当温里开表，处方麻黄附子细辛汤加味：生麻黄10g，制附片35g（先煎1小时），北细辛10g，干姜30g，桂枝尖20g，独活20g，松节25g，怀牛膝30g，威灵仙20g，石楠藤15g，炙甘草15g。3剂，水煎服。

复诊：病症减轻一些，下蹲及站立时双膝关节疼痛明显好转，背部恶寒轻微，纳眠尚可，脉浮紧，舌苔淡白微腻润。调方逐渐加重剂量，症状逐步减轻，再服10剂，调方如下：生麻黄15g，制附片75g（先煎2小时），北细辛20g，干姜30g，生半夏30g，桂枝尖25g，独活20g，松节30g，怀牛膝30g，威灵仙20g，茯苓15g，炙甘草30g，生姜20g。服后症状消失。

半年后带家人赴黄处看病，告原病迄未复发（弟子黄建华整理）。

按： 局部肿痛之症，多有痰湿凝结因素，在温扶基础上，合入姜附茯半汤，屡收捷效。在未见到患者的情况下，仅凭口述病情，通常笔者是不予诊治的，脉症不详，难以做到准确辨识。本案因系弟子求助，且其作为内行，诊视症情应该可靠，故而出手开方。

2.姜某，男，51岁，2009年1月22日初诊：浑身窜痛，刀剜样痛，刺痛，以上肢、颈部、肋下明显。原先亦曾发作，此次发作已4天。另见眩晕，甚则呕恶，便溏，轰热汗出，身沉，不冷，无汗。疼痛发作时，皮下有隐疹。舌淡胖润有齿痕，脉沉滑，左关右寸浮。辨为风寒在表，络脉有滞，湿气偏重，治当散寒祛湿，温扶阳气，麻黄附子细辛汤主之：麻黄10g，细辛10g，附子30g，苍术20g，干姜20g，茯苓30g，赤芍30g，桂枝30g，炙甘草30g，吴茱萸15g，磁石30g。7剂，水煎服。

2009年4月22日复诊：服药后疼痛已止。仍见眩晕，改用温氏奔豚汤收功。

3.习某，男，47岁。患者从赤峰专程求治，2013年12月10日初诊：浑身游移刺痛，皮肤不敢碰，上肢、头部、胸腹均发，上身重于下身，病已3年，无法上班。畏冷，手足心汗出。据云先是睡眠不好，后发此证。舌胖润苔略腻，脉沉滑。颈椎增生疼痛，低头则麻木，形体发胖。经北京某些医院诊为"驱体化障碍"、抑郁症，屡治无效，且曾尿血（疑因服药引起，药名不清楚）。现靠服止痛药维持，十分苦恼。查血脂偏高。患者系大货车司机，喝酒多，但五年前已忌酒。此属阳虚夹有风寒之邪，拟两解太少之病，麻黄附子细辛汤加味：麻黄15g，细辛15g，桂枝30g，附子30g，干姜15g，茯神30g，葛根30g，黑芥穗15g，麦芽45g，桃仁15g，红花10g，川牛膝30g，炙草30g，生姜10g，大枣10枚。7剂。

复诊：服药后出汗，疼痛显减。药已中的，调方去掉麻黄、川牛膝，附子增至75g，干姜增至25g，另加秦艽25g，再服7剂。

药后疼痛已止，停服止痛药。唯睡眠差，心烦，汗多。前方加枣仁等带药回家。

4.陈某，女，40岁。2021年12月15日初诊：左侧上下肢麻木1周，后右侧上下肢亦麻木，伴手指、膝关节疼痛。手足发凉，容易汗出，便溏，痛经，余无异常。舌暗胖润，脉浮滑。CT、磁共振检查未见异常。辨为阳虚复感外邪，痰湿偏盛，经络凝滞，虽系麻木与血分无干。麻黄附子细辛汤加味投之：麻黄10g，细辛10g，附子30g，茯苓30g，半夏25g，桂尖25g，防风20g，白芥子10g，白芷10g，磁石30g，炙甘草10g，生姜10片。7剂。

复诊：服药3天即已显效，肢体麻木减轻七分，余症亦均减，效不更方，前方再予7剂。

（二）真武汤加味治案

1.袁某，男，40岁。在杭州电话求诊：近一周来，睡至半夜遍身酸痛麻木，尤以后头部、下颌、双大腿外侧严重，伴身体颤抖，持续约1个小时，须活动过后方才缓解，心中恐惧。因之电话求诊，询之无汗。因系老患者，知为阳虚之体，此或感受寒湿所致，身体颤抖可视作真武汤之"身瞤动"症，另加麻辛开表。处方：麻黄10g，细辛10g，附子30g，茯苓30g，白术30g，白芍30g，黄芪30g，桂尖25g，龙骨30g，牡蛎30g，炙甘草15g，生姜10片，大枣10枚。7剂。

因事急，将处方用微信传过去，由其自行在当地购药，以便当天即能吃药。后据电话告云，服药当晚症情即未发作。

2.股骨头坏死：王某，男，46岁。2021年4月7日初诊：左侧股骨头坏死1度，已经15个月。左腿疼痛，夜间尤甚，影响行走，须拄拐方可。下肢发凉，尿黄，便干，曾患痛风现未发作，无服用激素史。舌胖润苔薄腻，脉左浮滑寸弱，右浮滑尺弱。按肾虚兼夹寒湿论治，拟麻黄细辛附子汤合姜茯附半汤：麻黄10g，附子30g（先煎1小时），细辛10g，姜半夏30g，茯苓30g，干姜10g，淫羊藿30g，补骨脂30g，骨碎补30g，川牛膝20g，怀牛膝20g，炙甘草15g，生姜10g，大枣30g。7剂。

2021年4月14日复诊：汗出，下肢疼痛明显减轻，便干缓解，唯觉入睡困难，胃部难受，牙齿异常生长感，脉左沉滑，右浮滑。调方真武汤加味：附子30g，白术30g，白芍25g，砂仁10g，姜半夏30g，茯苓30g，干姜10g，淫羊藿30g，补骨脂15g，骨碎补15g，生龙骨30g，牡蛎30g，川牛膝20g，怀牛膝20g，威灵仙30g，炙甘草15g，生姜10g，大枣30g。

以上方为基础，出入药物还有独活、桂枝、莱菔子等，间断服药至8月6日，下肢疼痛逐渐减轻，明显有劲了，可以扔掉拐杖行走，且能骑车1个小时。再调整药物巩固。

（三）桂枝芍药知母汤治案

马某，男，25岁。1985年5月10日初诊：肘、膝关节反复疼痛8年，加重半年。曾服炎痛息康、大活络丹等效果不著。半年前因工作环境潮湿，症状加重，膝关节疼痛尤甚，剧者如针刺，伴沉重走串感，逢热稍舒，遇冷加重，夜甚于昼。尚感口微渴，尿黄，便干。舌稍红苔白根腻。此属风寒湿痹日久，经络瘀滞而见疼痛若刺；郁久化热而见口渴，尿黄便干。治宜寒温并用，养血通络，方用桂枝芍药知母汤合活络效灵丹：桂枝10g，赤芍25g，白芍25g，知母10g，苍术15g，白术15g，附子10g，麻黄10g，防风10g，独活10g，丹参30g，当归15g，乳香10g，没药10g，4剂。

药后汗出，下肢稍多，疼痛顿减。原方加减再进12剂。诸症消失，独活寄生汤善后，随访至今未复发。

按：痹症日久，亦有化热可能。本方在大队温药中参以凉药，如白芍、知母，既清其热，又较好的止痛之功，此系仲景配伍之妙。可视证之寒热程度，斟酌寒温之药剂量。凡见疼痛较重，血瘀明显者，另合张锡纯止痛名方活络效灵丹，亦算"经方头，时方尾"了。

（四）姜附茯半汤加味治案

1.下肢肿痛：宋某，男，43岁，建筑工人。2013年7月25日初诊：久处潮湿之地，双下肢麻木无知觉3个月。下肢发凉，沉重，渐至麻木，左踝肿不痛。时有汗多，犯困，便艰，纳可。舌胖尤润，脉沉缓。分析久居寒湿之处，经脉受侵，痰湿凝聚，阳气亏损，法当温化痰湿，姜附茯半汤合四妙散合力治之：附子30g，茯苓30g，生半夏30g，枳壳10g，干姜20g，苍术30g，白术30g，黄芪30g，黄柏15g，淫羊藿30g，川牛膝30g，薏苡仁30g，肉桂10g，木香10g，生姜10片，大枣10枚。7剂。

复诊：下肢麻木稍减，踝肿、便艰亦轻，调方附子加至60g，去掉黄柏再服7剂。

三诊：踝肿已经消尽，下肢麻木显减，仍发凉，汗已不多。调方：附子加至90g，另加麻黄、细辛，去掉白术、黄芪，以利开表。

孰知患者服药2剂，竟发呕吐，每服皆呕，而且泄泻，不愿再服药，无奈停药。

按：余心知有异，患者煎附子均煮2小时以上，前几次都没有事，这次怎么就有反应呢？思来想去，恐怕是附子的质量问题。打开患者剩下的药包检查，果然是附子不对劲。原来，余在某药店坐诊，指明要用四川新荷花牌附子，以其质量上乘，用了几年很顺手，最多用过150克，没出过问题。这次赶上附子用完，药工擅自用原来的附子顶替，没有通知我。察其外形就不对劲，指甲盖大小，似属等外之品，患者呕吐或是由此引起。

附子运用的"五A"原则第五条就是"验药"，即要检查、尝验所用附子的质量。乌头、附子种类庞杂，我国有48种，药效、毒性差别很大，因此选用好的品种是题中应有之义。"天下附子在四川，四川附子在江油"。作为道地药材，江油的附子应该是最好的。医生要谨慎选择附子，原来未曾用过的、新进的附子，用过几次后才能做到心中有数，前贤所谓"屡用达药"是也。

2.陈某，男，55岁。2012年4月5日初诊：左右食指、掌指关节麻木半年，发胀，眠差，颈肩板硬，易困，有汗。舌淡胖润，脉沉数寸弱。此属外有寒邪，内生痰湿，络脉夹瘀，麻黄附子细辛汤合指迷茯苓丸加味治之：麻黄10g，细辛10g，附子30g，生半夏30g，茯神30g，桂枝25g，枳壳10g，酸枣仁30g，姜黄25g，磁石30g，陈皮10g，松节30g，白芥子10g，蜈蚣1条，炙甘草15g，生姜10g。10剂。

服药后麻木症状消失。

按：手指麻木一症，须防中风之虞，痰湿阻络者多见。指迷茯苓丸出自《丹溪心法》，治疗停痰中脘，流于四肢，而见两臂酸痛麻木之症。药物组成：半夏，茯苓，枳壳，朴硝。《汤头歌诀》称："臂痛难移脾气阻，停痰伏饮有嘉名。"麻木一症并不好治，临床体会比疼痛难治。

（五）当归四逆汤案治案

1.徐某，女，54岁，护士。左上肢疼痛月余，活动受限，手足不温，畏寒，头晕乏力。舌淡苔白润，脉细弱。辨为虚弱之体，感受风寒，当扶正祛邪，仲景当归四逆汤正为此而设，试投之：当归20g，赤芍15g，白芍15g，细辛5g，桂枝

15g，通草 10g，川芎 10g，姜黄 15g，天麻 15g，防风 10g，甘草 10g，大枣 10 枚。

4 剂后手足转温，肢痛减轻。原方加黄芪 25g，再进 8 剂后诸症俱平。

按：当归四逆汤为血虚受寒而致痹证之经方，体弱痹证患者，见有舌淡脉细等血虚表现者，可为的对之方。

2. 路某，女，75 岁。右腿疼痛四五个月，左腿反复抽搐四五年，小腿有轻度静脉曲张，足部发凉。夜间汗出，便溏。舌淡胖润有齿痕，脉沉紧。高年阳虚，风寒湿三气杂至为痹，拟当归四逆汤合四逆汤加味：当归 15g，桂枝 15g，白芍 30g，细辛 5g，通草 5g，吴茱萸 10g，附子 10g，炮姜 15g，麻黄 5g，白术 15g，牛膝 20g，薏苡仁 30g，木瓜 15g，炙甘草 15g，大枣 10 枚，生姜 10 片。

7 剂后右腿疼痛减轻，夜汗亦减，左腿仍然抽搐，原方白芍增至 50g，附子 15g，另加茯苓 30g，淫羊藿 20g，延胡索 15g，再服 7 剂，诸症均见好转，白芍增至 75g，附子 20g，再服半月，基本痊愈。

按：此系早期病例，附子从 10g 用起，加量才增至 15g，虽然取效，究嫌剂量偏小，现在我一般出手用 30g。此案见证了我的成长过程，经验和胆识是在临床中历练出来的，从入门后再到较为熟练的应用附子，至少需要 3 年的临床工夫和 1 千例以上的治疗实践。唯其如此，才能练就火神派风格。

（六）复元活血汤治案

膝盖肿痛：张某，女，72 岁。2020 年 11 月 12 日初诊。左膝盖关节置换术后 100 天，肿痛，活动受限，行走艰困，沉重感，有响动。汗正，便干，余尚正常。舌淡胖润，苔腻，脉左沉滑，右浮滑尺弱。已滴注抗生素 10 日，效果不显。素有糖尿病、肝硬化、脑血栓病史。

膝盖关节置换术后，应按外伤处理，复元活血汤试之：当归 30g，桃仁 10g，红花 10g，大黄 10g，威灵仙 30g，天花粉 20g，茯苓 30g，姜半夏 25g，附子 15g，川牛膝 30g，炙甘草 15g，生姜 10 片。7 剂。

12 月 1 日复诊：全身汗出，膝肿消除大半，便干缓解。上方去掉生姜，加桂枝尖 20g，白芍 15g，生黄芪 30g，再予 7 剂，膝肿基本消失，行走大致正常。前方加淫羊藿 30g，骨碎补 30g，巩固疗效。

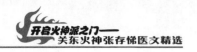

第八章　肿瘤病证

一、肺癌

（一）四逆汤合六君子汤治案

1.肺癌：丁某，男，53岁。2009年11月10日初诊：左肺下叶小细胞肺癌半个月，化疗一次。现呕恶，食不消化，咳嗽，无痰，咽痛，乏力，不大便。舌淡紫胖润有齿痕，脉弦浮右尺弱。辨证为脾肾阳气亏损，肺有痰积，益气扶正为主，兼化痰积，四逆汤合六君子汤出入：党参30g，茯苓30g，苍术25g，炙甘草15g，生半夏25g，陈皮10g，厚朴15g，麦芽30g，附子30g，炮姜20g，丁香10g，大黄10g，麻黄10g，细辛5g。10剂。

复诊：呕恶消失，乏力轻减，舌干。守方调理，其间化疗6次，放疗28次，服用中药60剂，各症平伏。至2014年来诊，自觉精神很好，纳眠均佳。

按：肿瘤已是常见病，多发病，更属于难治病，其辨治大有争议。大多数医家包括著名专家都认为肿瘤是热毒之症，癌细胞等同于热毒，用药不离白花蛇舌草、半枝莲之类寒凉解毒之品，其疗效不尽人意，这是目前肿瘤治疗现状。如果以阴阳辨诀为指导，不难看出，大多数患者的病机属于阳虚阴盛。即如本例，舌淡紫胖润有齿痕，右尺脉弱，显系阴证。因其系小细胞肺癌，对化疗较为敏感，故攻癌任务由化疗担当。中医着眼于扶正为主，调整由化疗引起的种种副作用，这里有个名堂，即减毒增效——减轻化疗的毒副作用，增加化疗效果。

中医药治癌自有优势，毒副作用少，与化疗、放疗相比尤其稳妥，简单说，即便治不好，也治不坏，而化、放疗则不能这么说，所谓"杀敌一千，自损八百"。很多人可能未死于病，而死于化、放疗，这种悲剧屡见不鲜。肿瘤误伤于凉药而不治的病例笔者见过许多，有两例印象深刻。曾治邻居吕某患小细胞肺癌，2008年开始求治，即用扶阳方药治法，配合化疗，活得挺好，历时3年，同期几个病友全死了，唯独她一人"硕果仅存"。其主治医师每次化疗之后，都让她"快找你的中医吃中药去"。后其女儿在北京找某中医肿瘤专家，开的是"肺癌颗粒"等药，吃药2个月，拉肚子，呼吸越来越困难，最后去世了。揣摩"肺癌颗粒"等无非清肺养阴，解毒抗癌为法，凉药肆虐，用治阴证肺癌，雪上加霜，不死何待？

又治兄长的一个朋友，亦患肺癌，拒绝了手术、化疗，经作者断续服用中药2年，虽说未能治愈，但病情尚属平稳，仅有咳喘时轻时重。后又转求于某中医学院教授，用药无非白花蛇舌草、半枝莲之类所谓抗癌药，家属还曾提醒："听张主任说，我们这病不能用凉药。"该教授信口说道："没事"。结果服药 5 剂，病情即急转直下，咳喘大作，再找笔者治疗，费尽努力也未能挽回性命。想其患病之初，竟能拒绝手术、化疗，专心求治于中医，也算是有主意的人了。遗憾的是，躲得明枪，躲不过暗箭，最后还是死于凉药。某名医说得好："治病不怕重的，就怕娄的。"所谓"娄的"就是误药治坏了的。

2. 陶某，男，65 岁。2010 年 12 月 16 日初诊：左肺中心型鳞癌 6.6cm×4.4cm，病已 1 个月，胸闷，咳嗽夹血，痰白黏，无汗，乏力，畏冷，手足凉。舌淡胖有齿痕，苔黄润，脉滑数软寸弱。证属阳气亏损，肺有痰积，拟四逆汤合六君子汤加味，处方：红参 15g，茯苓 30g，苍术 30g，炙甘草 10g，半夏 30g，陈皮 10g，炮姜 30g，桂枝 20g，麻黄 15g，细辛 10g，附子 30g，蜈蚣 2 条，蜂房 10g，砂仁 10g，莱菔子 20g，薏苡仁 40g。7 剂。

复诊：咳嗽减轻，咯血、畏冷消失，胸闷亦减。上方附子增至 60g，蜈蚣增至 4 条，另加黄芪 45g，五灵脂 15g，再服 7 剂。咳嗽、咯血、胸闷等症基本未发。其间曾予化疗，症情稳定。

以上方出入，服用半年多，2011 年 6 月 20 日复诊：患者自觉"特别好""自从服药后，与病前差不多"。随访 3 年一直平稳。

按：中医药治癌有多大作用，或者说在哪种情况下，应该请中医来治疗？总体说来，中医药在癌症的各个时期、阶段，都可以发挥积极作用，既可当配角，也可唱主角，完全可以称得上是一支治癌"常规部队"。无论当配角，还是唱主角，中医药都有不同程度的疗效，其中晚期癌症尤以中医药治疗为好。

（二）麻辛黄附子汤合姜附茯半汤治案

肺癌术后昏迷：于某，女，60 岁。2021 年 7 月 7 日初诊：肺癌术后 2 个月，出现脑及纵隔淋巴结转移，经伽玛刀治疗后 1 个月，因颅内高压呕吐住院治疗。用靶向药及降颅压药物治疗后，已无呕吐。但咳痰不利，出现昏睡，口臭。其丈夫深信中医，希望通过中药治疗，邀张老师会诊。患者昏睡状态已 3 天，瞳孔对光反射消失，神识大亏。舌胖润少苔，脉浮滑尺弱。辨证为阳气虚损，痰蒙清窍。病情不容乐观，与患者家属交待后，予以麻黄附子细辛汤合姜附茯半汤加味 7 剂：麻黄 10g，细辛 10g，附子 30g，茯苓 30g，姜半夏 30g，石菖蒲 25g，远志 10g，天麻 30g，干姜 10g，炙甘草 15g，生麦芽 30g，生姜 10g，大枣 20g。

2021 年 7 月 14 日复诊：服药 3 天后患者已苏醒，近两日已经可以说话，能与医生打招呼。询问身体有何不适，患者回答："哪都行。"其丈夫感叹没想到会有

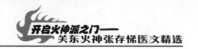

如此疗效，连称："用药前后简直判若两人！"上方加减继续治疗。（弟子马彧婧整理）

按： 跟随侍诊的弟子马某看到如此重症患者已经清醒，更坚定了走经典火神派道路的信心。

（三）黄芪桂枝五物汤加味治案

肺癌术后气短：陈某，女，77岁。2019年3月15日初诊：右肺下叶癌术后2年。现症气短，多走路则加重。夜间汗出，胸热，呃逆，大便时干如矢。舌胖有齿痕苔薄黄，脉沉滑寸弱。此属肺气受损，大气下陷，治宜温补心肺，升提大气，拟黄芪桂枝五物汤加味，处方：黄芪30g，桂枝30g，白芍20g，桔梗15g，姜半夏25g，茯苓30g，附子30g，枳壳10g，陈皮10g，生麦芽30g，升麻10g，生姜10g，大枣20g。7剂，用中药颗粒剂冲服。

复诊：气短、胸热显减，唯便干如矢，前方黄芪加至60g，另加大黄10g，代赭石30g，再予7剂。

药后各症平伏。

按： 肿瘤术后脏腑功能受损，导致各种症状，西医基本没有办法治疗。如本案肺癌术后气短，显然由肺功能受损导致，中医调理则有一套方法，也是中医治疗这种局面的优势。

（四）复元活血汤治案

班某，男，73岁。2021年11月24日初诊：半年前出现痰中带血，检查后诊为右肺上叶鳞癌，双肺散在微小结节。35天前行机器人手术，右肺上叶切除，拒绝化疗。术后胸膜粘连，右前胸腋下漫肿疼痛，手术打孔部位及乳头处触电感，麻木疼痛，手足心热，纳眠尚可，大便干。舌胖有齿痕苔薄腻，脉浮滑左寸弱。既往心脏病、高血压、糖尿病病史。患者术后损伤，痰瘀留于胸胁，阻滞经络，治宜活血祛瘀，疏经通络，拟复元活血汤加味治之：当归30g，柴胡15g，大黄10g，桃仁10g，炮姜30g，红花10g，天花粉20g，白芥子10g，桂枝25g，土茯苓30g，姜半夏30g，附子25g，炙甘草15g，生姜10g，大枣25g。

服药10剂后，右胸部麻木疼痛明显减轻，范围亦缩小，右腋肿痛减轻，上方微调续服两周，症状平伏，已去海南越冬。

按： 这个案例的启迪在于：治病要善于寻找切入点。本案虽然是肺癌，但并未用肺经套路之药，而是从其手术打洞致其胸部肿痛麻木着眼，类似于外伤所致，因用复元活血汤加味，当然合用姜茯附半汤也顾及肿瘤了。虽说是肺癌，基本未见相关症状，因此从外伤胸痛着眼。这也符合"知犯何逆，随证治之"之旨。这个案例若用肺癌套方不足为奇，但用本方则显奇妙。

二、食道癌、胃癌、直肠癌

（一）四逆汤合六君子汤治案

1.食道贲门癌：赵某，男，75 岁，赤峰人，2020 年 8 月 22 日初诊：食道贲门癌 3 个月，肿物 2cm×2.5cm，病理报告：腺癌。摒弃西医治疗，转求中医。症状：胃中不适，进食有噎塞感，食欲尚可。气短乏力，痰多，时咳，畏冷，夏日仍穿夹克衫，便色发黑。左侧颈部麻木疼痛。舌胖润，苔腻，脉左沉滑数，右弦滑数尺弱。证属脾肺阳虚，痰湿阻滞，拟四逆六君子汤加味：炮姜 30g，红参 10g，五灵脂 10g，茯苓 30g，白术 30g，生半夏 30g，陈皮 10g，附子 30g，蜈蚣 2 条，黄芪 30g，天南星 15g，麻黄 15g，杏仁 15g，麦芽 30g，枳壳 10g，炙甘草 15g，姜枣为引。10 剂，水煎服，每日 1 剂，早晚饭后服。

2020 年 9 月 12 日复诊：各症平稳，唯颈部牵引痛。

2020 年 10 月 4 日诊：服中药近两个月，见症皆减，处方：炮姜 30g，红参 10g，五灵脂 10g，茯苓 30g，白术 30g，生半夏 30g，陈皮 10g，附子 75g，蜈蚣 2 条，黄芪 30g，威灵仙 30g，麻黄 15g，杏仁 15g，浙贝母 20g，砂仁 10g，麦芽 30g，枳壳 10g，炙甘草 15g，姜枣为引。15 剂。

2020 年 11 月 2 日诊：精神状态良好，左侧颈部麻痛减轻，纳食正常，偶有咳嗽，能从事轻微体力劳动，去市场卖菜，进食已无噎塞感，时觉乏力，继服首方。其间曾出入淫羊藿 30g，川牛膝 30g，补骨脂 30g。

2021 年 1 月 21 日诊：近日进食后胃脘部撑胀不适，纳食不香，颈部麻痛，口中涎多，需频频吞咽，尿频尿痛，乏力，时有咳嗽。调方：炮姜 30g，红参 10g，茯苓 30g，白术 30g，生半夏 30g，陈皮 10g，附子 90g，蜈蚣 2 条，黄芪 30g，威灵仙 30g，淫羊藿 30g，杏仁 15g，浙贝母 20g，麦芽 30g，枳壳 10g，肉桂 10g，炙甘草 15g，姜枣为引。连续服药 30 天。

2021 年 5 月 27 日：诸症好转，自行停药至今 4 个月，精神状态好，能吃能喝能睡，大小便正常，除偶尔咳嗽几声，女儿说看不出是肿瘤患者。高龄食道贲门癌，单用中医药治疗，维持 1 年，大致正常，疗效应当满意。

2021 年 10 月 8 日：反馈称神态健旺，气色很好，秋天参加秋收割地。迄未服药，体重增加几千克。

按：晚期肿瘤患者体质虚弱，无法承受化、放疗的毒副作用，勉强化、放疗恐怕只能越治越糟，既遭了罪，还可能缩短生命。本例患者"摒弃西医治疗"，选择中医药治疗，应该是很明智的，前提是必须选择一个高明的中医。

对于晚期肿瘤患者而言，中医药正是大显身手的时刻，肯定会有不同程度的疗效，减轻痛苦，改善症状，提高生存质量，带瘤延年，部分患者也可以治愈，概括地说，可以让人活得好，活得长。

2. **直肠癌**：盖某，男，64岁。2016年12月27日初诊：直肠癌术后（未改道）2个月，已经转移。曾化疗一次，大便一日一二十次，夹有黏液，肛门疼痛，尿少，纳少，眠差，形体消瘦，乏力。舌胖苔略黄，左脉沉滑寸弱，右沉滑尺弱。判为脾胃阳气受损，腹内有痈脓，治以回阳急救汤合薏苡仁附子败酱散加减：红参10g，五灵脂10g，茯神30g，白术30g，生半夏20g，陈皮10g，炮姜30g，薏苡仁30g，败酱草15g，附子30g，肉桂10g，肉苁蓉20g，黄芪30g，炙甘草15g。10剂。

2017年1月5日复诊：便次减少，黏液已无，肛门疼痛减轻，纳增，上方附子、黄芪加至60g，另加升麻15g，赤石脂30g，去掉败酱草，再予10剂。

调理2个月，2019年5月其亲戚就诊时述其状况很好，无异于常人，已存活两年半。

按：实体肿瘤多有阳虚痰凝之病因病机，回阳急救汤温阳化痰，兼具扶正之功，在实体肿瘤的治疗方面大有可为，历年所治病例不少。

本方即四逆汤合六君子汤再加肉桂、五味子而成，主治脾肾阳虚兼有痰湿之证，出自《伤寒六书》。清代吴天士、当代李统华先生擅用本方，是其治疗阴证的首选方剂，有多个案例为证。

另外近代补晓岚先生制有同名方剂，与本方组成不同：附子60g，干姜120g，肉桂15~24g，党参、黄芪、白术各30～60g，麻绒、细辛各15g。主治大病阳虚气脱危殆者。可供参考。

（二）**附子理中汤加味治案**

胃窦癌：吴某，男，85岁。2015年5月23日初诊：胃窦癌1个月。乏力发病已半年，纳差，膝软，走不动道，心烦。消瘦，面色晦暗。舌淡胖润，脉左沉弦，右沉滑双寸弱。脾肾阳虚，病至晚期，扶正养脾为要，予附子理中汤加味，附子45g，炮姜30g，红参20g，五灵脂10g，白术30g，生半夏25g，黄芪30g，当归15g，淫羊藿25g，砂仁10g，生麦芽30g，炙甘草10g，大枣10枚，生姜15片。

复诊：纳增，乏力减轻，药已中的，此后以上方为基础，依据病情，随症治之，每周调方一次，出入药物尚有干姜、吴茱萸、山楂、大黄、麻黄、泽泻、猪苓、磁石、酸枣仁、益智仁等，附子每周增加30g，逐渐加至180g，黄芪逐渐加量至75g，服药至2016年3月19日，病情一直稳定，5月29日在家中去世。家属仍表示满意，认为患者生前生活质量较好，没有遭罪，多存活1年。

（三）**真武汤加味治案**

结肠癌术后：河某，男，42岁，朝鲜族。2020年11月13日初诊：横结肠癌术后 3 个月，目前化疗中。手足麻木，舌麻，口臭，身臭，手掌皮肤泛黑，尿臊，味觉缺失，脱发，恶心呕吐。下肢酸痛、抽搐，左手及下肢水肿，乏力，失眠，便溏，手心发热，盗汗。舌胖润，脉沉滑左寸右尺弱。

分析证情，从"手足麻木"到"恶心呕吐"一系列症状乃由化疗引发；其他症状反应了整体阳虚湿盛状态，其中手心发热、盗汗之症似乎阴虚表现，实则由虚阳外越引发，由舌脉可知。因予温阳利湿为法，调治整体阴阳平衡，自可校正化疗导致的各种反应，真武汤加味：附子30g，茯神30g，白术30g，白芍20g，淫羊藿30g，山药30g，砂仁10g，炙甘草10g，生姜10片，大枣10枚。14剂。

复诊：服药感到舒服，下肢酸痛、抽搐首先消失，余症均觉减轻。药已中的，以上方为基础，随症加减，出入药物有桂枝、桑枝（通络针对肢麻）、蜈蚣、升麻（解毒抗癌）、川牛膝、防己（针对水肿）、黑芥穗（针对皮肤泛黑）、姜半夏、白芥子（化痰针对麻木）、骨碎补（针对脱发）、姜黄（活血）、麻黄（针对表邪）、附子增加到60g。其间化疗5次，每次反应不一，"观其脉证，知犯何逆，随证治之"，及时调整药物，服药至2022年5月，精神颇感健旺，皮肤柔嫩胜过从前，唯手足不麻木消失最慢，约一年许方才恢复。

按：此案最能显示中医药配合化疗时所起的作用。化疗、放疗毒副作用大，许多患者难以承受，有些患者甚至到了见着空输液瓶都要呕吐的地步，因而不得不中断治疗。此时中医药正可以派上用场，配合化疗、放疗，可以起到减轻毒副作用，增加疗效的作用。实践证明，凡是配合中医药的化疗、放疗患者，毒副作用都能够减轻，不遭罪或少遭罪，生存质量得以保证，而疗效也得以提高。一举两得，何乐不为。

（四）旋覆代赭汤治案

胃癌呃逆：邓某，男，59岁。2010年9月6日初诊：胃癌术后复发，注射白芥素后次日发烧，现烧已退，嗳气不止已3天，呕恶，纳差，乏力，头晕，便可，口和。化验：肌酐升高。此胃气受损，气逆不下，投旋覆代赭汤，处方：半夏30g，茯苓30g，旋覆花10g，代赭石30g，红参20g，丁香10g，砂仁10g，生姜30片，大枣10枚。3剂。

服药后即愈。

按：本案系北京患者电话求治，故无舌脉记载，因曾多次应邀赴京为其治病，故对其病情比较了解。退一步说，但凭"嗳气不除者"症状亦可出方。《伤寒论》："伤寒发汗，若吐若下，解后，心下痞硬，嗳气不除者，旋覆代赭汤主之。"用治本症，疗效可靠。虽然未必根治胃癌，但在控制突出症状方面，确有优势，而这已达到治疗目的。

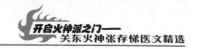
三、肝癌、胆管癌、胰腺癌

（一）加味异功散治案

1.胆管癌： 程某，女，69岁，2014年3月21日初诊：自述腹胀，右胁下痛，纳差，便溏便急，乏力，小便橘黄色，全身黄染，面晦无泽。肝功化验：转氨酶略高。腹部彩超示：肝内胆管异常实质性回声，性质待查，考虑胆管癌。磁检查提示：①考虑肝门区占位，肝内胆管扩张。②肝内多发低密度结节，不除外转移瘤。③腹腔多发肿大淋巴结。④右肝管结石。⑤脾大，脾低密度结节。赤峰学院附属医院建议保守治疗，没有手术必要。遂请中医治疗，拟加味异功散：红参15g，五灵脂15g，茯苓30g，生半夏30g，茵陈30g，白术30g，姜黄25g，郁金20g，丁香10g，附子45g，柴胡15g，生麦芽30g，炮姜30g，淫羊藿30g，麻黄10g，炙甘草15g。10剂，水煎服，每日1剂，早晚分服。

2014年4月19日：诸症明显好转，全身黄染渐消，腹胀消失，纳差改善，便急消失，夜尿减少。上方将附子增至60g，加黄芪30g，黄精30g，再服。

2014年5月19日：患者外感后出现身热，纳差，恶心呕吐，腹胀如鼓，动则心悸气短，双下肢中度水肿，少寐，大便次数多而急迫。全身黄染再现，住院治疗，恶心呕吐好转，其他症状无改善。腹部彩超示：肝右叶可见大小约5.6cm×5.1cm实性占位，性质待定。肝内胆管内偏强回声，大者约1.3cm×0.7cm。

处方：红参15g，五灵脂15g，茯苓30g，生半夏30g，苍术30g，白术30g，青皮10g，陈皮10g，姜黄20g，茵陈30g，丁香10g，郁金20g，柴胡15g，薄荷10g，附子75g，炮姜30g，黄精30g，牡蛎30g，蜈蚣2条，炙甘草15g，生姜20片，大枣10枚。诸症向好，平稳。此种重病，不发展，平稳就是佳绩。

2014年6月1日：因外感高热，体温高达39.2℃，时有大汗淋漓，用抗生素及各种退烧药，物理降温等方法皆无效，拟桂枝汤加味：桂枝25g，白芍25g，炙甘草25g，茵陈25g，红参10g，五灵脂10g，附子30g，茯苓30g，生姜10g，大枣10枚。水煎服，每日1剂，早晚分服。上方服用3剂后，热退，改服初诊方。

2014年6月9日：胃胀及乏力好转，上方加肉桂10g，赤石脂30g。至7月6日，各症状均有缓解，唯眼皮发沉，舌淡胖，脉沉弦，上方稍作调整，隔日1剂，早晚分服。诸症继续向好。

2014年10月21日：腹部彩超示：肝右位实性占位基本消失，肝内胆管扩张，其内可见多个弱回声，较大约1.5cm×0.7cm。胆总管内径正常。

2019年5月回访，患者基本恢复正常，胜任家务，存活已经5年多。（弟子任素玉整理）

按：用加味异功散移治肝、胆、胰腺等癌肿，收效理想，但一般必加附子。作者一向推崇用药简练，唯独对于恶性肿瘤，用药难免偏多，概因此病症情复杂，正虚邪实，多脏器受累，所谓"杂合之病，须用杂合之药治之"。（何梦谣语）但要注意多而不乱，分清主次，"有制之师不在多，无制之师少亦乱"。

2.肝癌：陈某，女，39岁，教师。2011年11月14日，反复呕血，后转重庆某医院治疗1周脱险。检查结果：慢性乙型肝炎，肝硬化失代偿期，肝硬化引起上消化道及胃底静脉曲张破裂出血。2011年12月至2013年8月原病3次复发，均急救脱险。检查结果：①原发性肝癌。②门静脉高压症。③失血性贫血重度。④甲状腺功能减退症。发病至今，一直接受西医治疗。

2013年9月21日就诊：神差乏力，面色萎黄，牙龈时出血，肢凉。眠纳较差，厌油，时欲吐，便溏，小便可。脉紧弱，舌淡红苔淡白润。辨证：气血两亏，脾肾阳虚，兼痰、湿、瘀、寒、郁热。身体虚弱，唯有培补中土，固扶元气，拟砂半理中汤加减，守方服用64剂，出入药有生麦芽、鸡内金、佛手、郁金、木香、当归、黄芪等。制附子由10g递增到30g。

继续调治7个月，身体不适症状均获改善。用方附子理中汤合潜阳丹加味，出入药尚有桂枝尖、茯苓、白芍、三七、鳖甲、当归、黄芪、仙鹤草、血余炭等。制附子由30g递增到60g，收到佳效。

2014年7月中旬，弟子黄某与患者同去沈阳到师父张存悌之门诊部，望闻问切后处方加味异功散：红参15g，五灵脂15g，炮姜30g，茯苓30g，白术30g，陈皮15g，黄精30g，姜黄20g，郁金15g，柴胡10g，薄荷10g，制附子45g，吴茱萸10g，蜈蚣2条，牡蛎30g，生麦芽30g，生半夏20g，砂仁10g，炙甘草15g，大枣20枚，生姜15片。5剂，水煎服，1剂服2天。

上方服至2014年10月14日，主方不变，随症加减。经5次调方，服药3个月，病情获得很好改善。肝区隐痛，加三七10g，川楝子10g；牙龈出血增多，心惊胆怯，加血余炭30g，桂枝尖30g，生龙骨30g，制附子改成60g。

2014年10月21日复诊：疲乏，时牙龈出血，肝区隐痛，眠纳差，夜间项部出汗多，大便不成形，小便可。脉紧微缓，苔薄润舌尖红。处方附子理中汤合潜阳封髓丹加味：制附子60g，红参15g，白术20g，炮黑姜30g，桂枝尖25g，茯神30g，炙龟甲15g，砂仁15g，生黄柏15g，佛手片15g，紫丹参30g，仙鹤草40g，血余炭20g，生半夏20g，防风15g，淫羊藿20g，炙甘草30g，生姜60g。6剂，水煎服。

2014年12月13日复诊：眠纳一般，饭后胃脘闷胀并欲吐，时牙龈出血量少，大便不成形，小便可。方用附子理中汤加味：制附子30g，红参20g，炒苍术15g，炮黑姜20g，三七粉10g，紫苏梗15g，广藿香15g，炙甘草10g，6剂。此后一直

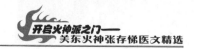

守方调理，随症出入。

2015 年 3 月 1 日检查：全身皮肤及巩膜无黄染，未见肝掌及蜘蛛痣，腹平软，无压痛，肝肋下未及，表面光滑。彩超提示：原有肝癌未发现。心里压力减轻很多，继续服中药调治，仍用附子理中汤合潜阳丹为主调治。近两年身体状况较好，已上班工作，间歇服药，至今已存活 5 年 10 个月。（弟子黄建华整理）

按： 本案师徒二人合力救治，症状得以缓解，致"原有肝癌未发现"，且已上班工作，存活 5 年 10 个月，应该算是成功的。

3. **胰腺癌：** 韩某，男，88 岁。2017 年正月十五因肠梗阻，发烧入院，经治疗缓解。此后 1 个月内曾两次发烧入院。检查腋下淋巴结肿大，微量元素免疫指标有异常，其他指标未见异常。转至某医大附属医院诊治，B 超显示：胰体实质性占位，胰周淋巴肿大，胸腹腔少量积液。PET 显示：胰体软组织团块病变，考虑为胰腺癌。胸骨剑突、胰周间隙、腹腔间隙有多个淋巴结肿大，左腹部疼痛。心律不齐，房颤（安有起搏器）。胸水严重，轻微腹水。大便细软。曾邀某中医药大学中医治疗，服一周西黄丸，出现便血，呕逆，纳差，嗜睡，疲乏无神，半昧半醒。目前以西药赛莱昔布控制，停药则反复发烧。舌淡胖润苔略垢，脉左沉滑弦，右弦细寸关有浮像，偶有早搏。

前医处方：西洋参 60g，炙黄芪 80g，沙参 60g，生地 30g，麦门冬 30g，五味子 10g，青蒿 15g，龟甲 30g，地骨皮 30g，白花蛇舌草 40g，土茯苓 60g，生石膏 60g，知母 15g，焦三仙 30g，当归 20g，黄芩 30g，赤芍 30g，怀牛膝 30g。

服药月余，精神萎靡，无力。纳差，无食欲，腹胀，略有腹痛。便血，大便不成形。下午燥热，踢被子，脱衣服，面赤。脉右弦滑寸弱，左脉弦滑，舌质略红胖润。

2017 年 9 月 11 日弟子傅勇初诊：辨为脾胃气虚，木乘己土，阳气虚损，先后诊治 3 次，处方加味异功散加附子等，计服 12 剂。

复诊：精神明显好转，已能坐起，可见言笑。排便后腹胀明显改善，自述想吃红烧鱼。问及哪里还难受，回答"没哪儿难受的"，声音还挺洪亮。

2017 年 9 月 24 日由笔者亲诊：未再发烧，午后面赤消失，精神尚好，腹部凉不舒服，但不痛不胀，进食少，3 天未排便，尿多色淡。白细胞由之前 30×10⁹/L，降至 4×10⁹/L。口和，呃逆。舌暗赤胖苔垢，脉弦浮尺沉，似有数象。

据情同意胰腺癌诊断，此前诊治 3 次已见显效，如精神好转，未再发烧，白细胞由 30×10^9/L 降至 4×10^9/L，胸水明显减少，其他化验均趋正常。效不更方，处方：红参 25g，五灵脂 15g，茯苓 45g，白术 30g，生半夏 30g，砂仁 15g，丁香 10g，郁金 20g，柴胡 10g，姜黄 25g，薄荷 10g，附子 45g，炮姜 30g，生麦芽 45g，泽泻 30g，龙骨 30g，牡蛎 30g，白芍 15g，黄精 30g，炙甘草 15g，姜枣为引。7 剂。

计又服药 21 剂，附子增至 75g，白术增至 75g，病情平稳已经 40 余天，此后因故失联。（弟子傅勇整理）

按：本案前医用药西洋参、生地、白花蛇舌草、生石膏、黄芩等一派阴寒大剂，致脾肾阳气大衰，精神萎靡，无力，纳差，腹胀，便血等，甚至有阳气外浮之象，如午后燥热，面赤，踢被子等。照此治下去，恐致阳脱而亡。以阴阳两纲判断，不难看出大多数肿瘤病机属于阳虚阴盛，本案即是例证。改以温通法后，温补脾肾，兼以疏肝，摒弃一切寒凉抗癌套药，衰颓病势得以扭转，症情明显好转，趋于平稳，连病房医生也纳闷："也没用什么特别方法呵，怎么就好起来了呢？"不知道患者在服中药，治疗显效。

李可先生认为：肿瘤系"寒湿为患，十占八九。损伤人体阳气者，寒湿之邪最重，阳气受损则易形成阴证。因此，肿瘤患者除肿瘤本身表现出的诸多症状以外，多数表现为口不渴，或渴不欲饮，或喜热饮，手足厥冷，小便清长，大便溏，舌色淡或暗紫，舌体胖大，苔白腻而润，脉沉细或紧硬等一派阳虚阴盛之象。有的肿瘤患者有口渴烦热、恶热、喜凉饮食、持续高热或低热不退等热象，此为假热或为标热，不能把它作为辨证用药的唯一证据而恣用寒凉。这种假热源于真寒，寒主收引，阻遏气机，气机升降出入受阻，郁而化热。此时再用寒药清热，无异于雪上加霜，犯虚虚实实之戒。"

（二）阳和汤加味治案

肝癌：应某，女，62 岁。2009 年 3 月 24 日初诊：乙肝 5 年，肝硬化 3 年，右肝巨块型肝癌 3 个月。肝区疼痛，按之作痛，大便溏泻，尿偏黄，纳差，乏力，手足发凉，腹水少量，精神萎靡。舌暗赤胖润，苔薄黄，脉左沉滑软寸弱，右沉弦寸关弱，西医断定活不过 3 个月。辨为阳气亏损，脾胃虚弱，肝郁痰结，拟扶阳补脾，疏肝散结，阳和汤加味治之：附子 60g，熟地 30g，鹿角霜 30g，炮姜 30g，肉桂 10g，麻黄 10g，白芥子 15g，红参 10g，五灵脂 15g，茯苓 30g，生半夏 30g，牡蛎 45g，姜黄 15g，郁金 15g，炙甘草 30g，生姜 10 片，大枣 10 枚。5 剂。

复诊：感觉良好，腹泻已止，以上方为基础，随症出入，加药有黄芪、苍白术、柴胡、生麦芽、砂仁、蜈蚣、猪苓、丁香、丹参等，附子增加到 90g，两周调方一次，病情基本稳定，纳眠、精神尚好。直到两年半后，因腹水控制不利，病情转重而去世。

按：晚期癌症邪势嚣张，正不压邪，似乎命数已定。即便如此，通过恰当的中药调治，仍可减轻痛苦，缓解症状，延长生命，或者说带瘤延年，本案即是例证。"西医断定活不过 3 个月"，经过中医治疗，活了两年半，且生活质量不差。曾治过多例晚期肝癌、胃癌、脑瘤等患者，虽然最终仍旧死去，但均可收到不同程度的效果。

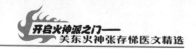

四、甲状腺结节

真武汤加味治案

赵某，女，40岁。2020年10月22日初诊：甲状腺结节多个，左颈下最大者如鸽蛋大，大小为2.67cm×1.80cm，圆滑不痛。小便涩滞而痛，色黄浑浊，自幼大便干如羊矢。证属阳虚寒凝，痰湿结聚，真武汤加味：附子30g，茯苓30g，白术30g，白芍15g，大黄10g，滑石30g，知母1g，肉桂10g，甘草10g，生姜10片。

2020年11月3日复诊：便干缓解，尿路刺激症状减轻，尿检红细胞、白细胞均呈正常。唯颜面起疙瘩，前方加麻黄10g，生半夏30g，白芷10g。

2020年11月12日三诊：便干、尿路刺激症状均消失，前方加皂角刺25g，当归30g，续服。

2020年12月8日四诊：各症平伏，甲状腺结节均已消失。

按：人体上下互相通达，互相影响。本案甲状腺结节多个，但小便涩痛，便干如矢，必须先予解除，所谓通下以和上，方是妙招，故在正治方里加入大黄、滑石通下之药，二便干涩缓解，在上之结节自易化解。

五、良、恶性淋巴瘤

（一）麻辛附子汤合六君子汤治案

1.淋巴结肿大：孟某，男，25岁。2012年3月17日初诊：腹部淋巴结肿大多发，最大者直径3.2cm，病已两个月。胃中难受，呃逆似呕。眼睑、下肢稍肿，手足发凉，乏力，便溏，素有胃溃疡。舌淡胖润，脉左沉弦，右弦浮寸弱。分析患者阳气不足，湿气偏盛，痰结成块，因见水肿注意开表，拟麻黄附子细辛汤合六君子汤加味：麻黄15g，附子30g，细辛10g，干姜20g，生半夏20，陈皮10g，枳壳10g，茯苓30g，淫羊藿30g，红参10g，泽泻25g，牡蛎30g，炙甘草15g，生姜10片，大枣10枚。

复诊：胃中难受显减，稍有汗，双下肢小腿、上肢有红斑肿起，按之痛，左眼角巩膜发红，唇疮新发。上方减干姜，加炮姜30g，皂角刺20g，肉桂10g，黄柏15g，7剂。

三诊：四肢红斑、唇疮显消，眼角发红已消，便已成形。

四诊：四肢红斑消退，B超检查：腹部淋巴结未见肿大。病已收功。

（二）麻辛附子汤合姜附茯半汤治案

1.腮腺瘤术后复发：梁某，男，36岁。2019年4月5日初诊：左侧腮腺瘤术后22年，今左腮肿痛复发20余天，张口受限，手足发凉，大便偏干，正汗，尿频。

舌胖润，脉沉滑寸弱。此属痰湿为患，注意开表通里，予方麻细辛附子汤合姜附茯半汤：麻黄7.5g，细辛10g，附子30g，姜半夏30g，茯神30g，丁香10g，蔓荆子15g，生姜10g，大黄10g。7剂。

复诊：左腮痛减轻，便干缓解，未汗，余症亦轻，上方去掉大黄，麻黄加至10g，另加牡蛎30g，淫羊藿30g。14剂。

三诊：服药后肿痛减轻，继服药4周后，左腮肿尽消，可以张口了，余症亦减。守方巩固。

2. 淋巴结肿大：虞某，女，40岁。2018年6月5日初诊：双颈淋巴结肿大1周，疼痛。耳朵发热，无汗，乏力，纳差，眠差，便可。舌略胖苔垢，脉右沉滑，左浮滑尺沉。用药同上案法，处方：麻黄10g，细辛10g，附子30g，茯苓30g，生半夏30g，玄参10g，浙贝母25g，牡蛎45g，生麦芽45g，白芥子15g，炙甘草15g，生姜15片，大枣10枚。7剂。

复诊：服药后微汗，双颈淋巴结肿大消失。

（三）茯苓四逆汤加味治案

非何杰金氏淋巴癌：张某，男，72岁。2013年9月4日初诊：患非何杰金氏淋巴癌已5年。几次化疗，维持平稳。末次化疗结束两天即感乏力，嗜卧，没精神，"起不来床"，同时伴低烧已经1周，体温37.3～38℃。似觉呕恶，大便不畅。足踝发凉，眠差，时感心悸。清晨4点汗出，自觉舒服，余时无汗。舌略赤胖，脉右沉弦数寸弱，左沉滑。血常规三项均偏低。按阳虚感寒辨析，处以茯苓四逆汤加味：麻黄15g，细辛15g，附子30g，干姜15g，茯苓30g，红参10g，砂仁10g，肉苁蓉30g，炙甘草15g，生姜30g，大枣10枚。5剂。

复诊：服药次日见汗，低烧即止，已能坐起，精神转佳，心悸消失，守方调理2周，出入药物尚有茯神、淫羊藿、龙骨、牡蛎、桂心、黄芪等，情况愈来愈好，可去公园散步。

按：患者此前两次化疗后，也是隔一两天即出现症状——如本案：疲乏，起不来床，走路打晃，发烧恶寒，膝痛，咽痛，纳差，腹部不适等。通常化疗的副作用是在用药之际出现，本案副作用却是在化疗结束后一两天方才来动——"后反劲"。3次化疗后均出此状况，查化疗系用"美罗华"。好在每次均以上法投治，3次皆收迅速缓解之效。足以证明中药在缓解化疗的毒副作用方面卓有成效。

（四）四逆汤合消瘰丸治案

淋巴结肿大：赵某，男，50岁。2009年8月24日初诊：左右颈部5个淋巴结肿大，最大者1.5cm×0.5cm，酸痛，已经2个月。乏力，手足心热，大便易泻，有汗，眠纳尚可。舌淡胖润，脉左弦关浮，右尺沉关浮。辨证为阴盛阳亏，痰凝成積，拟四逆汤合消瘰丸加味治之：干姜20g，附子30g，浙贝母15g，牡蛎50g，元参10g，柴胡15g，丹参30g，穿山甲10g，皂角刺10g，木鳖子30g，蜈蚣2条，茯苓30g，生半夏25g，枳壳10g，炙甘草15g。

本方出入，计服29剂。半年后因治其他病来告，淋巴结肿大已消尽。

（五）桂枝汤加味治案

恶性淋巴瘤发热：张某，男，44岁。2008年4月16日初诊：腹腔后壁淋巴瘤3个月。化疗3次，末次时间3月26日。4月6日起发热，早晨37℃，下午38.8℃，汗出，微喘。午后畏冷，盖以厚被。便溏，尿清，口干，纳差，舌淡赤胖润，脉弦数软寸弱。白细胞$10.16×10^9$/L，用尽各种消炎药，迄未控制。证系营卫失和，阳气已虚，桂枝加厚朴杏子汤主之：桂枝25g，白芍25g，炙甘草15g，杏仁10g，厚朴10g，附子25g，茯苓30g，生姜10g，大枣10枚。5剂。

服药后热退，余症轻减。上方加红参10g续服巩固。

按：如此发烧已10天，白细胞达$10.16×10^9$/L，各种抗生素未能控制症情，用桂枝子加厚朴杏子汤即收捷效，经方疗效可见一斑。

六、腘窝囊肿

姜附茯半汤加味治案

关某，男，68岁。2015年8月18日初诊：左腘窝囊肿3cm×5cm，行走则痛，活动受限，沉重感，病已1个月多。汗多，形胖，并不乏力，舌淡胖有齿痕，脉左滑软寸弱，右脉浮滑寸弱。此痰凝结聚，处方姜附茯半汤加味：生半夏30g，茯苓30g，附子30g，苍术30g，黄柏10g，川牛膝30g，薏苡仁45g，皂角刺25g，枳壳10g，炙甘草15g，生姜10g。7剂。

复诊：囊肿缩小，行走轻松。守方加细辛10g，再予14剂，药后囊肿消失，各症平伏。

七、睾丸囊肿

真武汤加味治案

郝某，男，57岁。2015年4月9日初诊：右侧睾丸囊肿如乒乓球大已8年，坠胀不适，去年冬季起阳痿，闻水声即想排尿。手足凉，畏冷，纳、眠均可。舌淡胖有齿痕，脉右弦浮寸弱，左沉滑尺弱。阳虚有据，痰湿有形，真武汤加味，处方：附子45g，白术30g，茯苓30g，泽泻25g，淫羊藿40g，阳起石30g，韭菜子20g，猪苓30g，肉桂10g，赤石脂30g，菟丝子30g，生姜15g。7剂。

复诊：睾丸囊肿消些，畏冷、闻水声即想排尿症减轻，晨勃有起色。药已对症，前方附子依次增至 60g、90g，先后服用 14 剂，睾丸囊肿尽消，阳痿、畏冷改善，守方再服痊愈。

第九章　内科杂病

一、糖尿病

（一）真武汤治案

白某，男，35 岁。2017 年 10 月 26 日初诊：糖尿病多饮多尿 3 年，头晕，口微干，乏力，眠可，纳差，便溏，尿中夹沫。空腹血糖 7 ～ 10.8 mmol／L，体型微胖。舌淡胖润，脉左沉滑尺弱，右弦滑寸弱。曾服前医凉药加重。此一派湿盛阳微之象，处以真武汤加味治之：附子 30g，白术 30g，茯苓 30g，白芍 15g，生麦芽 30g，红参 10g，炙甘草 15g，炮姜 30g，生姜 10g。7 剂。

2017 年 11 月 7 日复诊：头晕消失，腹部略胀，便黏。空腹血糖 6.6 mmol／L。舌同前。前方加丁香 10g。7 剂。

三诊：便已不黏。入冬大腿外侧寒凉，腹部亦凉，轻微咳嗽。舌胖润，脉沉滑寸弱。空腹血糖 6.1mmol/L，上方去炮姜加干姜 15g，麻黄 10g。7 剂。

四诊：身体已不再寒凉，空腹血糖 5.7mmol/L。稍咳，咽部略有堵感，黏痰。舌胖润，脉沉滑。前方白术增至 45g，去干姜加山药 30g，炮姜 30g。7 剂。

2017 年 12 月 7 日五诊：诸症显减或消失，唯仍有痰，背略痛。空腹血糖 4.7 mmol/L，上方去麻黄加羌活 10g。7 剂。

按：一般认为糖尿病属阴虚燥热或气阴两虚，治疗不离滋阴清热或益气养阴，目前占据主导地位。实际上许多糖尿病患者并无阴虚表现，而属阳气虚微，如本案乏力、纳差、便溏等，用真武汤治疗每收佳效。细审本案，并无阴虚之明证，虽口干而反舌淡胖润。有糖尿病之名，而无三消之实，若不辨阴阳，跟着西医指标和诊断跑，势必滋阴犹恐不及，不效则加重剂量，此辈不知几何。本例患者血糖虽高，一直坚持不服西药，纯以中医药治疗，不仅症状缓解，且血糖逐渐下降至正常。

（二）附子理中汤治案

程某，女，11 岁，小学生。2011 年 1 月 13 日初诊。咳嗽 2 个月不愈，咽痒，鼻塞，咳嗽，无痰，但流清涕。在某中医学院住院治疗，服养阴清肺汤迄今不效。昨日验血糖 16.2 mmol／L，餐后 19mmol／L。便、纳均可，无汗，不乏力，足凉，形胖。舌淡胖润，苔薄黄，脉沉滑。诊为寒饮咳嗽，处方小青龙汤加附子等：麻黄10g，细辛10g，炮姜25g，桂枝20g，白芍15g，附子25g，法半夏25g，五味子10g，紫苏10g，防风10g，甘草10g。7剂。

2011年2月21日复诊：咳嗽显减，鼻涕黄而多，血糖9.8mmol／L，足凉消失。上方适当调整，再进。

2011年3月12日三诊：咳嗽已止，黄涕显减，时鼻塞，血糖8.8mmol／L，舌淡胖润，苔薄，脉沉滑。

调方针对血糖为主，附子理中汤加味：红参10g，附子25g，苍术20g，茯苓30g，姜半夏20g，陈皮10g，炮姜20g，天花粉30g，炙甘草10g，生姜10片。

2011年4月25日四诊：诸症消失，血糖5.8mmol／L，上方调整，再进7剂。

按：此案舌淡胖润，脉沉滑，辨为中阳不足，予附子理中汤治之，未用降糖套药，同样获效。值得注意的是，患者初病咳嗽，是属寒饮为患，却误服养阴清肺汤2个月，非但咳嗽未愈，反致血糖升高，乃是误药之过。处以小青龙汤加附子后，不仅咳嗽治愈，且血糖也下降，正反两方面的反应证明阴阳辨证的重要性。

二、高血压

真武汤治案

1.刘某，女，66岁。高血压3年，血压170/100mmHg。左小腿水肿，便溏，小腹发凉，无汗，气短，心烦眠差，夜里口干，目干涩，纳可。舌淡胖润，脉左沉滑关旺，右弦紧寸弱，"三高症"经年。素有甲状腺结节、肾囊肿、子宫肌瘤。

分析患者腿肿，小腹发凉，便溏，舌淡胖润，皆系阳虚湿盛之证；夜里口干，目干涩似属阴虚，其实是阳虚气化不及，津液难于上承所致，岂有阴虚而见舌淡胖润之理；心烦乃心阳不足，心神躁扰之象。治宜温阳利水，兼以潜镇，拟真武汤加味处之：麻黄10g，附子30g，茯神30g，白术30g，红参10g，生半夏25g，生麦芽30g，丹参30g，檀香10g，砂仁10g，肉桂10g，吴茱萸10g，磁石30g，炙甘草10g。

复诊：出小汗，左腿水肿消退一半，口干、目干涩已缓解，余症均减，血压135/85mmHg。信心大增，守方调整1个月，症情平稳，血压一直正常。

按：高血压是最容易中医西化的病种之一，俗医跟着指标走，认定阴虚阳亢，即便在今日医界，不知有多少所谓名医、教授，都在如此诊治高血压，说到底是被西医牵着鼻子走。本案虽有高血压之名，却无阴虚阳亢之证。据其脉证，处以温阳利水之法，不但症状消除，且不治血压而血压自降，乃是辨证论治的优势使然。

近代香港名医谭述渠先生以善治高血压驰誉于东南亚。谭氏认为，高血压"属于虚者，十之八九，属于痰火者，十之一二"。二者以脉象鉴别："使用附子与否，依脉状而判定，脉浮大紧迟可用，洪数则不能用。"阳虚水泛所致者大剂真武汤治之，认为"治虚症之高血压，方剂虽多，但不若真武汤之能标本兼治，堪称首选也。血压过高，即为元阳飞跃，阴水泛溢，肝失其养，风火上煽。故以真武汤大补坎中之阳，大建中宫之气，使土有所运，水有所行，阳得而摄，阴得而敛，肝阳不复上亢，阴水不至泛滥，阴平阳秘，病自瘳矣"。（《名医心得丛集》）有大量成功病例为证。痰火所致者以温胆汤治之。

2.杨某，男，35岁。2018年11月9日初诊：眩晕头沉，乏力2年。伴有足跟酸痛，曾经发作痛风一次，眠差，大便时泻，纳可，正汗。血压180/130mmHg，尿酸600μmol/L。舌胖润有齿痕，脉沉滑尺弱。证属阳虚湿盛，阴气上僭，清阳被蒙而现眩晕头沉，治拟温阳利水，真武汤加味：附子30g，白术30g，茯神30g，白芍15g，泽泻30g，刘寄奴25g，龙骨30g，牡蛎30g，生姜10g。14剂，用中药颗粒剂冲服。

复诊：眩晕减轻，足跟酸痛消失，血压降至125/90mmHg。初战告捷，前方调整，出入药物尚有黄芪30g，姜半夏30g，酸枣仁30g，附子由30g增至60g，守方服药至次年1月11日，眩晕消失，乏力、眠差均告正常，血压133/87mmHg，基本稳定，自觉良好。

三、运动神经元疾病

真武汤治案

1.线粒体脑肌病：原某，女，47岁，赤峰人。2011年5月17日初诊：由赤峰市某中医院任主任电话求治：3年前曾做胸腺瘤切除术。渐发全身乏力，四肢软瘫，不能起坐，抓握无力，右下肢僵硬不适，至腹部有规律性抽动，昼夜不停，以致夜不能寐。言语不利（不能与人准确交流），纳食一般。舌淡胖，脉沉细。西医诊断：①线粒体脑肌病；②症状性癫痫；③重症肌无力。协和医院自建院至此共发现8例线粒体脑肌病，西医目前没有特效药物治疗，只有口服大剂量激素治疗而无效。在京城各大医院治遍，花钱殆尽，毫无寸效。揣摩病情，处方以真武汤加味：附子30g，白术30g，生姜30g，白芍30g，麻黄10g，细辛10g，淫羊藿30g，茯苓30g，龙骨30g，牡蛎30g。5剂水煎服，每日1剂。此后一直电话沟通。

二诊：服药2剂后，患者右下肢症状缓解明显，5剂后右下肢至腹部抽动幅度明显减少，频率减慢，夜寐好转，已不用每晚肌注安定剂。上方附子增为60g，白芍增为45g，继服5剂。

三诊：右下肢至腹部抽动基本消失，双手抓握有力，失眠症状好转，唯下肢仍

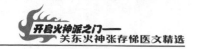

时有不适。上方附子改为 90g，加吴茱萸 30g，继服 5 剂。

四诊：右下肢至腹部抽动消失，已能自行坐起，自行吃饭，能与人正常交流，纳寐良好，能站立约 20 分钟。上方附子改为 100g，10 剂，水煎服。

五诊：服用 3 剂后已能行走，饮食自行料理。5 剂后，能收拾室内卫生，到楼道行走，10 剂后患者精神状态日渐好转，生活能基本自理。

处方：附子 100g，白术 30g，白芍 45g，麻黄 10g，细辛 10g，淫羊藿 30g，茯苓 30g，吴茱萸 15g，红参 10g，石菖蒲 20g，远志 10g，天麻 30g，全蝎 5g，生姜 30 片。7 剂。

2011 年 7 月 20 日六诊：下肢抽动未再发作，能行走 100 米，生活可自理，亲自到沈阳找我看病，系第一次看到患者本人。精神可以，唯认知有时迟钝，仍感乏力，易疲倦。舌淡胖，脉沉滑软。处方：附子 120g，黄芪 30g，桂枝 30g，白术 30g，白芍 30g，淫羊藿 30g，茯苓 30g，吴茱萸 15g，红参 10g，石菖蒲 20g，远志 10g，天麻 30g，全蝎 5g，生姜 45 片，大枣 10 枚。

2013 年 8 月，余应邀赴赤峰出诊，顺便到该患家中随访，已如常人。（弟子任素玉整理）

按：本案西医诊断"线粒体脑肌病"，任主任没见过，不知从何下手，且病情确实严重。遂打电话给我，说有个疑难病介绍给我看。考虑到患者行走不便，我说，你先说说病情。听了介绍后，断为阳虚夹表，我说这病你就可以治，我出方，你记录。如果无效，再请她过来不迟。就这样一路治疗下来。

坦率说，我不仅不知道线粒体脑肌病是什么病，而且到现在都未查资料，我凭的是中医脉证，不是西医的诊断，不会跟着它跑。说到底，要坚守中医的根。

2.孙某，女，26 岁，赤峰人。2013 年 11 月 30 日由北京直接用救护车拉来沈阳求治。9 月出现腹痛，呕吐七八天，浑身肌肉疼痛，经治疗缓解。10 月中旬再度发作，伴呼吸困难，也亦缓解。本次发病 25 天，膝以上、脐以下麻木刺痛，渐至全身麻木，瘫软无力，不能动弹已半个月，仅手足指趾微动。双膝跳痛刺痛，止痛药乏效。饮水发呛，纳差，大便艰涩，尿色黄，眠差，夜里发热，汗出，平素畏冷。舌淡胖润，脉浮弦尺弱。经北京多家大医院收治，诊为"周围神经病，间歇性周围神经炎，血卟啉病"。屡经治疗无效，先后 8 次下病危通知书，无奈出院而来沈。询知在北京工作数年，居所寒湿，浸染肌筋，阻滞经络，阳气受戕，脾肾致损，治拟温阳解表，脾肾两补，兼化寒湿，选麻黄附子细辛汤、真武汤加味，携药回赤峰调养，嘱配合灸关元、中脘穴。处方：麻黄 15g，细辛 15g，附子 45g，红参 20g，五灵脂 15g，茯苓 30g，白术 30g，干姜 30g，川牛膝 30g，肉苁蓉 30g，淫羊藿 30g，砂仁 10g，生麦芽 30g，黄芪 30g，桂枝 30g，白芍 20g，炙甘草 15g，生姜 15 片，大枣 10 枚。7 剂。

此后电话沟通由任素玉主任接诊治疗。服药1周无进展，知病重药轻，前方附子加至75g，黄芪加至60g，再予7剂。

二诊：全身麻木减轻，膝痛亦减，大便偏干。上方调整，附子加至120g，黄芪加至90g，出入药物尚有当归、生半夏、菟丝子、枸杞子、桂枝、白豆蔻等，服药3个月病情渐有起色，全身麻木疼痛消失，经人搀扶可以行走，大便、睡眠改善。

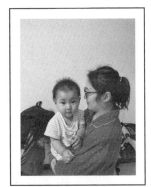

图6

2014年5月三诊，余赴赤峰出诊，见患者已可行走1公里，在家调养，疏李可固本复元散长服。2019年4月，其父母来沈阳找我看病，言及患者完全正常，目前在呼和浩特市工作。更没想到的是，2020年患者于冬至日顺利产下一女婴，母子平安，可谓功德圆满。照片系婴儿周岁所拍（图6）。（弟子任素玉整理）

按：景岳说："医不贵于能愈病，而贵于能愈难病。"此案是迄今为止所治最重的病例，患者在京城遍求协和、宣武、301等大医院，均无寸功。当时也是抱着试治的心情处方，没想到效果这么好。能够愈此难病，仗恃的还是火神派理路。

李可先生曾经说："运动神经元疾病，这是个顽症，这个东西外国人治不了，我们也治不了。"我一向认为，中医没有治不了的病，"言不可治者，未得其术也"。（《黄帝内经》）对于运动神经元病这类疑难病症，还是要辨证论治，阴阳辨诀分析，不宜先设定一个方子。上案原某的"线粒体脑肌病"也是运动神经元病，不也治好了吗。

四、重症肌无力

附子理中汤治案

喻某，男，50岁。半年前做胸腺瘤切除手术，术后服用大剂量强的松作激素疗法。现吞咽无力，心悸，胸闷气喘，动则尤甚，自汗。行走无力，只能行走10分钟，右手发抖，口中黏痰多。舌淡赤胖润，脉沉无力寸弱。据云服黄芪则头晕。辨为脾肾不足，气阳受损，拟附子理中汤加味：附子15g，干姜15g，白参20g，白术15g，白芍15g，桂枝15g，龙骨30g，牡蛎30g，茯神30g，炙甘草10g，生姜10片，大枣10枚。

3剂后吐痰较多，自觉咽部松快，余无改进。前方加丹参30g，檀香10g，砂仁10g，5剂后，胸闷气喘减轻，乏力、眠差亦好转。病势进入坦途，前方加减调理月余，各症基本消失，自觉精神、体力增旺，能够行走1小时。

按：重症肌无力之病，许多名医倡用大剂量黄芪，甚则几百克地投用，几成定

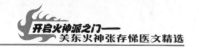

论。本案患者自"云服黄芪则头晕",谨慎起见,不用黄芪,竟然亦收佳绩,在善于运筹罢了。余曾治疗胸腺瘤切除手术后病例八九例,均出现如本案之重症肌无力症状,用本法治疗多可取效。此种手术令人不无疑虑。

五、克罗恩病

附子理中汤合薏苡附子败酱散治案

王某,男,46岁。从事装卸工作,十分劳累,因乏力不能干活就医。血常规检查,血色素:50g/L,诊为贫血,前来求治。症见乏力,大便溏软色黑,形体消瘦,手足不温,性功能减退,面色萎黄,眠纳尚可。舌淡胖润,脉左弦右浮寸弱,查大便潜血(++++)。此因过劳伤及脾肾元气,按阳虚失统,血从下泄论治,处以附子理中汤合薏苡附子败酱散加味,同时嘱其进一步深入检查。处方:附子25g,炮姜30g,生晒参20g,苍术25g,白术25g,败酱10g,黄芪50g,当归15g,薏苡仁50g,肉桂15g,仙鹤草30g,白及20g,炙甘草10g。水煎服。

上方出入服用15剂,便血消失,便色转黄。其时在某医科大学附属医院经CT、大肠镜、钡透等检查,诊为克罗恩病。本人意欲手术期望一劳永逸,医院认为无法手术,服西药乏效,无奈仍求中医治疗。现症:大便溏软,肠鸣,矢气多,时觉气往上顶,乏力已减,血色素有所增加。舌淡胖润,脉弦滑而软,寸尺沉弱。分析本证,终系劳倦伤及脾肾,阳气亏损,血失统摄,久则导致贫血,同时水湿偏盛,夹有气滞,仍拟理中汤合薏苡附子败酱散加味处治,考虑慢性病须长期服药,改汤为散,方便久服。处方如下:附子60g,炮姜60g,生晒参60g,苍术30g,白术30g,茯苓30g,黄芪60g,当归15g,仙鹤草30g,薏苡仁90g,败酱10g,补骨脂30g,肉苁蓉30g,肉桂20g,白芍30g,木香10g,砂仁10g,炙甘草10g。5剂,打粉为末,过100目筛,每日服3次,每次服6～10g,饭前温水送服。嘱忌食生冷、辛辣之物,节制房事。

上药服完,以上方为主调整再服,出入药物有红参、淫羊藿、菟丝子、吴茱萸、山药、赤石脂、枳壳、厚朴等,间断服药一年半,痼疾终获显效,乏力恢复,血色素达112g/L,除性功能减退外各症若失,能从事轻体力劳动,今已10年矣。

按:克罗恩病乃肠道尤其是小肠病变,公认为疑难病症。由于肠道节段性炎症、溃疡,常常此伏彼起,迁延不愈,手术可以切除发病肠段,但继发病灶怎么办,莫非真要给肚皮按个拉链?

其实,像克罗恩病、线粒体脑肌病之类疑难病症西医基本上没办法,遑论治愈了。中医却有可能治好,当然"治慢性病要有方有守",像本案服药一年半方收良效,性急不行。

六、奔豚症

温氏奔豚汤治案

1.李某，女，59岁。胃炎、胃溃疡伴幽门脓肿三四年。胃痛而胀，自觉有气从小腹上冲，头晕时作。畏冷，腰背时痛，便溏，尿时黄，口苦口臭。舌赤胖润有细纹，脉左弦寸弱，右浮滑尺沉。此属奔豚，系寒积气逆上冲，虽见口苦口臭，乃虚阳上泛所致，拟温氏奔豚汤治之：附子30g，干姜15g，肉桂10g，党参25g，山药30g，茯苓30g，泽泻15g，怀牛膝15g，砂仁10g，沉香10g，麻黄10g，细辛10g，麦芽30g，白芷10g，炙甘草15g。7剂。

复诊：奔豚上冲之状未发，胃痛消失，余症均大减，口苦已无，仍觉口臭，守方调理两周，疗效巩固。

按：《金匮要略》："奔豚病，从少腹起上冲咽喉，发作欲死，复还止，皆从惊恐得之。""奔豚气上冲胸，腹痛，往来寒热，奔豚汤主之。"奔豚为一种发作性疾病，属冲脉病变。当肾阳虚衰，肝寒凝滞，寒饮内停，冲脉即不安于位，挟饮邪上逆奔冲，便成本证。其证时发时止，发则欲死，止则平复如常。治疗奔豚《金匮要略》设奔豚汤，嫌其扶阳力弱，现在多用温氏奔豚汤，疗效确切。

2.丛某，女，69岁。2021年6月9日初诊：腹痛1个月余，间歇发作，发作时疼痛难忍，自觉疼痛从小腹部发起后一直上窜至胃部，伴呕吐，头晕，心悸，乏力，动则易汗，足凉，纳可，眠差，二便尚调。舌暗胖润有齿痕，脉浮滑左寸右尺弱。辨为阴寒所致气逆上冲之奔豚症，以温氏奔豚汤处之，方如上案，10剂后，患者欣喜复诊，称疗效非常好，现腹痛消失，心悸、头晕等症状均明显缓解，患者惊叹："没想到中药效果这么快。"原方10剂续服巩固。

七、血小板减少性紫癜

回阳饮合当归补血汤治案

师某，女，38岁。血小板减少性紫癜已半年，发病之初，全身紫癜，血小板只有1.0×10^9/L，迄以西医药治疗，至作者接手时强的松每天用量12片。刻诊：全身皮肤散在成片紫暗斑痕，不痛不痒，齿、舌衄血，口腔黏膜多个紫疱，最大直径10mm。每因劳累、生气加重。脸庞呈虚胖状（激素所致），乏力，便溏，手足心热，月经量多，口臭，渴喜凉饮，血小板40×10^9/L，强的松每天用量12片。舌淡赤润，脉沉数，左脉弦。肝经似有郁火，先予丹栀逍遥散加黄芪、旱莲草、乌梅为治。半个月后口臭、渴饮、手足心热等症消失，紫癜减轻。火热之候已减，但便溏，乏力，舌淡稍胖润，脉滑软左寸弱。此已转为阳气虚弱，失于固摄，从扶阳温摄着眼：附子15g，炮姜25g，黄芪30g，当归15g，仙鹤草30g，补骨脂20g，阿胶10g（烊化），白参10g，茯苓30g，砂仁15g，牡蛎50g，炙甘草10g。

调理2个月余，其间出入药物尚有鹿角胶、骨碎补、龟甲、山茱萸、枸杞子、熟地、黄柏等，肌衄、口舌齿衄基本控制，眠纳等一般状态均可，血小板呈上升态势，偶有反复，很快回升。守方调理半年，症情平稳，紫癜已5个月未发，血小板连续4个月检测在$100×10^9$/L以上，形若常人，强的松每天3片维持，随访5年，血小板数值正常。

八、甲状腺功能减退

附子理中汤治案

肖某，男，37岁。患甲状腺功能减退半年，疲劳，乏力，系国家某部委官员，自觉难以胜任工作，在京城屡次求医不效，慕名来沈求治。晨起睑肿，畏冷，夜间腰背汗出，口干，鼻头红肿5天，余尚可。化验T_3、T_4值均低，现用优甲乐口服控制。舌淡胖润，脉弦寸弱。此一派脾肾阳气亏损之象，唯鼻头红肿乃阴火上浮之症，不可认作毒火。拟扶阳益气，略佐潜纳为治，告以鼻头红肿当最先取效。方选附子理中汤加味：附子30g，干姜20g，红参10g，白术25g，茯苓30g，黄芪50g，肉桂10g，砂仁15g，黄柏10g，泽泻15g，炙甘草30g。7剂，水煎服。

药后精神振作，鼻头红肿果然最先消失，口干减轻，余症好转。患者每月来诊一次，上方为主调整，附子、黄芪均用至75g，出入药物尚有补骨脂、淫羊藿、菟丝子、吴茱萸、桂枝、白芍等。服药半年，诸症基本消失，感觉精力充沛，T_3、T_4值均已正常。

第十章　外科病证

一、疖疮

（一）真武汤治案

刘某，女，26岁。自幼身患疖疮，颜面较多，胸背俱发，大者如豆粒，小者如粟米，色红暗，不痒，此起彼伏，屡治乏效。便干艰涩，手足发凉，无汗。舌淡胖润有齿痕，脉滑软尺弱。用阴阳辨诀衡量舌脉显然是阴证，仿周连三先生治阳虚型疔毒法，拟真武汤加味：麻黄15g，附子30g（先煎1小时），茯苓30g，苍术 30g，白芍 20g，炮姜 30g，桂枝 20g，炙甘草 10g，皂角刺 10g，白芷 10g，肉桂 10g，黑芥穗 15g，蝉蜕 5g，炙甘草 10g，生姜 10 片。7 剂。

药后疖肿显减，已有汗，原方去掉麻黄，附子增至 45g，再服 7 剂，全身疖肿基本消失，守方 7 剂。10 个月后因他病来诊，告迄未复发。

按："痛疽原是火毒生"，一向被认为热毒，首选方消疮饮，用药不离双花、公英之类，以前我也是这样治的。就连徐灵胎也说："外证俱属火，苟非现证虚寒，从无用热药之理。"

郑钦安对外科颇有经验，"外科者，疮科谓也。凡疮之生无论发于何部，统以阴阳两字判之为准"，强调划分阴阳两纲。问题是大多数外科人员，凡见疮痈大都按阳证论处。某次大学同学聚会，邻座是毕业留校从事外科的主任，多年专攻疮痈，我问："如果我用附子治疮痈，你能接受不？"他马上说："不能！凭什么呀？"说明这种认识太普遍了。果真是阳证，确如郑钦安所说："此等疮最易治。"关键是不少疮痈属于阴证，其所现肿痛火形，乃阴盛逼阳于外所致，系假火、阴火，若按阳证论处，那是方向性错误，郑钦安喻为"雪地加霜"。这也是最容易误治的病种之一。

学习火神派以后，用阴阳辨诀衡量，发现有些疮痈是阴证，这个弯子才转过来。本案患者舌脉、手足发凉，俱为阳虚之象。阳虚阴盛，虚阳外越，化热生毒长疮，此疮乃为假火，郑钦安所谓阴火是也。

笔者用此法治疗阴证疮痈十几例，均收效满意。当然不是说凡疮痈都是阴证，要强调的是，疮痈既有阳证，也有阴证，不要只知其一，不知其二。那些久治不愈的疮痈，多数都是阴证，用清热泻火法一辈子也治不好，关键是掌握阴阳辨诀。

（二）桂枝汤治案

邓某，男，26 岁。2011 年 5 月 6 日初诊：头面、胸背、腹部俱起疖疮，反复 12 年，屡治不效。瘙痒，容易出汗，口臭，咽炎，足凉。形胖，不乏力。舌胖润苔薄黄，脉左滑寸浮尺弱，右滑软寸弱，时一止。此营卫失和，虚阳外越，处方桂枝汤加味：桂枝 25g，白芍 25g，炙甘草 25g，黑芥穗 15g，蝉蜕 5g，乌梢蛇 35g，皂角刺 10g，连翘 20g，肉桂 10g，薏苡仁 30g，牡蛎 30g，附子 25g，砂仁 10g，半夏 25g。7 剂。

复诊：各部位疖疮俱减轻，口臭亦减，足仍凉，守方调理半个月，疖疮渐愈。

按：此案足凉，舌胖润，脉滑软，俱系阳虚之象，唯口臭一症多看作胃火，其实这是脾胃阴火，假火也。口臭有阴阳二证，不仅有实热，还有假火。

（三）姜附茯半汤治案

喻某，女，71 岁。2013 年 7 月 30 日初诊：右手腕长一疖肿如小豆粒大，疼痛，色不红，病已 1 周。有汗，余无异常。舌淡胖润，脉右浮滑寸弱，左沉滑。证属痰湿阻络，治以姜附茯半汤合桂枝汤加味：生姜 20 片，附子 30g，茯苓 30g，生半夏 30g，桂枝 25g，赤芍 25g，桑枝 30g，皂角刺 25g，牡蛎 30g，炙甘草 15g。5 剂。

服药后肿消痛止。

（四）潜阳封髓丹治案

1. 马某，女，23 岁，2008 年 6 月 18 日初诊：3 个月前，左腮似被虫咬，抹了一种药水而发病，腮部红肿，灼热感，天热则发。心烦，足凉，畏冷，咽炎时发。舌淡胖润，脉滑软寸弱。曾在某中医学院、市七院皮肤科治疗 2 周不效。分析足凉，畏冷，参以舌脉可知系阳虚之体，局部虽见腮部红肿，可视为阴盛逼阳上浮所致，治以温阳潜降，封髓丹加味投之。

处方：砂仁 20g，附子 15g，炙甘草 30g，黄柏 10g，牛膝 15g，炮姜 15g，肉桂 10g，木蝴蝶 10g。7 剂，水煎服日 1 剂。

服药后即愈。

按：专科好犯只重局部，忽视整体的毛病。揣摩前医见腮部红肿，只顾自己局部那一亩三分地，无视全身阴霾之象，径按火毒论治，投以寒凉泻火，无怪乎治疗 2 周不效。《十问歌》有"再兼服药参机变"之训，亦提示这是阴证也。

2. 唇疮：许女，70 岁，下唇正中长一肿物如黄豆粒大小，色紫暗，疼痛，有时溃破开裂则出血，有时吃饭触碰亦出血，继则结痂，如此反复已 10 个月。屡服凉药不愈，思想负担很重。舌淡胖润，脉沉滑右尺弱。这是阴火之疮，也用潜阳封髓丹：附子 30g，龟甲 10g，黄柏 10g，砂仁 25g，炮姜 30g，泽泻 15g，川牛膝 25g，皂角刺 15g，白芷 10g，炙甘草 30g。7 剂。

守方服药 1 个月后逐渐消失。虽然本病表现为肿痛火形，但是舌淡胖润，尺脉沉，乃是阴证。10 个月后再次复发，仍予前方治疗半个月痊愈。

（五）皮炎汤治案

杨某，女，31 岁。1990 年 2 月 17 日初诊：患者因患关节炎服用强的松 2 年之久，半年前头面发际及颈项部渐发疖肿，色红灼热，疼痛，此愈彼起，缠绵不愈，时或溃破流脓滋水，伴有心烦便干，舌红润，苔薄黄，脉滑略数，曾肌注青霉素不效。诊为多发性疖疮，证属药毒内蕴，郁久化火，搏结肌肤而成。治宜清热解毒，凉血和营。方用皮炎汤加味：生地 30g，生石膏 30g，赤芍 10g，丹皮 10g，知母 10g，金银花 10g，连翘 10g，竹叶 10g，甘草 10g，柴胡 10g，大黄 7.5g，防风 10g。7 剂，每日服 2 次。1 周后复诊，疖肿基本消退，原方再进 7 剂，随访未复发。

按："皮炎汤"系朱仁康老中医创制，功能清营凉血，泄热解毒。主治药物性皮炎、接触性皮炎、日光性皮炎。方药组成：生地 30g，生石膏 30g，金银花 30g，连翘 15g，赤芍 10g，丹皮 10g，知母 10g，竹叶 10g，甘草 6g。综观全方有白虎化斑汤之意，可收清瘟败毒之功。临床只要有明确的药物、异物接触等过敏史，辨证属热毒外溢者，用之多可获效。本例服用强的松2年之久，导致多发疖肿，投之有据。

二、阴疽

阳和汤治案

杨某，男，34岁。1个月前，左膝突然疼痛，痛若针刺，牵及下肢，屈伸不利，夜甚于昼。足凉过膝，不能盘腿，跛行。查左膝内侧长有一包，鸽蛋大小，质软，皮色微红，按之并不痛。饮食二便正常，服过多种药不效。查舌淡紫胖润，脉弦。分析此症肢膝疼痛，应按寒湿痹证论处；膝侧包块虽肿微红不痛，当以阴疽看待。统而观之，患者足凉过膝，舌淡紫胖润，显系阴证，治痹用桂枝芍药知母汤，阴疽用阳和汤，今以二方合用：附子 15g，熟地 20g，鹿角胶 10g（烊化），干姜 10g，桂枝 10g，麻黄 10g，白芥子 15g，赤芍 15g，白芍 15g，知母 10g，苍术 15g，白术 15g，防风 10g，牛膝 15g，乌蛇肉 15g，炙甘草 10g。

服药5剂，诸症均减。续服10剂，疼痛已无，包块消失，痊愈。

按：此案膝侧包块虽肿微红，不能以阳热疮肿看待，观其总体脉症，纯系一派阴象，不难认定。

三、慢性阑尾炎

薏苡附子败酱散合麻辛附子汤治案

周某，男，37岁。2018年11月3日诊：阵发性腹痛两个月，呈窜痛，发作时欲排便，得便后痛减。不易出汗，畏寒，纳可，不乏力。既往20年慢性阑尾炎病史，荨麻疹数年，遇冷则发。舌淡胖有齿痕，脉左沉滑尺弱，右滑软尺弱。此当按肠痈论治，注意开表，予薏苡附子败酱散合麻黄细辛附子汤加味：薏苡仁 50g，附子 30g，败酱草 20g，干姜 15g，大黄 10g，麻黄 10g，细辛 10g，生姜 10g，大枣 20g，炙甘草 15g。服药10剂。

2019年1月15日复诊：感觉良好，腹痛等诸症皆减，荨麻疹未发，汗多。前方去麻黄、细辛，加桂尖 25g，白芍 25g，再服10剂后，腹痛消失，大便规律。

按：慢性阑尾炎自当投以薏苡附子败酱散；荨麻疹遇冷则发，系营卫失和，故合麻辛附子汤；腹痛欲便，便后痛减提示肠胃积滞，因加大黄。全方融开表通里，温中扶阳于一炉，所谓"杂合之病，须用杂合之药治之。"

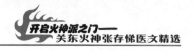

四、外伤胁肿

复元活血汤治案

师某，女，49岁。2021年5月8日初诊：因帮人拉架误被伤及，致双胁肿痛如馒头，连及胸痛，欲得按之，不能上班已经月余。面瘫8天，嘴往左侧偏歪，右眼裂变小。大便艰难，眠纳俱差。舌暗胖润，苔略腻，脉右浮滑，左沉滑。此应按外伤处理，但是夹带风邪在表，宜兼顾之，复元活血汤加味：当归15g，桃仁10g，红花10g，大黄10g，麻黄10g，细辛10g，白附子15g，茯苓30g，生半夏25g，附子30g，天花粉15g，白僵蚕10g，皂角刺25g，炙甘草15g，生姜10片，大枣10枚。10剂。

2021年5月22日复诊：汗出较多，面瘫大致恢复。胁部肿痛消除大半，便干缓解，胸痛未已。上方去掉麻黄、皂角刺，加丹参30g，再予10剂。

服毕痊愈，已经上班。

五、肠梗阻

（一）旋覆代赭汤治案

王某，男，50岁，2007年正月初二出诊：素有克罗恩病，经治病情已稳定。昨天春节聚餐，饮酒饱食，夜半发作肠梗阻，疼痛异常，脘腹胀满，恶心呕吐，大便不通，精神萎靡，X线片示：肠道多个液平面。在市某医院外科观察室作胃肠减压处理，静滴抗生素，建议手术未允，电话邀余赴诊。症如上述，舌淡胖，苔白腻，脉沉弦。胃肠积滞，腑气不通，拟旋覆代赭汤加味：人参15g，代赭石50g，枳壳15g，川厚朴30g，槟片30g，旋覆花15g，木香10g，沉香10g，莱菔子30g。2剂，急煎。另用白萝卜2.5kg切片，水5kg，分3次下入萝卜，煮熟则换，得汁浓缩煎取500mL，加芒硝125g，每服125mL。

两方各服2次后便通，症情缓解出院。

按：此后两年内复发两次，均以此法获效，免予手术。所用白萝卜芒硝汤系张锡纯所制硝菔通结汤，治大便燥结久不通，身体羸弱者。原方组成：净朴硝200g，鲜白萝卜2.5kg。将萝卜切片，同朴硝和水煮之。初次煮用萝卜片0.5kg，水2.5kg，煮至萝卜烂熟捞出。就其余汤再入萝卜0.5kg。如此煮5次，约得浓汁一大碗，顿服之。若不能顿服者，先饮一半，停一小时，再温饮一半，大便即通。若脉虚甚不任通下者，加人参数钱，另炖同服。

（二）大柴胡汤治案

李某，女，73岁，弟子于某母亲。2021年1月7日电话求诊：1月6日从床上站起来，突然腹部胀气直达两胁，渐行性加重。至第4天，躺着需人扶才能起来，两胁下撕裂样疼痛，食欲差，无排气，无排便，就诊于朝阳市某医院，腹部CT示：结肠肠腔粪块，伴肠管扩张积气，院方要求住院灌肠治疗，未同意，找沈阳女儿求助。舌淡苔白润。胁痛若此，又不排便，当按少阳积滞论处，大柴胡汤主之：柴胡15g，黄芩10g，枳实10g，白芍10g，姜半夏25g，干姜10g，大黄10g（后下），川厚朴15g，炙甘草10g，生姜10g。5剂，饭前服药。

服药第二天上午排便，量少，腹胀略有缓解，胁痛未缓解，上方加川楝子10g，延胡索20g，生麦芽30g，山楂15g，续服。

1月10日：服药期间有两次排稀便，量大，腹胀明显缓解，疼痛减轻，纳差，舌淡苔白腻，按脾胃受损论处，处方：木香10g，砂仁10g，红参10g，茯苓30g，炒白术15g，姜半夏30g，陈皮10g，生麦芽30g，山楂15g。10剂。

1月21日：腹胀、疼痛均明显缓解，食欲亦改善，自述胃部凉，艾灸后排气感觉舒服，服附子理中丸巩固。（弟子于桂艳整理）

按： 此案若按西医检查看，似属肠梗阻，选用温脾汤完全可以。但当时主诉两胁胀痛，涉及肝胆，不排便，由此选用大柴胡汤。所谓"知犯何逆，随证治之"，不受西医诊断影响。收效后以纳差为主，显示脾胃虚弱，因用六君子汤。弟子称"感谢老师，让我妈免受灌肠之苦，也让我学到了宝贵经验"。又问："患者刚开始明显有气从下往上逆之症，为什么没考虑温氏奔豚汤呢？"告曰："便秘是急症，须急下之，经文明示。""小大不利，治其标。"大黄剂为首选，只是有太、少之分。易巨荪曰："夫同一下法，柴胡、承气有毫厘千里之分。"承气剂为应对阳明胃家实所设，大柴胡汤则为少阳郁热壅实而拟。

六、动脉硬化闭塞症

桂枝芍药知母汤治案

田某，男，75岁，干部。患双下肢动脉硬化闭塞症已3年，两小腿发沉，发凉，行走200步则僵硬而胀且麻木疼痛，皮肤见有浅色紫斑，便秘而涩，尿有时憋不住，畏冷，无汗，舌淡赤胖润，脉弦，寸尺沉弱。高年阳虚，脉证一派阴象，便秘亦系阴结，复以寒湿痹阻经脉，故见下肢僵硬而胀，麻木且痛，以桂枝芍药知母汤加味治之：麻黄10g，桂枝20g，细辛10g，白术30g，附子30g，炮姜20g，赤芍20g，当归30g，防风10g，防己30g，牛膝15g，肉桂10g，独活15g，蜈蚣2条，白芥子10g，炙甘草30g。

7剂后走路稍轻快些，便涩、尿憋不住之症改善，病重药轻，麻黄加至15g，细辛加至30g，附子加至60g，改炮姜为干姜30g，守方再服7剂，已见微汗，各症轻减，守方附子渐加至100g，细辛70g，干姜50g，桂枝50g，出入药物尚有补骨脂、益智仁、淫羊藿、薏苡仁、黄芪等，减掉赤芍、知母类阴药，服药5个月，下肢症状消失，二便基本正常。

按：此症顽固重着，非重剂难以制胜，附子用至100g，干姜50g，而细辛用至70g，为余用量最多的案例。治疗风寒湿痹、顽痰痼疾时，细辛之量须在30g以上，疗效方显。王清任所谓："药味要紧，分量更要紧。"

▲细辛不过钱——最大中药冤案

细辛是一味好药，外散风寒，内化寒饮，温经止痛，善治很多奇症难病。但自宋代起有"细辛不过钱"之训，现代《药典》亦规定细辛剂量为1～3g。医家不敢越雷池一步，药房遇到细辛超过一钱者，也拒不调配，严重影响了细辛的正常应用。

考《神农本草经》将细辛列为上品："细辛，味辛温，主咳逆，头痛，脑动，百节拘挛，风湿痹痛，死肌。久服明目，利九窍，轻身长年。"

清·张志聪最先质疑："细辛乃《本经》上品药也，味辛香无毒，主明目利窍……岂辛香之药反闭气乎？岂上品无毒而不可多服乎？方书之言，俱如此类，学者不善评察而遵信之，岐黄之门终身不能入矣。"

陈修园赞成这一观点："陈承谓细辛单用末，不可过一钱，多则气闭不通而死。近医多以此语忌用，而不知辛香之药岂能闭气？上品无毒之药何不可多用？方书之言类此者不少。"

《伤寒论》《金匮要略》中有18个含细辛的处方，用量都比较大，多在二两或三两，如麻黄附子细辛汤中细辛用二两，小青龙汤和当归四逆汤中细辛用三两。以东汉一两合现代的15.625g来测算，细辛的用量就是30～45g，可见仲景并未认为细辛过钱有毒。

以善用大剂量细辛著称的河北名医刘沛然著有《细辛与临床》一书，"为探讨细辛用量，有一次竟喝下120g生药药汁，体验服后与饮前无何不适之感，各种检验亦无何变化。"他一生用细辛，最大量一次用至220g，治好过不少疑难危重病症。他说："药量者，犹良将持胜敌之器，关羽之偃月刀，孙行者之千钧棒也。"细辛小量，对一些顽重病症基本无效。本书下篇"药不亲试终未达"一节有他用大剂量细辛的案例，可以参看。

七、外痔肿痛

补中益气汤治案

姜某，女，54岁。2020年12月3日初诊：痔疮已经30年，痔核突出如苞米粒大，下坠，不能久坐，大便艰难，专科动员手术未允。烘热汗出，畏热。舌胖润，脉沉滑左尺弱右尺旺。按中气下陷论处，补中益气汤加味：生黄芪30g，党参15g，白术30g，陈皮10g，升麻30g，柴胡15g，枳实10g，当归15g，附子30g，生半夏30g，土茯苓30g，黄柏10g，炙甘草15g，生姜10片，大枣10个。7剂。

二诊：肛门下坠减轻，大便艰难已正常。前方加减调整，出入药物有苍术、桔梗、砂仁、地榆、皂角刺、槐花等，烘热消失，痔核逐渐缩小如花生米、高粱米大小，已能坐下。至2021年3月26日，痔核已经消失，自云服药后纳眠俱佳，精神健旺，免了一刀。

按：这是第一次治疗痔疮，判为阴火，收效理想。郑钦安正是在论治痔疮时，谈到古书虽有牡痔、牝痔等36种之多的名目时，提出"予谓形象虽异，其源则同，不必细分，总在阳火、阴火判之而已"。举一反三，可以窥见他火分阴阳的思想，即凡见有"肿痛火形"等热象，"不必细分，总在阳火、阴火判之而已"。（《医法圆通·卷二》）强调"火有阴阳之别"，源于其阴阳为纲，统分万病的学术思想。

八、乳痈

桂枝汤加味治案

李某，女，33岁，学生傅某爱人，哺乳15个月。2014年4月15日初诊：左乳房右半部发生肿胀，拒按，痛不可触，不红，乳汁不通。发病当日由傅予小剂桂枝汤1剂，次日乳汁已通，肿消。隔日肿胀复发，4月17日请笔者诊视，查脉浮软，舌润。按乳痈初发论治，学郑钦安法，予桂枝汤加味，处方：桂枝25g，白芍25g，炙甘草15g，香附10g，青皮10g，王不留行30g，生姜10g，大枣10个。服药1.5剂，肿消乳通而痊。

按：本例乳痈即遵郑氏之法，用郑氏之方，按阴证处以桂枝汤加味，因阳虚不甚明显，故未加附子；因系哺乳期，另加王不留行通络且兼下乳；郑氏原意加麦芽取其行滞，因麦芽有回乳之功，故而回避之。

第十一章　妇科病证

一、痛经

（一）吴茱萸四逆汤治案

1.孙某，女，43岁。2011年6月1日初诊：痛经伴经期头痛半年，以头部两侧胀痛明显。气短，乏力，眠差。白带较多，大便溏软，冬季足凉。舌胖润，脉缓滑左尺右寸弱。辨为肝经虚寒，胞宫夹瘀，吴茱萸四逆汤加味治之：吴茱萸10g，附子30g，炮姜25g，红参10g，茯神30g，白芷10g，酸枣仁30g，砂仁10g，川芎25g，细辛5g，蔓荆子10g，怀牛膝15g，炙甘草15g。7剂。

守方调理3周，痛经、头痛消失，睡眠转佳。

按：因痛经伴有头痛，故以四逆汤合吴茱萸治之，前者扶阳，后者祛肝经虚寒。

2.张某，女，42岁，重庆人。痛经4年，西医诊断：子宫腺肌症。结肠炎病史10年余。每次月经时小腹及腰部酸胀痛为甚。睡眠、纳食一般，怕冷，小腹部经常凉如冰，大便不成形。脉浮紧弦，舌苔淡白微腻。学生黄某治疗半年，痛经减轻，但不巩固，且大便不成形，每日二三次。电话求诊，处方：制附片45g，吴茱萸10g，肉桂10g，红参15g，五灵脂15g，白术30g，茯苓30g，广砂仁10g，丁香10g，肉苁蓉25g，炙甘草15g，生姜10片，大枣10个。7剂，水煎服。

复诊效果很好，调方附片逐渐加量至90g，出入药物尚有干姜、乌药、淫羊藿、生蒲黄、当归、小茴香等。总计服药42剂，痛经基本消失，自己在做艾灸。（弟子黄建华整理）

（二）益元暖宫汤治案

裴某，女，45岁。2008年8月14日初诊：痛经，经来第3天发作，连及左大腿痛，夜间尤甚。手足不温，病已3个月。脉左滑尺沉，右沉细弱，舌淡胖润。辨为寒瘀所致，治以益元暖宫汤，处方：当归25g，赤芍25g，桂枝20g，细辛10g，吴茱萸10g，川芎10g，炮姜15g，附子30g，干姜15g，丹参15g，炒艾叶15g，香附10g，炙甘草15g。水煎服。

服药21剂，痛经解除。

按：益元暖宫汤为吴佩衡教授所拟，功能温经散寒，理气养血，用治妇科宫寒各症。组成：附子100g，干姜15g，当归15g，桂枝12g，赤芍9g，细辛6g，吴茱

黄 9g, 炙香附 12g, 丹参 15g, 炒艾叶 12g, 甘草 9g。剂量为吴佩衡所拟。分析本方由当归四逆汤合吴萸四逆汤加艾叶、炙香附、丹参出入而成, 用治妇科宫寒各症, 颇有效验。

(三) 温通化瘀止痛汤治案

1. 侯某, 女, 45 岁。2011 年 6 月 4 日初诊: 受邀在葫芦岛某中药店出诊, 适逢老板娘痛经发作, 卧床不起, 且头部两侧亦痛, 伴心烦。告称素来痛经, 每次月经来时, 折腾得"像死过去一回"。本次头一天发作, 痛得厉害。查舌淡胖, 脉滑软寸弱。按虚寒痛经论治, 处温通化瘀止痛汤:

附子 30g, 干姜 15g, 炙甘草 15g, 乌药 10g, 吴茱萸 15g, 肉桂 10g, 苍术 25g, 青皮 10g, 蒲黄 10g, 小茴香 10g, 当归 20g, 白芷 10g, 细辛 10g。7 剂。

服药 2 次, 痛经第 2 天即止。连续 2 个月经来未痛。后再发时, 服上方仍效。

按: 温通化瘀止痛汤乃卢崇汉先生所制, 组成: 制附子 60g (先煎 2 小时), 桂枝 30g, 小茴香 20g, 生蒲黄 15g, 吴茱萸 15g, 青皮 15g, 台乌 15g, 当归 15g, 苍术 15g, 炙甘草 6g, 生姜 50g。每日 1 剂, 水煎 3 次, 分 3 次温服。

功用: 温经散寒, 化瘀止痛; 用治虚寒痛经。余用本方治痛经多例, 均收良效。

2. 马某, 女, 43 岁。2020 年 11 月 25 日初诊: 痛经 3 年, 经来小腹疼痛剧烈, 痛止后两天又疼痛, 苦不堪言。足凉, 鼻尖泛红五六年, 平日疲乏犯困。查舌暗胖, 苔薄腻, 脉左沉右浮滑尺弱。妇科诊为腺肌症, 卵巢囊肿。按虚寒痛经论治, 处温通化瘀止痛汤: 附子 30g, 干姜 15g, 炙甘草 15g, 乌药 10g, 吴茱萸 10g, 肉桂 10g, 苍术 25g, 青皮 10g, 蒲黄 15g, 小茴香 10g, 当归 20g, 砂仁 10g, 姜半夏 30g, 茯苓 30g, 炙甘草 10g, 姜枣为引。7 剂。

12 月 9 日复诊: 经来未痛, 鼻尖泛红竟然消失, 惊叹"神奇"。且感"精力充沛", 守方去掉蒲黄, 另加皂角刺应对卵巢囊肿。痛经未再发作。

二、崩漏

(一) 附子理中汤治案

1. 黄某, 女, 26 岁, 辽宁中医药大学研究生, 来自中国台湾地区, 慕名找到笔者学习火神派, 跟笔者侍诊半年。期间阴道出血 3 周, 色暗, 不痛, 血量有增加趋势, 口渴, 心悸, 纳眠尚可, 膝软。舌淡胖润有齿痕, 苔薄黄。脉右沉弦, 左弦双寸弱。辨为阳虚失于统血, 拟温阳摄血, 附子理中汤加味主之: 炮姜 30g, 红参 10g, 白术 30g, 附子 25g, 血余炭 30g, 黄芪 30g, 当归 15g, 艾叶 10g, 炙甘草 15g。7 剂。

服药出血即止。

按：崩漏乃妇科常见病，世习多以实热或阴虚论处，大学时亦是这样学的。掌握火神派以后，转变观念，多从阳虚失摄着眼，疗效可靠。郑钦安对月经诸症的辨识亦是"总要握其阴阳，方不误事"，如"经来淋漓不断一证，有元气太虚，统摄失职；有因冲任伏热，迫血妄行者。因元气太弱者，或由大吐、大泻伤中，或过服宣散、克伐，或房劳忧思过度，种种不一，皆能如此。其人起居动静、脉息声音，一切无神，法宜温固，如附子理中、黄芪建中、香砂六君之类。因冲任伏热，热动于中，血不能藏，其人起居动静、脉息声音，一切有神，法宜养阴清热，如黄连泻心汤、生地芩连汤之类，总要握其阴阳，方不误事"。

2.吴某，女，49岁。月经量大四五年，经期提前1周，色紫量多，时而漏下。气短，疲乏，时心悸，手足发凉，面色萎黄，走路发飘，睡眠差，左耳鸣。舌胖润，脉右滑数软寸弱，左沉滑。化验：血色素64g/L。妇科检查见子宫内膜增生，曾刮宫一次。按女子七七之年，天癸已绝，经水已至净尽之期，今反量多提前，确实反常。

查其症状一派阳气亏损之象，扶阳自是正治，附子理中汤加味：炮姜30g，血余炭30g，红参10g，白术30g，附子30g，黄芪45g，当归15g，磁石30g，龙骨30g，牡蛎30g，茯神30g，砂仁10g，桂枝25g，炙甘草10g。7剂。

复诊：心悸、气短、疲乏明显改善，血色素升至83g/L。守方服药2个月，经量经期正常，余症大致消失。久病屡次求医，自谓"这次效果特明显"。

按：郑钦安论"经水来多而色紫成块"时说："诸书皆称火化太过，热盛极矣。多以凉血汤及生地四物加芩、连之类，法实可从，其病形定是有余可征。若无有余足征，而人见昏迷，困倦嗜卧，少气懒言，神衰已极，又当以气虚血滞，阳不化阴，阴凝而色故紫、成块。不得妄以清凉施之，法宜温固本元为主，如理中汤加香附、甘草干姜汤、建中汤之类，方不为害。"

（二）炮姜甘草汤合升陷汤治案

陈某，女，46岁。阴道流血已20余天，色鲜，无块。血红蛋白90g/L。气短，喜叹息，乏力，心难受，口干不欲饮，二便尚调。舌淡赤胖润，脉弦，左寸弱。子宫肌瘤2年，约4.8cm×4.7cm。此大气下陷，血失固摄，治以益气升阳，固摄止血，以炮姜甘草汤合升陷汤加味：黄芪30g，当归15g，升麻10g，柴胡10g，桔梗10g，炮姜25g，血余炭30g，炙甘草10g。

1剂后出血即止，共服10剂。半年后，阴道流血又作，原方再服仍效。

三、闭经

（一）附子理中汤治案

1.王某，女，32岁。2019年1月8日初诊：前以不孕症求治，2016年5月生产男孩，今已 3 岁。刻诊：经量减少，闭经已 3 个月，纳差，眠差，手足凉，乏力，头晕，便秘。舌胖润有齿痕，脉沉滑左尺右寸弱。脾肾阳虚，化源不足，温补自是正途，不必刻意通经而经自来。附子理中汤主之，处方：附子 45g，干姜 10g，红参 10g，五灵脂 10g，茯神 30g，白术 30g，生麦芽 30g，黄芪 30g，当归 20g，桂圆 30g，砂仁 10g，炙甘草 10g，生姜 10g，大枣 20g。

4 月 11 日以他症来诊：告上次服药 3 天经血已至。

2. 刘某，女，49 岁。2022 年 1 月 11 日初诊：平素月经正常，今已 4 个月未来月经。畏冷，喜热饮，食欲差，胃脘发胀，大便干结，疲乏，犯困。舌胖润有齿痕，脉左滑软寸浮，右浮滑寸弱。辨为脾肾阳虚，经脉寒凝，附子理中汤主之，注意通下便结，处方：附子 15g，干姜 15g，红参 10g，当归 15g，生麦芽 30g，山楂 25g，益母草 30g，大黄 10g（后下），砂仁 10g，莱菔子 20g，炙甘草 15g，生姜 10 片，大枣 10 枚。10 剂。饭前服药。

1 月 25 日复诊：服药第 5 天月经即来潮，经期 5 天，胃胀、便干各症均缓解，食欲增加。嘱服附子理中丸巩固。

按：女子七七任脉虚，天癸竭，地道不通，可能进入绝经期了。但现代人生活水平提高，饮食营养丰富，绝经期可能延后，本例或属此类。治疗并未单纯着眼于通经，而是温通胃腑，调理脾肾，土旺自能温运，经血复通。

（二）真武汤治案

许某，女，24 岁。2018 年 7 月 10 日初诊：停经 1 个月，排除受孕。面部痤疮，汗正，二便正常，纳差。舌胖润，脉沉滑。辨为阳虚湿盛，阻碍经脉。处方真武汤加味：附子 30g，白术 30g，干姜 15g，茯神 30g，白芍 15g，麻黄 15g，益母草 30g，生姜 10g，7 剂。

2018 年 8 月 7 日复诊：服药 2 天月经即至，面部痤疮皮损疮明显缩小。调方如下：附子 30g，白术 30g，干姜 15g，茯神 30g，白芍 15g，麻黄 15g，当归 15g，黑芥穗 10g，生姜 10 片，7 剂。（弟子王天罡整理）

（三）温通化瘀止痛汤治案

1. 辛某，女，41 岁。2011 年 5 月 6 日初诊：月经素来提前，痛经。但半年前开始，一个半月左右一次，血色浅淡，至今已 6 个月次，此次又逢经期未至。舌淡紫胖润，脉左滑数软寸浮尺弱，右滑寸弱，卵巢囊肿 4cm×4cm。考虑前有痛经，后来经闭，总归胞宫有寒，气血凝滞所致，温通化瘀止痛汤正可一用，处方：乌药 10g，吴茱萸 10g，肉桂 10g，附子 25g，干姜 15g，炙甘草 10g，苍术 25g，青皮 10g，蒲黄 10g，小茴香 10g，当归 25g，黄芪 30g，桂枝 25g，茯苓 30g。7 剂。

服药 3 日，经血即至。

按：温通化瘀止痛汤本来为寒瘀痛经所设，余用治妇科寒瘀所致其他病症亦多收效，正合异病同治之旨。

2. 卢某，女，43岁。2022年3月11日初诊：月经素来规律，两个月前因腰痛睡加热玉石床垫，得热痛减，每至大汗出方止，连续数日。此后月经停闭，末次月经2021年12月15日。阵热汗出，仍有腰部疼痛不能俯仰。纳眠尚可，二便亦调。舌略赤胖润，苔薄腻，脉右浮滑左沉滑双尺弱。曾于某中医院服用中药1个月，效果不佳。激素六项及子宫附件彩超未见明显异常。诊为虚寒闭经，拟温通化瘀止痛汤为治：附子20g，干姜10g，乌药10g，吴茱萸10g，肉桂10g，青皮10g，苍术30g，蒲黄15g，小茴香10g，当归15g，益母草25g，土鳖虫10g，续断30g，炙甘草15g。10剂。

3月15日电话回访，服药3天，经血即至，经量正常，腰痛亦明显减轻。嘱其中药照服不误。（弟子李俭整理）

按：中医认为汗血同源，用加热床垫治腰痛，每至大汗出方止，连续数日，出汗过多，致使经血受损，血脉空虚，寒凝血瘀，乃至经闭。方用温通化瘀止痛汤，温阳通络，祛瘀生新，收效迅速。

四、不孕症

（一）吴茱萸四逆汤治案

杜某，女，29岁。2018年12月20日初诊：夜间汗出湿衣，自幼即起。呕恶、眩晕、乏力、畏冷。经期感到无力，痛经，纳眠尚可，大便时溏。舌暗胖苔薄润，脉沉滑左尺右寸弱。辨为阳气亏虚，水湿偏重，阳虚失于固摄而见夜汗，断非阴虚盗汗，观舌苔脉象俱属阴象可证。治当温阳固表，拟投真武汤加味，处方：附子30g，白术30g，茯苓30g，白芍25g，桂尖25g，泽泻30g，生半夏25g，黄芪30g，生姜10片，大枣10枚。7剂。

2018年12月29日复诊：夜汗已止。因结婚3年未孕，转求育麟为治。腰膝酸痛，易怒，痛经，胸胀。舌脉同前。按肾气亏损，胞宫寒凝论治，方选吴茱萸四逆汤加味，处方：附子45g，干姜15g，吴茱萸10g，蒲黄15g，小茴香10g，当归15g，炙甘草15g，生麦芽30g，川续断30g，桑寄生30g，生姜10片，大枣10枚。14剂。

2020年5月23日来诊：告曰去年5月受孕，今小儿诞生已两月矣。

（二）茯苓四逆汤治案

李某，女，26岁。2018年12月11日初诊：结婚3年未孕。乏力，没精神，畏冷，记忆力下降，纳差，大便艰难，经前痤疮，曾血崩一次，眠可。舌胖润，脉沉滑尺弱。阳虚体弱，胞宫虚寒，当从整体着眼，茯苓四逆汤加味，处方：茯神30g，红参 10g，附子 30g，炮姜 30g，生麦芽 30g，砂仁 10g，生姜 10g，大枣 20g，10 剂。

复诊：服药后乏力、畏冷改善，咽部有痰感，前方加生半夏 25g，神曲 20g，调理 20 剂，各症持续改善，精神健旺。守方再服 20 剂，各症平伏。2019 年 4 月 11 日复诊，已经受孕，停药。

按：治病还要治人，这是很重要的一个原则。希波克拉底说："知道患者是什么样的人，比知道他患有什么样的病更重要。"叶天士说："凡论病，先论体质、形色、脉象，以病乃外加于身也。"所谓"体质""形色"亦是指的元气，即人的整体情况。本案整体乏力，没精神，畏冷，若不能调整过来，单纯着眼于不孕症，恐怕无以治好。

（三）真武汤治案

曹某，女，28 岁，葫芦岛某中药店员工。2011 年 3 月 19 日初诊：结婚 5 年未孕，其丈夫三代单传，屡治乏效，家庭关系已受影响。患盆腔炎半年，中等量积液，腰以下发凉，小腹胀痛，白带量较多，大便偏干艰涩，经期尚准。舌淡胖润，脉浮滑尺弱。子宫肌瘤 2.1cm×2.8cm。考虑胞宫寒湿偏盛，种子着床不易，真武汤加味温阳利水，胞宫温暖，自易受孕，处方真武汤加味：附子 30g，苍术 30g，白术 30g，茯苓 30g，干姜 20g，吴茱萸 10g，肉桂 15g，沉香 10g，泽泻 20g，猪苓 25g，蒲黄 10g，艾叶 10g，乌药 10g，牡蛎 45g，生姜 10 片，炙甘草 10g。10 剂。

二诊：小腹胀痛显减，腰以下发凉转温，便干改善，寸脉见沉象，前方去沉香、蒲黄、乌药，加黄芪 30g，当归 30g，再服 10 剂，不觉竟已受孕，喜出望外，辞去工作，专意保胎，足月顺产一男婴，今已 3 岁矣。

按：余先前治疗不孕症多选少腹逐瘀汤，王清任称："此方种子如神，每经初见之日吃起，一连吃 5 剂，不过四月必成胎。"曾用治两例，均成功受孕产育。自学习火神派后，崇奉"治之但扶其真元"之论，本案即遵此旨，并未投种子套方套药，竟收佳效，诚如郑钦安所言："此处下手，便是高一着法。"

（四）益元暖宫汤治案

李某，女，29 岁。2014 年 11 月 29 日初诊：结婚半年未孕，心情着急。痛经，经量很少，形体消瘦，余无不适。舌胖苔薄润，脉左沉滑右浮滑。此血虚有寒，益元暖宫汤加味，处方：当归 15g，白芍 15g，桂枝 25g，细辛 10g，通草 10g，附子 30g，吴茱萸 10g，丹参 30g，艾叶 10g，香附 10g，生麦芽 30g，炙甘草 15g，生姜 10g，大枣 20g。7 剂。

复诊：痛经未发，经量增加。守方附子加到 45g，因睡眠较差，另加龙骨 30g、牡蛎 30g，再服 14 剂。2015 年 2 月 7 日邻居来看病，言及李某已受孕。

按：益元暖宫汤由吴佩衡先生制方，方由当归四逆汤合四逆汤加吴茱萸、艾叶、

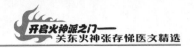

香附、丹参而成。当归四逆汤温经养血散寒,四逆汤、吴茱萸温阳扶正,艾叶、香附、丹参理气活血。功用:温经散寒,理气养血;用治妇科宫寒各症。

五、妊娠恶阻

小半夏加茯苓汤治案

张某,怀孕近两个月,恶心呕吐近40天,其间曾用附子理中汤治疗,效果不显。近日胃痛腹胀,恶心呕吐,饮水即吐,近4天乃至不能进食。舌胖润,脉沉。此属妊娠恶阻,痰湿为患,处方如下:生半夏25g,生姜25g,茯苓30g,5剂水煎,口干即饮,频频呷服。患者以此药煮水放保温杯内,时尔饮一小口,坚持3天后恶心呕吐好转,已能进食汤水和稀粥,至第5天已能正常进食,用藿香正气片调理而安,足月后顺产一子。(弟子任素玉整理)

按:恶心呕吐不论在什么情况下出现,都是胃气上逆而致。脾胃为中焦气机升降之枢纽,胃气一降则呕恶必除。方中半夏虽为妊娠禁忌药,古人说:有是病用是药,"有故无殒亦无殒也"。

萧琢如说:"世医固守胎妊禁忌,往往遇病而不敢用药,遂至孕妇之疾迁延不愈,卒至母子俱伤,皆由食古不化之过也。《黄帝内经》:'黄帝问曰:妇人重身,毒之何如?岐伯曰:有故无殒,亦无殒也',旨哉言乎!……夫有其病而不敢用其药,是谓无识;病已止而过剂,是谓叛道,二者皆不足以言医。"

六、产后病

(一)当归四逆汤治案

产后受风:隋某,女,35岁。2012年8月28日初诊:产后受风,晨醒后手足不好使8个月,喂乳后似觉加重。双腕、右下肢亦痛。易疲乏,便秘时见夹血,正汗。舌淡胖润,脉左沉弦关浮,右弦寸弱。分析产后体弱,复以受风,正虚邪实,当归四逆汤为的对之方,处方:当归25g,白芍15g,桂枝25g,细辛10g,炙甘草15g,川牛膝25g,附子30g,炮姜30g,苍术30g,王不留行20g,麻黄5g,茯苓30g,生姜10片,大枣10枚。7剂。

复诊:手足疼痛已减,便秘已解,稍作调整,再进7剂即愈。

按:产后受风之病并不少见,部分患者觉得不好治,缺乏信心。其实本病并不难治,经治多例,均药到病除。

(二)真武汤治案

习惯性流产:安妮,女,40岁,欧洲人。2020年4月3日初诊:2019年10月第5次流产。睡眠较差,身体轻度水肿,汗多,痛经,手足凉。舌淡胖润,脉滑软尺弱。要求中医调理。分析其流产 5 次，手足凉，乃肾虚阳气不足之征；水肿、汗多，属水湿偏盛；舌、脉俱显阳虚湿盛之象，治宜温阳利水，真武汤加味，处方：附子 30g，白术 30g，茯神 60g，桂枝 30g，白芍 25g，酸枣仁 30g，干姜 15g，龙骨 30g，牡蛎 30g，炙甘草 15g，泽泻 30g，生麦芽 30g，生姜 10g，大枣 20g。用中药颗粒剂冲服，14 剂。

2020 年 4 月 24 日复诊：告曰睡眠明显好转，"各症均好多了""效果明显"，适逢经期，痛经亦减轻，舌胖润，脉滑软尺弱。

调方：附子 45g，白术 30g，茯神 60g，桂枝 30g，白芍 25g，酸枣仁 30g，干姜 15g，龙骨 30g，牡蛎 30g，炙甘草 15g，泽泻 30g，生麦芽 45g，菟丝子 30g，桑寄生 30g，生姜 10 片，大枣 10 枚。14 剂。

按：近年时常接待外国患者就医，通过翻译与其交流，问："为什么想到找中医调理？"说："觉得西医没有帮助，德国朋友介绍其找中医治疗，这次服药，觉得疗效满意。"

（三）桂枝新加汤治案

蓐劳：安某，女，32 岁。在"月子"内发汗太多，产后 2 个月，动则汗出，乏力，怕热，大便干，时发口疮，腰腿沉重，食纳尚可。《黄帝内经》文："发汗后，身疼痛，脉沉迟者，桂枝加芍药生姜各一两人参三两新加汤主之。"正合此证，桂枝新加汤加附子：桂枝 25g，白芍 25g，茯苓 30g，附子 30g，砂仁 15g，当归 25g，红参 10g，白术 30g，炙甘草 15g，生姜 10g，大枣 10 枚。

服药 7 剂后，汗出明显好转，乏力减轻，大便已不干，因哺乳期见效即停药，诸症也逐渐好转。（弟子任素玉整理）

按：方取桂枝新加汤调和营卫，益气养阴，又寓真武汤之扶阳固表利水，调整多汗之症，阳气一回则卫表自固，诸症悉除。

（四）生化汤治案

产后胃痛：冯某，女，30 岁。朋友的女儿，人在昆明，2000 年 3 月 25 日电话求治：产后 20 余日，每于晚 8 点胃痛，疼痛剧烈，直到吐出食物为止。次日复作，病已 1 周。恶露未绝，身体不痛，奶水充足。因无法看到舌脉，从产后恶露未绝着眼，姑按血瘀论处，拟傅山生化汤试投：当归 15g，川芎 10g，炮姜 10g，桃仁 10g，白芍 10g，甘草 10g。3 剂。

电话告知，服药第 2 天胃痛即止，疗效之速出人意料。

按：生化汤活血化瘀，温经止痛。主治产后瘀血腹痛，恶露不行，小腹冷痛。真没想到治如此剧烈之产后胃痛，竟收覆杯之功。

每诊必留病志，是笔者一个重要原则，即便是像此案电话求诊，也要留下笔录，

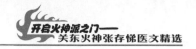

治好了是成功案例，治不好也可供检考思索。从某种意义上说，这些成堆的病案是一笔学术财富。

七、乳房胀痛

（一）真武汤治案

赵某，女，50岁。2012年3月9日初诊：乳房胀痛1个月，连及胸部，晚上加重，触之作痛。夜里头汗，晨起腰困，便溏，尿频，足凉。舌胖润，脉沉弦。月经已停半年。考乳头属肝，乳盘属胃，因断之病在肝胃。夜间痛加，兼之尿频，足凉，腰困，俱是阳虚之症；便溏，夜汗，提示水湿偏重，治当温经利水，略佐理气，真武汤加味：附子30g，白术30g，茯苓30g，淫羊藿30g，泽泻20g，干姜15g，肉桂10g，白芍15g，生姜10g，青皮10g，砂仁10g，炙甘草15g。7剂。

复诊：服药3天，月经竟然复致，随即胸乳胀痛消失。足凉亦减，仍尿频，头昏沉。前方出入续服。

按： 女性七七之年天癸已绝，经水已尽，今用药后竟然来复，出人意料。而且由于经血之至，胸乳胀痛随即消失，颇感奇妙。细思其理，此必寒湿滞碍胞宫，经血受阻，当至不至，胞络气逆随之上僭，致令胸乳胀痛。今以温经之法致使月经通下，逆气随之下泄，胸乳胀痛自然应之而解，可谓上病下治旨趣。

（二）姜附茯半汤治案

贾某，女，35岁。2019年3月8日初诊：双侧乳腺增生8年，加重半年。乳房滞胀，触之作痛，无汗。下肢发凉，痛经，经量很少。血压150/100mmHg。舌略赤胖润，脉右浮滑尺弱，左沉滑数软。此属痰湿结聚为患，夹有表邪，法当温化痰湿，兼顾开表，拟姜附茯半汤加麻辛为治：处方：麻黄10g，细辛10g，附子30g，姜半夏30g，茯苓30g，青皮10g，王不留行30g，生麦芽30g，桂圆30g，生姜10g。7剂。用中药颗粒剂冲服。

复诊：乳房胀痛未减，然血压降至130/90mmHg。此因药量不济，前方附子加至75g，另加当归20g，牡蛎30g，去掉桂圆，再予7剂。

三诊：乳房胀痛显减，适逢经至，痛经亦减轻。前方再予7剂，服毕乳房胀痛消失。

（三）潜阳封髓丹治案

李某，女，60岁，小学老同学。双乳发胀两周，不痛，不红。手足素凉，时有头汗。舌淡胖有齿痕，脉寸弱尺沉。分析手足素凉乃阳衰之征，阳衰阴盛而元气发泄于肝、胃经络，此非肝火作祟，故色如常而发胀。治法终不出回阳、纳气，拟潜阳封髓丹加减：附子20g，砂仁20g，黄柏10g，吴茱萸10g，肉桂10g，青皮

10g，炙甘草 20g。5 剂。

复诊：乳胀消失，手足仍不温，不愿再服药。

按： 方用潜阳封髓丹加吴茱萸、肉桂以温肝，减去龟甲，意其价昂，不用也未影响疗效。

八、外阴瘙痒

四妙散治案

1. 王某，女，28 岁。2010 年 10 日 8 日初诊：外阴瘙痒，多在月经前后发作，白带多，色黄黏，病已二三年。告称外阴色红，大便时干。舌淡胖，脉右弦数软尺沉，左沉滑。辨为湿热下注，法当清利湿热，四妙散加味处之：苍术 30g，黄柏 25g，牛膝 25g，薏苡仁 30g，芡实 30g，车前子 25g，山药 30g，砂仁 25g，甘草 15g。7 剂，嘱饭前服药。

2011 年 2 月 21 日复诊：服药后阴痒已止。停药后现犹复发，原方再服 7 剂。

2. 左某，女，42 岁，2020 年 7 月 18 日初诊：阴道、尿道、肛门灼热，瘙痒，肛门坠胀，双侧腹股沟疼痛。尿少色黄，便溏，痛经，余无不适。病已 8 个月，屡治不效。曾服龙胆泻肝汤及抗生素等，出现脾胃不适，食纳亦差。舌淡胖润有齿痕苔薄，脉左沉滑，右浮滑尺弱。辨为湿热下注，但需照顾虚寒之体，四妙散加味：苍术 30g，黄柏 15g，薏苡仁 30g，川牛膝 30g，附子 30g，生半夏 30g，陈皮 10g，土茯苓 30g，槐花 15g，甘草 15g，生姜 10 片，大枣 10 枚。7 剂。

2011 年 7 月 25 日三诊：阴道、尿道、肛门灼热瘙痒均减轻，腹股沟疼痛亦减。守方再服，已无不适。

2022 年 1 月 8 日因失眠求诊，言及外阴灼热及腹股沟疼痛迄未发作。

按： 阴道、尿道、肛门灼热，尿少色黄，确属湿热下注之象。但便溏、舌苔脉象则系阴盛表现，应该二者兼顾，故以四妙散加附子并图。

九、更年期综合征

桂枝汤治案

李某，女，54 岁。2010 年 3 月 22 日初诊：时发寒热，轰热汗出 4 个月。曾服前医清热泻火剂无效，反致失眠一周，心烦。舌淡胖润，脉滑软，右尺弱。汗为心之液，心之阳气不足以固表故汗出，此属营卫失和，法当调和营卫，重加附子扶阳，佐以重镇安神，桂枝加附子汤出入，处方：桂枝 25g，白芍 25g，附子 30g，茯神 30g，酸枣仁 30g，龙骨 30g，牡蛎 30g，磁石 30g，麦芽 30g，砂仁 10g，炙甘草 50g，生姜 10g，大枣 10 枚。7 剂。

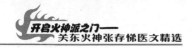

服药后诸症平伏。

按：此症西医名为更年期综合征，中年女性多有发病。明是一派阳虚之象，卫表失于固摄而致汗泄，余以上法治愈多例。奈何俗医按阴虚内热处理，滋阴敛汗，致其缠绵不愈，误治者多矣。

第十二章　儿科病证

一、发热

（一）麻黄汤治案

刘某，女，8岁。发烧4天，体温38～40℃，服用美林热退旋即复热。无汗，头痛，咽痛，曾鼻中出血，咳痰稍黄，纳差，精神尚可，尿少而黄，发烧至今未大便。舌略胖润，右脉浮滑数而软，左浮滑尺沉。诊为太阳伤寒表实证，予麻黄汤加味：麻黄10g，桂枝15g，杏仁15g，姜半夏15g，茯苓30g，甘草15g，生姜10g。常规煎药，每次服50mL，嘱两小时一服。服药1次后汗出，体温稍降。服药3次后汗出，覆被而眠，次日体温正常。停药无反复。

按：俗医一见感冒开方就是桑菊饮、银翘散等辛凉剂，若是风热感冒或可取效。关键是感冒初发，以风寒侵袭多见，自有太阳经见症可供判断，如本案发热，无汗，头痛，咽痛，舌略胖润等，明是伤寒表实证，因予麻黄汤服药3次而解。太阳为六经之藩篱，病邪侵入人体，首伤太阳。因此要"把好太阳关"，将疾病控制于萌芽初期。

（二）麻黄附子细辛汤治案

冯某，女，19个月。2013年1月9日初诊：该女从9个月大起，即因咳嗽感冒几次服余中药，不愿意上医院输液。母亲电话求诊：昨晚与爸爸玩耍受惊吓，夜半忽惊叫哭闹，呕吐几次，发热38.6℃。服美林2次，又服小青龙汤几次，发热不退。现发热38.1℃，无神，一天都在趴着。无汗，小便清。因曾几次为其看病，熟识她体质，虽未见人亦可处治。揣摩太少两感，无神——提示阳气不足；无汗——提示表邪未清，治当温阳开表，麻黄附子细辛汤主之：麻黄10g，附子20g（先煎半小时），细辛10g，姜半夏20g，炙甘草15g，生姜10g，大枣10枚，葱白1个。3剂，每剂煎1次，煎约200mL，每次服60mL，2小时后如未见汗，再服一次，直至汗出热退。余治小儿病一般均用成人剂量，如法煎制，但每次口服药量以50mL

左右来体现小儿剂量，这样做省却换算麻烦。

次日特意电话告称，服药3次，第2天早晨即热退身凉，玩耍如常。其父抓药，走了三四个药房，俱嫌附子、细辛量大有毒而不敢抓。有一家还嫌药费太贱，3剂药才30多元钱，"多给点钱"，总算给抓了。

按：如此小儿发热，能用麻黄、附子、细辛等温药治疗的医家恐怕不多。一般而论，俗医一见感冒开方就是板蓝根、大青叶等凉药，说能抗病毒；遇发烧就是黄芩、黄连、双花、连翘苦寒之类，谓能清热泻火；再不就是静脉滴注抗生素，说是消炎，总之见热退热。如果真是实热，这么治没问题。关键是很多情况下，小儿发热并非实热，而是由阴寒引发出来的假热、假火。寒是真寒，热是假热，假热而用治实热的方法治疗，说白了就是治反了，坦率地说，这种情况太多见了。

问题出在哪儿呢？其源盖出于不识阴阳寒热的分辨，本案小儿虽然发热，但精神萎靡，"一天都在趴着"，小便清。仅凭这两点，虽未看患者，就可以断定阳气已虚。

二、咳喘

（一）小青龙汤治案

丁某，男，11岁。感冒5天，咳喘，有痰，胸部憋得慌，打喷嚏，流鼻水，足凉，多梦，身体消瘦，面色晦暗。素有过敏性鼻炎、哮喘、荨麻疹，每年都要发作几次，发作则要输液几天方能缓解。此属外感风寒，内有痰饮，肺失宣降，小青龙汤加附子为对证之方：附子25g，干姜15g，生半夏25g，茯神20g，细辛10g，麻黄10g，五味子10g，白芍20g，桂枝20g，白芷10g，肉桂10g，厚朴10g，杏仁15g，炙甘草10g。7剂。常规煎药，每次服75mL，4小时饮一次。

复诊：感冒、咳喘均愈，以上方为基础调理，有时加入红参、麦芽、砂仁，服药2个月效果显著，鼻炎、哮喘、荨麻疹均未发作。偶发感冒，服上方几剂即愈。一年下来，气色转佳，个头迅速长高。家长欣喜：上学4年，"头一回一天假没请。"

按：小儿咳喘也是容易误治的病症之一，主要指认寒为热，滥用苦寒凉药。病本轻浅之恙，唯一般医生多用清热化痰凉药如桑叶、菊花、金银花、连翘、黄芩、川贝母之类，以致其邪不解，反而冰伏，所以往往一咳便是几个月。此案外寒里饮，肺气失宣而致咳嗽、喘促、痰多，小青龙汤加附子解表化痰，助以温阳，疗效确切。《幼幼集成》指出："凡咳嗽初起，切不可误用寒凉及滋阴之药，闭其肺窍，为害不小。"确为医界箴言。

奈何俗医一见小儿咳喘，即谓肺热，但知养阴清肺，市面上的止咳成药也几乎清一色是按肺热设计，服之凉胃伤脾，致使咳喘缠绵不愈，导致体质下降。万密斋曾云："邪气未除正气伤，可怜嫩草不耐霜。"从一定意义上说，此证反复应用抗生素，与用寒凉药同义。

关于小儿机体的特点，历来有两种不同认识。《颅囟经》提出："凡孩子三岁以下，呼为纯阳。"《小儿药证直诀》也说："小儿纯阳，无烦益火。"《临证指南医案》强调"襁褓小儿，体属纯阳，所患热病最多"之说。据此，治疗小儿疾病时，倡用清凉之药。但也有不少学者，对纯阳之说抱有相反观点，如《邗溪医论选》说："小儿年幼，阴气未充，故曰纯阳，原非阳气之有余也，特稚阳耳！稚阳之阳，其阳几何？"在治疗上主张以扶阳为主。这两种不同的见解，形成了儿科领域中"以清为主"和"以温为主"的两大观点。笔者赞成后者，"小儿阳气嫩弱，不胜风寒作祟，或发表太过，或经误下，往往筋惕肉瞤，振振动摇，不是惊风。养阴和阳，便不惊风。谓小儿火大者，是其父母欲自杀其儿，可辞云不治，尤为切嘱。须知小儿阳弱，火又能从内发。小儿无欲，火不能从外入，此是金针"。（《医法圆通》）

2. 陈某，女，5岁。2010年5月4日初诊：咳嗽，发烧2天，体温37.8℃左右。流鼻涕色清，咽痒，有汗，大便似干，此情此景，屡发屡犯。舌胖润略赤，脉浮滑尺弱。此亦外寒里饮，肺气失宣而致咳喘，小青龙汤加附子主之：麻黄10g，桂枝10g，白芍10g，炙甘草10g，细辛5g，生半夏25g，五味子10g，紫苏10g，防风10g，炮姜15g，附子20g。5剂。如常法煎药，每次服50mL，每日3次，饭后服。

服药第3天半夜突然咳嗽加剧，急以电话询问，告以当是正邪交争之象，再观察。不久，呕出一捧稀黏涎，随即咳止热退。

（二）新订小半夏加茯苓汤治案

刘某，女，4岁。2014年4月8日初诊：感冒已五六日，经治疗已愈，唯咳嗽不止，流鼻涕多而黏，午后到晚上尤显。有汗，纳差，大便似干。舌淡润，脉滑软。此感冒后脾胃受损，酿湿生痰，所谓脾为生痰之源，肺为贮痰之器，拟化痰，利湿，止咳，新订小半夏加茯苓汤投之：桂尖30g，茯苓30g，生半夏30g，旋覆花10g，紫菀30g，砂仁10g，生麦芽30g，生姜15片，大枣10枚。5剂。按成人药煎好，每次服50mL，每日服2～3次。

服药后症状消失。

按：新订小半夏加茯苓汤为唐步祺先生所拟，组成：半夏20g，生姜20g，茯苓30g，旋覆花10g，紫菀30g。治痰湿为患咳而兼呕吐者，据唐氏讲，"此方之疗效，在一般湿咳名方二陈汤之上"，本案可证。其后8月该女又发病一次，与本次一样，仍疏上方获效。

三、遗尿

（一）附子理中汤治案

1.张某，女，9岁。自幼遗尿，每十天八天即遗尿一次，天冷或着凉则加重。面色萎黄，消瘦，畏冷，纳少，时有干咳，便艰。舌淡赤胖润，脉沉。此属先天不足，脾肾阳气虚弱，膀胱关门不利引致，培补先后天元气为本，附子理中汤加味：附子15g，党参30g，干姜15g，白术30g，补骨脂25g，益智仁25g，肉苁蓉30g，麻黄10g，肉桂10g，砂仁10g，炙甘草10g。7剂，每剂按成人煎法，两煎混匀得250mL，每次服50mL，日服3次。

服药10天后，未再遗尿，服药1个月内迄未尿床，以附子理中丸巩固。

2.郭某，女，6岁。2007年9月24日初诊：自幼即遗尿，几乎每晚都尿床，便干，时有汗出，舌淡润，脉沉。此亦先天不足，脾肾阳虚，理中汤加味：炮姜15g，党参25g，白术15g，桂枝15g，白芍15g，肉苁蓉25g，紫苑25g，补骨脂25g，枸杞子25g，益智仁25g，肉桂10g，炙甘草10g。7剂，水煎服，每次服50mL，每日服3次。

服头剂夜间即能自醒，不再尿床，随访巩固。6年之症，一朝消除，疗效未料如此之速。

（二）真武汤治案

吴某，男，9岁。2012年8月9日初诊：入冬则尿裤子，尿频，憋不住，每日2次，尿中沉淀物浑浊，已经3年，睡中反不尿床。乏力，气促，易汗，背痒，纳可，形胖，汗脚。舌胖润，脉滑数寸弱。X线检查报告：S_1椎板未完全愈合。辨为先天不足，气化失职，关门不利，治宜温阳补肾，真武汤主之，处方：附子25g，白术30g，茯苓15g，白芍15g，肉桂10g，赤石脂30g，淫羊藿25g，黑芥穗10g，补骨脂25g，桂枝15g，炙甘草15g，生姜10片，大枣10枚。7剂。每剂按成人煎法，两煎混匀得250mL，每次服75mL，每日服3次。

复诊：尿已能憋住，色黄味大。守方出入一个半月，有时加药桑螵蛸、益智仁等，除天凉偶尔犯病，未再发作，嘱服金匮肾气丸巩固。

（三）六味回阳饮治案

于某，男，6岁。2011年12月6日初诊：自幼尿床，夜夜都尿，其爷爷系某省医院退休教授，与笔者一同供职于某中医院，某日代为求诊，告其先天不足所致，处方六味回阳饮加减：

熟地15g，红参5g，附子15g，炮姜20g，炙甘草15g，肉桂10g，益智仁20g，赤石脂20g，砂仁5g。5剂。

复诊：自行去某药房抓药，因附子15g超量不敢给抓，最后只肯给抓10g。后与其爷爷相遇，询问效果，告云服第一次药流鼻血，不敢再服。乃解释说，这是服药正常反应，不必疑虑，但吃无妨。由是接着服药，病愈。

按：小儿尿床，唐步祺经验用六味回阳饮加小茴香、益智仁，据云"无不应手辄效"，今宗之而投果收良效。

一般而论，中药没什么负作用，作为天然药物，与西药相比这正是它的优势所在。但是吃中药也可能有反应，这种反应无非两种：一种是负反应，因药不对证引起，比如虚寒证却用苦寒药治疗，轻者伤脾败胃，导致食欲下降，腹胀便溏等，此为药误——因为用错药而引起；另一种是正反应，也可称之为"好反应"，其中尤以附子为代表的辛热药物多见。郑钦安指出："有胸中烦躁者，有昏死一二时者，有鼻血出者，有满口起疱者，有喉干喉痛、目赤者。"如本案就表现为鼻出血。当然，这些反应均系或然症，并非必然发生或者同时发生。

为什么会产生这些反应呢？是由于"阳药运行，阴邪化去"所引发，通俗些说，也可称之为"排病反应"。想一想，未服药前，机体阴盛阳虚，正气无力抗邪故无反应。而服用热药之后，阳气振兴，奋起抗邪，正邪交争，尖锐对立，故有貌似异常实则正常的反应。

结论：要想学习火神派，学会用附子，一定要感悟、领会"阳药运行，阴邪化去"的机制及其各种表现，从而守定真情，坚持既定方案，本案鼻出血时，劝其继续服药即本于此。

四、小儿湿疹

（一）桂枝汤治案

1.孙某，女，7岁。2011年4月8日初诊：湿疹10天，颜面、颈部、手背、耳部红疹如粟粒，色红，发痒，有汗。手足凉，涕黄，便干。曾服中药、抗过敏药不效，以前犯过二三次。舌胖润，脉浮滑尺弱。辨为伏风隐于肌腠，营卫失和，桂枝汤加味处之：桂枝25g，白芍25g，炙甘草15g，荆芥炭10g，蝉蜕10g，防风10g，乌梢蛇肉30g，附子15g，肉桂10g，砂仁10g，生姜10片，大枣10枚。5剂。

服药后痊愈。

按：皮肤病总由营卫失和引发，桂枝汤可为基础方。黑芥穗为治伏风要药，蝉蜕、防风、乌梢蛇肉皆为皮肤病要药。

2.孙某，女，9岁。2013年5月6日初诊：面上丘疹色红，上肢少汗，瘙痒，已发一个月。鼻炎时堵，有汗。舌胖润，脉沉弦数软。处方：桂枝25g，白芍25g，炙甘草15g，白芷10g，荆芥炭10g，蝉蜕10g，乌梢蛇肉20g，紫苏10g，生姜 10 片，大枣 10 枚。3 剂。

按：此即上案患者，两年后湿疹复发，仍用上法取效。

（二）麻黄附子细辛汤治案

李某，男，10 岁。2011 年 5 月 3 日初诊：湿疹发如粟米，色暗红，以四肢手足为多，面颊部亦有，已经 4 天。平素手足凉，大便 3 天一行，食欲差，正汗。舌胖润苔略黄，脉右滑寸弱，左浮滑尺弱。阳虚之体，复感外邪，法当太阳少阴兼顾，麻黄附子细辛汤加味：麻黄 10g，细辛 10g，附子 25g，黑荆芥穗 10g，乌梢蛇 30g，桂枝 25g，白芍 25g，炙甘草 15g，白芷 10g，蝉蜕 10g，砂仁 10g。5 剂。

2011 年 6 月 7 日复诊：服药已效，昨因洗澡后受风又犯，前方加薏苡仁 30g，5 剂又效。

五、食积

（一）五积散治案

张某，女，9 岁。10 天前感冒发烧，经治疗已退。5 天前食用冰块，遂呕吐，吃啥吐啥，饮食不进，腹胀不适。发热 37.6℃，无汗，不大便 3 天，尿少。曾服中药未效。精神萎靡，嗜卧床榻。舌淡胖润，脉沉滑软。此因外感余邪未尽，复伤于生冷，胃肠积滞，拟订五积散加附子：麻黄 10g，桂枝尖 15g，干姜 10g，白芷 10g，生半夏 20g，陈皮 10g，茯苓 30g，苍术 15g，厚朴 10g，川芎 10g，白芍 10g，枳壳 10g，桔梗 5g，附子 15g，生麦芽 30g，炙甘草 15g，姜枣为引。5 剂，按常规方法煎药，每次服 50mL，每日 3 次。

服药 2 天，发烧已退，呕吐亦止，可以进食，精神转佳，可以活动。

（二）温脾汤治案

杨某，女，6 岁。2022 年 3 月 15 日初诊。前天晚上进食橘子 2 个，次日早晨呕吐，腹泻，饮食不进，腹胀不适。晚上发烧，体温 37.6℃，经用头孢霉素治疗，发烧已退。昨晚腹痛，腹痛即泻，泻后痛减，不让揉按，烦躁哭闹，呕吐，无食欲。舌胖润，脉沉滑。此伤于生冷，胃肠积滞，宜温通为治，温脾汤治之：附子 10g，干姜 8g，红参 10g，茯苓 15g，大黄 5g，姜半夏 10g，生麦芽 20g，炙甘草 10g，生姜 6g，大枣 5 枚。5 剂，煎药后每次服药汁 50mL，每日 3 次。

服药 3 天即愈。

六、癫痫

（一）真武汤加味

刘某，男，12 岁。2019 年 6 月 13 日初诊：癫痫自幼而发，近半年每周发作一二次，发则嗷嗷叫，口吐黏涎，手足躁动，挤眉弄眼，约一二分钟自止。每次发作前，耳朵泛红。身体发育正常，智力低下，不及3岁儿童，行走尚可，大便干。舌胖润，脉沉滑。核磁共振检查：脑萎缩。5岁时即经本地和北京各大医院屡治不效，父母焦虑不已。按先天不足，阳虚痰盛处治，治以真武汤加味：附子30g，茯神30g，白术30g，白芍20g，姜半夏30g，砂仁15g，龟甲10g，川椒10g，远志15g，石菖蒲20g，龙骨30g，牡蛎30g，红参10g，炙甘草15g，生姜15g。14剂，用中药颗粒剂冲服。

复诊：癫痫发作次数减少，第二周未犯。疗效出乎意料，前方稍作调整，去掉川椒，出入药物尚有龙骨、生麦芽、益智仁、大枣等，服药半年，癫痫一直未曾发作，余症均改善。且表情日渐活跃，能主动与人交流，家长十分满意。下一步治疗旨在提高其智力水平，容后观察。

按：本案癫痫自幼而发，似乎先天性疾病。但是即便如此，此病就没有原因吗？《黄帝内经》云："必伏其所主，而先其所因。"我一直在捉摸该患的病因而不得，偶尔与其母亲聊起，称怀孕时正做营销业务，压力很大，长期处于紧张状态，这很可能影响腹中胎儿发育，应该给准妈妈提个醒。

（二）附子理中汤治案

安某，女，8岁。早产出生1个月，当时发生缺氧性脑病，4岁时始发癫痫，屡服中西药物，疗效不显。现每天发病一二次，发则失去知觉，手足抽搐，口吐痰涎，移时自醒。发育迟缓，智力低下，纳差，消瘦，性情急躁，睡中易惊，便干如矢。舌淡胖润，脉滑软。此先天不足，阳虚生痰，痰扰动风，培补脾肾元气方为治本之策。此前之治，揣摩皆平肝潜阳、见风治风之法，只知治标，不知治本，难怪无效。方取附子理中汤加味：附子25g，干姜15g，红参10g，白术30g，茯神30g，砂仁10g，白豆蔻10g，半夏20g，远志10g，石菖蒲20g，郁金20g，龙齿30g，磁石30g，肉苁蓉25g，炙甘草25g，生姜10片，大枣10枚。10剂，水煎服，每剂按成人煎法，两煎混匀得250mL，每次服40mL，日服3次。

复诊：服药头3天便泻如水，但精神反而较前振作，此系阳药运行，阴邪从下而出之反应，郑钦安早有明文。且连续27天未发病，大便已趋正常，性急改善。上方稍作调整，附子、炙甘草均增至30g，另加麦芽30g，佛手10g，全蝎2条（研冲），服法同前。

三诊：连续2个月仅发作1次，且程度较轻，余症显减，其间曾淌口水较多，亦系排邪反应。前方出入当归、陈皮、琥珀（研冲）以求巩固。

按：郑钦安认为："癫痫二症，缘由先天真阳不运，寒痰阻塞也。夫癫者，神之乱也，痫者，痰之阻也。二症大同小异，癫者言语重复不止，痫者不言不语若痴。

按人身立命，无非活一口真气，真气一足，万窍流通，一切阴邪无从发起，真气一衰，寒湿痰邪顿生，阳虚为痰所扰，则神志不清，顽痰流入心宫，则痫呆并起。古人立五痫之名，因其有作羊犬猪牛马声之情形，以决痫之由来也。以余所论，真气衰为二病之本，痰阻是二病之因，治二症贵宜峻补元阳，元阳鼓动，阴邪痰湿立消，何癫痫之有乎？"（《医理真传·卷四》）本案正是遵此而治。

七、儿童抽动症

真武汤治案

患儿某，4 岁，2018 年初发病，8 月 3 日初诊：身体筋肉不由自主抽动，挤眉弄眼，睡觉时腹部、臂部抽动，去北京找儿童专家疗效不明显，父母异常焦虑。患儿身体多动、抽动，疲乏，眠中汗出，四肢痒，舌淡胖润，两脉沉弦寸弱。小儿本弱，平素贪凉饮冷，阳失温煦，水渍筋肉造成抽动，真武汤证中所谓"身瞤动"症也。处方：附子 25g，白术 30g，茯神 30g，白芍 20g，龙骨 30g，牡蛎 30g，红参 10g，生麦芽 30g，炙甘草 30g，大枣 20g，生姜 15g，荆芥炭 10g。7 剂，一剂服两天。

2018 年 8 月 17 日二诊：抽动减轻，眠中仍汗出，似疲惫，处方：附子 30g，白术 30g，茯神 45g，白芍 20g，龙骨 30g，牡蛎 30g，红参 10g，白芷 10g，荆芥炭 10g，炙甘草 30g，大枣 20g。7 剂，服法同前。

2018 年 8 月 31 日三诊：抽动明显改善，上方去白芷，余同前，7 剂。

2018 年 9 月 14 日四诊：抽动已不明显，守上方 7 剂。回访未再抽动。（弟子王天罡整理）

八、扁桃体肿大

潜阳封髓丹治案

王某，男，8 岁。扁桃体肿大反复发作 1 年，屡治乏效。此次复发已 2 天，咽痛咽干，不渴，查咽部微赤，扁桃体略显肿大，色稍红。平日经常腹痛、肠鸣，手足心热。舌淡胖润，脉滑软寸弱。此元阳不足，阴气上僭，手足心热并非阴虚，乃虚阳外越之候，潜阳封髓丹加味主之：附子 10g，砂仁 15g，龟甲 10g，黄柏 10g，炙甘草 10g，牛膝 15g，泽泻 15g，白僵蚕 10g，桔梗 10g，肉桂 5g。5 剂后，咽痛缓解，扁桃体肿大未显，原方略作出入以巩固。

点评：扁桃体肿大是小儿多发病，也是最容易误治的病症之一。本病亦分阴阳，不可不知。俗医一见扁桃体肿大即称火毒，遂投以寒冷泻火之药，阳证可治，阴证则差远了。本案平日经常腹痛，参以舌脉，明是阴证，温阳潜纳自是正法。前贤说得好："小儿阳气嫩弱……谓小儿火大者，是其父母欲自杀其儿。"慎之。

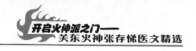

九、小儿痿证

附子理中汤治案

白某，男，8岁。2014年5月21日就诊：自幼手足萎软无力，步态不稳，行走跟跄，痴呆，消瘦，口角流涎。舌胖润，脉沉弦。此先天肾虚，后天脾弱，附子理中汤乃的对之方：附子30g，干姜10g，红参10g，茯苓30g，白术30g，淫羊藿30g，菟丝子30g，补骨脂30g，黄芪30g，桂枝30g，白芍20g，炙甘草15g，生麦芽30g，生姜10g，大枣20g。5剂，水煎服，一剂服用两天。

2014年6月7日，患者诉症状均有好转，守方加益智仁25g，续服。

两周后在街上相遇，见其行走已正常，已不流涎，精神状态良好。（弟子任素玉整理）

第十三章　五官科病证

一、目赤肿痛

（一）麻黄附子细辛汤治案

赵某，女，60岁。2013年5月9日首诊：感冒半个月，自谓服药过敏，现双眼疼痛发胀，皮肤瘙痒。畏冷，无汗，右胁似觉胀痛。舌淡胖润，脉右浮软，左滑软。阳虚之体，感受风寒，当太少两解，麻黄附子细辛汤加味：麻黄10g，附子25g，细辛5g，桂枝20g，白芍20g，茯苓30g，红参10g，炮姜30g，车前子25g，何首乌25g，炙甘草15g，生姜10片，大枣10枚。5剂（图7）。

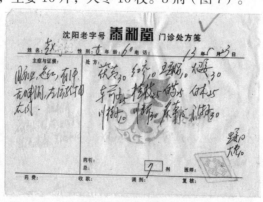

图7　患者处方

服药次日目痛即消失，胁痛亦止，有汗。但目赤，调方用乌肝汤：茯苓 30g，红参 10g，五灵脂 10g，附子 30g，桂枝 25g，白芍 25g，白术 25g，炮姜 30g，车前子 25g，炙甘草 15g，生姜 10 片，大枣 10 枚。5 剂。

2013 年 5 月 23 日：目痛止，色红显减，守方巩固。

按：肾藏五脏六腑之精气，上贯于五官九窍，循经喉咙，行注于目，开窍于耳，与发音、听力、视力、嗅觉等，都有密切关系。倘寒邪袭表，阳气受郁，窍道被蒙，五官失聪，出现种种五官科病症，麻黄附子细辛汤实为经效良方。

（二）大回阳饮治案

白某，女，63 岁。2008 年 6 月 3 日首诊：两目干涩半个月，昼重夜轻，口干，颈椎难受，耳时鸣，胆小易惊，手足发凉。舌淡胖有齿痕，左脉浮滑软，右滑软。此肝肾阳虚，目精失于温养，大回阳饮加味主之。

处方：炙甘草 30g，附子 20g，炮姜 20g，肉桂 10g，车前子 20g，葛根 30g，茯苓 30g，白术 25g。7 剂。

2008 年 7 月 14 日，因伴家人来看病，告目干涩已愈。

按：本案目干涩半个月，口干，容易认作肝阴亏损，但手足发凉，舌脉皆为阴象阴色，因知目干涩乃阳虚失于温养所致。处方从扶阳着眼，未用滋肝明目套药，径收捷效，亦是"治之但扶其真元"之旨的体现。

（三）乌肝汤治案

1. 韩某，女，62 岁。左眼胀痛半年，干涩，夜间尤甚。眼裂明显小于右眼，连及左侧头亦胀痛，食凉则泻，畏冷，足凉，牙痛约每月一次。舌淡胖润，脉沉滑右寸稍浮。判为阴盛逼阳上浮，治以温阳潜纳，潜阳丹加味，5 剂未效。改黄元御乌肝汤加味：附子 30g，茯苓 30g，干姜 15g，炙甘草 15g，红参 10g，吴茱萸 15g，桂枝 20g，何首乌 20g，白芍 15g，生姜 15 片，大枣 10 枚。5 剂后，目胀痛明显减轻，身冷已感热乎，药已中的，前方调整，加入车前子 15g，白芷 15g，再服 5 剂。

药后目胀痛消失，仍感干涩，余症均减。不愿再服药。

按：一般都以为眼疾为"上火"，俗医也认为眼疾全为阳热之证，动辄清热泻火滋阴，此大瘳也。黄元御说："窍开而光露，是以无微而不烛，一有微阴不降则雾露暧空，神气障蔽，阳陷而光损矣。"揭示目疾乃由"阳陷而光损"所致，"后人不解经义，眼科书数千百部，悉以滋阴凉血，泻火伐阳，败其神明，以致眼病之家逢医则盲"。黄元御自己年轻时就因眼疾而被庸医治瞎一目，乃至恨叹，"无知造孽，以祸生灵，可恨极矣！"乌肝汤乃黄元御研制，由茯苓四逆汤加白芍、桂枝、何首乌而成。功能温阳扶正，补肝明目，用治虚寒目疾。

本案患者虽见目胀痛干涩之症，然而全身所现皆为阴象阴色，如畏冷，足凉，舌淡胖润，脉沉滑等，阴证有据。曾用此方治眼睛干涩患者十几例，均获满意效果。如治北京某著名医院王某，女，56 岁。病理科专家，长期用眼看病理片，患干燥综合征，目干涩流泪，红赤，自称"凡有黏膜处皆干燥"，选用激素、明目地黄丸等乏效，口疮反复发作，畏冷，下肢水肿，舌尖红，脉沉滑寸浮。用黄元御乌肝汤，附子用至 30g，效果很好。

2.吕某，女，68 岁。2015 年 6 月 14 日初诊：右眼干痛不欲睁，眼睑及面部肌肉拘紧，西医查视神经萎缩，无汗，舌胖润，脉沉弦。乌肝汤主之：附子 30g，炮姜 30g，炙甘草 15g，红参 10g，茯苓 30g，桂枝 25g，白芍 25g，何首乌 30g，车前子 25g，麻黄 10g，细辛 10g。7 剂，水煎服，每日 1 剂。

复诊：上证减轻，唯近日两胁胀满，余无不适。上方加丁香 10g，郁金 15g，7 剂续服。

2015 年 7 月 9 日三诊：上症基本消失，上方加天麻 10g，10 剂续服。（弟子任素玉整理）

按：乌肝汤用治虚寒性眼疾，改变了以往均以清热滋阴治法。治疗眼疾若辨为虚寒证，每用必效。

（四）潜阳封髓丹治案

1.李某，女，57 岁。2009 年 6 月 5 日初诊：白睛发红，已有二三年，约一个月发作一次，冬季重于夏季，发胀感，腰痛不舒，大便艰涩，足心发热如冒火，冬夏睡觉时均露在外面，畏冷亦畏热，腹胀，不敢食凉，有汗。舌淡胖润苔偏黄，脉左沉寸弱，右浮尺沉。分析本案目赤，冬季重于夏季，舌脉之象均提示阴寒为甚，因知目赤为虚阳上浮所致，绝非肝火；足心发热如焚则系虚阳下泄表现，绝非湿热下注。治当温阳潜纳，潜阳封髓丹处之：炙甘草 60g，附子 30g，砂仁 30g，黄柏 15g，白术 60g，肉桂 10g，吴茱萸 10g，茯苓 30g，炮姜 30g，泽泻 15g，陈皮 15g，麦芽 30g。7 剂。

复诊：目赤未再发作，腹胀消失。仍然足心发烧，调方：炙甘草 60g，附子 45g，茯苓 30g，炮姜 30g。7 剂。未再来诊。

2.鲍某，女，82 岁。2011 年 9 月 11 日初诊：患青光眼白内障多年，西医检查：视神经萎缩，左眼已失明。从本年正月起双眼木痛，总觉得有火，目眵多，大便干燥而涩，足凉。舌淡紫胖润，苔薄黄，脉沉滑寸浮。此亦阴火上僭，处方：砂仁 20g，附子 25g，肉桂 10g，黄柏 10g，龟甲 10g，炙甘草 30g，菟丝子 25g，沙苑子 25g，车前子 20g，何首乌 30g，决明子 30g，生姜 15 片。7 剂。

服药后目痛消失，便干缓解。

按：一般医家看到"视神经萎缩"的诊断，难免对号入座，认定肝肾阴虚，大施滋补，其实南辕北辙。本案虽说"视神经萎缩"，但所见足凉、舌脉俱是阴盛之象，其中舌见紫象主寒，色越深寒越重，并不按传统主血瘀之说。前贤有"下为本，上为标；内为本，外为标"之论，今足凉在下，是为本；眼痛，目眵多乃是虚阳上浮表现，是为标。大便干燥则是阳虚失于传导所致，系阴结。退一步说，阴虚燥热之证，理应在冬季寒冷之际减轻才对，何以本案却在此时发作呢？只有一个解释，即这是阴证，凉病逢上天时之寒，郑钦安所谓"雪地加霜"是也。

3. 史某，男，37岁。2006年12月28日首诊：双眼发胀，牙龈肿胀不适一周，便秘、便干已3年，用过牛黄解毒丸类药物乏效。眠差，尿频，夜尿2～3次，口和，畏寒。舌淡胖润有齿痕，脉沉寸弱。按此症口和、畏寒，舌脉俱属阴症，眼胀、牙龈肿胀乃阴盛阳浮之征，便秘、便干则由阳虚传导无力所致，治宜扶阳潜纳，兼顾通便，方拟潜阳丹合济川煎出入。

处方：附子10g，龟甲10g，黄柏10g，砂仁10g，茯神30g，当归25g，升麻5g，枳壳10g，牛膝25g，泽泻25g，肉桂10g，决明子30g，炙甘草10g。7剂，水煎服。

2007年1月9日复诊：目胀消失，齿龈肿胀缓解，便干转调，仍眠差，阴囊汗出，时胸闷气短，调方再进。

二、舌痛舌疮

潜阳封髓丹治案

1. 黄某，女，83岁。舌下肿疱1个月。见舌下系带左侧肿疱如玉米粒大，胀而难受，色暗红，不碰不痛，尿清，畏寒，余无异常。舌淡胖润，脉左弦寸弱，右弦浮尺沉。曾服牛黄解毒片不效。高年阳虚，阴气上僭，结而为核，当扶阳温化，潜阳封髓丹加味主之：附子15g，砂仁20g，黄柏15g，肉桂10g，炮姜15g，牛膝15g，穿山甲10g，通草10g，炙甘草30g。

6剂后，肿疱减小一半，原方附子增至20g，另加牡蛎30g，5剂后肿疱彻底消失。

2. 韩某，女，57岁。舌痛如线拽一年，口苦，心烦，眠差，齿龈肿痛，久治不愈。晨起腹痛作泻，下肢凉甚，面色晦滞，舌淡赤胖润，脉沉弦。以其面晦、舌胖润、脉沉弦而言，当系阳虚；口苦、齿龈肿痛等应属阴火；其痛泻、心烦、眠差之症，当系厥阴之证，今以潜阳封髓丹处之，合以痛泻要方，扶土泄木，处方：附子15g，砂仁25g，龟甲10g，黄柏10g，肉桂10g，炮姜15g，白术15g，白芍15g，陈皮10g，防风10g，茯神30g，牛膝20g，泽泻15g，炙甘草15g。

7剂后，舌痛、龈肿、口苦均显著减轻，守方附子增至25g，余药稍作调整，2周后诸症若失。

三、口疮

（一）真武汤治案

林某，男，38岁。口疮反复3年，夏季加重，嘴角流涎，夜间汗出如水，头重脚轻，纳可，眠差，胃痛，有胃溃疡病史，形体丰胖。舌淡胖润，左脉沉滑，右沉滑尺弱。此为湿气偏重，阳虚失摄，阴火上浮，予真武汤加味：附子30g，白术30g，白芍15g，茯苓30g，泽泻30g，砂仁15g，肉桂10g，益智仁30g，沉香10g，生姜10g。

7剂后即见效，但仍有反复，余症亦有起色，原方逐加附子量至60g，加炙甘草20g，调理3周。半年后随访迄未再犯。

按：此案口疮，嘴角流涎，夜汗如水，头重脚轻，体胖，舌淡胖润，均提示湿盛阳虚，故选真武汤投治，温阳利水，不治口疮而口疮自愈。

（二）潜阳封髓丹治案

1.李某，男，55岁，本市某局局长。口腔、舌边、嘴唇溃疡反复发作3年，此起彼伏。伴有鼻腔燎灼感，咽痛色红，偶有耳鸣时胀或目赤，可以说五官七窍皆见"火形"。胃时胀痛，便黏，尿黄，早年患过肺结核。舌淡胖润，脉浮滑寸弱。患者系中医"票友"，素来研究中医，自以为病属阴虚燥热，屡服滋阴之品多方治之不效。余之老同学为某局副局长，介绍他来求诊。告以诸症所示皆阳虚而非阴虚，滋阴治法是南辕北辙。此乃阴火上僭，所现五官肿痛火形皆系假火，当以温潜法治之，处以潜阳封髓丹加味：砂仁25g，附子30g，龟甲10g，黄柏15g，肉桂10g，黄柏10g，炮姜20g，牛膝15g，磁石30g，麦芽30g，茯神30g，炙甘草30g。

7剂后，口舌、嘴唇溃疡及咽痛均消失，余症亦减，自觉精力增加。患者述称："战战兢兢的服用热药，未料效果这样好。"守方调理半个月，诸症若失，以附子理中丸善后。

按：本章五官科病例差不多有一共同特点，即从整体上看均现口和，尿清，畏寒等阴象，舌淡润或胖润有齿痕，脉见沉软无力之阴色阴脉。与此同时，在五官局部却出现目赤、龈肿、口疮、咽痛等肿痛火形，似乎火热之象。其实皆为阴盛逼阳，虚阳上浮之"假火""阴火"，俗谓"凉从脚下起，火从头上升"，本案即是典型案例。五官科是阴火重灾区，俗医不识，治以泻火解毒，差之远矣。更可笑者，多少所谓名医、专家在电视、书刊上大讲特讲这些所谓治疗"上火"经验，误尽苍生。

余曾提出"头面五官多阴火"的观点，即头面五官所现肿痛火形者，多属阴盛阳虚，逼阳上浮所致，尤其久病久治不愈者，绝少由阴虚实热所致。笔者归纳五官科有"阴火四大症"，即口疮（含舌疮、唇疮），眼病（眼睛红肿疼痛，干涩），咽炎，牙痛，是五官科最常见的阴火证。近年来所治颇多，且多是屡治不效的顽固性病例，关键是识破阴火这一关。

2.苑某，男，78岁。2008年7月23日初诊：口疮反复发作50年，此起彼伏。舌有裂纹，渗血，牙痛，耳鸣，咽干，口苦，目干涩。便干三五日一行，尿黄。屡服牛黄解毒片无效，形瘦面晦。舌淡胖苔略黄，脉右弦滑寸弱，左沉寸弱尺旺。分析五官皆见肿痛火形，唯舌淡胖，左脉沉寸弱尺旺显露阳虚本色，判为虚阳上浮，处方潜阳封髓丹：砂仁30g，附子15g，黄柏15g，炙甘草30g，炮姜30g，牛膝20g，肉桂10g，竹叶10g，通草10g，白术30g，磁石45g，陈皮10g，丁香10g，泽泻15g，细辛5g。7剂。

复诊：口疮各症均见减轻，大便一日一行，唯遗耳鸣，继服7剂，各症大多平伏，停药。半年后因丧女悲伤，各症又见复发，仍以上方再投，药物稍有出入，亦收速效。

按：此证目、舌、口、鼻、耳俱见肿痛火形，可以说五官七窍皆有"火"症，临床并不少见，我称之为"丛集性阴火"，其症此起彼伏，缠绵不愈，总由阴盛逼出元阳所致。个中道理，郑钦安说得好："人身所恃以立命者，其惟此阳气乎？阳气无伤，百病自然不作；阳气若伤，群阴即起。阴气过盛即能逼出元阳，元阳上奔即随人身之脏腑经络虚处便发。如经络之虚通于目者，元气即发于目；经络之虚通于耳者，元气即发于耳；经络之虚通于巅者，元气即发于巅，此元阳发泄之机。"

四、口臭

（一）四逆汤治案

1.王某，男，23岁。2010年3月12日初诊：口臭七八年，屡犯不减，便溏，尿黄，畏冷，眠差，手足心出汗，纳可。舌淡胖润苔黄腻，脉左弦寸弱，右滑。曾经省内名医多人治疗乏效。如此长期口臭，且经名医治疗无效，再观其脉证，显属阴证引发，前之名医必按胃火论处，无怪乎乏效。今以四逆汤处之：干姜30g，附子30g，炙甘草60g，红参10g，肉桂10g，砂仁10g，茯神30g。7剂。

复诊：口臭显减，便溏亦减，眠差转为正常。附子逐渐加至90g，终收全功。

按：此例口臭，前之所治名医皆省内顶级名医，其所以屡治乏效，皆因不识阴火之故也。口臭亦分阴火、阳火二证，俗医但知胃火为患，却不知也有由阳虚而"真精之气发泄者"。郑钦安说得明白："按口臭一证，有胃火旺极而致者，有阴盛而真精之气发泄者。因胃火旺而致者，其人必烦躁恶热，饮冷不休，或舌苔芒刺，干黄、干黑、干白等色，气粗汗出，声音响亮，二便不利。法宜专清胃火，如人参白虎、大小承气、三黄石膏汤之类。因精气发泄而致者，由其人五脏六腑元阳已耗将尽，满身纯阴，逼出先天立命一点精气，势已离根欲脱，法在不救。口虽极臭，无一毫火象可凭，舌色虽黄，定多滑润，间有干黄、干黑，无一分津液于上，而人并不思茶水，困倦无神，二便自利，其人安静，间有渴者，只是喜饮极热沸汤。以上等形，俱属纯阴。若凭口臭一端而即谓之火，鲜不为害。予曾治过数人，虽见口臭而却纯阴毕露，即以大剂白通、四逆、回阳等方治之。一二剂后口臭全无，精神渐增。"

2. 张某，男，52岁。2008年10月13日初诊：口臭5年，素患十二指肠球部溃疡，时常便血，面色萎黄，肢体不凉。舌淡胖润有齿痕，右脉浮滑，左脉滑寸弱。血糖：6.7mmol／L。衡量整体状态，此口臭亦由"阴盛而真精之气发泄者"，方用四逆汤原方：附子30g，炮姜30g，炙甘草60g。5剂。

2008年10月21日复诊：口臭消失。以附子理中汤善后。

（二）潜阳封髓丹治案

孙某，男，31岁。口臭口苦年余，晨起尤其明显，尿清，大便黏溏，手足不凉，素患高血压。舌淡胖润有齿痕，脉沉滑软，左寸浮。辨为脾肾阳虚，阴火上浮，治拟温补脾肾，兼以潜阳，潜阳封髓丹加味：附子15g，砂仁25g，龟甲10g，黄柏10g，白术30g，肉桂10g，白豆蔻10g，牛膝15g，益智仁20g，炙甘草15g。

10剂后口苦消失，口臭显减，便溏依旧，前方附子增至20g，另加茯苓30g，泽泻15g，再服10剂，口臭消失，原方加减调理。

五、咽炎咽痛

（一）麻黄附子细辛汤治案

1. 沙某，女，26岁。咽痛3天，吞咽食物则痛，查扁桃体2度肿大，不红。便秘已2年，干如羊矢，常服泻药。畏冷，舌淡赤胖润，脉左弦右滑，寸弱。按咽痛三天当属新发之病，兼以畏冷，此太少两感之证。其便秘亦非实滞，当系脾阳虚困失于推运之过。拟温阳解表，表里双解，遣麻黄附子细辛汤加味：麻黄10g，附子25g，细辛10g，生半夏20g，桔梗10g，白术60g，肉苁蓉30g，牛膝15g，当归30g，甘草10g。7剂。

服药后即自行排便，咽痛消失，畏冷亦减。守方去麻黄、细辛、生半夏，另加升麻15g，附子加至30g，再服7剂，扁桃体肿大消失。

按：咽喉之证，须分阴阳。曾记广西中医学院刘力红教授治一咽喉肿痛患者，病已月余，抗生素、牛黄解毒片类已服半月，咽痛丝毫未减。诊见扁桃体肿大，满布脓点。口甚苦、舌淡边有齿印，脉沉细弱。察舌按脉，一派阴寒之象。视为龙火沸腾（即郑氏所谓真气上浮）所致，理应温潜。但顾及口甚苦一症，乃以小柴胡汤合潜阳丹，自以为必效无疑。5剂后仍无点滴之效。再诊舌脉仍是一派虚寒，毅然剔除小柴胡汤，纯用温热之剂，以潜阳丹加味治之：附子、砂仁、龟甲、炙甘草、桔梗、熟地。其中附子 60g，炙甘草 24g。5 剂后，咽痛消失，脓点不见，扁桃体亦明显缩小。（《思考中医》）此例咽痛，已从舌脉判为阳虚真气上浮，显出见识。只因"顾及口甚苦一症"，参以小柴胡汤，结果影响药效。后"毅然剔除小柴胡汤"，终获良效。其实以作者看法，此例口苦，亦是真气上浮表现，而非少阳郁热。

2. 吕某，女，64 岁。2008 年 4 月 28 日初诊：慢性咽炎、鼻炎 10 年，咽痒，鼻流水，打喷嚏，痰多白黏，畏冷，便溏。舌淡赤胖润，脉沉滑寸弱。内病阳虚，外夹寒邪，当表里兼顾，麻黄附子细辛汤主之：麻黄 10g，附子 15g，细辛 5g，干姜 15g，砂仁 15g，黄柏 10g，炙甘草 25g，牛膝 15g，木蝴蝶 10g，肉桂 10g，茯苓 30g，白芷 10g，苍耳子 10g，半夏 20g，桔梗 10g。7 剂，每日 1 剂，分 3 次，饭后呷服。

药后诸症若失。原方 7 剂以巩固。

按：凡治头面五官、心肺诸病，以饭后服药为宜，取其药力上行。咽喉之疾尤宜呷服，如同喝茶，徐徐呷咽，意其逗留病所时间长些，充分发挥药效，常须识此，此后不再标注。

（二）潜阳封髓丹治案

1. 王某，女，37 岁。慢性咽炎 20 年，咽部发紧，口鼻干燥，夜间尤甚。上肢发凉如冰，足亦发凉，乏力，眠差。舌淡胖润有齿痕，脉滑软寸弱。屡服滋阴泻火之药，迁延至今。潜阳封髓丹加味治之：附子 15g，砂仁 25g，龟板 10g，黄柏 10g，肉桂 10g，桂枝 10g，白僵蚕 10g，茯苓 30g，泽泻 15g，桔梗 10g，木蝴蝶 15g，炙甘草 10g。

7 剂后，口鼻干燥显减，咽紧缓解，上肢发凉减至手指，睡眠转佳，效不更方，守方调理 3 周，痊愈。

按：本例慢性咽炎曾服大量清凉之品，病势不减。参之舌脉，显然与邪热上犯之咽炎有别。少阴经脉循于咽喉，故咽喉之疾属少阴者屡见不鲜。此例喉痹日久 20 年，少阴寒化之证突出，因以潜阳引归之法治疗。

2. 赵某，男，34 岁。咽痛、发热 10 余天，服过蒲公英类制剂未效。发热 37.6℃，畏冷，有汗，口和，咽部稍红，平素大便偏溏。舌淡赤胖润，脉弦滑寸弱尺旺。足少阴之脉循喉咙，挟舌本。风寒闭束少阴经络不通，本当用麻黄附子细辛汤表里双解，因其有汗，姑用潜阳封髓丹合桂枝汤试之：附子 15g，细辛 5g，龟甲 5g，黄柏 5g，桔梗 10g，蜂房 15g，桂枝 15g，白芍 15g，茯苓 30g，薏苡仁 50g，炙甘草 10g，生姜 10 片，大枣 10 枚，7 剂。

复诊：咽痛、发热消失，前方去细辛加黄芪 30g，白术 30g，5 剂善后。

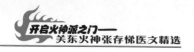

六、牙痛

（一）潜阳封髓丹治案

刘某，男，38岁。2007年7月4日初诊：牙周炎10年，反复牙痛，舌疮时发，胸腹前后生疖肿如豆粒大亦反复发作。舌淡胖润苔黄，脉弦寸弱，右脉沉。分析虽见牙痛、舌疮、疖肿所谓肿痛火形，但舌、脉俱属阴象，此属阴盛逼阳上浮、外越所现假火，治当扶其虚阳，潜降阴火，处方潜阳封髓丹：砂仁20g，附子20g，龟甲10g，炙甘草20g，黄柏10g，牛膝15g，肉桂10g，骨碎补25g，细辛10g，白芷10g。7剂。

复诊：牙痛已止，舌疮减轻，继续服药已痊。半年后复发，仍用上方收效。

按： 俗云："牙痛不算病，痛起来要命。"此症多见，但知其由阴火所致者则不多。笔者所在医院口腔科主任有一天过来找我，想跟我"切磋"一下。说牙科患者经常有牙痛者，牙髓炎、牙周炎之类的，用抗生素、黄连解毒片等泻火药物，效果不明显，问我有什么好办法。当时给他讲了阴盛阳浮的道理，所谓牙痛、牙龈出血，他认为是火，我认为是寒，火是一个假象。用泻火药来治疗是南辕北辙，肯定治不好，必须扶阳。"齿牙肿痛，本属小症，然有经年累月而不愈者，平时若不究明阴阳虚实，治之未能就痊，未免贻笑大方，学者勿因其小而失之"。（《医法圆通》·敬批）此语意味深长，不知有多少医家至今仍在重复着这种"贻笑大方"的错误。

（二）扶阳安髓止痛汤治案

1. 孙某，男，80岁。2011年6月21日初诊：胃癌术后15年，上牙床肿痛2年。曾服龙胆泻肝丸、清胃散即好，但反复发作。鼻腔灼热如冒火，便溏，尿黄，眠差，手足冰凉，形色疲倦，食纳尚可。舌淡赤胖润，脉左滑数尺弱，右沉滑尺旺寸弱。此属阴火牙痛，当扶阳治本，止痛治标，处方扶阳安髓止痛汤：砂仁15g，黄柏10g，炙甘草30g，附子30g，肉桂10g，炮姜20g，牛膝15g，木蝴蝶10g，松节10g，骨碎补25g，白芷10g。7剂。

复诊：述服用头剂，牙痛反而加重，但从第2剂起，牙痛减轻，7剂服毕，牙痛已减八九成，鼻腔灼热消失。守服7剂即愈。

老先生特意给我写一封信，说牙痛患者甚多，别人都治不好，唯笔者的药方有效，劝我打广告云云。2年后复发，仍来找我，原方仍效。

按： 本案牙痛，前服龙胆泻肝丸、清胃散之类凉药也曾见好，但反复发作，迁延2年，这算治好了吗？临床上，用凉药治疗一些虚阳外越的假热假火症，可能也有一时疗效（更可能根本无效），所谓的肿痛火形如牙痛、口疮等可能暂时缓解，医家沾沾自喜，患者也觉见效。其实只是一种表象，其阴寒本质非但没有改善，凉药可能使之更受戕害，用不多久症状就复发了。不知这是一时的"硬性"将假热制伏，正所谓治标未治本。如此反复治疗，反复发作，终成"疑难病症"，这种例子比比皆是。如果能够识得阴火，从扶阳潜降入手，不但能够治好此病，优势还在于减少复发，因为它体现了治病求本的精神。

庸手头痛医头，脚痛医脚，治标不治本，治好了也是暂时的，日后难免复发；高手则着眼于阳气之本，不仅治好了病，而且不易复发，毕竟扬汤止沸不如釜底抽薪，这就是扶阳法的真谛所在。

扶阳安髓止痛汤乃卢崇汉教授研制，用治疗阳气亏虚，阴火上冲所致牙痛，确是良方，笔者用治多例牙痛均效，因而将其收入拙著《火神派名医验方辑要》。

2. 孔某，男，48 岁。2011 年 4 月 12 日初诊：牙痛反复发作 2 年，近因丢失银行卡"上火"，出现右侧上下牙连及头痛四五天，伴牙龈出血。手足发凉，麻木，中午感到特困。舌胖润苔薄黄，脉右沉寸滑，左滑软尺沉。前曾服某名医中药半月无效，据云是"胃火"，服其药后牙痛未效，但感"胃如石硬"。

分析本病所发虽有情志因素，且见牙痛、出血等似乎"胃火"之证，但由手足发凉、中午困倦等情可知阳气亏损，其牙痛、出血当由阴盛逼出阴火所致。若真为"胃火"，何以服药后感到"胃如石硬"？此必凉药冰胃之误。因径用扶阳安髓止痛汤治之：炮姜 30g，附子 30g，炙甘草 30g，砂仁 20g，黄柏 10g，牛膝 20g，肉桂 15g，松节 30g，骨碎补 30g，麦芽 30g，白芷 10g，白芥子 10g，桂枝 25g。7 剂。

5 月 3 日复诊：告称服药 3 天时，牙痛反而加重，但至第四天则痛止未发，故未来诊。近日牙痛又有反复，查舌淡胖润，脉滑软寸弱，仍予原方再投 7 剂。

按：凡服药后常有"反应"，这些反应有的是"药与病相攻者，病与药相拒者"，属于正常反应。比如双方对阵，你不打他，可能相安无事。现在你要打他，他要反抗，可能就有反应，甚至是剧烈反应，此即所谓"药与病相攻者，病与药相拒者"，"岂即谓药不对症乎？"如本案服药 3 天牙痛反而加重，即为药病相攻的反应，这需要患者稍安毋躁，耐心观察一下。当然可以向医生反映，由他来帮你判断。

七、鼻炎

麻黄附子细辛汤治案

1. 魏某，女，18 岁。鼻窦炎 3 个月。鼻塞发痒，喷嚏频发，涕多时黏时稀，头痛偏于两侧，手足冰凉，平素乏力，易于感冒，痛经，嗜困。舌略赤稍胖润，脉沉滑软，寸弱。证属阳虚夹有伏寒，治宜温阳祛寒，兼以开窍，方选麻黄细辛附子汤加味：麻黄 10g，桂枝 15g，附子 15g，细辛 10g，苍耳子 15g，白芷 10g，辛夷 15g，炮姜 15g，红参 10g（另炖），五灵脂 10g。

7 剂后鼻塞、喷嚏未再发作，手足转温，月经来时未痛。药已收效，附子增至25g，再加茯苓 30g，守方续服 7 剂，疗效巩固。

按：笔者一直认为，鼻炎是冻出来的，然必先有内虚方得致病。恽铁樵论疾病发生，"既有外因，必先有内因，两者为缘，才能致病"。《黄帝内经》曰："冬不藏精，春必病温。"亦说内部先有弱点，而后外邪得以乘之，强调以内因为依据。

2. 林某，女，27 岁。2021 年 1 月 20 日初诊：鼻炎反复发作 15 个月，今感冒引发鼻塞，流鼻涕，打喷嚏，时发右侧头痛，痛经，月经延后。舌淡胖有齿痕，脉右浮滑，左滑软。阳虚兼夹表证，麻黄附子细辛汤加味：麻黄 10g，细辛 10g，附子 30g，白芷 15g，辛夷 10g，苍耳子 15g，姜半夏 30g，茯苓 30g，蔓荆子 15g，生姜 10g，大枣 20g。7 剂。

服药即愈。

八、耳病

（一）麻黄细辛附子汤治案

1. **中耳炎：**张某，男，59 岁。两天前左耳中耳炎发作，耳道肿胀，流黄水，闷痛，适逢淋雨，致以头痛昏沉，低热，汗少，嗜睡，咽痛，不渴。舌淡胖润，苔白，脉弦。此证属太少两感，麻黄附子细辛汤乃的对之方：麻黄 10g，附子 15g，细辛 5g。

1 剂后汗出溱溱，低热解除，头痛、耳道肿痛显减，再剂痊愈。

2. **中耳炎：**田某，女，60 岁。2011 年 3 月 31 日初诊：双耳流清脓水，自觉水声鸣响，听力下降，病发已半月。眠差，尿少，大便二三日一行，易泻，头部发木，两侧痛，无汗。舌淡胖润，脉沉滑尺弱。辨为阳气已亏，复感外邪，湿气偏重，麻黄附子细辛汤加味投之：麻黄 10g，细辛 10g，附子 30g，苍术 30g，茯苓 30g，白芷 10g，桂枝 20g，石菖蒲 20g，远志 15g，泽泻 30g，甘草 10g，生姜 10 片。7 剂。

服后即愈。

3. **耳鸣：**陈某，女，40 岁。2021 年 2 月 3 日初诊：耳鸣 1 年，鸣声如风如蝉，夜间尤显，影响休息。头部发闷，手足不温，容易汗出，便溏，形体偏胖，余无异常。舌暗胖润苔略腻，脉浮滑。辨为阳气偏虚，痰湿偏盛，外邪夹滞，蒙蔽清窍，麻黄附子细辛汤加味投之：麻黄 10g，细辛 10g，附子 30g，苍术 30g，茯神 30g，半夏 25g，柴胡 10g，磁石 30g，石菖蒲 20g，远志 15g，骨碎补 30g，甘草 10g，生姜 10 片。7 剂。

2021 年 2 月 11 日复诊：耳鸣减轻一半，余症均减。守方调理，出入药物有川芎、香附、防风等，服药 4 周，耳鸣消除。12 月 15 日以他病来诊，告曰耳鸣未再发作。

（二）潜阳封髓丹治案

1.李某，男，10岁。2011年3月9日初诊：夜晚双耳发红发热，从立春次日始发。易汗，时喘，鼻塞，流清涕，有时夹血，异常发胖。舌胖润，脉沉寸弱。按阴阳节律，昼属阳，夜属阴，夜间双耳发红发烧，分析为阴盛阳浮所致；立春日阳气升发之际，助推浮阳之势，故而发病。潜阳封髓丹处之：砂仁20g，黄柏10g，桂枝20g，白芍20g，炮姜30g，附子20g，肉桂10g，牛膝15g，益智仁25g，白芷10g，补骨脂15g，茯神30g，炙甘草15g。7剂。

服药后尿多，频频矢气，乃阳药运行，阴邪化去佳兆，果然耳红显著减轻，余症亦减。守方再服。

2.冷某，女，49岁，笔者所在医院药剂科主任。2008年8月19日初诊：清晨两耳发胀1周，自觉难受。双膝凉痛，排便困难多年，尿频夜3次，眠差多梦，有汗，咽痛，常起口疮，乏力，上楼发喘，月经量多。左脉滑软寸弱，右滑寸弱，舌淡胖润有痕。分析舌脉、乏力、夜尿频等俱为阳虚之象，耳胀乃阴气上僭所致，咽痛、口疮则属阴火表现，治宜温阳潜纳，封髓丹加味处之：砂仁15g，附子15g，黄柏10g，炙甘草30g，炮姜15g，白术60g，肉桂10g，麻黄5g，细辛5g，牛膝15g，吴茱萸10g，党参25g，茯神30g，磁石30g，石菖蒲15g。7剂，水煎服。

复诊：耳胀未发，咽痛消失，大便已畅，余症亦好转。上方稍作出入，再服7剂，各症平伏。

第十四章　皮肤科病证

一、湿疹

（一）麻黄附子细辛汤治案

1.孙某，男，75岁。湿疹时发时止已10年有余，冬季多发，现细疹如粟，以颜面颈项尤多，色红，刺痒，手足发凉，便溏而艰，屡治不效。高年脾肾阳虚，伏风夹湿，郁于头面，拟麻黄附子细辛汤加味主之：麻黄10g，附子20g，细辛10g，肉桂10g，砂仁10g，沉香10g，茯苓30g，蝉蜕10g，荆芥炭10g，乌梢蛇肉30g，炙甘草25g，生姜10片。7剂。

药后见泄泻、肠鸣、矢气等征象，此为温药运行之征，腹内沉寒痼冷有如冰霜，今逢日照而化行泻去，为祛寒之兆。凡服姜附类温药后见此类反应者，皆为佳兆，不必犹疑。丘疹已退大半，仍痒。上方调整，再服7剂，疹退痒止。

按：本例湿疹，亦以麻黄附子细辛汤温阳开表，权当治本；另选蝉蜕、荆芥炭、乌梢蛇肉为皮肤病专药，祛除伏风，是为治标，多年痼疾竟获卓效。

2.师某，女，23岁。2010年3月17日初诊：湿疹多年，上肢、腹部多见，发痒，畏冷，手足冰凉，经期延后20天，白带多而黏，咽炎，无汗。舌淡胖苔黄腻，脉沉滑寸弱。亦按阳虚夹有伏风论处，麻黄附子细辛汤加味主之：麻黄15g，细辛10g，附子30g，桂枝30g，肉桂15g，荆芥炭10g，防风10g，干姜20g，炮姜20g，苍术25g，生半夏20g，乌梢蛇肉30g，茯神30g，砂仁10g，山药30g。

守方服用32剂，附子加至60g，痊愈。

（二）乌蛇荣皮汤治案

1.刘某，男，56岁。2008年3月18日初诊：湿疹月余，四肢、腰腹红疹成片，头部亦有，瘙痒，夜里出汗，1年前头部发作过。舌淡胖润，脉弦数，左弦滑寸弱。辨证为营卫失和，肌腠蕴热，治以乌蛇荣皮汤，处方：桂枝20g，赤芍20g，炙甘草10g，桃仁10g，红花10g，丹皮10g，紫草5g，白鲜皮30g，白蒺藜30g，乌梢蛇肉30g，何首乌20g，荆芥炭10g，炮姜15g，蝉蜕10g，砂仁10g。

守方调理21剂，湿疹消失，带其夫人看皮肤病。

按：乌蛇荣皮汤为李可老中医研制的皮肤病效方，功能通调营卫，养血润燥，驱风止痒，活血祛瘀，用治多种皮肤科顽症。药物组成：生地（酒浸）、当归各30g，桂枝10g，赤芍15g，川芎、桃仁、红花各10g，丹皮、紫草各15g，定风丹60g，白鲜皮30g，乌蛇肉30g（蜜丸先吞），炙甘草10g，鲜生姜10片，大枣10枚。

笔者体会，该方治疗热性、阳证皮肤病疗效好，由其药物组成中寒滋药偏多可知。对于阴证皮肤病并不相宜，因此不宜看作皮肤病通治方。

2.张某，女，82岁。2008年10月9日初诊：全身湿疹3个多月，遍布红疹，干燥脱屑，上身多，痒甚，夜间重于白昼。畏冷无汗，便干，足凉，纳可。舌淡胖润，脉左弦浮寸弱，右弦寸浮。治以乌蛇荣皮汤：桂枝20g，白芍20g，炙甘草10g，桃仁15g，红花10g，当归30g，川芎10g，白鲜皮30g，何首乌30g，乌蛇肉30g，白蒺藜30g，砂仁10g，炮姜15g，肉桂10g，荆芥炭15g，蝉蜕5g。10剂。

复诊：皮疹显减，瘙痒亦轻，便干缓解。继服上方，1个月痊愈。

二、痤疮

（一）麻黄附子细辛汤治案

1.王某，女，19岁。痤疮3年，加重半年。痘疹布于额、颊、下颌，色红，便溏日行三四次，手足心热，无汗。舌淡胖润，尖略赤，脉弦，右脉兼沉。此阳气不足，寒湿在表，皮腠郁滞，拟扶阳开表，麻黄附子细辛汤加味主之：麻黄 10g，附子 30g（先煎半小时），细辛 5g，肉桂 10g，干姜 20g，茯苓 30g，泽泻 15g，蝉蜕 10g，黑荆芥穗 10g，乌梢蛇肉 30g，炙甘草 20g，皂角刺 10g，生姜 10 片。10 剂。

药后汗出，痤疮显减，泄泻已止，原方麻黄减为 5g，干姜改为炮姜，再服 10 剂，告愈。半年后复发，仍用上方，附子加量至 60g，仍效。

2. 韩某，女，26 岁。2012 年 5 月 8 日初诊：痤疮半年，大小如粟如豆，布满颜面，散发于胸背，色紫暗，瘙痒。月经闭止 1 个月，便干如矢，手足不温，汗少。舌淡胖润，脉沉滑数软，左尺右寸沉弱。亦从温阳开表着眼，麻黄附子细辛汤加味：麻黄 10g，附子 30g，细辛 10g，荆芥炭 15g，乌梢蛇肉 30g，何首乌 30g，当归 30g，白芷 10g，牡蛎 30g，徐长卿 30g。

二诊：痤疮皮损及瘙痒显减，服药次日月经已至，汗少。便艰亦见缓和，调方：附子 30g，生姜 30g，土茯苓 30g，苍术 30g，赤芍 20g，麻黄 10g，何首乌 30g，当归 30g，白芷 10g，牡蛎 30g，黑荆芥穗 15g，白蒺藜 30g，蝉蜕 10g。

三诊：痤疮十愈九成，大便已畅，余症俱减。前方加桃仁、红花各 10g，再服 7 剂痊愈。

（二）麻黄真武汤治案

1. 郭某，女，30 岁。2011 年 10 月 18 日初诊：痤疮 3 个月，满面痤疮脓点，腰背、上肢也有发作，自觉乏累，畏冷，头屑多，无汗，月经错后 1 周。舌淡胖苔薄黄润，脉弦软寸弱。辨为阳虚，虚阳上浮，仿周连三先生法，麻黄真武汤试之：附子 30g，茯苓 30g，苍术 30g，赤芍 20g，麻黄 15g，炙甘草 10g，皂角刺 15g，白芷 15g，肉桂 10g，荆芥炭 15g，乌梢蛇肉 30g，炙甘草 10g，生姜 25g。7 剂。

2011 年 10 月 25 日复诊：痤疮稍轻，未汗。

上方附子加至 45g，麻黄 20g，皂角刺 25g，另加连翘 20g，狼毒 3g。2012 年 3 月 29 日，其母看病，告其女儿痤疮已愈。

按：本案以真武汤温阳利水以治寒湿郁结，另加麻黄辛散表邪。用真武汤加麻黄治疗阴证疗疮系周连三较为成熟的经验，"屡见速效"，虽是一味药的加入，却开辟了阴证疗疮的新一法门，笔者由是命其名为麻黄真武汤，收入《火神派名医验方辑要》中。受其启发，推广用于阳虚型疔肿、痤疮等，疗效颇佳，尤以脓疱型痤疮为宜。

2. 刘某，女，32 岁。2015 年 9 月 26 日初诊：痤疮已经七八年，加重 2 个月。颊、额部多且明显，疮如脓疱，挤出血与黄脓，奇痒，自感"影响上班"，久治乏效。经期错后 1 周。足凉，便溏，眠差，汗正，纳可。舌胖润，脉弦滑寸弱，左沉滑尺弱。仍以麻黄真武汤治之：附子 30g，白术 30g，云苓 30g，白芍 20g，麻黄 10g，

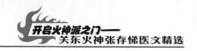

白芷15g，炙甘草15g，生姜20g，大枣10枚。10剂。

2017年9月19日以他病来诊，痤疮已愈，唯留皮肤色素沉着。

（三）潜阳封髓丹治案

1.张某，女，33岁。痤疮二三年，唇周痤疮点点，甚者有脓疱，口腔溃疡和齿龈肿痛反复发作，足凉过膝，口和，尿稍黄，便可，既往胃病多年，月经错后1周。舌淡赤胖润，脉滑软左寸浮。此一派阳虚之象，痤疮、口疮、牙痛皆阴火所致，治以扶阳潜纳，潜阳封髓丹加味：附子10g，砂仁15g，龟甲10g，黄柏10g，炮姜10g，牡蛎30g，蜂房10g，生地15g，竹叶10g，炙甘草15g。

3剂后口腔溃疡愈合，余无改进。守方继续调理，减去生地，加连翘，治疗1个月，痤疮消失，足膝转温，迄未复发。

按：以前治痤疮，多按风热毒火论处，用些枇杷清肺饮之类套方套药，疗效并不可靠。此案系余初学火神派后，接治的第一例痤疮患者。当时想郑钦安论述阴火时提到好多病症，但未提及痤疮，今按阴火论处有些踌躇。转念想医家不可能什么病都遇到，只要理论上符合阴火认识，就可以按阴火议治，由是此案成为第一例以扶阳法治好的痤疮患者，此后用此法治愈很多同类病症。

2.王某，女，43岁。痤疮年余，布于满脸。舌头灼热，手足心热，均以夜间为甚。两眼、牙龈也感灼热，尿黄，便干如矢，足凉，耳鸣，不渴，舌略赤胖尤润，脉滑尺弱。各大医院治遍，屡服知柏地黄丸、一清胶囊等无效。今按虚阳上浮论处，潜阳封髓丹加味：附子30g，龟甲10g，黄柏10g，砂仁25g，肉桂10g，炮姜30g，玄参20g，川牛膝15g，木蝴蝶10g，炙甘草60g。7剂。

复诊：痤疮已轻，手足心、两眼、牙龈灼热亦减，便干缓解，尿黄亦清，继续守方调理，出入药物尚有麻黄10g，蜂房10g，荆芥炭10g，桃仁10g，红花10g，磁石60g等。

服药4周，大致痊愈。

3.卢某，女，17岁。前额、唇周散发痤疮2年，伴有口疮，口臭，鼻如冒火，牙龈时有出血。便干夹血，足冷，手足心热，曾服牛黄解毒片无效。舌淡胖有齿痕，脉沉弦缓。考其舌脉已知阳虚，足凉更见阴盛真情。逼阳上浮而见诸般阴火之证，齿衄、便血则属阳虚失于固摄，拟温阳潜镇，方选潜阳封髓丹加味：砂仁20g，附子15g，炮姜15g，肉桂10g，黄柏10g，木蝴蝶15g，连翘15g，蜂房10g，大黄10g，牛膝15g，泽泻20g，茯苓30g，甘草10g。7剂。

二诊：便血、齿衄及口疮消失，手足心热、鼻如冒火、便干各症均减轻，

但额头丘疹似有加重，足凉依旧。方向对头，剂量不足，附子增至30g，余药稍作调整，7剂后，诸症皆减。守方调理2周，痤疮各症消失，唯手足仍凉，不愿

再服药。

三、过敏性皮炎

（一）桂枝汤治案

韩某，女，55岁。2013年8月20日初诊：患者工作为在中药房抓药，每次接触细辛则发病，身起红色丘疹如红豆粒大小，前后胸、四肢均发，颈部尤多，瘙痒，多汗，病已半个月。舌淡胖润，左脉滑软，右浮寸弱。此为表虚失和，腠理开泄，外邪入袭，桂枝汤合脱敏灵加味处之：桂枝25g，白芍25g，炙甘草25g，荆芥炭15g，乌梢蛇肉30g，皂角刺20g，紫苏10g，浮萍10g，地龙15g，蝉蜕10g，生姜10片，大枣10枚。5剂。

服药后痊愈。此后抓药戴口罩，未再复发。

按：脱敏灵为皮肤病验方，用治皮肤过敏性疾患，由苏叶、浮萍、蝉蜕、地龙组成。合以桂枝汤，亦算经方头，时方尾了。

（二）麻黄附子细辛汤治案

刘某，男，36岁。2010年10月20日初诊：皮肤过敏半个月，起红斑、疙瘩，周身分布不一，颈部多发，面部却无，无汗，疲乏。舌淡胖，脉滑软寸弱。证属阳虚表实，从太少两解着眼，投麻黄附子细辛汤加味：麻黄15g，细辛10g，附子25g，白芷15g，黑荆芥穗15g，防风10g，乌梢蛇肉30g，薏苡仁30g，蝉蜕5g，皂角刺10g，紫苏10g，砂仁10g，桂枝25g，炙甘草15g。10剂。

服药后，红斑、疙瘩消失。半年后病情复发，上方投治犹效。

（三）皮炎汤治案

1. 杨某，男，68岁。2010年2月25日初诊：右乳腺癌术后10天，用诺氟沙星3天后，皮肤过敏，周身起红色丘疹，瘙痒，右半身偏重，受热后加重。舌略赤胖润，脉浮滑尺弱。证属邪毒内蕴，外发郁结于肌肤。治宜清热解毒，凉血和营，方用皮炎汤加味：生地20g，赤芍15g，丹皮10g，炙甘草15g，石膏25g，知母10g，金银花20g，连翘10g，竹叶5g，肉桂10g，炮姜15g，荆芥炭10g，砂仁10g，麦芽30g。5剂。

服药后大部分皮疹消失，皮肤脱皮一层。继续服药而愈。

按："皮炎汤"系朱仁康老中医创制，功能清营凉血，泄热解毒。主治药物性皮炎、接触性皮炎、日光性皮炎。方药见前"疖疮"一节。

2. 胡某，男，12个月。1984年12月11日初诊：笔者当时出诊患儿爷爷家，其顺便向我打听，哪位医生善治皮肤病？询及患儿自出生起即发湿疹，跑遍全市各大医院，屡治不效。我说："你抱出来我看看。"见颌下颈胸部湿疹密布，家长误信偏方，用炕洞烟油漆敷于患处，随即引起患处皮肤肿胀，潮红，边缘清楚，夹有十几个水疱，部分已搔破糜烂，渗液淌黄水，焮热作痒，伴尿黄便干，渴饮烦躁，舌淡红苔薄黄。

此症显属接触性皮炎，告之这病我就能治，虑及一岁小儿吃药困难。家长说，这小孩从下生就吃药，给药就吃，从来不费劲。证属漆毒外侵，蕴于肌表，治拟清热解毒，凉血化斑。用皮炎汤原方加陈皮10g，玄参15g，每日3次服，每服4～5匙。

守方服药一周，皮损大部分消退，水疱结痂，渗液消失。原方加苍术10g，茯苓15g，泽泻15g，守方调理1周，痊愈。家长一直很感谢，想不到大医院皮肤科治不好的病，竟让我一个小大夫治好了，当时我毕业刚刚2年。

按：世事沧桑，2005年底，该患已经22岁，在澳大利亚打工。双手掌又发湿疹年余，专程回国治疗，在沈阳多家医院屡治乏效。失望之余又想到了笔者。相隔已20多年，笔者已换了几家医院。多方打听，该患竟又找到了笔者，用乌蛇荣皮汤再次治好了他的病，抚今追昔，只能说是缘分。

3. 刘某，女，10个月。1989年3月27日初诊：因腹泻服用痢特灵3日后，颜面泛起斑丘疹，一周内逐渐波及躯干、四肢。皮损呈密集大小不等的紫红或淡红色斑丘疹，多处融合成片，阴唇亦轻度糜烂，可以说体无完肤。并有散在黄豆大小水疱，伴轻度搔痒，低热37.5℃，口唇干裂，尿黄，乳食少进。

患儿系笔者舅舅外孙女，跑了几家大医院，投以激素、抗过敏药等无效，且告诉病情危重，舅舅忧心忡忡。因系皮肤病，我怕自己认不准，特邀皮肤科孙医生一起去了他家。审证查因，病因明确，证属药毒内侵，火毒炽盛，泛溢肌表，是为药物性皮炎。跟舅舅说，这病虽然重点儿，但是完全可以治，不用担心。投皮炎汤原方加薏苡仁30g，紫草15g。3剂，水煎服，每日服4次，每服3～5匙。这小孩像上案胡某一样，也特别能吃药，张口就喝，真是天道济人。3天后我与孙医生复诊，皮疹约消退1/3，颜色明显变浅，精神转佳，病入坦途。续服原方，改为每日3次服。一周后皮疹大部分消退。守方调理3日，皮炎告愈，玩耍、乳食如常。

按："博涉知病，多诊识脉，屡用达药"（南齐·褚澄语）。此症此方，前曾见过用过，也算有经验了，方敢跟舅舅说，这病虽然重点儿，但是完全可以治，不用担心。一般情况下，永远不要"包治"。此症愈后，遗留皮肤色素沉着，色暗晦，一年后方才恢复。

四、荨麻疹

（一）麻黄附子细辛汤治案

1. 李某，女，45岁。葫芦岛患者。2012年1月15日初诊：荨麻疹反复发作4

个月，以双胯、左胁、背部多发，呈白团块状，畏冷，无汗，便干。舌淡胖润有齿痕，苔薄黄，脉沉滑关旺。居住环境潮湿，卫表多风多湿，阳气不足，当内外兼调，拟麻黄附子细辛汤加味：麻黄10g，附子30g，细辛10g，荆芥炭15g，蝉蜕10g，乌梢蛇肉30g，白芷10g，桃仁15g，红花10g，炙甘草15g，麻仁20g。

服药14剂痊愈，带女儿看同样皮肤病。

2. 王某，女，61岁。2013年10月22日初诊：春节起荨麻疹反复发作至今，全身多发，起团状白色包块，边缘色红，但头面不发。有汗，时心悸，眠差。舌淡赤胖润，脉左沉弦，右弦浮寸弱。曾在沈阳、北京各大医院屡次查验过敏原，治疗乏效，"花了很多钱"。拟麻黄附子细辛汤加味：麻黄10g，附子30g，细辛10g，荆芥炭15g，蝉蜕10g，乌梢蛇肉30g，桂心25g，紫苏10g，茯神30g，桃仁10g，红花10g，炙甘草15g，龙骨30g，牡蛎30g。7剂。

复诊：皮肤包块面积、瘙痒大减，守方再服药14剂痊愈。

按：本案患荨麻疹曾在各大医院屡次查验过敏原，治疗却乏效果，这种局面多见。从中医角度看，所谓"过敏性"疾病，多责其先天不足，肾中元气亏虚，亦即免疫力低下，复因外邪引发。从肾论治，兼顾祛邪，当谓治本之道。若囿于过敏学说，用些所谓抗过敏药，终是不能治本，隔靴搔痒而已。

（二）乌蛇荣皮汤治案

邱某，女，37岁。2006年10月13日初诊：皮肤瘙痒，搔之则随手而凸起条状抓痕，色红，余无异常，病已2年。素嗜酒，舌光赤胖，脉弦。从舌光赤、嗜酒蕴热着眼，仿李可治法，投乌蛇荣皮汤治之：桂枝15g，白芍15g，炙甘草10g，桃仁10g，红花10g，荆芥炭15g，紫苏10g，浮萍10g，蝉蜕10g，地龙15g，乌梢蛇肉30g，何首乌25g，白蒺藜25g，生姜10片，大枣10个。7剂。

服药即愈。

五、带状疱疹

（一）麻黄附子细辛汤治案

1. 刘某，女，48岁。2011年5月3日初诊：患带状疱疹2天，发布于左胁三五片，色红成簇，灼热疼痛，无汗，余无异常，舌淡胖润，苔薄白，脉滑数而软，右关沉。按阳虚夹风议治，以麻黄附子细辛汤加味试治：麻黄10g，细辛10g，附子25g，瓜蒌30g，红花10g，连翘20g，甘草10g。7剂。

开药后，听人说这病治不好，直闹心，想退药，无奈药已抓出，只好听之服药。

2011年5月28日，其邻居来看湿疹，言及刘某服药5天即愈，尚剩煎好药汁8袋。欲给该邻居服用，招拒而来求诊告知上情。

按：带状疱疹色红成簇，灼热疼痛，确属"肿痛火形"，习惯上认为是热毒，一般按肝火论处，用药无非龙胆泻肝汤之类。此案舌脉显示阳虚之象，病在表，因用麻黄附子细辛汤试治，另合本病验方瓜蒌红草汤（瓜蒌，红花，甘草），再加连翘治标。不意竟收捷效，后用本法治疗3例，皆药到病除。曾治辽宁中医药大学西医某老师，女，72岁。患带状疱疹1个月。施以神经节截断术后痛减，右额角连目皆肿，仍疱疹成串，灼痛连及发际，麻木，无汗，便艰，脉沉滑数软，左关旺。投以上方，随即收效。开方前对她说："你不要看我的方，怕你看了不敢吃。"答曰，我不看。难得老师如此信任学生。

2.贾某，女，50岁。2012年12月7日初诊：左臂带状疱疹成簇如巴掌大，灼热而痛4天，形胖，无汗。舌暗赤胖润，脉右弦滑寸弱，左沉滑。以麻黄附子细辛汤加味投之：麻黄10g，细辛10g，附子30g，瓜蒌30g，红花10g，炙甘草15g，土茯苓30g。5剂。

服药后汗出，疱疹明显好转，逐渐痊愈。

（二）真武汤治案

王某，男，81岁。2011年7月30日初诊：患带状疱疹1周，发布于右胁五六处，疹如粟米，成片成簇，色红，灼热疼痛，连及右腋，汗多。尿频，素有前列腺增生。舌略紫胖润，苔薄白，脉左浮弦而软，右弦寸弱。拟真武汤加味投治：附子30g，白术30g，茯苓30g，白芍25g，瓜蒌30g，红花10g，白芷15g，薏苡仁30g，甘草15g，生姜10片，大枣10枚。7剂。

2011年11月29日，以他病就医，告曰服药后即愈。

按：此案带状疱疹，用真武汤合瓜蒌红草汤加味，亦受周连三先生治阳虚疔毒法启发使然。

上述像疔毒疖疮、痤疮、带状疱疹等习俗认为热证者现在都辨为阴证，看起来像似反叛，离经叛道，其实不是，而是拨乱反正，返璞归真。甚至也不是创新，它是传统理论之回归，如李可所说："近两个世纪，火神派的诞生为先圣继绝学，冲破迷雾，拨乱反正，引导古中医学回归经典正路。"

（三）瓜蒌红花散治案

王某，男，63岁。2021年10月2日电话求诊。患带状疱疹3天，发于右肩背处六七片，大者如鹅卵，累及右上肢酸痛。右乳头处旁亦有四五片，色红成簇，疱疹晶莹如小米粒大（通过微信照片），灼热疼痛，自谓如烫伤一般。无汗，精神不振，余无异常。以偏方瓜蒌红草汤试治：瓜蒌30g，红花10g，白芷20g，甘草15g。7剂。

药后灼痛稍减，疱疹稍瘪，便泻如水，当系排病之兆。上方加徐长卿30g，再予7剂，服两天即病退八九，药毕痊愈。

按：千方易得，一效难求。本案带状疱疹用了偏方瓜蒌红草汤，竟获良效。偏方通常指民间验方或单方，大概为了区别于方书中的"正方"，而称之为偏方，似乎属于另册。其实偏方自有其优势，具有四大特点：简、便、廉、验，本案即是明证。

六、脓疱疮

麻黄附子细辛汤治案

霍某，男，40岁。2014年2月27日初诊：皮肤疹点密布，上下肢如红豆大，头皮有脓疱多个，流淌黄水，双手掌燥裂，发痒。病已20年，加重4～5年，春天加重。大便溏时多，足凉，早泄，口渴喜热饮，纳、眠尚可。无汗。舌胖润，脉沉滑寸弱。父母亦有此病，用过激素，屡服中药不效。病系寒湿为患，有便溏、足凉、舌苔脉象为证，皮肤斑疹乃虚阳外越所致，属于阴斑，但湿气偏重，当温里开表祛湿为法，麻黄附子细辛汤主之：麻黄15g，细辛10g，附子30g，乌梢蛇肉30g，狼毒3g，徐长卿30g，白芷15g，荆芥炭15g，白鲜皮30g，炙甘草30g，土茯苓30g，肉桂10g，桃仁10g，红花10g，生姜30g。10剂。

复诊：皮损部位减少，精神转增，渴饮亦轻，胸闷，心难受，仍感足凉，上方附子加至60g，另合丹参饮，再予7剂。

三诊：皮损大致消失，仅遗零星者，感到"头火上冲"，前方去细辛，加泽泻、白术，再服。

按：患者告称，以前吃的药味都苦，你的药却是辣的。这话没错，他以前吃的都是寒凉药，寒凉药味都苦，如黄连黄芩黄柏等。病属寒病，再吃凉药，无异于雪上加霜，难怪20年屡治不愈。与此相反，火神派治病用药"心狠手辣"，这是形象说法，心狠是指用药剂量偏重，手辣是说药剂偏于辛温，辛味药如干姜、肉桂、吴茱萸等都是辣的。心狠手辣这句话是当年名医章次公说给祝味菊的，倒也说到点子上了。

方内所加狼毒，《本草纲目》谓有大毒，主"恶疮，鼠瘘，疽蚀""积年干癣，恶疾风疮"。李可认为对颈淋巴结核、睾丸、骨、皮肤、肺结核等有显效，对各种顽固、积久之皮肤病，煎剂加入3g，有奇效。古方以药末服"方寸匕"约1g，每日3次服则为3g，今入煎剂3g，当无中毒之虞。我曾经储存一些狼毒备用，发现该药生了很多小虫子，遍体虫眼，以此观之，似乎毒性也大不到哪儿。

七、牛皮癣

（一）真武汤加味治案

张某，女，48岁。2014年1月11日初诊：牛皮癣全身泛发年余，头皮处尤多，红斑片片，皮损厚燥，瘙痒，影响睡眠。下肢凉，无汗，手足心热。舌胖润有齿痕，脉左沉滑，右浮滑寸弱。按此证肢凉、舌脉俱属阳虚，皮损当按虚阳外浮议治，仿真武汤加麻黄法投之：麻黄15g，附子30g，苍术30g，茯神30g，白芍25g，荆芥炭15g，乌梢蛇肉30g，皂角刺20g，徐长卿30g，桃仁10g，红花10g，龙骨30g，牡蛎30g，炙甘草25g，生姜30片。7剂。

复诊：疗效出人意料，皮损减轻大半，余症亦减，原方稍加调整，再服7剂，竟获痊愈。

按：以前曾用乌蛇荣皮汤治愈几例牛皮癣，今则换个思路用真武汤加麻黄法，竟收捷报，实赖扶阳大法之效力。

（二）麻黄附子细辛汤加味治案

1.王某，女，32岁。2015年6月14日初诊：患牛皮癣多年，10年前吃海鲜过敏后出现皮肤红痒，后逐渐发展，用药治疗后消失。3个月前全身皮损增厚粗糙，连成大片，简直"体无完肤"，色红起屑。无汗，纳寐尚可，腹凉，二便正常。舌胖润滑，脉沉弱。素体阳虚，风寒久伏，麻黄附子细辛汤加味治之：麻黄15g，细辛10g，附子45g，荆芥炭15g，防风10g，乌梢蛇肉30g，徐长卿30g，蝉蜕10g，土茯苓30g，砂仁15g，炮姜30g，炙甘草30g，川牛膝25g，姜枣引。15剂，水煎服，每日1剂。

2015年6月29日二诊：皮损略见缩减，余无改善。药轻病重，调方加重剂量：麻黄20g，细辛10g，附子60g，荆芥炭15g，防风10g，乌梢蛇肉30g，徐长卿30g，蝉蜕10g，土茯苓30g，砂仁15g，炮姜30g，炙甘草30g，川牛膝25g，白芷10g，狼毒5g，白鲜皮30g，生姜20g，大枣10枚。15剂。

2015年7月15日三诊：前胸后背皮损明显缩减，变薄，已可见到斑驳的正常皮肤，四肢仍无明显改善。调方：麻黄增至30g，土茯苓增至45g，白鲜皮增至40g，生姜增至30g，加桂枝30g。15剂。

2015年7月30日四诊：全身皮损明显好转，已能见正常皮肤。去掉狼毒，附子增至75g，白鲜皮增至60g，加当归15g，30剂。

2015年8月30日五诊：皮损大部分消失，仍无汗。麻黄40g，细辛10g，附子90g，荆芥炭15g，防风10g，乌梢蛇肉30g，徐长卿30g，蝉蜕10g，土茯苓30g，砂仁15g，炮姜30g，炙甘草30g，川牛膝25g，白鲜皮25g，桃仁15g，红花10g，生姜30g，大枣10枚。

随症调方至2020年6月，将汤药作成蜜丸口服，至今未发。

按：牛皮癣属顽固性皮肤病，"外科不治癣，治癣丢了脸"。习惯上多从风燥、湿热、血虚等治疗，疗效不确。今从全身着眼，认定素体阳虚，风寒久伏，以麻黄附子细辛汤加味治之，麻黄、附子逐渐加量，终于愈此痼疾。

2.曹某，男，34岁。全身大面积皮肤泛红，粗糙增厚，脱屑，瘙痒，汗少，怕凉。舌淡胖润，脉沉。仿上案治法：麻黄10g，细辛10g，附子30g，乌梢蛇肉40g，荆芥碳15g，防风10g，徐长卿30g，皂角刺15g，茯苓30g，炙甘草30g，姜枣为引。7剂，水煎服。

服上方7剂后无明显改善，加狼毒3g，7剂。皮损减轻，瘙痒减轻，仍无汗，上方去狼毒续服半个月后，复诊时皮损明显好转，活动后略有汗出，已无脱屑，上方又续服半月，诸症消失。

按：患者皮损伴见畏寒，少汗，故投麻辛附子汤解太阳表邪，温少阴之阳，调整全身状态；另加皮肤病专药如乌梢蛇、徐长卿、荆芥炭等治标，合为标本兼顾，顽疾得愈。

八、紫癜

麻黄附子细辛汤加味治案

宋某，男，4岁。2019年8月3日初诊：从5月发作过敏性紫癜至今，每于感冒发烧则见紫癜。膝以下多发，色鲜红，不痒。踝关节肿痛，易汗，面色晦暗，形体消瘦。舌胖润，脉浮滑不弱。此阳虚夹表，湿气偏重，处以麻黄附子细辛汤合三妙散加味：麻黄7.5g，细辛10g，附子30g，砂仁10g，乌梢蛇肉30g，苍术25g，黄柏10g，川牛膝30g，荆芥炭10g，蝉蜕10g，茯苓30g，炙甘草10g，生姜10g，大枣25g。5剂，以成人法煎之，每次服药50mL，每日3次。

2021年9月11日以鼻炎求诊，告曰紫癜迄今未再发作。

九、皮肤干燥

乌蛇荣皮汤治案

王某，女，63岁。2010年8月4日初诊：手背五指及足趾皮肤干燥粗硬而厚，不痒，病已2年。手足心热，后背畏凉，时汗，四肢串痛，眠差，尿黄不畅。舌淡紫胖润有齿痕，脉左浮滑，右滑软尺沉。此血虚夹风，治当通调营卫，养血润燥，驱风止痒，活血祛瘀，乌蛇荣皮汤加减：桂枝30g，白芍30g，炙甘草15g，附子30g，茯神30g，荆芥炭15g，蝉蜕10g，防风10g，乌梢蛇肉30g，皂角刺10g，砂仁10g，黄柏15g，桃仁10g，红花10g，生姜10片，大枣10枚。7剂。

服药14剂告愈。

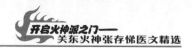

下篇 医话精华

第一章 临床精萃

一、中医首先要姓"中"

中国中医研究院何绍奇先生曾治一女孩，左眼珠上有一芝麻大小之凹陷，遂来求治。何视之，乃角膜溃疡，然而素无经验，勉力开出一清热解毒方，参以菊花、蒙花类眼科套药。服用几剂，毫无寸效。其人另请眼科王汝顺医生诊治，王处以补中益气汤10剂。何想，溃疡乃炎症所致，安可用补？颇不以为然。不意服10剂后，溃疡已经愈合。何乃俯首心折求教于王，王说："溃疡云云，我所不知，我但知'陷者升之'四字而已。"

按：角膜溃疡确属炎症，但那是西医说法，按西医治法，应该消炎。但从中医看来，此属"凹陷"，按中医论治原则，当以"陷者升之"为法，用补中益气汤取得预期疗效。疗效才是硬道理，孰是孰非，自有公论。

中医是中国的国粹，中医首先要姓"中"，保持和发扬中医的传统优势与独有特色。辨证论治就是这种优势与特色的最根本体现，也可以说是中医的灵魂，中医的根，舍掉辨证论治也就不称其为中医了。

越是民族的，越是世界的。全世界之所以越来越看重中医，正是因为它的传统特色，失乎此则不成其为中医了。有一个段子可以证明这一点：2005年，李可先生弟子郭博信治愈澳大利亚大使馆官员之女儿的湿疹，感激之余他邀郭去澳大利亚看病，郭说："不行啊，我不懂英语。"哪知他说："你错了，我们澳大利亚人专找不懂英语的中医看病，我们认为这样的人才是正宗中医！"第二年年底，郭先生果然踏上澳大利亚的土地，讲了传统中医思维用药的经验，他们居然惊呼："这回是真中医来了！"完全可以说，他们所谓的"真中医"就是保留着中医本色的"纯中医"，而不是掺杂了西医的所谓"现代化中医"。

下面案例均系西医诊断之病，且看名医怎样坚持辨证论治，摒弃中医西化的套路，取得显著疗效的。

（一）益气温阳治疗肺结核

徐某，男，18 岁，学生。1978 年元月因低热咳嗽住某医院，X 线胸部摄片诊断为"左下胸膜炎伴少量积液"。长期应用抗结核药、抗生素等，胸水大致吸收，形成包囊性积液。6 月 12 日，突然高热畏寒，头痛剧烈，经 X 线检查，见两肺有均匀、弥漫的细小颗粒状病灶，左肺炎症部分有不规则透明区，体温 39.8℃，白血球 7800/mm³，血沉 20mm/h，脉搏 100 次 /min。诊断：①结核性胸膜炎。②急性粟粒性肺结核。治以链霉素、利福平等，效果不显，精神萎靡，食纳极差，呼吸急促。已下病危通知，邀李统华教授会诊。

时值炎夏，患者身盖厚被，面色㿠白，形瘦神疲，语言低沉，自述头痛剧烈，食纳极差，唇舌俱淡，舌根苔黄黑而润，脉细数无根。《伤寒论》曰："病人身大热，反欲近衣者，热在皮肤寒在骨髓也。"炎夏厚被，精神萎靡，实为肾阳虚衰、阴寒内盛之真寒假热证。肾阳为一身阳气之根，肾阳不足，则脾阳亦衰，是以食少形瘦；因气血生化不足，故面色㿠白，唇舌俱淡，语音低沉；阴盛阳浮，故头痛剧烈，体温升高；舌根苔黄黑而润，脉细数无根，为阴极似阳之象。治宜益气养血，急温少阴，处方：附子 15g，干姜 9g，黄芪 30g，党参 15g，白术 12g，安肉桂 1g（冲），陈皮 9g，半夏 9g，云苓 12g，当归 9g，甘草 8g。每日 1 剂。

连服 6 剂，阳气来复，体温降至 36.8℃。头痛消失，换盖薄被，食纳稍增，但睡眠不佳。上方加枣仁 15g，合欢皮 15g，五味子 15g。服药 1 周，体温在正常范围内，夜已安寐，但仍食少腹胀。上方加代代花 10g，麦芽 15g，继续调理。（《河南中医》1982 第 4 期·李统华治案）

按：肺结核古称"痨病"，为"风、痨、鼓、膈"四大绝症之一。方书多以阴虚劳热视之，"滋阴降火，清热退蒸，甘寒养阴，濡润保肺，已成定法"。但本案从临床实际出发，摒弃传统认识，判"为肾阳虚衰、阴寒内盛之真寒假热证"，处以益气温阳之法，用方含有四逆汤、六君子汤之义，取效可靠。

祝味菊先生常用温补法于肺结核，谓"中医治肺结核无特效药物，予之所以能治愈肺病者，全持大剂温补药物，补阳培阴，增气养血，鼓舞自身正气量，以包围病灶与扑灭细菌，因而获得成功"。

（二）胆识救治于书记

1966 年春，中共中央西南局书记于某患肺心病病危，当时参与抢救的有戴自英等 21 位一级教授已先期抵达，每天组织会诊，直接向周恩来总理汇报病情。吴佩衡受云南省委派遣，由儿子吴生元陪同飞赴成都参加救治。

4 月 16 日抵达病房，见患者面部水肿晦黯，口唇乌黑，十指连甲青乌，神疲，嗜卧懒言，胸闷，心悸气短，动则喘甚。喉间痰鸣，咳痰无力，恶寒发热，体温

37.6℃，汗出肢冷，下肢水肿过膝，纳呆拒食不思饮，终日吸氧，有时烦躁不安，咳喘甚时小便自遗，大便溏而不畅。脉微欲绝，舌紫黯苔白滑而腻。

其时专家组已决定行气管切开术。吴氏仔细诊查患者后，据理力争，阻止气管切开，力主以中医药治疗，得到患者及家属的认可。吴氏立即书写处方，辨系肺寒脾湿日久，累及心肾，致使心肾阳气衰极，已成肺脾心肾之阳俱虚之候。急宜扶阳化饮，强心温肾，以大回阳饮加味：附片200g，干姜30g，上肉桂10g（泡水兑入），法半夏15g，广陈皮10g，茯苓20g，甘草6g。4剂，每日1剂，日服2次。

四剂后咳喘渐减，咳出较多黏痰，胸闷，心悸减，小便已能控制。尚嗜卧无神，不思饮食，喉间仍有痰阻。认为药不胜病，上方加重剂量治之：附片400g，干姜40g，上肉桂12g（泡水兑入），法半夏15g，广陈皮10g，茯苓30g，白蔻仁10g，甘草10g。4剂。

三诊：服上方后，吐痰已不费力，吐较多脓痰，心悸喘促等症大为减轻，面黯唇乌减，仅短时吸氧，可平卧，已思食，小便较畅，大便已不溏。唯阳神尚虚，仍少气懒言。上方再加重附片剂量为500g，稍佐杏仁8g。4剂。

半月来随症加减，附片剂量增为600g，脓痰转为大量痰涎，各症大为减轻，食纳渐增，已不吸氧，口唇已不紫黯，面色渐转红润，可在室内活动。

经一个月的救治，患者已脱离危险，各项指标均趋于正常，遂安排吴氏父子在宾馆休息一日。唯咽部痰液培养有铜绿假单胞菌，专家组认为有炎症，有人并言"不能再服附子、干姜、肉桂了"。于是重新用抗生素，并给服重庆中医研究所专家所拟之方。

二日后病情反复，原有各症又一一出现，且恶寒发热，体温38.6℃。专家组焦急万分，又邀吴氏"大会诊"。有关人员开始不承认给患者服过中药，后经检查药渣，内有人参、北黄芪、黄连、黄芩、天葵子等，才说出已给服此药。

吴氏认为此属心肾之阳未复，复用寒凉致阳气衰微，饮邪上泛。急以大剂回阳饮加味投治，附片用400g。此后每日巡诊，附片逐日增至800g，随症酌加公丁香、砂仁等。

10余日后，各症减轻，已不咳喘，饮食正常，精神渐增，二便调，活动自如，每日可外出散步。一个半月后可以下床走路。病情稳定，日趋康复，吴氏父子遂返昆明。（《吴附子——吴佩衡》）

按：此案症情严重，阳虚已极，吴氏以大回阳饮投治，因痰湿壅滞而合以二陈汤，附片逐日增加，最后加至每日800g，凸显吴氏胆识。其间曲折反复耐人寻味。因见痰液培养有铜绿假单胞菌，专家组认为有炎症，并言"不能再服附子、干姜、肉桂了"。于是重新用抗生素，并给服其他专家所拟之方，内有黄连、黄芩、天葵子、人参、北黄芪等品，意在清热泻火，兼以温补，无非受化验结果引导，西化影响所致。吴氏慧眼明辨，据理力争，终于挽此重症。

前用黄连、黄芩清热泻火固然已错，有意思的是，"有关人员开始不承认给患者服过其他中药，后经检查药渣"，方才认账。那么用人参、北黄芪温补就对劲吗？且看吴佩衡怎么说，"正治之方决勿夹杂其他药品，如果加入寒凉之剂则引邪深入；加入补剂则闭门留寇，必致传经变证，渐转危笃费治。"（《吴附子——吴佩衡》）

本案先经吴氏按中医辨证治疗，效果已显；复经其他专家按检验结果投药，病情急剧反弹，"原有各症又一一出现"；再经吴氏按中医辨证治疗，"病情稳定，日趋康复"。正反对比，纯中医与中医西化者，孰高孰低，还不清楚吗？

（三）温补脾肾降血压

陈某，男，60岁。高血压已20余年，近3个月眩晕耳鸣加重，头面烘热，动则心慌，气不得续，纳差，渴不欲饮，神疲嗜睡，四肢酸困，下肢发凉，血压波动于24～25/14～15kPa，望其面红如妆，舌淡，苔薄白，脉沉细无力。辨为脾肾阳虚，气馁阳浮，投以温补脾肾，益气摄阳，佐以健脾开胃之剂：炙附子25g（先煎），干姜10g，肉桂6g，党参15g，茯苓12g，白术15g，山药20g，陈皮9g，炒杜仲15g，续断15g，焦山楂15g，炒麦芽15g，甘草5g。3剂后，眩晕减轻，头面烘热大减，血压降至21/14kPa，下肢发凉亦减。续服9剂，头晕消失，耳鸣减轻，血压降至18/11kPa。（李统华治案）

按：本例高血压，一派脾肾阳虚之证，另有头面烘热、面红如妆之气馁阳浮之象，因用四逆汤合六君子汤温补脾肾治本，另选肉桂引火归原，炒杜仲、续断补肾，焦山楂、炒麦芽开胃，血压降至正常，症状亦减。

（四）痢疾治疗得失论

江西鄱阳县名医朱炳林与带教学生共同治一陈姓阿米巴痢疾症，西医诊治疗效不著。学生认真辨证，据其腹痛绵绵，大便呈黏液冻状，日行三四次，四肢无力，口淡乏味，头晕，气短倦怠，舌白脉弱等症，断为脾胃虚弱，投予香砂六君子汤合白头翁汤，其意在前者辨证补益脾胃，后者辨病杀灭阿米巴原虫。3剂后症状如旧。学生与朱氏商讨，朱建议去掉白头翁汤再服。3剂后症状大减，6剂后已霍然如常。

按：香砂六君子汤对阿米巴的包囊体和滋养体都无杀灭作用，但却适应机体当时的状态，调整其防御机能，从而间接杀灭微生物，此即扶正祛邪的思路。患者脾胃虚弱，理应温补。此时受西化影响，加用了苦寒药白头翁汤，欲图杀灭阿米巴原虫，结果导致香砂六君汤作用受到牵制，症状如旧。去掉苦寒药，辨证论治精神得以体现，终于药到病除。此案发人深思，如何处理西医诊断的关系十分复杂，绝非简单的"对号入座"，只见树木，不见森林。

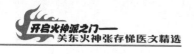
（五）脑瘤辨证启示录

某患者 60 岁，女性。头颅左侧长一肿块，直径 5cm，高 2cm，约如鸡蛋大小，边缘清楚，质硬如石，推之不移，无明显压痛，除了牙有龋齿外，其余未见异常。中医诊为"骨瘤"，西医诊为"嗜酸细胞肉芽肿"，按照"坚者削之"治则，理当运用消法治之。但主治者钟老医生在观看患者头部 X 线片时，发现颅骨有 2cm 大小的溶骨性缺损，"像虫咬一样"。据此"骨质虫蚀样"病理改变，认为又有"骨虚髓消"的病机因素。按"虚者补之"之义，治疗应当补肾壮骨。二者认识角度不同，辨证结论因此有异。钟老医生参合中医宏观和西医微观的辨证认识，制定了一个消补兼施的治疗方案，药用骨碎补、杜仲、川续断、寄生、当归、白芍（以上为补肾养血之药）；牡蛎、玄参、夏枯草、连翘、川芎（以上为软坚散结之药）等，服药 1 个月，疗效"出人意料地快"，头部肿块消失，X 线片复查，骨质缺损已愈合。（《疑难病证思辨录》）

按： 此案若单凭 X 线片提示用药，当用补法，恐怕要犯"实者实之"之戒；单凭中医辨证而用药，质硬如石，当用消法，恐怕犯"虚者虚之"之戒。只有二者结合，认识病情方为全面贴切，临床疗效亦证明了这一点。为医者要善于学习，借鉴现代医学检测手段，补充中医辨证的不足。同时更要避免另一种倾向，跟着西医后面跑，过分看重影像学检测结果，而置宏观辨证于不顾，那就沦为西医的附庸矣。

最后说明一点，纯中医也要学点西医，懂点西医。诚然，我并不反对参考西医诊断和检验结果，即使我以"纯中医"自命也不排斥之。现代检测手段，长于观察致病因子和人体生理病理变化，显得精确，这是西医的优势。2008 年 6 月曾接郑州某先生电话求医，慕名想来沈阳治病。称其夫人头痛较甚，屡治不愈，严重时呕吐。后一句话引起我的警惕，考虑脑瘤的可能性，建议先在当地做个 CT 检查。对方不以为然，坚持要来沈阳。经我一再说服，同意先做 CT。结果，下午又来电话说，CT 报告：小脑肿瘤，拟择期手术。虽未为其治病，但帮他少走了弯路，家属仍然对我很感谢。

二、唯有牡丹真国色

——愿诸公还读伤寒

民国某年，著名西医江逢治患"夹阴伤寒"而卒，国学大师章太炎亲书挽联志哀：医师著录几千人，海上求方，惟夫子初临独逸；汤剂远西无四逆，少阴不治，愿诸公还读伤寒。

章太炎对中医四大经典皆有涉猎，但最推崇、最倾心的还是《伤寒论》，认为《伤寒论》"为吾土辨析最详之著作""中医之胜于西医者，大抵《伤寒》为独甚"。

所以他在挽联中提出了一个重要命题——学中医，"愿诸公还读伤寒"。

前贤对仲景伤寒学说和经方多有精彩点赞，可助我辈理解章氏这一命题。

（一）从伤寒入门者，自高出时手之上

学习任何专业，都有入门诀窍，诸多前贤认定伤寒方是入门捷径。陈修园说："大抵入手功夫，则以仲圣之方为据，有此病，必用此方……论中桂枝证、麻黄证、柴胡证、承气证等以方名证，明明提出大眼目。"陆九芝曰："学医从《伤寒论》入手，始而难，继而易。从后世分类书入手，初若甚易，继则大难。"汪莲石曰："究竟从伤寒入门者，自高出时手之上。"徐灵胎认为："伤寒乃病中第一症。""学医者之第一功夫也。"黄煌教授认为："学好中医，选择门径是关键，而以从经方入门最容易。""经方虽不是中医学的全部，但应该说是中医学的精华所在，古代中国人使用天然药物的智慧和经验大都凝聚在此。"

恽铁樵任《小说月报》主编时，业余兼习医学，对《伤寒论》所下功夫尤多。他三个儿子都死于伤寒，后爱子慧度也患伤寒，请来诸医，仍是吴门时医多次用过的桑叶、菊花、双花、连翘等辛凉药物，服后发热依旧，气喘如故。恽氏彻夜未眠，在屋中徘徊，苦于缺乏临床经验，难下决心。天亮，他果断地说："这不是《伤寒论》中'太阳病，头痛发热，身疼腰痛，骨节疼痛，恶风寒，无汗而喘'之麻黄汤证吗？"于是开了麻黄、桂枝、杏仁、甘草四味药，交给夫人说："三个儿子都死于伤寒，今慧度又病，医生无能为力，与其坐以等死，宁愿服药而亡。"夫人按方给孩子用药，晚上气喘已减，肌肤湿润，再用药汗出喘平而愈，恽氏于是更加坚信经方。同事黄纯根的儿子病伤寒阴证，势已垂危，恽氏以四逆汤一剂治愈。黄氏登报致谢，词曰："小儿有病莫心焦，有病快请恽铁樵。"此后求治者日众，恽氏毅然辞职，转行挂牌行医，终成一代名医。

（二）仲景乃医门孔子

唐代大诗人刘禹锡有诗："庭前芍药妖无格，池上芙蕖净少情。唯有牡丹真国色，花开时节动京城。"百花万紫千红，唯有牡丹真国色。中医学派异彩纷呈，唯有仲景学说才是中医的精华。

徐灵胎说："仲景先生乃千古集大成之圣人，犹儒之孔子。""仲景《伤寒论》中诸方，字字金科玉律，不可增减一字，犹之录六经四子语。"

湖南名医萧琢如也认为："仲尼为儒家圣者，仲景则医门之孔子也。"乃至于说道，"仲景而后无完医"。他有一案很说明问题：嘉禾李君，当夏历六月忽患左足疼痛，卧床不可转侧，呻吟之声达于户外。诊之，脉沉紧，舌苔白，口中和。曰："此风寒直中少阴，法当用仲景麻黄附子细辛汤。"旁有人咋舌言曰："天气暑热若此，麻黄与细辛同用，得毋大汗不止乎？"余曰："此方并不发汗，非阅历有得

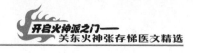
者不能知，毋庸疑阻。"即疏与之，三药各一钱，共仅三钱，煎水两杯，分二次服，一服知，二服即步履如常而愈。经方之神效，洵有令人不可思议者。(《遯园医案》)

按：本例足痛，"卧床不可转侧，呻吟之声达于户外"，可知疼痛何等剧烈。方用麻黄附子细辛汤，"三药各一钱，共仅三钱"，竟然"一服知，二服即步履如常"，难怪萧氏也感叹："经方之神效，洵有令人不可思议者。"

(三) 仲景垂妙于定方

前贤对经方推崇备至，"仲景垂妙于定方" (皇甫谧语)。成无己认为："仲景之方，最为群方之祖。"萧琢如认为："医者治病，必先炼识，一识真病，一识真方。仲师之方即真方也，识既真则胆自壮……信苟坚，除不治症外，未有不愈者。"

经方最重要的是疗效可靠，郑钦安说，伤寒"一百一十三方，方方绝妙"，岭南伤寒四大金刚之一黎庇留曰："夫经方苟能对症，固捷如桴鼓之相应也。"刘渡舟教授称："经方药少而精……有鬼斧神工之力，起死回生之妙。"均为阅历有得之言。由此也能体会到陈伯坛所说"余读仲景书，几乎揽卷死活过去"的痴迷劲儿，陈为岭南伤寒四大金刚之首。经方与时方相比，其优越性在于其严谨的结构和反复验证的疗效。兹举作者一个反复发热案例证明。

陈某，男，69岁。2010年11月5日赴北京某医院初诊：患者5年前因肺气肿，肺大泡破裂致发气胸，导致呼吸衰竭，经抢救后反复感染发热，常年插管鼻饲，已卧床5年。此次20天前开始发热，体温37.3～38.3℃，白细胞13.9×10^9/L，遍用抗生素而无效。刻诊：精神萎靡，慢性病容。发热，体温38.1℃，汗多，痰多夹沫，便溏，手足不温，时有幻觉。舌淡胖润，脉浮软尺弱。辨证为久病正衰，营卫失和，虚阳外浮。治拟扶阳固本，调和营卫。桂枝加附子汤加味主之：桂枝25g，白芍25g，附子25g，生半夏25g，茯苓30g，龙骨30g，牡蛎30g，生姜10片，大枣10枚，炙甘草25g。7剂。

2010年11月15日二诊：服药3剂，发热渐退，痰量显减，幻觉消失。原方稍做调整：桂枝30g，白芍30g，附子30g，生半夏25g，茯苓30g，龙骨30g，牡蛎30g，红参15g，肉桂10g，生姜10片，大枣10枚，炙甘草30g。7剂。

2010年12月17日三诊：已连续32天未发热，精神振作，各方面均感良好。

按：患者系一师职退休军官，长期发热不退，对中医并无兴趣，因遍用抗生素无效，老友相劝，方同意试用中药。其实，传统上中医很擅长治疗发热病证，无论急性发热如感冒，还是慢性发热 (内伤发热)，包括西医所谓的各类急慢性炎症，都有着很好的疗效。本人治过很多发热病证，基本上药到病除。遗憾的是，现在人们一见发热，都急着去找西医打点滴，对中医不屑一顾。长期、反复应用抗生素，即使降下体温，免疫力也要受到摧残，乃至反复发热如本案。

《伤寒论》云："病人脏无他病，时发热，自汗出而不愈者，此卫气不和也。先其时发汗则愈，宜桂枝汤。"本案即宗此经文而选桂枝汤。久病精神萎靡，便溏，手足不温，则是阳虚之征，发热、时有幻觉亦系虚阳外越表现，故加附子、龙骨、牡蛎，潜镇浮阳。如此一个西医用尽抗生素而无效的顽固性发热病例，一个寻常的桂枝加附子汤即获此佳效。

最后说一下，现在中医教育的一大问题就是对经方重视不够，试看各科教材选用方剂，经方占比很少就知道了。我的一个弟子石某有一天在本院药房查阅处方，翻了半天才查出一张经方，"还是张老师的（指笔者）"。过去我用方较杂，时方较多，疗效较差；现在基本以经方为主，占80%以上，不过几十个方剂而已，疗效反而大幅提高，上案就是明证。

最后引用黄煌教授的话结尾："我敬佩经方家，是因为他们直率质朴而不浮华，务真求实而不虚假；他们既有深邃的思想，又有扎实的实践；他们富有救死扶伤的责任感和继承发扬中医药学的使命感。经方家的身上透发出超越时代的非凡魅力，他们代表着中医药的灵魂和希望！"此话代表我的心。

三、求所从来，方为至治

清初安徽名医崔默庵，医多神验，尤其"凡诊一症，苟不得其情，必相对数日，沉思数问，反复诊视，必得其因而后已。"——凡诊一病，必得其病因而后处方，如果未能弄清病因，必相对数日沉思，反复诊视，直至弄清为止，否则宁可再审，绝不盲目处治。有一青年新婚，不几天皮肤发疹，周身漫肿，头面如斗，诸医束手无策。请崔诊视，察六脉平和，仅稍虚些，余无异常，一时难以查出病因，故而久久思之。因坐轿远道而来，就在病床前用餐。患者目眶尽肿，以手掰开眼睛看他吃饭。崔问："你想吃饭吗？""甚想，怎奈医生不让我吃。"崔曰："这病怎么会妨碍饮食呢？"遂让其进食，见他甚能吃饭，越发觉得不解。许久，见其房中家俱皆是新制，漆气熏人。崔顿时大悟："吾得之矣。"立命将患者移至别室，以螃蟹数斤生捣，遍敷周身，不几日，肿消疹现，病入坦途。原来病由漆气中毒引发，"他医未识耳"。

按：此案十分精彩，多种医书都曾引用，用以强调审症求因，审因论治的重要性。张景岳说："求所从来，方为至治。"是说探求疾病从何而来，因何而发，治其所因，才是最重要的治疗。然而，病因有时是隐蔽的，绝非简单可求。这就需要医家详细察究，反复推敲，像崔默庵那样，"苟不得其情，必相对数日，沉思数问，反复诊视，必得其因而后已。"尤其要注重问诊，从中发现线索。

经云："必伏其所主，而先其所因。"指明凡治病必先察明病因，然后审因论治，此乃治病求本的最重要环节，郑钦安说得好："知其所因而治之，皆是良相；不其所因而治之，皆是庸手。"

王燕昌《王氏医存·久病治因》云："凡病久治不效者，宜问明受病之因，设法重治其因，自愈。勿治见有之症也。"设法先其所因，勿治见有之症，这应当是很重要的一个临床原则。许多名医都深得此中奥旨，"若见一症即医一症，必然有失；唯见一症而能求其证之所以然，则本可识矣"。(《慎斋遗书》)讲究的是"求其证之所以然"——探求导致症状的原因，"治病须治所以然，不治所以病不瘥"。(《蠢子医》)

（一）生姜居然治喉痛

北宋年间，广州府通判杨立之返回楚州，咽喉生疮红肿，溃破浓血如注，寝食俱废，势甚危急，群医束手无策。适值名医杨吉老亦来楚州，前往诊治。杨细察良久，开口说道："不须看脉，吾已知其病因。此疾殊非一般，须先吃生姜一斤，然后方可投药，否则必难治愈。"按咽喉溃破流脓，疼痛难忍，当属阳热之症，再吃生姜无异于火上浇油，如何吃得？通判想杨吉老医术高明，当无戏言，遂吃起生姜来。初尝几片，并无加重，再吃反觉味道甘甜而香。吃到半斤时，咽喉疼痛渐若消失。食至一斤，开始感觉姜味辛辣，脓血竟止，不知不觉病已痊愈，甚以为奇。询其缘由，杨答曰："君在南方做官，必多食鹧鸪，此鸟好吃半夏，时间一久，半夏之毒侵及咽喉，故发喉痛。生姜专制半夏之毒，能清其病源，故而药到病除。"

按：此症若按临床表现，当属"烂喉痧"，应按热毒论治，无论如何也用不到辛温之生姜。但吉老审因论治，知系中半夏之毒，故而径选生姜而无顾忌，所谓审因论治，"勿治见有之症也"。此非学验老到者难以为之。

另有一案与此异曲同工：南唐宰相冯延巳患头痛之症，请了许多医生都没治好。后来请吴廷绍治疗，吴氏先问家属，宰相有何嗜好？告说爱吃山鸡、鹧鸪。于是吴开了一贴姜豆汤，即生姜和黑豆煎汤，方药实在平常，但冯延巳服药后头痛马上消失。其他医生也用姜豆汤治疗头痛，并没效果，就去请教吴廷绍。吴说，宰相爱吃山鸡、鹧鸪，这两种鸟都是以乌头、半夏为食，久之乌头、半夏毒发而致头痛。生姜专解半夏之毒，黑豆擅解乌头之毒，所以姜豆汤能治这种头痛，众人听了十分佩服。

（二）蘑菇中毒姜附解

张景岳曾治绍兴武官吴某，因过食蘑菇发病，大吐大泻。他医以黄连、黑豆、桔梗、甘草之类清热解毒，其症更甚，胸腹大胀，气喘水饮不入。请张景岳诊视，即投以附子、干姜、人参、茯苓等，皆为辛热温补之品。吴某稍知医道，问曰："腹胀急，口干如此，何能进此等药？"竟犹疑未用。次日，病情加重，再求景岳治疗，仍用前方。患者无奈只好服下。岂料，一剂而吐止，再剂而胀减，终至康复如初。

按：蘑菇生于阴湿之地，性属阴寒，景岳识得此乃阴证，病机关键在此，用姜、附乃意在温阳驱寒，治病求本，其见症不足为凭也。若如俗医，但凭腹胀口干等见症，断无投用姜附参苓之理，只恐越旋越远，病无宁日矣，取效关键全在察清病因。

（三）饭团奇治皮肤痛

清代，某年盛夏，南京大官僚吕其维的独生子生了怪病：不寒不热，只是身上的皮肤碰不得，连衣服都不能穿，皮肤不红不肿，但一碰就痛得哇哇乱叫。吕特请叶天士来诊治。进得吕府，但见吕少爷浑身赤裸，一副半死不活的样子。叶天士听过病情，问道："这病起于何时？"左右答："四天前，少爷在后园的荷花池边乘凉，一觉醒来，便得了这个怪病。"叶天士来到后花园，只见荷花池边有几棵大柳树，浓荫下十分凉快。叶天士左右上下观察一番，便回书房，开了一张药方：白糯米 300 石，淘净蒸熟，制成饭团，连做三天，方可化疾为愈。吕其维莫名其妙，叶天士说："这是怪病怪用药。"饭团蒸好后，又吩咐："少爷的病属邪恶上身，300 石糯米饭团为驱邪之用。可在南京城最热闹处，设摊发放，凡衣着褴褛者每人 4 个。"为了治儿子的病，吕其维只好照办。

连续两天，吕在南京发放饭团，穷人闻风而至，欢欢喜喜得到 4 个糯米团，吃了两顿饱饭。到了第三天，叶天士说："今日留下两个饭团，其他照常办理。"然后拿起两个饭团，在少爷的周身擦抹了几下，那饭团像是灵丹妙药，少爷顿时精神一振，翻身跃起，纳头便拜："救命恩人，救命恩人。"吕其维也连连拱手："神医，神医。"

按：盛夏树上多刺毛虫，经太阳一晒，刺毛虫身上便会落下许多刺毛。吕少爷贪凉睡在树荫下，刺毛落了一身便引起怪病，叶天士细心观察，求得病因，用饭团粘去便好了，否则即便服药升斗也无济于事。像这种物理、化学因素所致疾病，其表现非医学常理所能解释，必寻求其因，方可处置。《重庆堂随笔》载："医家临诊辨证，最要凝神定气。如曾世荣于船中治王千户子头疼额赤，诸治不效，动即大哭。细审知为船篷小篾刺入囟上皮内，镊去即愈。苟不细心审视，而率意妄治，吾恐医者道少，病者人费矣。凝神定气，唯心小胆大者能之。"为医者探究病因时要多根理化致病的弦。

（四）周身刺痒察真情

广东有吕姓女子得一怪病，周身刺痒难忍，遍起疙瘩而且水肿，很像"麻风"，多医诊治一年未见好转，根据病情将欲送之到麻风病院。其父不舍得，又请名医程某诊之。程切脉观色，见其虽然手搔肌肤不止，但颜面无搔痕，并不痒，因而断之曰："此必衣服有毒所致。"取其衣服洗之，果然有樟木粉末及浆糊沉于盆底，烈味熏人。原来是吕女继母嫉恨她，在为其浆洗衣服时，暗中将樟木粉末掺入米浆，渗附于衣服中，故而致病。程医观察到患者面部独无搔痕，断定病者瘙痒部位与接触衣服有关。事见欧苏《霭楼剩览》。

按：前贤有云：诊病有如老吏审案，须多方收集证据方可定案。程医观察到患者面部独无搔痕，断定病者瘙痒部位与接触衣服有关，确如老吏审案。作者于某年夏日曾治一患者，用药后身起丘疹，疑为用药所致。察其丘疹起于上臂和小腿，胸腹全无，告曰：若真由用药引起，周身俱当发疹，今仅见于裸露之腿臂，当系受风所致，病家忆起确有受风经历，释疑而去。

（五）淤泥诱蛭寓巧思

宋代有卫某好狎游，患病羸瘦如柴，众医皆以为痨瘵。治疗三年，其病愈甚。适逢名医刘大用路过其县，邀往视之，切其脉亦谓痨瘵。然用药月余，并无寸功。乃详问其致病之由，久之乃肯言说：曾于六月间饮酒于娼家，与娼喧争大醉，独卧于黑桌上，稍醒而渴，求水而不可得，看桌前有一菖蒲盆，水极清洁而饮之，从此疾病发作。刘暗喜，遂令仆人掘取田间淤泥，以水沃满静置。取清汁两杯置其旁，令他随意而饮。患者素苦其疾，一饮而进，须臾肠胃间攻转搅痛，久久始定。继而投以泻药百粒，随即大泻，下有水蛭六十余条，顿觉胸抱豁然。刘曰："此因盆中所藏水蛭入于腹中，借膏血滋养，繁育种类，每每黏着五藏，牢不可脱。思其所嗜好者，非淤泥不能集之也。病虽已去，然尪羸无力，另外施药调理，至八十日乃平复。"（《夷坚志》）

按：此案似有不可思议之处，然其思水蛭所嗜好者，"非淤泥不能集之也"，确具格物巧思。据《中国食品报》2000年11月25日报道："患者王某腹部疼痛已有3年多时间，最近经南京一家医院检查，发现其胆囊变大，为正常人的2倍。经进一步检查，发现王某的胆管内有许多蠕动的褐红色小虫，医生将小虫取出一看，竟是活生生的小蚂蟥，共40余条。据王某介绍，他于3年前曾吃过大量田螺，可能是附在田螺上的蚂蟥未被煮死而进入体内，并在体内生息繁衍。"可见古人此案并非虚枉，确有事实可证。

（六）腹部癥瘕审因治

戴思恭，朱丹溪弟子，明太祖征为御医。太子朱棣患腹部癥瘕，多医治之不效。太祖遣思恭治之。诊后，见他医用药颇为对症，奇怪"何以不效？"于是详问太子"嗜食何物？"答曰"水芹。"思恭曰："得之矣。"投药一剂，当夜大下，皆是细小蚂蟥，病由此而愈。原来水芹生于水边，内多蚂蟥，食之若不洁净，细蝗吞之于腹，由此而病癥瘕。戴以驱虫泻下之药，驱下蚂蟥，故而取效。戴思恭正是在久治不效的情况下，仔细推敲病因，"设法重治其因"而获效的。

（七）鸭涎妙治螺梗喉

清时，某富翁中年得子，孩子一周岁时，忽然整天啼哭，乳食不进。请来多位医生会诊，因为药难下咽而无办法，众医先后离去。只有某医生，素精儿科，留下未走，但也始终不明白小儿病因。偶然游于后园，见一妇人为小儿洗衣服，脸上泪流满面。问她因何而泣，答曰："我一家老小十口，全赖我哺乳此小儿维持生计，今小儿若治不好，我即丢了饭碗，一家难以生存，怎得不哭？"某医告曰："我是医生，反复观察小儿指纹，并无病象，但不知小儿啼哭不乳的原因，你若知道可告于我，我会设法治好他，你家温饱也可保全。"妇人说："前天我抱小儿在池边玩耍，小儿抓起石上田螺放入口中，我急忙用手抠，结果卡在咽喉。此事只有我知，先生当须保密。"

某医去见富翁，笑曰："我想出一个妙法，可愈小儿此疾。"令购买肥鸭百只，用绳绑好，鸭头朝下挂起来，再以大肚容器接收鸭嘴流出的涎水，用壶灌入病儿口中，不到一顿饭工夫，小儿哭声已止，开始进乳。（陆晋笙《医谈录旧》）

按：儿科古称"哑科"，意思说小孩不会叙述病情，平添问诊难度。某医留心访察，终于查出病因。鸭以田螺为食，故而鸭涎可以化之，此由格物推理而得。

（八）吐乳查出乳母致

当代名医魏长春曾治林姓男孩，患有吐乳症，察其面容、指纹，均皆如常；吮乳食后片刻即吐，精神尚可。详加询问，知其出生后即由乳母哺育，已更换数人。现下乳母年轻乳足，初哺时并无异常，近旬日来，食后即吐。于是察看乳母，形容如常，舌质红糙，脉象弦数，其人似有内热而外形未显。进一步追询，始知所生一子，因患游丹溃烂而亡，故而外出为乳娘，乃系其丈夫蕴伏梅毒，传染其妻，又传与乳儿而致吐乳。遂嘱家长速换乳母，予黄连解毒汤。旬日后，火毒下泻，呕吐消失。

按：清代钱潢说："受本难知，发则可辨，因发知受。"临床实际并不这样简单。有些病并非就"发则可辨"，而是无迹可寻。这就需要医家详细察究，尤其注意询问患者，从中发现致病线索，审因论治，"方为至治"。

（九）镇肝安神治呃逆

患者张某，1980年8月因呃逆不止两年，遍医无效而来院就诊。1979年夏季某日晚突作呃逆，初不介意，继而连续不止，白天唯紧张劳动时呃逆暂止，夜间发作更重，待极度疲倦乃能入睡，寐中仍有轻呃。服药两百余帖，多以温寒降气之剂为主，其效惘然。苔薄白，脉细弦，食欲、二便如常。李鸿翔医生想到患者年轻体壮，除呃而外并无他症。病虽两年，但呃声响亮，因属胃气上逆，治疗仍宗和胃降逆法。前医已用旋覆代赭汤，恐药轻无济，故拟加量而行。服三剂后其呃如故，乃思"审证求因"之训，于是再询其病史，患者云及："发病之当晚为动物之声所惊，于是突作呃逆。此后每于夜晚即内心恐惧，其呃逆愈重。"李因而大悟，此呃逆为惊恐所发也，当变法治之，乃拟镇肝安神法，处方：生龙骨30g（先煎），生牡蛎30g（先煎），朱茯神30g，酸枣仁15g，枳实10g，淡竹茹10g，炙远志肉10g，京菖蒲10g，合欢花6g，甘草6g，琥珀末3g（吞服），银元3只（其他银器亦可。先煮两小时，以汤代水，去银元入他药）。连服两剂，呃逆渐止，寤寐亦深，再服三剂，鼾声入眠而呃逆除。

按：此案呃逆两年，诸般常法治遍无效，乃思"审证求因"之旨，详询病史，知呃逆为动物之声所惊引发，改用镇肝安神法，应剂而愈，详细问诊实为识证关键。

（十）瘫痪之症脉辨湿

介之罗王庄张冠英，得腿病，骨节痛楚，不可屈伸，且时作肿，卧床已半年矣。延医视之，或以为下痿，用虎潜丸补之；或以为瘫痪，用续命汤散之，皆不效。其内弟请余往治，余诊六脉缓大。告之曰："既非下痿，亦非瘫痪。所患乃寒湿下注，关节不灵，肿痛必在关节。病虽久可治也。"乃先进羌活胜湿汤加牛膝、防己以疏利之。三服后，杖而能起。又往视之，投以五苓理中汤，四服后，肿痛全消。意不愿服药，余曰："湿气未清，恐将复作，不如多服，以免后患。"张听之，服药20余剂，乃以酒肉来谢，余告以谨避风寒湿气。相隔10余年，余见于其戚家席上，称健步焉。（《醉花窗医案》）

按：本症腿病骨节痛楚，不可屈伸，时作肿胀，卧床半年。前用虎潜丸补之，续命汤散之，皆不见效。王氏诊六脉缓大，认为"既非下痿，亦非瘫痪，所患乃寒湿下注"。先进羌活胜湿汤加牛膝、防己以疏利之，三服后杖而能起。继以五苓理中汤，肿痛全消，确是佳案。

四、医者意也在思虑

"医者意也，在人思虑"。（《旧唐书·许胤宗传》）"医特意耳，思虑精则得之"。（《新唐书本传》）都说的是"医者意也"要让人多加思考谋略。"医者，意也。凡治一病，对于天时之寒暖，人事之劳逸，体格之强弱，年龄之老少，病前之饮食起居，平素之有无宿恙，一一皆当推究，以意融会之……自有的对之方，得于心应于手"。（《留香馆医话》）强调的是要积极思考，自出机杼，此乃"医者意也"的基本内涵。医疗实践是一种特殊复杂的脑力劳动，必须积极思考，详细推究，拿出自己的独立见解。

"百艺之中，唯医最难"。（程芝田语）"人生他事犹或可率意为之，独至医之一事，必须细心考究，临证倍加战兢，然后能审脉辨证，用药无讹"。（吴天士语）刘沛然说："医者疑也，凡事疑则思，再三思，是思愈屡而计愈工。""处一得意之方，亦须一味味千锤百炼"。（傅青主语）"医之用药，与大将用兵、文人操觚（写文章）无异也，随机应变，自出机杼而已"。（范文甫语）都是讲"在人思虑"。

下面列举名医践行"在人思虑"，自出机杼的案例。

（一）嗜闻小便是何病

民国年间，患者周某，年三十许，患伤寒医药遍试不痊。适逢名医萧伯章以戚病往视，遮道挽诊。云外症毫无，但精神恍惚，不甚省人事，时欲就卧房溲桶以面向之，禁之即大叫，伸拳击人，疑为祟凭，僧巫祈祷几无虚日。脉沉结，溲便如常，舌苔微黄而晦。萧以症疑未审，约以明日至余戚家取方。

亲戚怀疑萧欲索要厚礼方肯给方。萧曰："非也，症状未审明白，需要回去揣摩一下，故不予方。"至家乃细思此症：《黄帝内经》云："血在下如狂。"仲景亦曰："热结膀胱，其人如狂。"是即伤寒蓄血症也。此症恍惚不省人事，及大叫伸拳击人，即如狂之见症。人身小便为通瘀妙品，妇科产后常用以治瘀血，病者时欲面向便桶，意其内既有瘀血，其脏腑必有窒碍难言之隐，故借吸入溲气以宣其郁。由此可知，其症当属蓄血症也。次日，其家遣人索方，授予桃核承气汤，二剂而愈。

医者读古人书，以参考病人见症，岂必一一吻合？当如作八股文，从旁面、对面、反面着想，则题理、题神昭然若揭，毫无遁情，所谓读书不可死于句下也。余本《黄帝内经》之理以探病原，即用仲景之方以铲病根，获效所以神速，无他巧妙也。

上症讨论毕，一士人即曰：上年曾见一人，贫无立锥，寄人篱下。一日忽然患病，不知缘起，久之如醉如痴。人疑其癫，闭之室中，任其生死。越三日，疾竟大瘥，呼人开门。审之精神语言与平常无异，遂将其放出，奇怪其为何不治而愈，病者亦不能言其所以。主人注意到室中原有小溲一大桶，今干竭无余，地面亦无一毫湿痕。唯旁一破碗，溲臭不可闻，知其必因渴饮尽也。今闻先生小便治瘀之论，似与所见者相类。萧曰：然哉然哉！（《遁园医案》）

按：此症确实怪异，时欲扑向溲桶，"禁之即大叫，伸拳击人，疑为祟凭"。难怪萧氏以症疑未审，"需要回去揣摩一下，故不予方"。"至家乃细思此症"，病者时欲面向溲桶，因其内既有瘀血，故借吸入溲气以宣其郁，"其症当属蓄血症也"。故予桃核承气汤，二剂而愈。有士人讲了另一案例，"与所见者相类"，证明小便治瘀之论不妄也。

（二）寒入血室推理知

清初辛未春，潜口学兄汪君起坦之次令媳，病甚奇怪。每日间屡发寒战，发时扬手掷足，浑身颠簸，身体凭空跳起一二尺高。前医或用发散，或用养血，药俱不效，计已七八日矣，始邀余为诊之。

右脉略有一线，左脉全无，视其面色如常，舌色微白，问其病状，应对清晰，精神爽朗。余语起兄曰："此病无脉，然却不死，不必急，待吾细细思索。仓卒间恐用药不当，待吾细想其理，明日仍不来，后日准来，定有良法，今且停药勿乱服。"即别去，坐在轿中，暗自揣摩。观其病容，断然无恙，何故竟无脉？已经几日，此必为寒所束而筋脉不舒，故脉不出而战栗跳动也。肝主筋，又主惊骇，又系左手无脉，此皆肝脏所主之病无疑，必由肝经受寒而然。伤寒书有热入血室一证，既有热入血室之证，又岂无寒入血室之证？古人往往只说一半，后之明者自可悟其全，如东垣云气有余便属火，后人因悟气不足便属寒。夫热入血室者，病由三阳经入，虽受寒亦为热病，故谓之热入血室。血室者，肝也，由月信行时，热邪乘之而入也。此疑其为寒入血室者，原无外感三阳之证，想亦由月信行时，血室正虚，寒气客之，肝脏有寒郁闭不得出，所以筋脉收束而战栗惊跳也。彼之热入者，凉以解之，则此寒入者，自当温以舒之也。

揣摩既定，如约往视之，脉病俱如前。余问："此证初起时，可是月信行后起否？"答云："正是。"余笑曰："得之矣。"遂举方，用肉桂一钱五分，温逐肝经之寒；用柴胡一钱，疏通肝气；用当归二钱、川芎八分，助肝经之血；用丹参八分，去污生新；用吴萸三四分，引药入肝；用天麻八分，搜肝经之余邪。止此数味，服下一剂，是日便安静熟睡，绝不战跳矣。十日之奇病，一剂立愈。次日复为诊之，脉已出，只予养血药一剂，竟可勿药矣。起兄笑谓余曰："此证奇，用此药亦奇，只一剂便愈尤奇，不谓吾兄遂奇至此也！"（《吴天士医话医案集》）

按：伤寒书有热入血室一证，既有热入血室之证，又岂无寒入血室之证？古人往往只说一半，后之明者自可悟其全，如东垣云气有余便属火，后人因悟气不足便属寒。吴天士乃善思考者也。

（三）露水煎药退大热

范文甫诊治一人，患秋温大热，百药不能退。查阅前医所处方药皆为白虎、苇茎汤之类，方颇切当，亦无别法可用。适见当地多栽荷花，叶上露珠颇多。即令晚上取干净毛巾四条，蒸透，拧极干，于稻田中收取露水，用以煎药，两日热退病安。范称：此从气候悟出，医方中所无。说明其用露水煎药，乃权宜之法。

按：《随息居饮食谱》说："荷叶上露，清暑怡神。"取来用以清润肺胃，辅佐白虎、苇茎等方药而效。

（四）葵花籽治愈寒热如疟

浙江慈溪袁汉卿生一怪病，寒热如疟，缠绵12年之久，形体憔悴，遍请名医诊治无效。后请范文甫治疗。范至袁家后，见其卧室窗扉紧闭，身裹绵衣。诊后竟一时亦难认症。正思忖间，家人送上茶茗。呷一口，觉荷香扑鼻，遂问："此系何茶？"袁答："此系自制荷露茶，取上等茶叶，傍晚纳于荷瓣中，次晨取出，如是十余日始成，然后阴干密藏，余非此茶不饮。"听后，范氏心中有悟，即对袁说："我有仙丹可治此病，但需送我一斤荷露茶。"范归，买来2斤葵花籽，炒熟后回赠予袁，并言："仙丹日后送上。"袁闻味香，每日食之。不多久，寒热已除，宿疾已愈，遂亲至范家感谢，并说："病已痊愈，不需再服仙丹了！"范哈哈大笑说："你已服仙丹而不觉也。"袁不解，范说："你的病因久饮荷露茶所致，此茶清凉阴寒，久服阴寒入内，阴盛阳衰，寒热交织，故而发病。葵花向阳，受太阳精气最重，以日晒露，露见日即开，其凉气亦即消失。对症下药，岂非仙丹妙药！"

按：如此缠绵12年顽症，竟用2斤葵花籽治愈，足见范氏才高识妙，手眼不凡。为医者当善于格物致知，细心推究事物道理，有所发现。范氏鼻闻目察，加以口问，终得顽疾症结。所用食疗治法，也十分别致，非大家难以有此手眼。

（五）子午之症调阴阳

岳美中曾治一季姓10岁女孩，其父亲抱持而来。合眼哆口伏在肩上，四肢不自主地下垂软瘫，如无知觉之状。其父诉称孩子起病已经三天，每到中午时分和夜半子时即出现这种症状，呼之不应。过一小时，即醒起如常人，延医诊视，不辨何病，未予针药。岳见病状，亦感茫然，讶为奇症。乃深加思考，得出子时是一阳生之际，午时是一阴生之际，子午两时正阴阳交替之时。该女孩于这两个时辰出现痴迷及四肢不收病象，当属阴阳失调之证，想到小柴胡汤是调和阴阳之剂，姑投二剂试治。不意其父亲隔日来告，服药二剂，病已霍然而愈，明日即拟上学读书。

按：从现代医学角度看，此症恐怕难以确诊，更无从治疗。但从中医角度看，确属阴阳失和之症，所用小柴胡汤调和阴阳亦属的对之方，故能收此良效。

（六）粥皮治疗皮肤病

邹大麟，清代宜黄县名医，生平治病，不执古方，时出新意。有金姓病人得一怪病，遍体发痒，搔之乃止，肤如蛇蜕，历治不瘥。问治于邹大麟，公曰：毋须药，令其妇取红米粥皮饮之，渐然而愈。询其故，公曰："凡物皆有精华，皆浮于上。粥皮者，米壳之精华也，养阴润燥。红者入血分也，以皮理皮，物以类从，有何怪哉。"

按：此案颇具巧思，以皮治皮，古法有之。邹氏所言医理亦令人服。

五、同病异治学眼光

20世纪60年代初期，北京中医学院赵绍琴教授主持中医治疗消化性溃疡的科研项目，初步发现黄芪建中汤对消化性溃疡疗效较好。消息传出后，协和医院遂用黄芪建中汤进行临床观察，但并未取得预期效果。转而向北京中医学院求教，赵绍琴来到该院会诊。查方后发现，在全部14例住院的溃疡患者中，仅有2例适合应用黄芪建中汤治疗，其余患者则改用其他方药，所处之方各不相同，有失笑散、金铃子散、左金丸、逍遥散、六君子汤等。协和医院的医生大为惊奇，以为同一种病却用多种方药治疗，简直不可思议。然而2周后复查，14名患者均有不同程度好转，有的已经接近痊愈，这是中医同病异治原则的体现。

在西医看来，有是病用是药，千人一方，基本没有差异，讲究的是辨病论治。中医讲究有是证用是药，因证而异，讲究的是辨证论治。即使同为消化性溃疡，其证千变万化，据此分别治疗，一把钥匙开一把锁。"若徒恃方书所云，某方治某病，某药入某经，按图索骥，胶柱鼓瑟，未有不偾事者"。（《留香馆医话》）

曹颖甫先生说："治病之法，愚者察同，智者察异。"（《伤寒发微》）"学医当学眼光，眼光到处，自有的对之方，此中有说不尽之妙。倘拘拘于格理，便呆钝不灵。大约工夫到时，眼光中无相同之病，看一百人病，便有一百人方，不得苟同，始为有味。若功夫未到，便觉大略相同"。（《琉球百问》）医家学的就是这种眼光。下面举例验证"同病异治"这一原则。

（一）夫妇同病药不同

名医冉雪峰先生以辨证精细，"析入微芒"而为人称道。某年，武汉流行霍乱，有夏性夫妇二人均受染易。同一天发病，症状都是大吐大泻，汗出，四肢厥逆，六脉俱无，腹痛转筋，症状相似，似乎病情相同。但冉氏细心诊查，发现一个是苔白津满，不多饮水，喜热，吐泻之物不很臭。另一个则是苔黄津少，大渴，饮冷不休，吐泻之物甚臭。因而考虑为一人偏寒，一人偏热。前者用四逆汤温补，后者用甘露饮清热。三剂后，夫妇吐泻均止，四肢转温，六脉皆出，二人均获痊愈。

按：《黄帝内经》云："五疫之至，皆相染易，无问大小，病状相似。"——是说像霍乱之类的"五疫"之病，互相传染，病状都是相似的。但治疗却不一定用相同方药，原因就在于同病异治的辨证精神。如本案夫妇同患霍乱，同时染易，"症状相似，似乎病情相同"，应该可用相同治法。但冉雪峰辨证，"一人偏寒，一人偏热"，据此同病异治，均获良效，这也正是中医治病不同于西医的高明之处。

（二）两次失眠治有别

有徐姓巨商，患有失眠症，甚则终夜难以合目。前医屡进养心补血之药罔效。其人经营棉纱，日夜操劳，观其面色苍白，神采却不稍减，双目隐现红丝，脉来双关弦长。范文甫据此谓曰："夫子之症，形之有余，脉气亦有余，何可再用补剂？当疏其气血，令其条达，而致和平。"投以活血理气的血府逐瘀汤，一服即入睡泰然，连进15剂，乃得深睡。

时隔2个月，失眠再次发作，又来求原方治疗。范氏察其口苦咽干，舌红苔黄，两关尚弦，由此辨证，此乃肝火旺而魂不入舍，用龙胆泻肝汤清泻肝火5剂而愈。盖同为失眠，缘由有别。

按：像上案夫妇二人同病而异治，那么同一人前后两次患病相同，治疗是否就一样了呢？本案就给出答案——照样需要再次辨证。患者第一次失眠，投以血府逐瘀汤治愈。2个月后失眠复发，"又来求原方医治"，范氏认为"虽同为失眠，但缘由有别"，改投龙胆泻肝汤而愈，显示同病异治原则的光辉。

（三）三次胃痛三个方

某患者胃痛，饮水饮药即吐，唐步祺先生辨为胃阳不足，先以小半夏汤温胃降逆而止呕，1剂而呕止。继以理中汤温中除寒，加肉桂、香附以行气，2剂而痛止。

约10个月后，其人胃痛复作，经详辨诊为外感风寒，与胃寒感召而致，先以麻桂各半汤祛其外感之风寒，2剂而痛减，继进理中汤、甘草干姜汤加味治之而痊。

又1年后胃痛再次复发，与前次又有不同，辨为内伤生冷食积，大便不通，先以大黄附子汤温而下之，大便通而痛减，继以理中汤加味扶其脾胃之阳，2剂又痊愈。

按：本案同一患者，3次发作同一病症，唐氏并未简单的统以胃寒论治，而是详细辨证，察其同中之异，方随证转，分别投以不同方药，均获良效，充分说明同病异治的重要性，提示我们辨病论治不要僵化。

经验有时是一把双刃剑。医家对熟悉的病症可以运用已往有效的方药应对，疗效较为可靠，这就是所谓经验；另一方面，如果拘泥于经验，忽略病症的同中之异，固执而不知变通，经验又会成为我们的绊脚石。

（四）冬春咳嗽证不同

肖某，女，耄耋之年。冬季感受风寒而咳嗽，请南京名医谢昌仁诊治。认为风寒外束，痰饮内伏，处方5剂，仅服2剂即愈。余下3剂肖某视为珍药，留下备用。

翌春三月，咳嗽又发，遂取去冬留下之药煎服，不料未见效果。又请谢医生再诊，开药3剂，服后咳止。肖某问："去年服药咳止，今年再服为什么无效？"答曰："病虽同属咳嗽，但时令不同，病因有异。去冬之咳感受风寒而发，咳痰清稀，背冷怯寒，用小青龙汤加味宣肺化痰而效；今则阳春三月，感受风温，舌质较红，咽喉干燥，痰不易出，当润肺祛痰治之，以止嗽散投治获效。"

按：本案两次咳嗽，固然有季节时令之异，更重要的是证候表现不同，前次咳嗽乃风寒兼有痰饮，本次则是风温兼有燥痰，用药自然有异。患者将前次咳嗽的余药留待复发时备用，想不到本次再用无效，就是因为同病咳嗽而证候不同。

（五）袁枚服药悟辨证

清·袁枚先后两年患腹泻之病，前年用香连丸有效，今秋再服香连丸不仅没有效果，还有不良反应。在"服药有悟"一诗中他写道："前秋抱腹疾，香连一服佳。今秋腹疾同，香连乃成灾。方知内患殊，不可一例该（概括），天机本活泼，刻舟求剑乖。"因为在中医看来，虽然都是腹泻，但原因、见症都不一样，"不可一例该"，不是所有的腹泻都适用香连丸的。香连丸适用于湿热腹泻，袁枚前年患的是这种类型，所以用香连丸有效。但腹泻还可因为寒湿或脾肾虚弱等引起，再用香连丸就不好使，甚至于"成灾"了。

按："天机本活泼，刻舟求剑乖"，袁枚用诗的语言强调了中医辨证论治的重要性和拘泥成方的危害性。

（六）药方子抄三遍吃死人

下面举一个反面例子。清末，山西介休县医者王某，粗通医术，兼开药房。有某妇人患胃痛，请他治之。王以活血化瘀的"失笑散"治之，服后立效。此后，凡有心胃疼痛者，一概以失笑散治之，效否参半。王素嗜鸦片，某日自己觉得胃痛，亦取失笑散服之，疼痛转甚，至夜半剧痛，天亮前殒命。

按：俗话说：药方子抄三遍吃死人，本来是说药方在传抄过程中，由于误抄误笔可能出现差错，误人性命。实际上这句话也可理解为，某个药方治好了病，下次再犯病时，原方照抄就可能不对劲了，甚至会吃出人命来，本案即是例证。盖失笑散为活血逐瘀之药，某妇人胃痛必因瘀血凝滞，故用之立效。其他风寒暑热、饮食气郁等，皆能致之，若概以失笑散统治，岂能不出差错？王医术业不精，不知辨证，"反误了卿卿性命"。

（七）重复用方致吐血

忆曾治一媪，年六旬，春初感冒风寒，投以发表之剂，中有桂枝数钱，服后即愈。其家人为其方灵，贴之壁上。至孟夏，复受感冒，自用其方取药服之，遂致吐血，经医治疗始愈。盖前所受者寒风，后所受者热风，故一则宜用桂枝，一则忌用桂枝，彼用桂枝汤以治温病者可不戒哉！（《医学衷中参西录》）

按：这也是药方子抄三遍吃死人的例证。

六、药有专擅效奇佳

早年名医程门雪开业时已有声誉。曾治疗一个慢性泄泻患者，用调理脾肾之常法，久而无功。后来患者带着程氏处方求治于沪上名医王仲奇。王诊察甫毕，索阅程氏处方，凝思片刻，在方笺上批了"此方可服，再加蛇含石4钱"语，目挥使去。患者未便多问，只好照服。孰料这张屡服无效的方子，仅加上一味药，只服几剂，竟使多年痼疾痊愈。程氏知道后惊异不已，深慕王氏医术高明，遂下决心停业欲拜之为师，惜未获允。

按：原本一张屡服无效的方子，被王仲奇加上一味药，多年宿疾就此获愈，实在不能不佩服王氏深识药性的功夫。蛇含石出自《本草纲目》，功能安神镇惊，止血定痛，似非治利之品，然王氏治泻用之，确为独到经验。

前贤云："药有个性之专长，方有和群之妙用。"如头痛必用川芎，黄疸必用茵陈，葛根为颈椎病专药等即是例子。徐灵胎有"药性专长论"："凡药性有专长，此在可解不可解之间，虽圣人亦必试验而后知之。如菟丝子之主面䵟，亦其一端也。以其辛散耶？则辛散之药甚多；以其滑泻耶？则滑泻之药亦甚多，何以他药皆不能去，而菟丝能之？""如鳖甲之消痞块，使君子之杀蛔虫，赤小豆之消肤肿，薏仁生服不眠，熟服多眠，白鹤花之不腐肉而腐骨，则万不可解者。此乃药性之专长，即所谓单方秘方也。然人只知不可解者之为专长，而不知常用药之中，亦各有专长之功。"意思是说，药性各有专长，强调"常用药之中，亦各有专长之功，后人或不知之而不能用。"即如上案，王氏用蛇含石治泻就人多不知。

徐灵胎所谓药性专长，即现在所说"专病专药"，鼓励医家要广泛收集学习各种专病专药。怎么办呢？只有多读名家医案和本草著作，留心其独特经验，以广识见，积之日久，自然羽翼丰满。下面看几个例子。

（一）鳔胶奇治遗精症

明时，有王宦寿者患遗精之症，每听到妇人之声即遗泄，虚甚欲死。名医缪希雍之门人治之，以远志为君，莲须、石莲子为臣，龙齿、茯神、沙苑子、牡蛎为佐使，丸服，遗精稍止，然终不断根。缪希雍于方中加鳔胶一味，不终剂而愈。

按：缪氏所用鳔胶是用鱼鳔制成的胶料，具滋润收敛作用，有固精收摄之功。如此严重之遗精症，用了大队固摄药"终不断根"，缪希雍仅加鳔胶一味，竟然不终剂而愈，足证此药固精作用甚佳。

（二）桑叶止夜汗奇效

《夷坚志》记载，严州山寺有一位僧人，每于夜间睡觉时则汗出遍身，清晨衣被皆已湿透，迁延 20 年不愈。有一监寺僧教以经霜桑叶焙干为末，米汤送下 2 钱，3 日遂愈。现代名医魏龙骧先生读到此说时，以为出于文人笔记，不足为凭。后遇患夜汗者数例，为验其究竟，独取桑叶一味，不杂他药试之。不料，皆收效验，自此方确信不疑。他深有感触地说："桑叶有止夜汗之功，确信无疑矣。寄语世之独重经方而轻草药者，亦可以余为鉴矣。"秦伯未先生亦喜用桑叶治头面出汗（俗称"灯笼头"）。

按：本草书并无桑叶止夜汗之记载，像这种流传于民间的宝贵经验，有时似乎并无医理可讲，但其治病有效确是真实的。医家应注意学习积累，有助于提高疗效。

（三）童子尿治外伤昏厥

1956 年 7 月底，广东省游泳队在北海市进行跳水表演，女队员王某从数米高跳台上翻筋斗跃入海中，久而不见其浮起。同伴情知有异，马上潜入水中探寻。将她捞起时已经昏迷，急送市人民医院抢救，经治 3 天无效。8 月 2 日清晨，邀请北海市名医苏立民先生会诊。见患者卧于床上，目合口闭，面色绯红，昏迷不醒，呼之不应，呼吸粗大，脉浮弦数大，搏指有力。细查身体，不见任何损伤。苏氏深思良久，病人抢救3天未见转机，确实危险；但脉证合参，患者尚有生机。突然，苏氏悟道："有了！可一药而愈，我这就回院取药来治。"便和同院的赖医生说："此证虽危重，但有救生可能，而且也不难治，只用童子尿一味就够了。"赖医生觉得此药平庸简单，恐怕无济于事。苏氏进一步阐发说："你还没明白其病机吗？这是由于倒身高坠入水，气乱血厥，冲击入脑，神经震荡，失去知觉，故见此状，即《黄帝内经》所谓'气之与血，并走于上，则为大厥'之义，主用童子尿，取共降火最速，可使气返则生矣！"急取健康男童小便二三百毫升，盛入药瓶，只称是"还魂酒"，中午12时给患者灌下。下午3时许，患者苏醒，已能言语，有问有答，不诉所苦。随后休养两天，精神复原，痊愈出院。

　　按：《医林纂要》记载童尿，"凡跌打血闷欲死，灌此即苏"。童子尿指12岁以下童子之尿液。古代亦有童子尿治愈外伤之精彩案例：名医薛己在居庸关时，曾见到一次翻车，七人受伤，全都倒在地上呻吟不止。于是都给灌服童子尿，内加少量黄酒，服后竟然全都相安无事。薛氏认为："凡是一切伤损，不管体质壮弱，有无瘀血，均宜服用本方。如有胁胀或作痛，或发热烦躁口渴，只要服用本方一瓦盆，疗效超过其他药物。"薛己本人在26岁时被重车辗伤，昏迷良久才苏醒过来，感觉胸胁满闷，气息不通，急饮热童子尿一碗，遂觉胸宽气顺，唯有小腹作痛。再予复元活血汤一剂，大便排下恶血数升许，肿痛悉退。（《外科心法》）两案一古一今，俱是外伤昏迷重症，均用童尿救治，当不虚也。

（四）萝卜籽治遍身痰核

　　苏州一杨姓青年，30多岁，偷了家里的钱去玩乐，被父亲知道后当众责骂。原本体虚加上郁怒惹了病，起初像是伤寒，渐至神志昏糊，身体沉重。医家以为是纯虚之证，唯用大补之法，每日用人参3钱，痰火越发郁结，全身僵硬如尸，合家以为万无生理。徐灵胎来诊，众亲友正围着患者泣泪。徐按触其身，遍体皆生痰核，大小数以千计。诊毕大笑曰："诸位哭哭啼啼，以为他要死了吧？不会的，现在就是重打40大板都不会死的。"其父说道："现今光是吃人参就花了1千多两银子，如果儿子能活下来，情愿再付您千两纹银。"徐灵胎仅以清火安神极平淡之方，佐以末药少许，竟然"三日而能言，五日而能坐，一月而行动如常"。其周身痰核，半年后也消尽。

　　正值牡丹花开，亲友设宴于花园，庆贺患者康复。徐氏正巧路过，笑曰："君服人参花费千金差点儿死掉，服我之药而痊愈，我的药物本钱总得给我吧？"患者娘舅忙称："一定偿还，请先生开个价吧。"徐说："增病之药值千金，去病之药总该翻一番吧？"意思是 2 千两纹银。病人有些惊惶，因为这是个大数目。徐接着说道："别怕，不过才 8 文钱，买萝卜籽为末罢了，这儿还剩一点儿大伙儿看看。"众皆大笑。

按：莱菔子（萝卜籽）善理人参滞气之功，堪称专药。徐灵胎读书万卷，但并不迂腐，不仅医术高明，而且人情练达，妙趣横生，富于幽默感。

（五）萝卜汁解人参弊

饶平县张某，男，40 岁。春节将至，工作繁忙，睡眠不足，致眩晕疲乏，精神不振，自以为虚而服食人参，隔天出现肢体抽搐，头项震颤，足不能任地步履，手不能托碗握筷，洗面穿衣须人服侍，日不能稳坐，夜不能安卧，烦躁不安。某医又以为筋脉失养而进人参养荣汤，症状加重。因请余构武医师诊治，见症如前述，面目红赤，脉弦劲有力。脉证合参，余医师认为乃服食人参所致，嘱服生萝卜汁一小碗。是夜安睡，晨起诸症顿失，再服 1 小碗而愈。（《广东中医》1995 年第 4 期）

按：此案与上案有相似之处，均为滥用人参引发疾病。不同的是，本案用的是生萝卜汁，药效相同，颇具妙思。

（六）单味细辛治阳痿

某男，42 岁，干部。患阳痿已 4 年余，有时举而不坚，有时痿而不用，多方治疗无效，求治于徐应坤先生，嘱每日以细辛 5g，泡茶一杯口服，连泡 3 次服用，连用 5 天即见效果，阳事欣然，又继续服用 25 天，性功能恢复正常。（《中药扩展应用》）

按：徐氏此前治疗一雷诺氏病患者发现其 5 年余的阳痿旧疾竟有好转，经对所用药物分析，可能与方中细辛有关，遂嘱患者每日单用细辛 5g，泡茶口服，按此治疗月余，阳痿竟得痊愈，后又用此方法治疗了 25 例阳痿患者皆获良效。

另有冷氏采用自拟细辛韭子茶治疗阳痿 17 例，收效颇著。其方细辛 5g，韭子 7.5g，加开水 200mL 浸泡 10 分钟后当茶频频饮服，每日 1 剂。治疗期间忌房事，停用其他药物。

（七）重用防风治耳鸣

1980 年 11 月，治一刘姓男子，年 30 余岁。患耳鸣近 3 个月余，无有休止。经西医检查，诊断为神经性耳鸣，服西药未能缓解。后延中医魏某诊治。初以龙胆泻肝汤不效，继用杞菊地黄丸治疗月余罔效。刘师为其诊治，除诉其耳鸣隆隆不休以外，尚有头部昏沉且重如裹，时眩晕泛恶，胸胁满闷，食少，便溏。舌质淡胖苔白，脉沉弦滑。证属浊阴上逆蒙蔽清窍，初以苓桂术甘汤 2 剂，其眩晕、泛恶略除，但耳鸣不减，后在前方基础上加防风 30g，患者服药 1 剂耳鸣减轻，2 剂后耳鸣及诸症皆除。后魏氏又遵刘师经验治疗耳鸣患者多例取效。如张某，年 47 岁，患眩晕、

耳鸣，服用中西药、高压氧治之不效。据辨证以泽泻汤加防风 40g，服药 7 剂后而取效。（《中药扩展应用》）

按：耳鸣多责于肝肾，陈修园谓防风禀春和之气入肝治风，尤妙在甘以入脾，以和木气；王好古谓其搜肝气。可见防风之功在于祛风胜湿，升清降浊，搜肝达木而健脾。故防风实为治疗浊阴上逆、蒙蔽耳窍所致耳病之妙品。刘师临证多重用防风（30~40g）治耳鸣，其效甚捷。

（八）人尿治好蛇头疔

20 世纪 70 年代，某医生在农村劳动。一个夏夜，一位患者急敲其门，称大拇指生一"虾眼"，痛得要命，觉都睡不着，请求医治。由于所处位置偏僻，一点儿医疗设备都没有。灯下见其右手拇指红肿疼痛，乃是急性蛇头疔。患者呶着嘴巴，痛苦万分，连说："只要把痛止住就行，别无他求。"某医突然想到新鲜小便，性凉味咸，有清热解毒，消肿止痛之功，于是告诉他：用你自己的新鲜小便，盛在口杯中，把大拇指浸于其中，明早再说。

早餐时，患者见到某医就说，"办法真好，把手浸到尿里，什么时候不痛了，什么时候睡着了，都不知道。"见他拇指红肿已经全消，颜色变白。餐后采了一点儿青草药捣烂外敷，过两天没事了。（《岐黄用意——巧治疑难杂症》）

七、上下内外先疏通

唐太宗皇妃术才人患有眼疾，众医不能疗治，或用寒药，或用补药，反而使脏腑愈加不和。皇上召孙思邈诊治，孙曰：臣非眼科专家，乞求不要完全责于臣。皇上降旨曰"有功无过"。孙乃诊之，肝脉弦滑，认为不是积热，乃是年壮血盛，肝血不通。遂问术才人，知道月经已 3 个月不通矣。遂用通经之药，月经通行，眼疾亦愈。

按：十问歌云："妇女尤必问经期"，此系诊治妇人病之重要环节，经闭导致目疾，通经乃治本之策，可谓深谙治病求本旨趣。

人体是一个和谐的机体，上下内外互相关联影响，有一处闭涩不畅，即可导致他处之症，如上病闭塞，则可导致下部病症，治当下病上治；反之，下病闭塞，则可导致上部病症，当上病下治，如本案所示。郑钦安有一案例，与本案异曲同工："一人病患咳嗽，发呕欲吐，头眩腹胀，小便不利，余意膀胱气机不降而返上，以五苓散倍桂，一剂小便通，而诸证立失。"

最著名的例子莫过于"提壶揭盖"之说。丹溪翁治一男子小便不利，前医治以利药，病益甚。丹溪诊右寸脉颇弦滑，以宣肺法治之，小便大利而愈。他指出：此积痰也，积痰在肺。肺为上焦，膀胱为下焦，上焦闭则下焦塞，"比如滴水之器，必上窍通而下窍之水出焉"。由此揭示了"提壶揭盖"——宣肺以利水的道理。其法主要用于某些水肿或尿闭之证，当用常法不效时，可参用宣肺之品，以期起到启上通下之功。

反过来，在某些应该发汗的场合也可以参用利尿之法。考其缘由，与提壶揭盖同出一理，彼为上窍，此为下窍。若膀胱开合失职，纵然宣肺发汗，也可因下窍闭塞而无功。岳美中形象地将其比喻为"北牖不开，南风不畅"。其时若佐以利水之品，宣通下窍，当可收发汗之效。作者将之归纳为"启北畅南"，与"提壶揭盖"理同而方向相反。同道曾治一急性肾炎患者，头面骤肿，咽痛，恶寒发热，肢体重着。按风水论治投以越婢加术汤，以期得汗而解，服药3剂竟无寸功。因来询我，索方颇觉切当。因问患者小便何否？答曰尿量甚少。即嘱原方再进，另加茯苓、白茅根续服。果一剂后微然汗出，尿量大增，调理而痊。

同理，内外也会互相影响，应该内病外治，或外病内治，这正是中医高明之处——上下内外先宜疏通。请看下面例证。

（一）按脉从肺治久泻

上海一名贾，年卅余，形气壮实，饮食如常而苦于泄泻，日行五六次，已五月余。遍历名医，投清利、固涩、温脾、温肾之剂皆无效果。邀余至上海往诊。余按其脉右寸独紧，其余皆平，呼吸略气促，便意迫急。

余曰："此乃肺移热于大肠之候也。肺与大肠相表里，肺有热则下移大肠，大肠受之，则为暴注下利。前医治病，未求其本，故而不效也。"投以麻杏石甘汤，麻黄用9g，药后当夜得微汗，次日余按其脉，右寸转平。告曰："此将愈之兆也。"果然，即日泄泻停止。五月之病，安然而愈。（《范文甫专辑》）

按：本案苦于泄泻，投清利、固涩、温脾、温肾之剂皆无效果。范文甫按脉右寸脉独紧，呼吸气促，辨为邪袭于肺，肺气闭阻，肺热下移大肠则泄泻不止，根据"肺与大肠相表里"之理，用辛凉疏达，清肺泄热之法获愈。独具只眼，允称下病上治典范。

（二）喉闭危症温下元

茜泾朱某，年四十左右，患咽喉肿痛。医用凉表致闭塞不通，虽日开数刀而肿势反剧，呼吸几绝。王雨三诊其脉沉微，两尺欲绝，即用附子末频吹患处，立时开通一线。再用大剂附桂八味汤频服，服之两剂，即痛止肿消。

此症由于元海无根，龙雷之火随经而上冲咽门，除导龙入海外，别无治法。如用寒凉发表，反速其死也。予以导龙入海法而治愈同样之喉症已不少矣。凡喉症都由感受风寒，脉浮弦者是寒束于表之证，必须用温散，如荆防蚕薄甘橘羌苏等。脉浮虚者，应用桂枝汤加生芪，只用一剂即愈。若寒凉遏抑，致使寒邪内陷者是所大

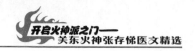

忌，医者宜戒之。（《治病法轨》）

按：本案咽喉肿痛，闭塞不通，呼吸几绝，通常施以清凉或温散。王氏据脉沉微，两尺欲绝，断为龙雷之火上冲，上病下治，以附桂八味汤两剂，即痛止肿消，疗效迅捷。若是风寒束表之证，脉当浮弦，对表里之证从脉象上做了鉴别。

（三）两足痿废清肺胃

陈某，年20余。始患两足酸软，沪上诸医或作风湿，或作痹证，愈治愈甚，甚至两足痿废，不能履地已将半载。召予诊之，见其肌肉消瘦，形神憔悴，右寸关脉洪数且实。即用凉膈散加天花粉生地，服之四剂，两足即觉有力，而半载之痼疾一旦霍然。

或问：“凉膈散为治温热病之剂，兹用以治两足痿废，似乎药不对症，而反奏效神速者，何也？”曰：“古人所制之药剂，虽有主治某某等症之说，然神会而用之亦无一定。盖此症由于邪火郁伏于上中二焦，肺胃被其熏灼，致肺之治节不行，胃之机关不利而成。此即内经所谓‘肺热叶焦，发为痿厥’。又谓‘治痿独取阳明’，以阳明主润宗筋，束筋骨而利机关者也。兹泻其上中二焦之火，使肺胃之气得以清肃下行，则治节得行而机关焉有不利者乎？凡痛必须治其根源，此病之根源，系火伏于上中二焦，病形虽在下而根源则在上，以凉膈散而治其根源，则病不治自愈矣。”（《治病法轨》）

按：此症两足痿废，不能履地，似成瘫痪之症，俗医通常会用温补之法。本案用凉膈散似乎药不对症，乃据其“右寸关脉洪数且实”，辨为邪火郁伏肺胃，“病形虽在下而根源则在上”，法拟清泻上中二焦之火，下病上治，霍然而愈，靠的是脉诊工夫和对整体的把握。

（四）诈言毒发治眼病

明代名医杨贲享治一位贵人，患有目疾，性情暴躁，每天持镜自照，命医者计日见效，请了多位医生不愈。杨氏诊后曰：“公之目疾原本可以自愈，但因为服药过多，毒已流入左腿，旦夕之间当发作毒痛，我真正忧虑的是这件事。”未书药方而告辞。贵人每天看着自己的左腿，以手抚摩之，惟恐其毒发作。久而久之，目疾渐愈而毒竟未发。

贵人以为杨话不真实，召来责怪之。答曰：“医者意也，公性情急躁欲求速效，每天揽镜自照，心之所想，无时不在眼睛上，则火气越发上炎，目疾何以能愈？今我诈言左腿毒发，欲令公凝神于足，则火气自然降下，目疾自然而愈矣。兵行诡道，医道亦然。”贵人曰：“真乃良医也。”厚礼而谢之。

按：此亦上病下治之例，只是采用了心理疗法。

（五）内证愈而外疽解

袁某，南京人，年四十四，以卖面为业。体素健，六月间忽病，缠绵床笫者达一月之久，更医已屡，迄未得效。胸闷异常，不能食，两旬不得大便，一身肌肉尽削，神疲不能起床。半月前胯间又起跨马疽，红肿疼痛，不能转侧，有如千斤重量负系其间。

邀师诊，按脉察证，曰："此易耳。不能食者，湿痰阻于上膈也；不大便者，燥矢结于大肠也。湿痰阻于上者，我有甘遂以逐之；燥矢结于下者，我有硝黄以扫之。一剂之后，大功可期，勿虑也。"径用大陷胸汤：生大黄5钱（后入），制甘遂2钱（先煎），元明粉3钱冲。嘱服初煎一次已足。

袁某知为剧药，必难下咽。因俟药汁稍凉，欲一口而尽饮之。但药汁气味过烈，勉啜二口，辄不能续进，余其小半而罢。服后呕出浓痰，且觉药力直趋腹部，振荡有声，腹痛随作，欲大便者三四次，卒无所下。至夜三鼓，腹痛更剧，乃下燥矢五六枚，随以溏粪。

翌早一觉醒来方入妙境，向之胸闷如窒者，今则渐趋清明；昨之腹痛如绞者，今则忽转粥平。而胯间之疽亦崩溃而脓出，重痛大除，盖内证愈而外疽无所附丽也。于是思食，能进粥一碗，喜悦之情无以复加，盖其与粥饭绝缘者已一月有余。后溃疽由西医调治十日，即告收功。（曹颖甫治案）

原按：夫大陷胸汤号称峻剂，世人罕用之，抑亦罕闻之，而吾师则能运之若反掌，抑亦何哉？曰：此乃四十年临诊之功，非初学者所可得而知也。苟强求之，非惟画虎不成，类犬贻讥，而人命之责实重也。

太阳之传阳明也，上湿而下燥。燥热上熏，上膈津液悉化黏痰。承气汤能除下燥，不能去上膈之痰。故有按之不硬之结胸，惟大陷胸汤为能彻上下而除之。

按：此案跨马疽，红肿疼痛，不能转侧，是为外证；胸闷异常，不能食，两旬不得大便，判为结胸兼以肠燥，是为内证。曹氏果断投以大陷胸汤峻剂，结胸、肠燥两解，翌早即"入妙境"，确显胆识。最可喜者，胯间之疽亦崩溃脓出，重痛大除，"盖内证愈而外疽无所附丽也"，正显外病内治旨趣。

（六）导龙入海治头肿

茜泾南门外朱松泉之妻，年30左右，忽患头顶心突起如覆碗状。自以为外证，请外科医生治之，用寒凉退毒药外敷内服，反头面肿胀如斗，眼目紧闭，咽喉窒塞，喘急舌痛。予切其脉，两尺已脱，即用大剂金匮肾气汤加磁石、薄荷服之。一剂，肿势即退其大半，咽喉通而气急顿平。又服二剂而诸恙若失。（王雨三治案）

原按：此症奇险异常，危在顷刻间矣。按其病在上而用温补下元之药，似乎漠不相关。况此系急症，人皆曰急则治标，而予则用极王道之温补药以治其本，服

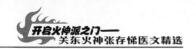

之果奏效如神。人皆不能信之，以为王道无近功也。要知此症由于元海无根，龙雷已上升至极颠。医不知为龙雷之火，而用寒凉药以拔之，必愈拔愈炽致变端莫测，危象频形。予用此导龙入海之法，为此症独一无二之治法，故能起死回生。谓为王道无近功，其可信乎？

（七）咳嗽改用攻下法

吕某，男，9岁。家长求治，患儿夜间咳嗽3天，时吐白痰，乃至夜不能寐。郭博信主任以宣肺化痰止咳为治，止嗽散加味：紫苑10g，百部15g，橘红6g，白前10g，前胡10g，茯苓15g，苏子5g，桔梗10g，甘草10g。

次日患儿来诊，述药后咳嗽反而加重，遂细诊之：咳嗽只是夜间不停地咳嗽，痰黏不易咳出，喉干暗哑，手足心热，面色通红。家长说，小儿前两天特别能吃，每天拉稀2～3次，腹部胀痛。诊脉滑数，乃悟此属实热蕴结大肠腑实证，所谓拉稀者，系"热结旁流"也。遂改用大承气汤加味：大黄10g（单包，后下），枳实10g，川厚朴10g，芒硝10g（单包，后下），玄参10g，麦门冬10g，连翘6g，青果6g，甘草6g。药进一剂，大便排出球状物，咳止痰清。（《中医是无形的科学》）

按： 此案咳嗽，用止嗽散反而加重，据脉滑数，腹部胀痛等，判为大肠腑实证，抓住疾病本质，抛开咳嗽见症，改用大承气汤，釜底抽薪，竟然一剂即效，确显见识。

（八）大黄附子汤治乳蛾

某年初夕，先生与诸友、门生正进年夜饭。忽然，抬来一人，高热咽痛，咽中乳蛾焮肿，且白腐而烂，口不能言，已三四日未进饮食，病情严重，服药均不见效。先生诊脉之后，即处大剂大黄附子汤加味与之。次日泻下十余次，热减痹开，且进饮食，足见其方之神效。（范文甫治案）

原按： 乳蛾起病急骤，畏寒壮热，咽喉肿痛，甚则溃烂。一般治法多用清热解毒，滋阴凉血。先生认为，本病不尽属火，而以寒包火者居多，创用大黄附子汤治疗，并自诩为"家方"：生大黄9g，淡附子3g（先煎），细辛0.9g，玄明粉9g，姜半夏9g，生甘草3g。"举凡乳蛾，其舌苔白，舌质微红，及有其他寒包火征象者，皆可用之""寒邪外束，非辛温不散，清凉之剂安可祛之？而阳明郁热，非硝、黄不泻，仅解毒之品难以荡涤。若用家方，常一服而热解，二服而肿痛皆愈矣"。

八、治病不效，舍病治人

某青年患中耳炎，历时半年，服药近百剂，始终无效。山东中医学院教授李克绍接诊治疗，见患者舌淡脉迟，耳流清水，不浓不臭，认为脾胃虚弱，遂摒弃一切治疗中耳炎的套方套药，从补益脾胃着眼，投四君子汤加炮姜、白芷，1剂即效，3剂痊愈。（《百年百名中医临床家——李克绍》）

按：中耳炎服药近百剂无效，估计均是治疗该病的常用方药，主要是没有摸准本案病机。李克绍教授从舌脉症状上判断为脾胃虚弱，只用了很平常的四君子汤即收速效，关键是从整体着眼，摒弃一切治疗中耳炎的套方套药，这一点很有启示。何绍奇先生说："风寒咳嗽，在阳虚体质者，直须扶其阳……扶其阳则咳嗽自止，不可见咳治咳。笔者曾治过此类患者，前医无非市俗之杏仁、冬花……治成坏病。改从体质论治，根本不管咳嗽，温阳散寒，咳嗽自愈。此亦病为标，人为本。"这个原则不只适用于咳嗽之症，其他病情也可以借鉴。

人体是一个由五脏六腑、四肢百骸组成互相关联的整体，一切疾病只是整体失调的局部表现。整体失调的局面若不先予调整，只治局部病变，其症状难以驱除，那叫只见树木，不见树林。提示我们治病不效的话，要考虑舍病治人——从整体着眼调整，从这个意义上说，中医治病是"看人下菜碟"。素体羸弱者，即便症情严重，也可以从整体入手，直接扶其正气，舍病治人，这正是中医整体观的体现，既要治病，也要治人；既见树木，也见森林。常可达到"山穷水尽疑无路，柳暗花明又一村"的境地。像上案李教授治疗中耳炎即是例证。再看下面案例：

（一）虫证治本祛寒湿

明代张景岳曾治少妇王某，平素喜食生冷瓜果，患了心腹疼痛之症。每次发病，几天不能进食。数年之后，病一发作则吐出蛔虫，初时尚少，后来则多至一二十条。更医多人只知驱虫，随治随生，百药不能根治。景岳据证察脉，知其伤于生冷，致使脾胃虚寒，阴湿内生。虫无湿不生，唯有温养脾胃，祛其寒湿，杜其虫生之源，方能断根。遂用温脏丸温中健脾，药尽而病除。

按：虫无湿不生，湿气乃致病关键。医人只知驱虫，难免随治随生，永无宁日。景岳温养脾胃，祛其寒湿，杜其虫生之源，方是治本之道。

（二）整体观念治目疾

宁波眼科名医姚和清医术高超，门庭若市。一日，有双目红赤患者来诊，诊治一周，未见进展，和清先生急矣。经再三探问，知患者尚有内疾。和清先生深信范文甫先生医术，乃谓之曰："你有内疾，可请范老先生治之。"

先生诊之，断为肺火上蒸，随拟麻杏石甘汤全方，连服3剂，目疾即愈。姚乃拜访范老，问内科方何以能疗目疾？先生答曰："中医之整体观念，辨证论治也，眼科医者亦不可惑也。"和清先生从此勤于经典，熟读《内》《难》，也常用内科方治目疾而获奇效。其侄姚渭木欲习眼科，命其拜范老为师，先攻内科，再专目疾。（《范文甫专辑》）

（三）从痰论治不孕症

张某之女，数年不孕，月事不以时至，饮食亦少。春间忽患咽痛，人以为感冒瘟疫，凡解毒散风、消火凉血诸药无所不施而喉痛如故。乃求介休县儒医王蓉塘诊治，其脉沉而滑，恐喉中肿烂，以箸按其舌而视之，则痰核累累如贯珠，白喉连及上腭。乃笑曰："如此不着紧病，乃累赘至是乎？头不痛，鼻不塞，非感冒也；项不肿，喉不闭，非瘟疫也；不渴不热，非火也；不汗不昏，非风也。此乃痰热上潮，结而成疮形，按之软而滑，其痛若口疮。况病者体素肥，痰膜凝结，故数年不孕，月事不至。但去其痰则血络通，不惟止喉痛，即月事亦当至也。"以芩连二陈汤示之，告曰："二服喉痛自止，再合加味二陈丸一料，时常服之，不半年必更壮矣。"迨戊午春天，王于宗人处见张某至，急揖谢曰："小女病诚如君言，今已抱子矣，鄙亲家亦极感谢。"（《醉花窗医案》）

按： 不孕症多从疏肝补肾着眼，然则本案从病体肥胖，脉沉而滑，喉中痰核累累等症辨出痰热为患，不仅治好喉中肿痛，且能通经乃至受孕，信是高手。

（四）补中益气汤治面瘫

夏秋间，一青年农民饭后在树荫下午睡，醒后突觉左侧面部麻木不仁，口眼㖞斜，急找北京房山刘凤英医师诊治。刘未细辨，照例开牵正散 5 剂，药后症未好转，又投 3 剂，依然如故。乃详问病情，方知患者曾有两年之久的腹痛、泄泻病史，现症口角流涎，倦态乏力，自汗腰酸，口淡纳少，腹部虚胀，形寒肢冷，少气懒言，舌质淡，苔薄白润。证脉合参，恍然大悟，此乃久泻中气虚损，又卧阴湿之地，重伤脾胃，卒感邪风所致，于是改予补中益气汤加少量牵正散每日 1 剂，经半月大获全效。

此后又治疗与上述相同病因面瘫患者十几例，用同样方法治疗，均治愈。由是体会到要审证求因，不能拘于一方一法，以免贻误。（《岐黄用意——巧治疑难杂症》）

按： 面瘫一症，大多用牵正散，已成常规。但是服牵正散 5 剂，症未好转，又投 3 剂，病情依然。乃详问病情：口淡纳少，腹泻经年，口角流涎，倦态乏力，一派脾虚湿盛之象。单治面瘫，治之不效，于是舍病治人，补中益气汤投之，着眼于整体状态的调整而收良效。此案与本文开头李克绍教授用四君子汤治中耳炎案有相通之处。

（五）六君子汤治遗精

湖南茶陵陈华医师用六君子汤治疗遗精，屡获良效。1974 年夏日曾治欧某，患遗精已经数年，多则二日一次，甚则每天皆作，若与女人同坐则自遗涟涟。常感神疲乏力，纳差便溏，记忆力减退，西医多次检查无异常发现。舌淡无华苔白而腻，脉濡不数。辨为脾虚湿盛，投六君子汤加藿香 6g，砂仁 6g，服 3 剂见效，9 剂而愈。追访两年疗效巩固。又以此法治年轻村民李某，服 10 余剂遗精亦止，次年喜添千金。（《岐黄用意——巧治疑难杂症》）

按： 遗精之疾，多责之肾家，理当固涩为法。然临证千变万化，此症虽然遗精，但纳差便溏，神疲乏力，整体显示脾虚湿盛之证，投六君子汤应杯而愈，陈氏说，"余所以治脾者，其义就因于此"。

（六）温阳治愈失眠症

1.汪翁，己未年患病，昼夜不寐者已月余矣。诊其脉虚大而数，重按豁然，日唯食清粥两三盂而已。时当仲秋下旬，衣单纱犹畏热之至，令仆挥扇方可伏枕，否则起行不能着席矣。先医用药，秘不令知，但云日服人参而已。

审其病，始于愤怒兼恐而致病，余即就病因合病状而议治焉：盖暴怒伤阴则肝气逆，恐伤肾则气下，肾水不升，心阳不降，肾肝两病，魂不归肝，气不归肾。真阳外越，脉虚大而不敛。天令虽凉而犹畏热，似与阴盛格阳同病，又非真武、四逆所能治也。经曰：阴者阳之守也，阳者阴之卫也。病始于暴怒伤阴，阴不守阳，孤阳飞越，寒之不寒是无水也。用从阴引阳法，以八味地黄汤，倍用桂附加人参，4剂病知，8剂得寐半夜，10日后即熟寐矣。（郑素圃治案）

按：分析此证，"病始于暴怒伤阴，阴不守阳，孤阳飞越，寒之不寒是无水也"。但是，"脉虚大而不敛，天令虽凉而犹畏热"，则系真阳外越之象。由是辨为阴阳两虚，此乃关键。以从阴引阳法，投八味地黄汤治之，阴阳兼顾。方证相符，未用一味安眠套药，愈此昼夜不寐月余之症。

2.姚某，女，40岁。反复失眠20余年，加重10余天。患者在12岁时发高烧10余日，继则便秘，经输液治疗，热退后出现失眠，时作时愈。此次因上夜班出现失眠10余日。彻夜不得入睡，迷迷糊糊，思绪纷纭，心烦，胆小，喜人陪同。头重，双足较手凉冷。大便稀溏，完谷不化。有痰不多色白黏，纳可。夜寐双足不易转热，脸红，自觉发烫。口咽干欲饮水，饮亦不多。形体虚胖，腹部松软，头面易于出汗。舌淡胖，苔水滑，脉寸浮，关中取略弦，尺脉沉弱。处方：炙甘草30g，干姜25g，黑附子20g，肉桂6g，3剂。3剂后即得安睡。（庄严治案）

按：久病失眠，兼有便溏、足凉面赤，参以舌脉及双足较凉等因素，当属阳虚神浮，所谓"阳气者，烦劳则张"是也。处以四逆汤加肉桂，未用一味安神之药，竟然"3剂后即得安睡"，乃整体观之优势。

（七）白通汤奇治头痛

彭某，患头痛5年，凡疏散补泻之药尝之殆遍，均鲜疗效。迄今头隐作痛，乍止乍作，恒畏寒，喜戴帽，或厚带缠结，略觉宽解一时。其脉细数无力，两尺尤虚，头痛喜热敷。肢寒身冷，舌白润无苔，尿清长，大便溏薄。脉证参合，乃系阴寒之气逆冲脑海，故阴盛阳衰，证见虚寒，成为阳虚头痛。若真头痛其来势暴，头脑尽痛，手足寒至节。两证虽有轻重攸分，而治法则皆以抑阴扶阳为主。本证不特阳虚而脾土亦弱，拟用：黄芪18g，白术12g，附子9g，肉桂6g，细辛3g。

4剂病未衰减，仅痛时较前减短，畏寒如故。揆思证属虚寒，理应温补而效，其不效者，或因通阳药中参有补剂，反掣其肘而不能发挥回阳威力，不如专力侧重扶阳之为愈。因改拟白通汤，重用生附子以启下焦之阳，倍干姜大温中焦之气，葱白引阳气上通于脑以驱阴寒，浊降清升，病当自愈。服药后即觉一缕热气由下而上，达心胸则扩然开朗，通头脑则痛止神清，药效之神验若是，非臆所及。连进3剂，5年沉疴顿即霍然。（赵守真治案）

按： "辨证论治如同量体裁衣。如周总理体质偏热，严冬到机场迎宾，穿了丝棉背心后即鼻衄发作，因此不能用麻桂姜附等热药。彭德怀元帅体质偏寒，稍受凉即咳喘肢凉，必用麻桂姜附等才效，要根据各人体质和具体情况施治"。（蒲辅周语）

此案头痛疏散补泻之药尝之殆遍，均鲜疗效。辨为阳虚所致，有畏寒、身冷、大便溏薄等症可证。但用初诊方"病未衰减"，因思"其不效者，或因通阳药中参有补剂，反掣其肘而不能发挥回阳威力，不如专力侧重扶阳之为愈"。于是摒弃黄芪、白术类补药，改拟白通汤，"专力侧重扶阳"，方才峰回路转，顿即霍然，"药效之神验若是，非臆所及"。

（八）阴疽先予建中法

商人某，秋后疽发于背，延医治之未效也。其弟叩头迎余，问何病，则曰背疽。至则肺俞处溃烂口如茶碗大，不红、不肿、不痛，肉色带青，流出黏黄水，非脓非血。而患者昏昏欲睡，精神全无。余曰："疡医谓是阴证，良不谬。然转阴为阳，尚有方术，何竟无知之者？"其弟急请之，余曰："此病余实不能动手，况此时外治亦无益，须建中提气，觉肿痛则有望矣。"乃开补中益气汤，重用参芪，并加桂附、干姜命服之。越二日，其弟又来曰："家兄疽已红肿，精神顿生，饮食小进，请施外治。"余辞曰："外治则吾不能，宜仍请前外科家治之，彼能动手，必无虑矣。"乃延前疡医敷药去腐，凡二日一洗涤，半月后疮合而愈。（《醉花窗医案》）

按： 阴疽不要仅仅着眼于局部之症，"患者昏昏欲睡，精神全无"，提示整体状况虚弱，王堉所谓"此时外治亦无益，须建中提气"。即先要治里，用补中益气汤加桂附、干姜，果使患者"精神顿生，饮食小进"，为外科治疗创造了条件。

（九）温补治疗慢惊风

刘某之子，年五六岁，随母寓舅氏李家，先患泄泻，李戚曾医士诊之，继转慢惊风。李嘱曾挽余同诊：下利清谷，口不渴，身热微汗，舌苔灰白厚滑，目上视，气喘，手足躁扰而厥，切脉沉弦而劲，余难之，谢不主方。

李家以其甥也，恳请再四。乃主附子理中汤加吴茱萸大剂冷服，嘱其不避晨夜进服，勉希万一。次日其母舅以既进温补大剂，即取关东鹿茸入药并服。又明日，疾大瘳。（《遯园医案》）

按：患儿父亲自家而至，"云尝见医士治风，必用勾藤、蝉蜕、僵蚕等味，兹独屏绝不取。数岁小儿以温补大剂投之，将来必患别症。曾医闻而愤甚，踵门以告。余曰：恩将仇报，古今同慨，非独医也"。

此症慢惊风用勾藤、蝉蜕、僵蚕等味，乃属治标；整体而言系属脾肾阳虚，附子理中汤加吴茱萸是为治本顾人，故收捷效。

九、另辟蹊径创新法

高士宗谓：连嗽不已，谓之顿呛。顿呛者，一气连呛二三十声，或十数声，呛则头倾胸曲，甚则手足痉挛。痰从口出，涕泣相随，皆由毛窍受寒，致胞血凝涩，其血不能淡渗于皮毛络脉之间，气不煦而血不濡则患顿呛。用药当以治血理肝为主。蓄之于心，未曾经验。

一日有傅姓小儿，患症与高氏所论适合，他医用疏散药不应，脉之细涩，乃以当归四逆汤与之，一剂知，三剂已。（《遯园医案》）

按：顿呛之治无非以止咳化痰为常法。本案论述顿呛之症、发病机制和用药原则，皆别开生面，收效亦迅捷，值得借鉴。

中医治病有常法，有变法，有新法。所谓新法，指有创新，治法有新意，别开生面，如上案顿呛，启用当归四逆汤与之，跳出止咳化痰之巢臼，独辟蹊径创立新法。

曹炳章说："医之治病，虽有成法规矩，成法之中尤寓变化之巧。规矩之法有尽，而用法变化无穷也。"是说成法规矩是死的，而"用法变化无穷也"，医家要"神明于规矩之外"，善于另辟蹊径，自出机杼。是说中医治病既讲原则性，又讲灵活性。原则性是说它有各科"准绳""金鉴"之类作为指导，体现了它的科学性；灵活性是说它不能死守教条，固执一法，体现了它的灵活性，亦即知常达变之意。与西医相比，中医更讲究灵活性。这样的案例还有许多。

（一）理中汤治疗消渴

1.陈某，46岁。始患伤寒未瘥，旋又伤食吐泻，自恃体健，未曾医治。迨剧乃延邹君诊治，服葛根桂枝汤加神曲、楂肉之类，表虽解而吐泻未已。又处不换金正气散温中止呕，宽胀消食，而吐泻得止。又转口渴尿多，次数频仍，改进人参白虎汤、甘露饮、六味地黄汤等，半月无进步，渐次面削肌瘦，神疲纳少，偃卧床笫。枯瘦脱形，目炯炯有神光，面唇无华。舌胖润白，脉微无力，渴尿无次，已至饮一溲一，小便清长。

盖病始由伤寒吐泻而起，营卫已损，阴液复亏，吐泻伤脾，中焦失运，循至肺气不能下降制约关门，肾火不能上升蒸发津液，阴阳阻隔，上下失交，故消渴之证成矣。前医认为内热津干，迭用凉润，此治标不知治本也。本则脾肺肾三脏也，其主要关键不在肺之宣，肾之蒸，实则脾失升降，不能制水也。倘脾能健运，输布津液，则肺肾功能亦随之恢复，自无消渴之患。陈修园"执中央运四旁"之说，亦即理中之旨也。于是书与理中汤：党参18g，白术15g，干姜6g，炙甘草6g。

首剂效不显，5剂病始好转，口略知味，精神微振，可能缓步。又进原方5剂，渴尿大减，接近正常。病过虚损，尚须大补，改与养荣汤培补气血，历时兼旬始健。夫消渴而用肾气丸者屡矣，至治以理中汤则属伊始，因知辨证论治之亟当讲求也。（《治验回忆录》）

按：方书论治消渴，多从阴虚燥热或气阴两亏着眼，"迭用凉润"。赵氏别具只眼，认为"主要关键乃不在肺之宣、肾之蒸，实则脾失升降，不能制水也"。开启理中汤治疗的新门径。

此案"渴尿无次，已至饮一尿一"，已成消渴重症，竟以轻剂理中汤取得显效，确实令人惊叹。无怪乎此老亦颇自诩："消渴而用肾气丸者屡矣，至治以理中汤则属伊始。"

2.朱某之妹，年甫及笄，患消渴引饮，粒米不入口者已达两旬，且恶闻食臭，形容消瘦，终日伏案，声微气短，脉象沉细而数。前医或用生津养阴之品数十剂，如石投水。延朱氏诊治，用附子理中汤加天花粉：人参6g，白术15g，干姜9g，附子18g，炙甘草9g，天花粉30g，嘱其放胆服之。服4剂后立效。（《著名中医学家的学术经验》·朱卓夫治案）

按：此亦理中汤治消渴验案，所加附子、天花粉颇为得当，前者温阳以助气化，后者生津止渴以治渴饮，山药亦为常备之品。

（二）补中益气汤治尿闭

某店员，年近70岁，平时体极壮健，身体丰满。戊子年冬天患小便不利，半年有余，点滴难出，气常下注，小腹胀急欲死。急请名医许珊林诊治：两寸、关脉虚大，两尺细涩不调。许说：此证是中虚清阳下陷，开始时如癃闭，前医以熟地、肉桂、附子等温补，这时清阳越陷，下窍更塞，小便更加难出，此病所谓"转胞"也。认为治之极易，为什么半年之久，却无人识此病呢？于是，给予补中益气汤，黄芪重用1两，加木通3钱，肉桂3分，服2剂，小便稍通，服4剂，其病即愈。后以补中益气全方，不加利尿之药，并嘱其每日服猪脬数枚，寓"以胞补胞"之意。半月之后，胃强体健。（《岐黄用意——巧治疑难杂症》）

按：高年癃闭之症，通常由前列腺增生引发，以温补之法治之亦算正治。许氏以"寸、关脉虚大，两尺细涩"为据，判为中虚清阳下陷，给予补中益气汤，4剂其病即愈，说明认证准确，为此症辨治增加新的门径。

（三）麻黄附子细辛汤治目突

余姚人陈某，初春患眼病，医生都给凉药，眼睛竟突出于眶外，疼痛难忍。某医诊两手脉沉微，认为是肝肾受凉，治用麻黄附子细辛汤，当时汪姓医生说："两眼突出，应是肝火逼迫的原因，怎么认为是寒证呢？"医者说："因脉沉微。"此病初起时疼痛，服了寒凉药之后，目反突出，可知不是火证。汪医又说："因火太盛，用药太轻的缘故。"医者说："目痛的人都认为是火，不是因目突而认为是火。此证阴盛于下，格阳于上，阳不得降，所以目才疼痛。用寒凉药物复逼其阳，阳无去路，只有涌向于目，使目突了出来。仲景说过，少阴经伤寒，发热，咽痛，脉沉细，是因寒伤于肾，逼肾中之火飞越于上而使咽痛。今患者脉微目突，就是这个道理。此证再投寒凉药物，必将突出而裂。"于是，用麻黄附子细辛汤，仅服 2 剂药就痊愈。（《岐黄用意——巧治疑难杂症》）

按：目痛睛突，一般都认为是肝火引发，治以清热泻火之剂，似成套路。但某医以两手脉沉微，认作肝肾受凉，逼其阳气上浮所致，投以麻黄附子细辛汤，仅服 2 剂而愈，证明所论无误，别开门径。笔者看法，此证称之为太少两感证似更适宜，麻黄附子细辛汤也是温经散寒之剂。

（四）附桂八味汤治失明

沈某之妻，年 30 左右，患两目失明已经五载。求治各处眼科毫末无功，就予诊之。见其两目与寻常无异，不过瞳子无神而目光全失。其脉沉微，左手及两尺尤甚，知其肝肾中之水火两亏。即用附桂八味汤，服之十剂，即两目明亮如初。予用此汤治愈两目失明并目赤不痛，白翳遮睛，视物两歧等，约有数百人，均效验如神。以此汤而治一切目疾，为予之创见而人所不知。

盖人之两目，内经譬诸日月，且云目受血而能视。其目视失明者，犹日之火精不足，月之水精衰微。且肝为藏血之脏，开窍于目也。目之发光而能视物者，全赖瞳子。瞳子属于肾，肾中所藏者一水一火。其肝亏即血亏，肾亏即水火两亏。精血与水火均亏，不能上荣于目，故为之失明也。又水能鉴物，火能发光。故古贤谓能近视而不能远视者，责其无火；能远视而不能近视者，责其无水。其目光全失者，即水火两亏之证也。补其水火，则目光自然明矣。故治目一切目疾而脉见沉微两尺尤甚或浮散无根者，无不效也。（《治病法轨》）

按：双目失明五年，服用附桂八味汤十剂，即能明亮如初，堪称奇迹。王氏以"其脉沉微，左手及两尺尤甚，知其肝肾中之水火两亏"，施以上方，"约有数百人，均效验如神"，当非虚妄之言。诚如其所说，"以此汤而治一切目疾，为予之创见而人所不知"。

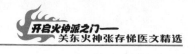

（五）阳和汤治腰肢酸痛

张君，男，年60余岁。腰部及两下肢酸痛，转动维艰，经用活血通络之品效果不显。另请一医治疗，曰："此为风湿相搏，一身尽疼痛，仲景桂枝芍药知母汤、桂枝附子汤均可用之。"服药稍有效果，但起立转动仍然不便，辗转请祝医诊治。

患者曰："素闻君善用经方大名，吾亦服附子不少，所患非疑难之病而不见效者，此何故焉？"祝师曰："前方为温阳活络之通剂，汝所患者为寒入于阴，阴阳俱亏，所以其效不彰也，阳和汤为祛阴霾回阳之品，古人所谓益火之源，以消阴霾，则气血得和，经脉可通。"

处方：黄厚附子16g（先煎），大熟地16g，鹿角胶9g，麻黄6g，川桂枝9g，炮姜9g，白芥子9g，党参16g，活磁石30g（先煎），姜半夏12g，炒白术12g，鸡血藤16g，怀山药14g，炒麦芽16g，威灵仙12g。

服药3剂，举动轻便，不更前方，继服6剂，其病若失。（祝味菊治案）

按： 此症下肢痹痛，桂枝芍药知母汤、桂枝附子汤确实均可投用，亦服附子不少，但服后效果不理想。祝氏认为，阳和汤为祛阴霾回阳之品，加入附子投之，乃锦上添花之义，为痹痛治疗开一法门。方中所加桂枝、姜半夏尤为恰当，另加党参、炒白术、山药益气，鸡血藤、威灵仙活血通络，终究获效。

（六）乌梅丸巧治遗精

李某之子，年20余，形容枯槁，瘦骨柴立。问其何病？答云："我漏。"余曰："何所谓漏？"伊指下部曰："此处漏。"余问："是遗精乎？起于何时？"曰："数月矣。"问："每月遗几次？"曰："四十余次。"余曰："无怪形容枯槁，有如是也。"唯是双目红筋缠绕，舌焦唇红，喉痛，上腭烂，口烂，一派虚火上炎之象。余订以乌梅丸料，有人曰："此方时医见之必不赞成。"适其父归，闻而取药泼诸地。次日复邀诊，余曰："不服我药，何再诊为？"伊始告曰："昨日之不服乌梅剂者，因已服羚羊、犀角、芩连之大凉药也。先生断我证为虚火，则愈食凉药而愈漏也，恳请先生救我。"余以前方加减，连服20余剂。上部之虚火以渐而降，全身之精血以渐而生。（黎庇留治案）

原按： 凡一切锁精补气补血之品，从未犯过笔端。然累月遗精之羸弱，竟收效于兼旬之内，此用乌梅丸之变化也。且此方乍视之，似与遗精无涉，而不知其巧妙，直穷肝肾之源！

按： 遗精之症，能以乌梅丸治之而愈，似属创举。而且，"凡一切锁精补气补血之品，从未犯过笔端，然累月遗精之羸弱，竟收效于兼旬之内"。确显黎氏才高识妙，功底不凡。确实，"此方乍视之，似与遗精无涉，而不知其巧妙，其实直穷肝肾之源！"治此遗精，确实巧妙，聊备一格。

十、明辨真假方可为医

徐国桢，伤寒六七日，身热目赤，索水到前，置而不饮，异常大躁，将门牖洞启，身卧地上，辗转不快，更求入井。一医汹汹，急以承气与服。余诊其脉，洪大无伦，重按无力。余曰："阳欲暴脱，外显假热，内有真寒，以姜附投之，尚恐不能胜回阳之任，况敢以纯阴之药，重劫其阳乎？观其得水不欲咽，情已大露，岂水尚不能咽，而反可咽大黄、芒硝乎？天气燠热，必有大雨，此证顷刻一身大汗，不可救矣。且既认大热为阳证，则下之必成结胸，更可虑也。惟用姜附，可谓补中有发，并可以散邪退热，一举两得，至稳至当之法，何可致疑。吾在此久坐，如有差误，吾任其咎。"于是以附子、干姜各五钱，人参三钱，甘草二钱，煎成冷服。服后寒战嘎齿有声，以重棉和头覆之，缩手不肯与诊，阳微之状始著，再与前药一剂，微汗热退而安。（《寓意草》）

按：这是清代名医喻嘉言的一个著名案例，若从身热目赤，更求入井等躁热之象来看，似属阳热实证，无怪乎"一医汹汹急以承气与服"了。细审详辨，着眼于虽口渴得水而不欲咽，脉洪大而重按则无力，确定这是由于阴盛于里，格阳于外的缘故，确切些说，这是虚阳外越所致阴火，或者说假火。

要知道，临床所见症状并非表面那么简单，如果"见热则用寒，见寒则用热，见外感则云发散，见胀满则云消导。若然者，谁不得而知之？"（张景岳语）就像上案假火，这种误诊误治很常见。

徐灵胎说："病之大端不外乎寒热虚实，然必辨其真假，而后治之无误。"陈慎吾谓："洞察阴阳，方能治病；明辨真假，可以为医。"如图1所说的都是明辨真假对一个医家的

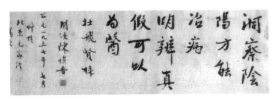

图1　陈慎吾墨迹

重要性。然而"常者易以知，变者应难识"。这就需要医家修炼辨识真假的火眼真睛，方能成为上工。笔者观点，中医有"四大假症"，即假火（热），假喘，假胀，假秘（便秘），分别相对于实火，实喘，实胀，实秘而言，皆因虚而致，极易误为实证。多读这方面案例，可以增长见识。

（一）目红肿痛辨虚寒

马某，男，55岁。患眼疾已10余年，疼痛流泪，视物不清，目昏红肿，入冬加重，每用抗生素治疗好转。今年入冬以来眼疾又发，剧烈疼痛，目赤昏花，服抗生素并外治无效，以清热明目之剂治之，效亦不佳，病延月余。症见两目微肿，内有白翳，其泪满眼，睁则下流，疼痛难忍。两目昏花，视物不清，面色青黑，头

晕目眩，四肢欠温。舌白多津，脉沉弦。此属阳虚寒盛，经脉失养，治宜温肾健脾，疏肝养血：茯苓30g，首乌30g，附片15g，党参15g，白芍15g，干姜12g，甘草9g，服药3剂，疼痛止，继服上方加桂枝15g，白术15g，6剂霍退病愈。（《火神派示范案例点评》·周连三治案）

按：方书称"目无火不病"，又称"眼病无寒"，误人不浅。周氏回顾说："我30年前治疗眼疾多用清热泻火滋阴之剂，以为眼疾全为阳热之证，而无虚寒之理，后治眼疾，一遇虚寒，多治不愈。"昔时阅《黄氏医书八种》，见其创用乌肝汤（即茯苓四逆汤加白芍、桂枝、首乌）治疗眼疾，即合书不观，以为眼疾全为阳热之证，而无虚寒之理也。后治眼疾，一遇虚寒症，多治不愈。又细阅黄氏方书："窍开而光露，是以无微而不烛，一有微阴不降，则雾露暧空，神气障蔽，阳陷而光损矣。"细审其理，才知前者之非。自此以后，治疗眼疾，若辨证为虚寒者，每用茯苓四逆汤加减治之，疗效确为满意，本案即为例证。

（二）头面肿胀补下元

家云逸之仆，名来旺，卧病六七日，头面肿大如斗，紫赤色，起粟粒如麻疹状，口目俱不能开。咸以为风热上涌，又以为大头瘟，服清散五六剂，绝不效。渐口唇胀紧，粥汤俱不能进口，其主乃托余为视之。

两寸脉浮而不数，两尺脉沉而濡。余曰："此寒中少阴也，连日小便必少，大便必溏。"问之果然。用八味地黄汤，略兼用麻黄附子细辛汤，为定方用：大生地12g，附子3g，山茱萸3g，山药3g，茯苓3g，丹皮3g，泽泻5g，加麻黄1.5g，细辛1g。服一剂色退淡，略消三之一。再剂消去一半，能进粥食矣。再除去麻黄、细辛，服4剂而痊愈。（《吴天士医话医案集》）

按：症系头面红肿，类似大头瘟，"咸以为风热上涌"，服清散之凉剂。但"两寸脉浮而不数，两尺脉沉而濡"，大便溏。由此判为"寒中少阴"，所现热象乃是阴盛逼阳所致假火，以金匮肾气汤加味治之，而收捷效，令人信服。

（三）疮肿亦可见假火

高某，男，26岁。头面上肢疖疮，此起彼伏两年，两鬓角处尤多，挤出为脓血。已因疖疮肿大动了5次手术。曾服解毒片等不效。正汗，舌淡胖润有齿痕，脉滑数软，右寸左尺弱。根据舌脉，一派阴象。疖疮是虚阳外发所致，处方真武汤加麻黄等：附子30g，茯苓30g，白术30g，赤芍20g，麻黄10g，炮姜30g，白芷10g，连翘20g，生姜10g，7剂。嘱忌食生冷、辛辣、海鲜。

复诊2次，半月后，疖疮再没有发作。

按：此案疖疮两年，先后动了5次手术，犹然此起彼伏，毛病在于治标不治本。患者阳虚本质不改善，焉能不发。扶阳法治本有道，方绝后患，显示中医优势。

（四）大热须识格阳证

1.杨乖六治吴某，于三月初身大热，口大渴，唇焦裂，目赤色，两颧娇红，语妄神昏，手冷过肘，足冷过膝。其舌黑滑而胖，其脉洪大而空，一医欲用白虎。杨曰："身虽壮热如烙，而不离覆盖；口虽大渴引饮，而不耐寒凉；面色虽红却娇嫩，而游移不定；舌苔虽黑，却浮胖而滋润不枯。如属白虎证，则更未有四肢厥冷而上过乎肘下过乎膝。六脉洪大，而浮取无伦，沉取无根者也。此为格阳戴阳，若用白虎必立毙矣。"遂以大剂八味地黄丸加人参。浓煎数碗，冷饮，诸症乃退。继以理中加附子，六君加归、芍，各数剂调理而愈。（《古今医案按》）

按：此症由肾元亏虚，阴不潜阳，虚阳上浮而为格阳、戴阳之证。叙证论脉，鉴别诊断，颇为精当。虽见大热、口渴等热象，却见四肢逆冷；身虽壮热如烙，而不离覆盖；脉虽洪大而浮取无伦，沉取无根，辨为阴阳两虚之证。选方用大剂八味地黄丸补阳配阴，其中六味地黄丸壮水之主滋补肾阴，桂附益火之原，引阳归舍，阴阳协调，加人参以补元固脱，诸证得以转机。

2.嘉定县吴某，年50余岁，体素阳虚，多食瓜果生冷等物，六月中忽起病变，头晕目花，医用清暑药致身热如烙，目赤神昏，烦躁而坐卧不宁。恣饮西瓜露，愈饮则愈热，自谓心如热油煎熬。

予诊其脉，沉微欲绝，知其为阴盛格阳之证。即用人参养荣汤加附子、炮姜各一钱。其亲友见予所定之方，咸谓如此大热证，在此大伏天内而再用如此热药，绝无如此治法。予曰："此名假热证，若用凉药服之即亡阳而死。但此热药必须墩在冷水内，待冰冷后服之，以假骗假，无有不效者。"众皆迟疑不决，予曰："若今日不服此药，恐不能过半夜阴极时矣。"延至晚间，果然神昏烦躁，身热更甚。予急催之曰："如再迟延恐不及矣。况予与彼为知交，若诊之不确，何敢用此反治之药，重害其性命乎？予生平治愈此等症者不下数千人，如服之不愈，吾愿任其咎。"

众见予如此坚决，方照法服之。服后烦躁渐定，渴饮亦解，得能安寐。次日又请西医打针服药，以致烦躁身热更甚。复诊其脉现浮大无根，知系西医又复误治，无根之火上冒尤甚，两足冷至膝上，危险极矣。因急用昨日原方加倍之量，再加别直参、枸杞子各一两，以培土埋阳而育阴潜阳，仍使冰冷服之而烦躁顿宁，神志亦清。后续照此方连服七八剂而瘳。（《治病法轨》）

按：此证发于暑季，身热如烙，烦躁不宁，心如热油煎熬，确实好像实热证，难怪其亲友对用热药迟疑不决。王氏辨为假热证，以脉"沉微欲绝"为根据。此外，尚有两点可资佐证：前医用清暑药而致身热如烙；"恣饮西瓜露，愈饮则愈热"，若果系实热，用此寒凉之品当有效果，不至于反致"愈热"。由此判为寒凉之品误治所致，断为阴盛格阳——假热之证。

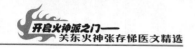

（五）大气下陷致假喘

1. 一人，年48。素有喘病，薄受外感即发，每岁反复两三次，医者投以小青龙加石膏汤辄效。一日反复甚剧，大喘昼夜不止。再投从前之方分毫无效。延愚诊视，其脉数至六至，兼有沉濡之象。疑其阴虚不能纳气，故气上逆而作喘也。因其脉兼沉濡，不敢用降气之品。遂用熟地黄、生山药、枸杞子、玄参大滋真阴之品，大剂煎汤，送服人参小块2钱。连服3剂，喘虽见轻，仍不能止。

复诊视时，见令人为其捶背，言背常发紧，捶之则稍轻，呼吸亦稍舒畅。此时，其脉已不数，仍然沉濡。因细询此次反复之由，言曾努力搬运重物，当时即觉气分不舒，迟两三日遂发喘。乃恍悟，此证因阴虚不能纳气，故难于吸；因用力太过，大气下陷，故难于呼。其呼吸皆须努力，故呼吸倍形迫促。但用纳气法治之，止治其病因之半，是以其喘亦止愈其半也。遂改用升陷汤，方中升麻、柴胡、桔梗皆不敢用，以桂枝尖3钱代之。又将知母加倍，再加玄参4钱，连服数剂痊愈。（《医学衷中参西录》）

按：大气下陷即心肺气虚下陷，与痰气壅肺之喘有虚实之分，不可不辨。前者虽呼吸困难，并无张口抬肩之象，此因正虚呼气难使然；痰气壅肺之喘必见张口抬肩之象，因其邪气实而吸气难使然。二者脉象在寸部亦有沉浮之别，大气下陷其脉沉迟微弱，关前尤甚，剧者或六脉不全，或参伍不调；痰气壅肺之喘其脉多浮弦或滑而有力。大气下陷之喘临床常见，与实喘务必分清，此证笔者称之为"假喘"。张锡纯曾呼吁："愚愿业医者，凡遇气分不舒之证，宜先存一大气下陷理想，以细心体察，倘遇此等证，庶可挽回人命于顷刻也。"

升陷汤是张锡纯治大气下陷名方，组成：生箭芪6钱，知母3钱，柴胡1.5钱，桔梗1.5钱，升麻1钱。气分虚极下陷者，酌加人参数钱，或再加山萸肉（去净核）数钱，以收敛气分之耗散，使升者不至复陷更佳。

2. 有兄弟二人，其兄年近六旬，弟五十余。冬日畏寒，共处一小室中，炽其煤火，复严其户牖。至春初，二人皆觉胸中满闷，呼吸短气。盖因户牖不通外气，屋中氧气全被煤火着尽，胸中大气既乏氧气之助，又兼受炭气之伤，日久必然虚陷，所以呼吸短气也。因自觉满闷，医者不知病因，竟投以开破之药。迨开破益觉满闷，转以为药力未到而益开破之。数剂之后，其兄因误治竟至不起。其弟服药亦增剧，而犹可支持，遂延愚诊视。其脉微弱而迟，右部尤甚，自言心中发凉，少腹下坠作痛，呼吸甚觉努力。知其胸中大气下陷已剧，遂投以升陷汤，升麻改用2钱，去知母，加干姜3钱。两剂，少腹即不下坠，呼吸亦顺。将方中升麻、柴胡、桔梗皆改用1钱，连服数剂而愈。（《医学衷中参西录》）

（六）塞因塞用治腹胀

汪某，年近六旬。仲春病腹胀兼作痛，饮食不能进。服群医药十余剂不一应，且增甚。遣人招予，诊之六脉洪大滑盛，重按益加有力，如年壮气实人。面色则皖白而带萎黄，舌色则青黄而兼胖滑。诊毕，予索前医拟方遍阅之，则皆香附、厚朴、乌药、木香、山楂、神曲、陈皮、半夏、藿香、延胡索、枳壳、桔梗、莱菔子、大腹皮等一派消导宽快之属。因谓曰："若但据脉症则诸方殊得当也。第面色白上加黄，且皖而萎，舌色黄里见青且胖而滑，则症之胀痛与脉之洪盛可知皆非实候，所以陈皮、枳壳、木香、乌药等剂，日夜吞咽而腹痛依然，腹胀如故也。不知此由心机太重，心境不舒，思虑郁怒，亏损肝脾，以致肝脾两经气血两虚而脏寒生满且作痛耳。"乃拟养荣汤倍人参加附子与之，一剂而痛胀随灭，再剂而痛胀全除。继用补中益气加白芍调理而饮食如旧。

有人问："形盛脉大，焉知其症属虚寒乎？"予曰："凡物之理，实则坚，虚则浮，热则燥，寒则湿。今舌色青上加黄而胖，则为肝脾之虚无疑，而胀非实胀，痛非实痛可知矣；胖而兼嫩且滑，则为肝脾之寒无疑，而胀为寒胀，痛为寒痛可知矣。引而伸之，诸脏皆可类推。予兹三十年来，所挟以破群医莫解之疑，治各种难活之候而幸无或误者，所恃有此法也。使不有此法，则何以阴阳虚实见之悉得其真，补泻寒温投之则神其应哉？"（《潜邨医案》）

按：此案腹胀，形盛脉大，似乎气滞实证，然服用"一派消导宽快之属""十余剂不一应"，应非实证。杨乘六据舌色青上加黄而胖兼嫩且滑，判为虚寒之证，塞因塞用，用养荣汤加附子，获效迅捷。所论"凡物之理，实则坚，虚则浮，热则燥，寒则湿"之义，亦颇有启迪。

（七）胃胀乃阳虚所致

胡某，女，66岁。胃胀，反复40年，自觉胃冷，时食少或不思食。经常便秘，医家常用味苦之药治之，药后则泻下，近年吃苦药也已不效。脉沉细微，舌淡透白，此陈寒痼疾，阳虚极甚，方药：附子150g，干姜100g，炙甘草60g，肉桂20g，生黄芪40g，西砂仁20g。3剂。

二诊：药后胃胀消失，稍感微胀，生冷、清热食物全忌。确实，胃病应"节其饮食，适其寒温"。因便秘，此方加半硫丸。（《擅用乌附——曾辅民》）

按：胃脘胀满临床上常见，一般多从气滞着眼，施以行气、破气之法，然有效有不效者。主要原因在于胀有虚实之分，实胀自有实证可辨，可予行气、破气之法；虚胀自有虚象，即如本例脉证一派虚寒表现。虚则补之，若予行气、破气套方套药，则犯了"虚者虚之"之戒。临床上虚胀并不少见，尤其屡治不效、病史已久者，以实胀而误辨误治者多矣。《黄帝内经》云："脏寒生满病。"曾氏认定脾肾阳虚病

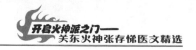

机，以大剂四逆汤加肉桂、生黄芪为治，3剂即获显效，除砂仁外未用一味理气之品，信是高手。

（八）便秘系由阴寒结

1.从叔多昌，40余岁时，初患大便不利，医者以滋润药服之。久之小便亦不利，肚腹饱胀渐上，胸膈亦痞满不舒，饮食不入，时时欲呕。前后服药已数月，疾益剧。后有一医谓当重用硝、黄大下，连进3剂，大小便益闭塞不通，身体益困疲不支。余见其面色惨晦，骨瘦，起居甚艰，舌苔厚而灰白，切脉沉迟而紧。余曰："此症药与病反，诸医无一知者，病虽危险，尚有方救。但恐老叔不能坚信，摇于旁议，中道变更，反使余代他人受过，则不敢举方，以于事无济也。"多叔曰："吾自分死矣，他医之方，试之殆遍，今尔为吾立方，不论何药，死亦甘休。"遂疏方：乌附子45g，北姜45g，老生姜30g，粉甘草45g。嘱其煎成冷服，每日当尽3剂，少必2剂，切勿疑畏自误。嘱用大罐多汲清水，一次煎好，候冷分3次进服。究以疑畏不敢频进，至夜仅服完1剂，次早呕稍止，膈略舒，可进糜粥，是日服药始敢频进，尽两剂。其明日，呕已止，胸膈顿宽，索糜粥，食如常人。余因语之曰："今日当不复疑余药矣。"又于原方外加半硫丸2两，每日清晨用淡姜汤送下3钱，分3日服完。第4日，天未明而腹中作响，似欲更衣，扶如厕，小便先至，大便随出，先硬后溏，稠黏不断，顷刻约半桶，病如失矣。为疏通脉四逆加人参汤善后。

多叔问余："此症缘何致之，前此许多医药，何以日剧？贤侄方何以如此神效？"余曰："此理深奥，即粗知医者亦难悟此。人身肠胃，犹人家之阴沟，胸膈犹堂室然，疾系内脏阳气式微，犹之天寒地冻也。试观冬月，阴沟冰结，水道不通，求通之法必候赤日当空，自然冰释。此理妇孺咸知，医者反茫然不觉。初以润药是益之霜露，则阴沟冰结愈固，无怪二便不通，肚腹满胀也；继进硝、黄，是重以霰雪，阴沟即不通层累而上，势必漫延堂室，是即阴霾上逼，由肚腹而累及胸膈，遂至咽喉亦形闭塞，时而作呕也。今余以辛温大剂频服，使重阴中复现阳光，坚冰立消，获效所以神速。"（《遯园医案》）

按：此案大便不利，当属大便涩滞不畅之证，古人多称"便结"。本案一误于滋润，再误于蛮攻，乃至病势已危，萧氏认定阴结而致厥逆，处以大剂通脉四逆汤，未加一味通便套药，且日进3剂，胆识非同常医。

萧氏为患者讲解病因机制十分精彩，用比喻方式将阴结的形成说得通俗易懂，误治、正治的道理讲得浅显而明，堪称绝妙的科普宣传，既在今日，其理其文均值得玩味。

2.邓某，女，84岁。便秘，口苦食少，尿热，神差欲寐，舌淡，脉沉细尺不显。处方：附片50g（先煎），干姜40g，炙甘草20g，肉桂10g（后下），炮姜20g。2

剂。其后因咳而就诊，述服上药后症状消失。(《擅用乌附——曾辅民》)

按：此案与上案相似，亦属阳虚便秘，认定阴证眼目在于"神差欲寐"及舌脉之象。虚阳下陷而现尿热，不是心热之证；虚阳上浮而现口苦，亦非胃火。

十一、妙用开表治杂病

某年夏季，丁甘仁的一位幼辈患了痢疾，丁老先生用了治痢方药多种，竟然不效，迁延月余，总是身热不退，下痢不止，不免心焦。忧思之际，四川名医唐容川来到上海，名家相见，交谈甚契。丁老先生怜幼心切，特邀唐氏诊治。一番诊视之后，唐氏拟以人参败毒散治之。丁老先生深觉有理，表示赞同。服药一剂后，患者身热即退，再剂下痢亦止。当时上海广为流传，一者盛赞丁老先生虚怀若谷，二者钦佩唐容川经验丰富。

按：痢疾夹表，必须先解其表，而后攻里，喻嘉言首倡此论，称之为"逆流挽舟"："外感三气之热而成下痢，其必从外而出之，以故下痢必从汗先解其外，后调其内。首用辛凉以解其表，次用苦寒以清其里，一二剂愈矣。失于表者，外邪但从里出，不死不休，故虽百日之远，仍用逆流挽舟之法，引其邪而出之于外，则死证可活，危证可安。治经千人，成效历历可纪。"(《医门法律·痢疾论》)唐容川继承此法而有所得。

中医的"表"多指肌表，表证是指外邪侵袭肌表所致症状，如"麻黄八症"即为典型表现。解表法通常意味着以麻黄、桂枝、细辛为代表的辛温药物的应用，当然也包含辛凉药物。

表证固然需要解表，表不解则病无以除，"常须识此"。但是没有表证，是否就不能用解表法呢？不然。人身一体，表里相通，表气通则里气和，表气闭则里气逆乱。解表之奥妙，并不单在一个"表"字上，无表证亦可以解表。古人又称解表为"开表"，笔者看法，解表的概念，意味着有表证必须予以解除，开表则意味着虽无表证也可主动使用解表法。打个比方，屋里如果闷热，必须开窗以通风换气；那么即便室内并不闷热，也可以打开窗户，求得空气流通，解表与开表似乎有这么一点区别。

表气通则里气和，外疏通则内畅遂。古今名医演绎了许多运用开表法治愈内伤杂症的精彩案例，读来令人大开眼界。

(一)复视治以麻黄汤

刘某，男，54岁。2个月前突然发病，视一为二，有时视物变白色。除此全身无明显不适和既往病史。舌淡红，苔白黄微腻、稍紧密。白睛微现淡红血丝。此为寒湿之邪入侵手太阴肺经，形成视歧。法宜散寒湿，利肺气，通经脉，以麻黄汤加

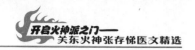

减主之：麻黄10g，杏仁12g，法半夏12g，甘草10g。

上方连服6剂，复视消失，视觉恢复正常。（《范中林六经辨证医案选》）

按：前人对麻黄汤之运用，其要不外太阳"麻黄八症"。范氏对其应用已大大超过上述诸证，许多内伤杂病运用之，亦多获效。此例复视，并无"麻黄八症"而用麻黄汤，即是一例。

（二）逆流挽舟治痢疾

1.清代朱某，年60岁外。初秋患痢，其证恶寒发热，脉浮而数，头疼身痛，目赤口干，而又腹痛，痢下脓血，不离秽桶。此虽挟表之证，其势甚危，乃疫毒痢也。表里皆病，必须先解其表，而后攻里，正合败毒散加陈仓米，乃属仓廪汤之证。遂以羌活、独活、柴胡、前胡、川白芍、茯苓、枳壳、桔梗、甘草、陈仓米，日投2剂，身得微汗，表热里痢皆减半。浮脉虽平，而虚数不敛，此高年气虚，即以前药遵古方加人参一钱。2剂遂大汗通身，热退痢止，邪从外解，竟不须攻里矣。（《素圃医案》）

2.陈玉生秋间病疟，截药乱投将一月，疟未止而又病痢，疟痢并作者又数日矣，最后延余诊。其脉尚浮弦有力，盖疟邪因截，不得外解，内搏作痢，邪犹在半表半里之间。以仓廪汤本方，不用人参，即败毒散加陈仓米也。连进4剂，令其取汗，上身得汗而疟止，再进2剂，通身得汗而痢止。（《素圃医案》）

（三）续命汤治破伤风

武官贡某，年二十余，取耳时为同辈所戏，竟以铜乞刺通耳底，流血不止。延外科治耳，初不以为楚，仍行走街衢如常。旬日间即头痛，又延内科治之益甚。迎余往治，则头痛如破，身体僵直，烦躁面赤，脉弦而紧，仰卧于床，口流脓血。余沉思良久，以为此必破伤风也。检前所服之药皆石膏、栀子、芩连，作火头痛治。患者云："口吐脓血，不是喉出，不知从何而来。"予曰："此的系破伤风矣。脑中脓血，流入鼻内窍，而渗于口中，非由咯吐而出也。"破脑伤风项强，已属不治，此幸未有汗厥冷。用小续命汤重加桂枝、附子、干姜，去黄芩，一剂微汗，头痛减半，两剂颈柔。十数剂后，耳内结痂，脑涎亦不流，但其耳褒然无闻矣。（《素圃医案》）

按：此案头痛如破，身体僵直，烦躁面赤，脉弦而紧，诊为破伤风，似属外邪之风，选用小续命汤去黄芩，竟收良效，实堪借鉴。

（四）提壶揭盖治癃闭

吴某，男，36岁。1984年2月15日就诊。患者以捕捉鱼虾为生，经常涉水淋雨，三日前突然畏冷发热，无汗，咳嗽声重，痰白而稀，伴小便点滴不畅，小腹胀急疼痛不可按，痛苦难以言状，而延余诊治。脉浮，舌苔薄白，此乃风寒犯肺，肺气郁闭而致尿闭不畅。盖肺为水上之源，主通调水道，下输膀胱，今肺受风寒之邪所袭，宣肃失司，上源不清，通调无权，水不下输膀胱，致下窍不利。治宜辛温宣肺，开上窍以启下窍之法。方用麻黄汤加味：麻黄15g，桂枝9g，杏仁9g，甘草6g，怀牛膝30g，葱白3茎，水煎温服。1剂尽小便通畅。（《福建中医药》1987年第1期）

（五）身肿妙选败毒散

吴某，腋下肿痛，将欲作毒，疡医外用敷药已愈。随即遍身微肿，饮食二便如常。复延幼科，以消导利水之药，倏然头痛潮热，肿势甚急，肾囊肿大，状若水晶，饮食顿减，神气困倦。更医又议理脾利湿，医者病家见症甚暴，疑而未决。

余谓五行之速莫如风火，盖因气血凝滞，始发痈毒，未经疏散，气血不宣，加以寒冷抑遏，致令邪气内攻。凡阳气被郁之症，必当疏通经络，启发皮毛，庶几肺气宣达，外则腠理舒畅，内则水道通调，原肺主一身之气化也。今肺气窒塞，与消导利水、理脾行湿何与？疏方以人参败毒散，加苏叶、防风、杏仁，助以热稀粥，令其皮肤津津，连服2剂而消。蒙称奇治，窃笑世医一见肿症，辄称肿症多湿，咸趋利水，见余发汗便觉诧异，曷知《黄帝内经》治肿诸法，有开鬼门之例乎？（《谢映庐医案》）

按：此案遍身微肿，未用麻桂类开表，而用人参败毒散颇为切当，以其先发痈毒，该方当有"败毒"之功。

（六）黄疸治以麻黄汤

湖南陈华医师1976年冬晨出诊，系一老叟农夫呻吟在床，问其病由，知其近因兴修水利当风，复淋大雨，夜间感觉不舒，继而怕冷，盖被两床无济于事。一身酸痛，心中烦闷，饮食不思，小便涩少。坐而视之，举家惊恐，其面目黄染如橘，形体亦然。舌苔薄黄少腻，脉象浮紧而弦，此乃伤寒表实发黄之证。所谓"无汗，小便不利，肾病发黄"者，此之谓也。麻黄连翘赤小豆汤本为此而设，然此证寒之有余而热之不足，且发表之力逊者，料难逐邪。遂投以发汗峻剂麻黄汤大散表邪，加茵陈10g利尿退黄。药仅2剂，患者诸症悉除。他曾以此法治类症3例，均效如桴鼓。（《岐黄用意——巧治疑难杂症》）

（七）开表法治疗便秘

农民谢某，年25岁。先病感冒未解，寻又大便不利多日，但腹不痛不胀。诸医偏听主诉之言，皆斤斤于里证是务，频用大小承气汤。大黄用至半斤，芒硝达乎4两，且有投备急丸者。愈下而愈不通，日渐加剧矣。病家忧惧，因请名医赵守真诊治。

其脉浮而略弦，问答不乱，声音正常。据云："口苦胁痛，多日未食，最苦者两便不通耳。"细询左右，则谓："患者日有寒热，寒时欲加被，热则呼去之，两月来未曾一见汗。头身时痛，常闻呻吟，是外邪尚未尽耶？"赵闻之恍然有悟：是病始由外感未解而便闭，屡下未行，乃因正气足以驱邪，邪不内陷尚有外出之势，故下愈频而气愈闭，便愈不通，此由邪正之相持也。从其腹不胀不痛知其内无燥结，况发热恶寒之表证始终存在，岂可舍表以言里。今当依据现有病情，尤以发汗解表为急，表去则里未有不和者。证见脉弦口苦，胸胁满胀，病属少阳，当用柴胡和解；头身疼痛，寒热无汗病属太阳，又宜防、桂解表。因拟柴胡桂枝汤加防风，服后温复汗出，病证减轻。再剂二便通行，是即外疏通内畅遂之义。遂尔进食起行，略事培补，日渐复元。（《治验回忆录》）

按：此症便秘可谓严重，"频用大小承气汤，大黄用至半斤，芒硝达乎4两，且有投备急丸者，愈下而愈不通"，可知症情之顽固。不知关键是忽略表证存在，便秘是因表未解而里不和引起，以柴胡桂枝汤两解太阳少阳，外疏通而内畅遂，未用一味攻下之品，顺利解决问题。"伤寒乃病中之第一症，而学医者之第一功夫也。"徐灵胎此话提示，体表乃人身第一道藩篱，伤寒袭人先犯体表形成表证，乃常见之"第一症"，把好这一关至关重要，所谓"医者之第一功夫也"。

（八）卒病痼疾先开表

松江王孝贤夫人，素有出血之证，时发时止，发则微嗽。此次感冒变成痰喘，不能着枕，日夜伏几而坐，将近不能支持。先有常州名医法丹书调治无效，因请徐灵胎诊治。徐诊毕曰："此小青龙证也。"法丹书曰："我固知之，但弱体而素有血证，麻桂等药可用乎？"徐曰："急则治标，若更喘数日则立毙矣。且治其新病，愈后再治其本病可也。"法曰："诚然！然病家焉能知之？治本病而死，死而无怨。如用麻桂而死，则不咎病本无治，而恨麻桂杀之矣。我乃行道之人，不能任其咎。君不以医名，我不与闻，君独任之可也。"徐曰："然。服之有害，我自当之，但求先生不阻之耳。"遂用小青龙汤，服后气平就枕，终夜得安，再经调理乃复其旧。（《洄溪医案》）

按：问答之间，两人之医术、胆识，立分高下。此案素有出血之证，此次感冒变成痰喘，将近不能支持。法丹书认为"弱体而素有血证"，麻桂等药不可用。仲景云："夫病痼疾，加以卒病，当先治其卒病，后乃治其痼疾。"这是一个重要原则，徐灵胎深得经旨。因为卒病易除，故当先治；痼疾难拔，故宜缓图，切勿使新邪得助旧疾也。

（九）久泻巧用麻黄汤

瞿某之子，年约20，患泄泻如注之症。时医或用利水，或用温燥，或用涩敛，均属无效。延已匝月危在旦夕。

予见其形容憔悴，食不欲进，疲惫不堪，泄泻仍频。切其脉左浮紧，右虚散。予曰小溲必不行，渠曰小便数日不解。即用麻黄汤加别直参六钱，煎服一剂，而泄

泻顿止。(《治病法轨》)

按:用麻黄汤而治久泄,为亘古以来未有之治法。予因其脉浮紧,为必用麻黄汤,缘其水不归入膀胱,均归于大肠而出者。由于寒邪外束,以闭其毛孔也。毛孔者膀胱之门户也,毛孔一开,则膀胱之下口亦开,其水即得从小便而出,不归于大肠而出矣。后元通市张敬之亦患泄泻,百药无效,因其脉浮紧,亦用此法以治愈。可见凡百病症之变化无穷,岂可绳师成法而治之哉。

十二、大黄救人有奇功

商人穆某,吾介东乡人也。在京为号中司事(即商号中之管事者)。体素肥胖,又兼不节饮食。夏有友人招饮,酒后出饭肆,卒然昏噤,口不能言,四肢不能运动,胸腹满闭,命在旦夕,车载而归。其契友南方人,颇知医,以为瘫也,用续命汤治之,数日无效。

乃转托其同事延余视之,诊其六脉缓大,惟右关坚欲搏指。问其症,则不食、不便、不言数日矣。时指其腹,作反侧之状。余曰:"瘫则瘫矣,然邪风中腑,非续命汤所能疗,必先用三化汤下之,然后可疗,盖有余症也。"南医意不谓然,曰:"下之亦恐不动。"余曰:"下之不动,当不业此。"因立进三化汤,留南医共守之。一饭之际,病者欲起,肠中漉漉,大解秽物数次,腹小而气定,声亦出矣。惟舌根蹇涩,语不甚可辨,伏枕视余,叩头求命。因问南医曰:"何如?"南医面赤如丹,转瞬间鼠窜而去。因命再服2剂,神气益清。用龟尿点其舌,言亦渐出。(《醉花窗医案》)

按:此症中风,王堉认为,"瘫则瘫矣,然邪风中腑非续命汤所能疗,必先用三化汤下之,然后可疗,盖有余症也"。确有见识。三化汤出于《素问病机气宜保命集》:"中风外有六经之形证,先以加减续命汤,随证治之。内有便溺之阻格,复以三化汤主之:厚朴、大黄、枳实、羌活各等分,上剉如麻豆大,每服三两,水三升。煎至一升半,终日服之,以微利为度。"

将军是中药大黄的别称,是说大黄药力峻烈,如同将军一样性情暴烈。俗话说,大黄救人无功,人参杀人无过。意思是大黄虽然能救人,却因其药峻而无功;人参补益,虽然杀人也无过错。其实这是偏见,火神派宗师郑钦安称,"病之当服,附子、大黄、砒霜,皆是至宝;病之不当服,参、芪、鹿茸、枸杞,都是砒霜"。关键是辨证准确。

"善用将军药(大黄),为医家第一能事"。(《经历杂论》)一言九鼎,强调善用大黄对于医家的重要性。"大凡应用硝黄之病,决非他药所能代,若畏而不用,必致缠延误事。但须辨认真切,用之有方,不可颟顸孟浪耳"。(《丛桂草堂

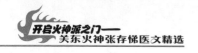

医案》）许叔微所谓"藏有热毒，虽羸老亦可服大黄"。

实际上，擅用大黄的名医很多，"附子、大黄，诚阴阳二证之大柱脚也"。（郑钦安语）据黄煌教授对全国500名名医的问卷调查，关于最擅长运用药物一项，大黄排名第二，而人参排名第十二。历览前贤医案，以大黄治病救人的案例可以说比比皆是，大黄救人有奇功，万不可因其峻烈而不敢投用，此"为医家第一能事"。下面选择几例以飨读者。

（一）二两大黄通顽秘

张景岳曾治一壮年人，素好火酒，夏日醉后露卧，因致热结三焦，二便俱秘。景岳先投以大承气汤，"用大黄五七钱，如石投水"，丝毫未见功效。又以神佑丸及导肠法，"俱不能通""危剧益甚"。遂仍以大承气汤加大黄2两，芒硝3钱，猪牙皂3钱煎服。黄昏进药，四鼓始通，大便下而后小便渐利。景岳议曰："此所谓盘根错节，有非斧斤不可者，即此之类，若优柔寡断鲜不害矣。"

（二）将军竟救白云夫

说的是大黄救了白云夫——白发老翁清代大学者袁枚一命，此中有一段掌故。话说袁枚患了痢疾，很多医生都认为他高年体弱而又耽于词章，案牍劳苦，故此屡用人参、黄芪类补药，反而加重，势见垂危。后有老友张止原诊过，开方只取大黄一味令其服用，因其药峻，众医皆不以为然。袁枚感悟前治之误，毅然服下大黄，竟然药到病除。此后袁枚向张讨教，何以大黄竟能治愈此病？张释说："君体虽虚，但平日少于劳作，肠胃间有痰食积滞，加之湿热外侵，而成下痢。若积滞不去而妄言补，只能固邪而病必不除也。今用大黄，取其将军之性斩关夺隘，祛其积滞，通利肠道，病自愈矣。"袁枚听了心悦诚服，当场赋诗以致谢意，诗云："药可通神信不诬，将军竟救白云夫。"

另有名医龚子才治疗刘司寇，年近70岁患痢疾，脓血腹痛，诸药遍用乏效，诊之六脉微数。认为肥甘厚味食之太过，内有积热，当用酒蒸大黄一两清利之。刘曰："吾衰老恐怕不胜大黄攻伐，用滋补平和之药方好。"因再三讲解，始勉强从之用药，第二天即愈。（《续名医类案》）

（三）釜底抽薪泻高热

新四军名将罗炳辉将军一生富于传奇色彩，电影《从奴隶到将军》中的主人公罗霄将军就是以他为原型塑造的。1942年夏，罗将军患了温热病，高烧不退，时时说胡话。当时西药奇缺，致使病势危笃。后来慕名求治于安徽名医戴星甫。戴幼承庭训，刻苦学医，夜读苦读不辍，视力受损而成高度近视，人暗称"戴三瞎子"（兄弟中行三）。戴氏识证准确，投药果敢。一诊即诊断罗将军是"阳明腑实证"，直接投以大承气汤釜底抽薪而泻热，生大黄用至2两，一般人用到10g就可以了。

不料药店惧怕药量太重，吃出人命来，私自改配熟大黄且减少用量。罗将军服后未效，戴氏甚感奇怪，亲自检视药材，发现大黄剂量不够，而且是熟大黄，药力不足，立命另取生大黄2两重煎再服，果然1剂便通而热退，转危为安。

（四）大黄 10 斤治热毒

张锡纯某日去邻县治病，遇杨氏少妇得一奇症，赤身卧于帐中，其背肿热，若有一丝布头着于身上，即觉得热不可忍，百药无效。后有乘船自南方赴北方参加乡试者，精通医术，请他为之诊视。称为热毒所致，投用大黄10斤，煎汤10碗，放量饮之，数日饮尽，病竟霍然而愈。这大概是有史以来用大黄剂量最大者。（《医学衷中参西录》）

按：此症非有经验见识者，断不敢为。博涉知病，屡用达药，二者缺一不可。

（五）伤食非大黄不可

淮安大商杨秀伦，年74。外感停食，医者以年高体丰，非补不纳，遂致闻饭气则呕，见人饮食则叱曰："此等臭物，亏汝等如何吃下？"不食不寝者匝月，唯以参汤续命而已，慕名远道来请徐灵胎诊治。

徐诊之曰："此病可治，但我所立方必不服，不服则必死。若循君等意以立方亦死，不如竟不立也。"群问："当用何药？"曰："非生大黄不可。"众果大骇，有一人曰："姑俟先生定方，再商其意。盖谓千里而至，不可不周全情面，俟药成而私弃之可也。"徐查觉其意，煎成亲至患者前令其强服，旁人皆惶恐无措，无奈只服其半。是夜即气平得寝，并不泻。次日全服1剂，下宿垢少许，身益和。第3日清晨，徐卧书房中未起，闻窗外传曰：老太爷在堂中扫地。徐披衣起询，告曰："老太爷久卧思起，欲亲来谢先生。出堂中因果壳盈积，乃自用帚掠开，以便步履。"旋入卧室久谈。早膳至，病者自向碗内撮数粒嚼之，且曰："何以不臭？"从此饮食渐进，精神如旧。

群以为奇，徐曰："伤食恶食，人所共知，去宿食则食自进，老少同法。今之医者，以老人停食不可消，止宜补中气以待其自消，此等乱道，世反奉为金针，误人不知其几也。"（《洄溪医案》）

（六）通因通用治久利

1.嘉定花业巨擘高某，年60余岁，久泻不止，百药罔效，诸医皆束手无策。予因其脉右关沉滑且实，即用大承气汤，一剂泻减，二剂泻愈。

或问曰："年高之人，久泄不止，其元气之虚不言可知。兹再不顾元气，而用此大攻大泻之药，岂非速其危乎？"予曰："如识病不确，而用此通因通用之法，固甚危殆。唯因右关脉沉滑且实，已决其宿积阻滞于肠胃，若不用此大攻大泻之药而去其宿积，泄泻永无止期。"又问曰："食积不化，只有大便秘结。既已泄泻，安有宿积?"曰:"此积系积在肠胃幽坳之处,如行潦之有淤积,积在曲折之处。若无洪水急流,何能一泻而尽?予用此大攻大泻之药者,即此意也。唯此系治热积之法,若系寒积,则关脉必弦滑而缓,须改用保和丸作汤,加吞巴豆霜七厘以泻之。倘药性过猛而泻不止,饮冷即止。"

予用此二法,治愈泄泻及痢疾者已属不少。唯须辨脉之确,认病之真,庶不致误。(《治病法轨》)

按: 本案"久泻不止,百药罔效",且又高龄患者,用此攻泻之药,确实不无疑惑。但王雨三以其右关脉沉滑且实,"决其宿积阻滞于肠胃,若不用此大攻大泻之药而去其宿积,泄泻永无止期",确有见地。用大承气汤,一剂泻减,二剂泻愈,疗效也证明辨治正确。

2.同乡张七兄名守秩,其夫人患痢疾,屡治不效。托其戚梁某转邀余视之,则年五十余,人甚枯瘦。诊其脉,浮数特甚。问发热否?曰,热甚。问,渴否?曰,渴甚。余曰,若然,则腹必胀痛也。曰,然。乃告张曰,外似虚,却是实证,非下之不可。张不然其说,曰,体素虚,况痢则愈虚,再下之恐不相宜,万一病不可补,微利之可乎?余告以利之无益,若再迟数日,恐内蕴攻胃成噤口也。张不得已,嘱余开方。余以大承气汤进。

归经数日,又请往视,余曰,此病当大效,何迟迟至是。问来人,则前方恐过峻,减去芒硝故也。乃告其来人曰:归语张某,不服芒硝,勿望余治也。来人归以实告,张勉强加芒硝服之,越半时腹中如坠,暴下如血块数次,病者气乏而卧,痢亦止矣。遂服芍药汤,半月而安。(《醉花窗医案》)

(七)产后实证用攻法

1.古人谓产前责实,产后责虚,殊未尽然。王氏妇年二十,产后四五日,患外感,寒热往来,余以小柴胡汤2剂愈之。厥后七八日,疾复作,他医进四物汤加味益剧。复求示方,脉之沉实,日晡发热,烦躁,谵语,大便难,腹痛拒按,疏方用大承气汤。

病家疑之,仍请前医就商,入门寒喧数语,即曰:"产后大抵多虚,先生所示大承气汤,毋乃太峻?"余曰:"有此症则用此方,试取仲景《金匮》阅之便知。"其人语塞,逡巡退去。余亦向主人告辞,主人不允,余曰:"既疑余方,留之何益?"主人曰:"即去购药,请留驾少待何如?"余应之曰:可。顷之,购药者返,时正午,即嘱煎好,计一时服一茶碗,至二时又服一茶碗。迄三时,大便行,甚黑而臭,腹痛减,日晡时但微热,不复谵语矣。余欲告辞,不允,又以善后方是否再用大黄,殊难预定,乃强留一宿。次晨,见脉症已十愈八九,乃用大柴胡去大黄,加当归、生地、桃仁,2剂,平复如初。(《遯园医案》)

2.同乡高长顺之女,产后六七日,体健能食,无病,忽觉胃纳反佳,食肉甚多。

数日后，日晡觉身热烦躁，中夜略瘥，次日又如是。延恽医诊，断为阴亏阳越，投药五六剂不效。二十日许，病益剧，乃延余诊。

知其产后恶露不多，腹胀，予桃核承气汤，次日稍愈。但仍发热，脉大，乃疑《金匮》有产后大承气汤条，得毋指此证乎？即予之：生大黄五钱，枳实三钱，芒硝三钱，厚朴二钱。方成，病家不敢服，请示于恽医。恽曰："不可服。"病家迟疑，长顺主与服。服后，当夜不下，次早方下一次，干燥而黑。午时又来请诊，谓热已退，但觉腹中胀，脉仍洪大，嘱仍服原方。实则依余意当加重大黄，以病家胆小，姑从轻。次日大下五六次，得溏薄之黑粪，粪后得水，能起坐，调理而愈。（《经方实验录》）

原按：独怪近世医家遇虚羸之体，虽大实之证不敢径用攻剂。不知胃实不去，热势日增，及其危笃而始议攻下，惜其见机不早耳。

产后宜温之说，举世相传，牢不可破。而生化汤一方几视为金科玉律，何怪遇大实大热之证而束手无策也。大凡治一病，必有一病之主药，要当随时酌定，不可有先入之见。甚有同一病证而壮实虚羸之体不当同治者，此尤不可不慎也。

3.清宣统年间，杨氏妇，产后两足痛如桂刺，跬步不能行。友人为挽余诊，询知痛处微热，手不可按，自产后十日得疾，已一月矣，遍治不效。脉之弦数，舌苔黄，疏方用桃核承气汤，以肉桂易桂枝，3剂，大便下黑粪而瘥。（《遯园医案》）

（八）一味大黄治痰喘

沪上名医徐小圃曾为一位富翁治胸闷痰喘之症，处方为大黄半斤，数次分服，患者且疑且惧，但服后爽然而愈，遂请教于徐小圃："众医屡用不效，先生一味奇功，何秘也？"徐答曰："君素食膏粱厚味，热痰壅塞，大黄性清下，味香辛，独行则力猛功专，疏塞清秽，何秘之有？"

（九）温脾汤治寒积腹痛

1.书店徒某，因冒风远行患寒疾，医治少瘥，一日变脐腹绞痛，呼号震屋瓦，手摩米熨，不为少减。冷汗不止，手足痹软，大小便俱不通畅。临诊，舌苔厚白而暗，脉之沉紧，即呼主人告之曰："此寒积也，非寻常药饵所能治，今虽有妙方，恐不见信，若令他医见之，必妄加罪名，奈何？"主人曰："但求先生主一方，无论何药，即当照服，亦断不令他医阅也。"

余曰："吾非如走江湖一流人，无端张大其辞以骇病家，且或借以希图重谢，不过以药方为世俗所罕见，庸陋医士必诧为杂乱无章，病家不察，疑信参半，必不敢如法守服，或减轻分量，仅与少许，则药不敌病，自然无效。届时群疑众谤，因之蜂起，肺腑非能言之物，谁与辨白？"今主人既表示决心，可命纸笔立方，即疏《本事》温脾汤与之，令其连服二剂。阅二日，病者踵门谢道，并求善后方，与理中加附子而瘥。（《遯园医案》）

按：此证属寒积腹痛，萧琢如认证准确，知道"非寻常药饵所能治"，采用攻法，难免遭庸陋医士群疑众谤，故先与病家言明，也是谨慎之道。以下二案亦是温脾汤治疗寒积腹痛之证。

2. 福建闽侯陈君之内政，每月事将行时，必腹中痛，大便下白脓。诊之，脉弦迟。曰："此内有积寒，当以温药下之。"疏方用温脾汤，后见陈君云："经期已过即愈，前方尚未进服。"余心知其疑畏也，笑而颔之。

数月后又延诊，云旧病曾请某医举方，屡治未效。余曰："方犹前也，毋庸疑阻。"嘱以一剂不应，必连二剂或三剂。不料其内政仍心怀疑畏，每日止进一杯。越二日，又延诊。余曰："药虽对症，日服一杯，药不敌病，乌能有效？自后务必连服数杯，药乃接续有力，以大便下尽黑粪或白脓为度。"始照法服之，下黑粪甚多而愈。以后月事如常，旧恙不复作矣。（《邅园医案》）

按：上案亦是温脾汤治疗寒积腹痛之证，两案症情虽不同，但用攻法均遭到病家置疑而受阻。由于投用他法不效，无奈服用温脾汤，结果俱收捷效，说明攻法是不可替代的。

（十）攻补兼施治鼓胀

浮桥南新桥蒋少卿，年40左右，患单腹鼓，百药不效，卧床不起者已一月余矣。饮食不进，气息奄奄，诸医以为不治矣。因其戚黄瑞林曾患同样之症，经予治愈，由是而介绍之。

见其腹胀大无伦，皮几欲裂，大小便均秘。其脉左微细欲绝，右关沉滑，知其宿积窒塞于胃中，中焦之气机停滞，而膀胱之气化亦绝，殊为危险。即用土郁夺之，水郁泄之法，以大承气汤同附桂八味汤、枳术丸等，掺和而用之。服之一剂而大小便即通，腹胀亦去其半。再诊其脉，右已平，左仍虚细。乃单用附桂八味汤，服之七八剂而胀即退尽。此症危险已极，而用一补一泻之法，竟起死回生。若非识病真确，用药奇特，焉得而挽救哉？（《治病法轨》）

按：本案单腹鼓即中医所说"鼓胀"，属内科"风痨鼓膈"四大绝症之一，颇为难治。王雨三以"其脉左微细欲绝，右关沉滑，知其宿积窒塞于胃中，中焦之气机停滞，而膀胱之气化亦绝"，采用一补一泻之法，竟能起死回生，启人思路。

（十一）丹药中毒大黄解

周某，患痔，服术家彭某丹药，口破流血，驯至头面牙龈、上下唇皆肿，舌亦硬痛不能言，僵卧床褥，涎沫从口角奔流，米饮不入已两日矣。其父年七十，迫彭某设法解救，前后数方不应，子夜挽余诊治。余就床头告以今晚暂用绿豆煎汤，净黄泥澄清水兑入，冷服，候明日再为更方可也。

至明日往视入室，涎流满地，臭不可闻，问之不能答，即出就外室。彭某突前揖曰："晚生因治病不合，受困此间，敢请垂慈解救。"余曰："汝何人？"周具以告。余曰："汝为人治病所用之丸，大抵红升、三仙之类，既不知药性，又不知救误方法，鲁莽施用，以人命为儿戏，正当引咎自责，毋得哓哓，日后宜格外慎重。"即嘱病家立予开释，其人再三称谢而去。乃命纸笔，为疏大黄黄连泻心汤，照古法以麻沸汤渍之，进二服而痊。（《邈园医案》）

按： 萧琢如另用本方治一例"下疳"之毒，亦颇可取：彭某，患下疳，溃烂不堪，跬步难移，值外科以丸药予之，保三日即愈，比索谢金而去。迨次日药后，咳嗽吐血，口破流血，牙龈唇舌皆肿，臭涎如泉涌出，米饮不入，自分死矣。延余过诊，脉之洪数，授大黄黄连泻心汤，以大便亦结，令其煎服，三剂，平复如初。

十三、能用毒药者方为良医

唐太宗的一位妃子得病，宫中太医轮番诊治不见起色。太宗遂张榜招贤，征招天下名医为妃子治病。孙思邈应征入宫，开方后众太医不禁咋舌，启奏皇上："孙思邈所下之药毒性与剂量都很大，恐怕会把贵妃毒死。"太宗召来孙思邈问曰："为何下那么大的毒性药物？"孙答曰："是药三分毒，只是毒性大小不同而已。用药贵在准，准则治病，不准则治命。"太宗信然，命妃子进药，果然3剂而病除。龙颜大悦，问孙思邈："宫中太医众多，都没治好，难道医术都不如卿？"孙答道："他们都负盛名，深怕坏了自己名声，所以看病只想着不出事，用的都是些治不好也吃不坏的药，就像吃果子一样，怎么能治好病呢？""果子医"典故由此传开。

按： 清王三尊也说过"果子药"之害："吾观今之医人，见解不透，恐瞑眩之剂用之不当，立刻取咎，姑取中平药数十种，俗号为'果子药'，加以世法滥竽众医之中，病之浅而将退者，适凑其效，不知此病不服药亦痊。若病之深者，适足养虎贻患也。"（《医权初编》）显然，这种只会用"果子药"的医家与擅用峻药者相比，自有高下之分。

黎庇留说："症有轻浅沉痼之殊，方亦有平易险峻之异。"轻浅之症当用平和之药，沉痼之疾则须峻重之剂。徐灵胎因此有"病深非浅药能治论"："天下有治法不误而始终无效者，此乃病气深痼，非泛然之方药所能愈也……不知此病，非一二寻常之方所能愈也。"（《医学源流论》）

所谓峻药，含义有二：一者毒性大者，《黄帝内经》所谓"大毒之药"，或称为"虎狼药"者，如甘遂、大戟、芫花之属；二者药性偏峻，可称为"霸道"者，寒如石膏，热如附子，攻如大黄，辛如麻黄等。无疑，两者都属于攻邪之药。

擅用峻药攻邪者方是医林高手。陈修园说："以毒药攻邪是回生妙手，后人立补等法是模棱巧术。""工师断木，尚取斧斤之利者，于用药则取其钝而舍其利，何哉？以此知不敢用猛烈之药，皆不深脉理，不明病情者也。"（《上池杂说》）杨华亭则言："唯能用毒药者，方为良医。"范文甫所谓"不杀人不足为名医"——不善用峻烈药者，不足以成名医。

反之，面对大病重症，沉痼之疾，处方只尚平和，讲究所谓"王道"，不求有功，但求无过，药轻病重，只会误事。清吴天士说："有人不知'王道'二字之解，但以药性和平，轻微无力者推为王道。此所谓的王道，医人可不担心，病家也无所疑畏，旁人亦无可指责，但却是患者之鬼道，为医者实当痛戒！"

我家乡前辈景仰山先生也说："轻浅者用轻剂，深重者用重剂，此本极平极正之理……有敷衍塞责之流，以卖药为宗旨，不求治病，但求无过，所用之药，不过二陈汤、温胆汤、逍遥散、银翘散、四物汤、六味丸之类，此等药平人服 10 剂亦不至有何危险，患者服 10 剂亦绝无效验。医中老手大半类此，病家亦赞之曰平稳手，其实一病不治。学医者，必先除此二病，平心静气，审脉辨证，因病立方，始为正道。"（《景仰山医学三书》）

历史上许多名医既有见识，又有胆略，在大症重症之际，敢于投用峻剂，救下许多患者，显出手眼过人之处，下面试举案例证明之。

（一）大陷胸汤治案三则

1.沈家湾陈姓孩，年十四，独生子，其母爱逾掌珠。一日忽得病，邀余出诊。脉洪大，大热，口干，自汗，右足不得伸屈。病属阳明，然口虽渴，终日不欲饮水，胸部如塞，按之似痛，不胀不硬，又类悬饮内痛。大便 5 日未通，上湿下燥，于此可见。且太阳之湿内入胸膈，与阳明内热同病。不攻其湿痰，燥热焉除？于是书大陷胸汤与之：制甘遂 1.5 钱，大黄 2 钱，芒硝 2 钱。

返寓后心殊不安。盖以孩提娇嫩之躯，而予猛烈锐利之剂，倘体不胜任则咎将谁归？且《伤寒论》中之大陷胸汤证，必心下痞鞕而自痛，其甚者或有从心下至少腹鞕满而痛不可近为定例。今此证并未见痞鞕，不过闷极而塞，事后追思，深悔孟浪。

至翌日黎明，即亲往询问。其母曰，服后大便畅通，燥屎与痰涎先后俱下，今已安适矣。其余诸恙，均各霍然。乃复书一清热之方以肃余邪。嗣后余屡用此方治胸膈有湿痰，肠胃有热结之证，上下双解，辄收奇效。（《经方实验录》）

佐景按：**吾师自治本案用大陷胸汤得效，其后屡屡用之，率奏奇功。余尝亲见师家一房客，母女三人患病相似，师疏大陷胸汤与之，令三人合饮，次日均瘳。**

2.范某，女，22 岁，农民。两岁时开始腹胀，其后发展到全身皆肿，肌肉变硬。下阴常流黄水，臭味异常。十多年来，病魔缠身，其父为之四处求医，未见显效。1969 年 8 月，前来就诊：腹胀如鼓，胸胁满闷，皮色苍黄；全身肌肤胀硬。大便常秘结，所下如羊粪，已 4 日未行；下阴不断渗出臭黄水。舌质深红，苔黄燥，脉沉实有力。此为阳明腑证兼水热互结。法宜峻下热结，兼逐积水，以大承气并大陷胸汤加味主之：生大黄18g，厚朴30g，枳实30g，芒硝30g，甘遂1.5g（冲服），芫花1.5g（冲服），桑皮60g。

先服一剂，泻下燥屎十余枚，并臭秽黄水甚多，腹部硬胀消失大半。续服一剂，胸腹肿胀皆消，全身肌肤变软，下阴外渗之黄水亦止。因自觉病势顿减，加以客居成都，经济困难，遂停药回家。不久邻友来告，已康复如常。1979年7月追访，病愈结婚，并生一子。十年来身体一直很好。（《范中林六经辨证医案选》）

原按：患者虽病程颇长，因正值青春，素体阳旺。胸腹胀满，皮色苍黄，大便秘结，舌红苔燥，脉沉实有力，显然属阳、属热、属里、属实，正所谓"大实有羸状"。再观之大便硬结如羊屎，几日未行，应为阳明腑实，痞满燥实俱备无疑。然此证又现全身肌肤肿胀，从心下连及少腹，胀满尤甚，同时下阴流黄水而恶臭，皆为热结水积之象，即燥热结胸之证。由此形成阳明腑实为主，太阳结胸相兼，邪实病深，错综复杂之局面。热结须峻下，积水宜攻逐，病重不可药轻。因此，大承气与大陷胸汇成一方，大剂猛攻之，取其斩关夺隘之力。

鼓胀系内科之重证。论治关键，首在辨其虚实。一般而言，鼓胀初起，气实病实，宜峻剂攻逐；若久病脏气日虚，则不宜峻消其胀。本例患者，虽病久而形瘦弱，但邪实而阳旺，故不可按久病多虚之常规论治。

按：范中林为火神派名家，以擅用附子著称，然而对阳证、实证亦颇擅长，观本案阳明腑实为主，太阳结胸相兼，邪实病深，病重不可药轻，以大承气与大陷胸汇成一方，大剂猛攻之，颇显功底。

原方中，系用甘遂15g（冲服），芫花15g（冲服），用量过重，疑为笔误，为安全起见，笔者根据常规用量，改为甘遂1.5g（冲服），芫花1.5g（冲服），留待高明指正。

3. 钟某，男，45岁。有胃痛病史。月余前曾感受风寒，自觉身不适。面部及全身水肿，皮肤明显变黄。胃脘及胸胁胀痛，大便秘结，曾按胃痛治疗，病势不减。1960年10月来诊：胸胁及胃脘疼痛，胸脘之间，触之微硬而痛甚，胸部如塞，呼吸不利，口渴不欲多饮，大便已3日未行。舌质红，苔白黄腻。此为太阳阳明证结胸，法宜泄热逐水，破结通腑，以大陷胸汤主之：大黄3g，芒硝3g，甘遂3g（冲服），1剂，日分三服，得快利，止后服。

二诊：服二次，得微利；三次后，得快利。胸胁及胃脘胀痛顿减，水肿及余证明显好转。遂停服上方，少进清热、化湿之品，以善其后。约半月病愈。（《范中林六经辨证医案选》）

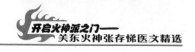

（二）十枣汤治案五则

1.宋妻，年已望五，素病胸膈胀痛，或五六日不得大解，夜睡初醒则咽燥舌干。医家或以为浮火，或指为肝气，天花粉、连翘、玉竹、麦门冬、山栀子之属，多至30余剂。沉香、青皮、木香、白芍之属，亦不下十余方。二年以来迄无小效。去年四月，延余诊治。

诊其脉双弦，曰：此痰饮也。因用细辛、干姜等，以符温药和之之义。宋见方甚为迟疑，曰："前医用清润之品，尚不免咽中干燥，况于温药？"余曰："服此当反不渴。"宋口应而心疑之。其妻毅然购药，一剂而渴止，唯胸膈胀痛如故，余因思《金匮要略》悬饮内痛者用十枣汤下之，遂书：制甘遂1钱，大戟1钱，炙芫花1钱。用十枣浓煎为汤，去滓令服，每服1钱。医家郑仰山与之同居，见方力阻，不听，令减半服之，不下。明日复诊，知其未下，因令再进1钱，日晡始下。胸膈稍宽，然大便干燥，蓄痰未下。因令加芒硝3钱，使于明早如法服之。3日后复诊，知其下甚畅，粪中多痰涎。遂令暂行停药，日饮糜粥以养之。此时病者眠食安适，步履轻捷。（《经方实验录》）

原按：十枣汤一方，医家多畏其猛峻，然余用之屡效，今存此案，非惟表经方之功，亦以启世俗之蔽也。

2.茜泾西门外徐某，年30余岁。始患咳嗽，继则吐血，百药无效，卧床不起者已将一载，召予诊之。

见其形肉削尽，犹幸胃口尚佳，精神不甚委顿。切其脉右寸关沉弦。知系支饮伏于胸膈间，水气射肺而致此咳嗽。咳久伤肺，故见血也。忆及仲景有支饮家，咳烦胸中痛者，不猝死，至一百日或一岁，宜十枣汤治之。此症适合仲景之法，药虽猛厉，然不服此永无获愈之日。倘再姑息，命将不保。不如乘此胃气未败，元气未离之时，速用此驱逐支饮最猛厉剂之为愈也。

因即用甘遂、大戟（俱面裹煨）、芫花（醋炒）各5分，共研末，再用大枣10枚煎浓汤，在平旦时服之。迫泻后接服桂附八味丸4钱，1日3次，日日照服，使其余饮从小便而出，且可使脾胃强健而饮邪自化。如果咳嗽不愈，嘱其隔5日再照前法服此药末5分。谁知一服即愈，不须再服矣。（《治病法轨》）

3.罗妇，原有胸痛宿疾，一年数发，发则呼号不绝，惨不忍闻。今秋发尤剧，几不欲生。医作胸痹治，投瓜蒌薤白枳实厚朴半夏汤及木防己汤多剂皆不效，因迎余治。

按脉弦滑，胸胃走痛，手不可近，吐后则稍减，已而复作，口不渴，小便少。但痛止则能食，肠胃殊无病。证似大陷胸而实非，乃系痰饮之属，前药不效或病重药轻之故欤？其脉弦滑，按与《金匮要略》痰饮篇中偏弦及细滑之言合，明是水饮结胸作痛，十枣汤为其的对之方，不可畏而不用，因书：甘遂、大戟、芫花各5分研末，用大枣10枚煎汤一次冲服。无何，肠鸣下迫，大泻数次，尽属痰水，痛遂止，续以六君子汤调理。（《治验回忆录》）

4. 昔在武昌从吾师游，偶见一人，以手按心而痛，汗如雨下，痛不可忍。吾师曰："此必酒病也。"以十枣煮水，调甘遂、大戟、芫花末药3分与服，限一时许，下恶水数升，而病去如失。

余曰："愿闻吾师明论。"师曰："酒一入胃，渍则成饮，浊则成痰，酒停不散之故；入肺则塞窍喘咳；入心则心痛，怔忡为噫；入肝则胁痛，小腹满痛；入胆则呕苦汁，目眵不开；入脾则胀肿，吞酸健忘；入肾则背恶寒，腰痛尿涩，赤白浊下；入胃则呕吐，呕血，血痢，或胃脘痛。有诸证疾，种种难名，不亟治之，养虎为患。只须一剂，根株悉拔。否，再服一剂必愈。"慧拜聆后，修合此药，施治数十年，活人多矣。

《三因方》以前药末枣肉为丸，治水气喘急、水肿，盖善变通者也。（《齐氏医案》）

5. 马二琴曾治一手背高肿患者，屡治乏效。恰逢两位医友来访，于是共同商治。一位医友认为应当活血化瘀，另一位则主张清热解毒。马二琴说道："肿而不红，按之凹陷，为积水无疑。屡用化瘀之药不消，既未驱水，其水愈甚。宜用峻猛之药，不可养痈遗患。"毅然投以十枣汤，药到病除（图2）。（《岐黄用意——巧治疑难杂症》）

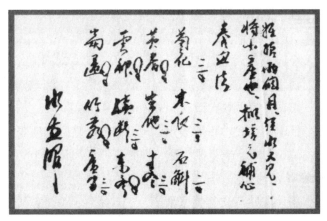

图2　马二琴处方

（三）控涎丹治案五则

1. 有黄松涛者，其母年七旬许，素有痰饮宿疾，数年未发，体甚健。某秋忽咳嗽大作，浊痰稠黏，痛牵胸胁，夜不能卧，卧则咳吐，胀痛更甚，前所未见。病发3日，乃延余诊，其脉弦数，气急促，大便3日未行，力惫声嘶，喘不能续，证已危险。

余乃告曰，此属痰饮重证，势将脱，君不急救，再延片刻无能为矣。于是急取控涎丹1.5钱，以开水冲元明粉三钱吞送。不久，咳减，气急稍定。至晚，大便下，作黑色，能安眠达旦，诸恙尽失。于是始知控涎丹系十枣汤变其体制，用以备急者也。（《经方实验录》）

2.刘河西市稍柏仁卿，年40余，患瘫痪症，四肢酸痛，不易活动，且又咳嗽气急。予诊其右关脉沉弦，知其痰饮伏于中焦，清阳之气不能实于四肢所致也。用控涎丹5分，嘱其清晨服之。泻后，再日服附桂八味丸1两，嘱其须服至1斤可止。谁知一服控涎丹而其病如扫，竟不服附桂八味丸。后其病又发，仍服附桂八味丸1斤而除根。（《治病法轨》）

3.刘河寿庵毛仲良，年20余，患胸膈胀满，咽喉阻塞，食不下咽，水浆亦入口即吐，经治数医无效。

予诊其脉，右寸关沉弦，知为悬饮阻于胸膈间之候也。用二陈汤加生姜汁，并吞控涎丹七分，一泻而愈。照此法治愈此种病者，约有数百人。唯必须右手脉沉弦者，用之无不应验如神。（《治病法轨》）

4.苏州易某，以贩卖寄寓长沙。一日负货踵门，货售毕请曰：患病已一年，人莫之识，医药屡更，讫无一效。袒而示之背，云内有肉约一拳大，觉冷如冰，视之略无异形，按之不痛。余沉吟久之，意其必系寒痰凝结所致。《金匮要略》云"心下有留饮，其人背冷如掌大"是也。脉之弦，舌苔白滑。脉症相合，即以控涎丹与之，下痰涎极多而瘳。（《邃园医案》）

5.傅沐初，年壮体强，性豪善饮。患肩臂疼痛，每晚酸麻尤甚，手不能举，自虑风废。吴城诸医，疏风补血，历尝不瘳。余视其声音壮厉，又大便颇坚，知为酒湿内蕴，痰饮流入经隧。原人身卫气昼行于阳，阳主动，动则流，故昼轻；夜行于阴，阴主静，静则凝，故夜重。按此症，实痰阻滞经隧，法当攻刮搜逐，先与控涎丹，继进茯苓丸，旬日，微泻数次而安。（《谢映庐医案》）

附：控涎丹：甘遂、大戟、芥子等分为末，糊丸，临卧姜汤服。

指迷茯苓丸：茯苓1两、半夏曲2两、枳壳5钱、风化硝1.5钱，姜汁糊丸。

（四）大黄甘遂汤治案二则

1.河南永发店店伙陈姓者，其妻患难产，二日始生，血下甚少，腹大如鼓，小便甚难，大渴。医以生化汤投之，腹满甚，且四肢头面肿，延予诊视。不呕不利，饮食如常，舌红黄，脉滑有力，断为水与血结在血室。投以大黄甘遂汤，先下黄水，次下血块而愈。

主家初亦疑此方过峻，予曰："小便难知其停水，生产血少知其蓄瘀，不呕不利，饮食如常，脉有力知其正气未虚，故可攻之。若泥胎前责实，产后责虚之说，延迟

观望，正气即伤，虽欲攻之不能矣。"主家坚信之，故而获效。（《集思医案》）

按：《金匮要略》："妇人少腹满如敦状，小便微难而不渴，生后者，此为水与血俱结在血室也，大黄甘遂汤主之。"

其方组成：大黄4两，甘遂2两，阿胶2两，上三味，以水3升，煮取1升，顿服之，其血当下。

2. 谭某，三旬孀妇也。子女绕膝，日忙于生计，操劳过度，悒悒于心，以致气血内耗，身体渐羸，月经不行，少腹肿胀，行动则喘促，数月于兹。昨随其叔婶来治，切脉细数而涩，口干不渴，大便燥结，两三日一行，小便黄短，少腹不仅肿胀，有时乍痛，虽闭经已久，尚无块状。

窃思本病关键，首须明悉经闭与肿胀之先后。细询之下，其为经闭先而肿胀后，乃属于瘀血郁积，而小便又不利则不仅血结亦且水结矣。至于治法，前贤亦有明确指示："谓先病水而后经闭者，当先治水，水去则经行；先病闭经而后水肿者，先行其瘀，瘀去则肿消。"本证瘀水胶结，同属严重，如逐瘀而不行水，则瘀未必去；祛水而不行瘀，则水未必可行，法当标本兼治，行水与逐瘀并举，因选用《金匮要略》之大黄甘遂汤、桂苓丸合剂：大黄、阿胶各3钱，甘遂5分（另冲），桂枝2钱，丹皮2钱，茯苓4钱，桃仁3钱，加丹参5钱，土鳖0.5钱。

服后便水甚多，杂有血块。又3剂，水多而血少，腰腹胀减，已不肿，诸症消失。改用归芍异功散调理，无何经行，痛解。又进归脾汤善后，时经1个月，遂得康复。（《治验回忆录》）

（五）甘遂半夏汤治胃胀

张女，14岁。前以伤食胀满作痛，服平胃散加山楂、神曲、谷麦芽之类得愈。未期月，胃又胀痛而呕，有上下走痛感觉，但便后可稍减，再服前方则不验，辗转半年未愈。

夏月不远百里来治，曰："胃胀痛，绵绵无休止，间作阵痛，痛则苦不堪言，手不可近。服破血行气药不惟不减，且致不欲食，是可治否？"问曰："痛处有鸣声否？"则曰："有之。"此病既非气血凝滞，亦非食停中焦，而为痰积作痛，即《金匮要略》之留饮证也。盖其痰饮停于胃而不及于胸胁，则非十枣汤所宜。若从其胃胀痛、利反快而言，又当以甘遂半夏汤主之。是方半夏温胃散痰，甘遂逐水。又恐甘遂药力过峻，佐白蜜、甘草之甘以缓其势，复用芍药之苦以安中。虽甘遂、甘草相反，而实则相激以相成，盖欲其一战而逐尽留饮也。

服后痛转剧，顷而下利数行，痛胀遂减，再剂全瘳。（《治验回忆录》）

按：《金匮要略》："病者脉伏，其人欲自利，利反快，虽利，心下续坚满，此为留饮欲去故也，甘遂半夏汤主之。"其方组成：甘遂（大者）3枚，半夏12枚（以

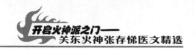

水1升，煮取半升，去滓），芍药5枚，甘草如指大1枚（炙）。上四味，以水2升，煮取半升，去渣，以蜜半升和药汁，煎取八合，顿服之。

（六）抵当汤（丸）治案二则

1.贫户简某之妻，分娩后腹大如鼓，次日更大。医生以普通之生化汤加减与之，日大一日，腹痛异常。

有以予为荐者，病家鉴于其邻近之产后腹痛肿胀，用温补而愈者多人。以为予好用热药，未敢来请。迨延至五日，其大如瓮，几有欲破之势。且下部气不至而坚硬矣，始延予诊。

审问其产时，胎已先死而血与水点滴未流。予断此为水血相混，腐败成脓如大疮然；热极，气滞而肿也。病毒如此剧烈，非大猛烈之剂不能攻取。深思良久，乃与桃仁承气汤合大陷胸汤与之。服后，下脓血半大桶，其臭不可响迩。腹肿消其九成，所余茶蒌大者，居脐右，仍痛不可耐。予继投寻常攻痛之药，不少动。因谓病家曰："此燕师之下齐七十余城，独即墨负固为牢不可破。故不得不为抵当汤，直捣中坚，一鼓而下。"奈五月盛暑亢旱，村落水蛭颇不易得。寻觅数日，始获四五条，合虻虫如法煎服。计前后3剂中，水蛭用至20余条，肿势日渐消尽，身体如常矣。

再3年后，此妇又连产二子，由其体质强健故尔。此症使当时稍有因循规避之见，不敢放心放胆，则命不可保矣。（《黎庇留经方医案》）

原按：夫汤名抵当，其用意非如此猛烈，实不足充抵当之任。试观热结膀胱，桃仁承气汤中之桃仁、大黄，足以尽攻破之能事，而乃用炙甘草以缓之，桂枝以行之，盖欲以拮抗其峻利之势者也。又若热入血室，亦血热也，而不用桃仁、大黄等，从可知症有轻浅沉痼之殊，方亦有平易险峻之异。要之认症贵的，则有是症必有是方，而在识力独到者为之，亦只因势利导而已，何奇之有？

2.常熟鹿苑钱钦伯之妻，经停九月，腹中有块攻痛，自知非孕。医予三棱、莪术多剂，未应。当延陈葆厚先生诊，先生曰："三棱、莪术仅能治血结之初起者，及其已结则力不胜矣。吾有药能治之。顾药有反响，受者幸勿骂我也。"主人诺。当予抵当丸三钱，开水送下。入夜病者在床上反复爬行，腹痛不堪，果大骂医者不已。天将旦，随大便下污物甚多。其色黄白红夹杂不一，痛乃大除。次日复诊，陈先生诘曰："昨夜骂我否？"主人不能隐，具以情告。乃予加味四物汤，调理而瘥。（《经方实验录》）

原按：痰饮证之有十枣汤，蓄血证之有抵当汤丸，皆能斩关夺隘，起死回生。近时岐黄家往往畏其猛峻而不敢用，即偶有用之者，亦必力为阻止，不知其是何居心也。

（七）巴豆霜治疗久痢

嘉定农民银行行长潘某夫人，年30余，患休息痢二十余年。若食生冷油腻厚味等物，立即发作，苏省名医治之无效。予因其脉右关弦滑且迟，知系寒积积滞于肠胃幽坳之处，犹如盗寇盘踞于深山幽谷之中。若非自天而降之奇兵，焉能剿灭于净尽。

予即用巴豆霜7厘，包于白关纸内，嘱其清晨空腹时用白滚汤吞之，吞后不可食一切食物。此即如精勇之奇军自天而降，即将盘踞深山幽谷中之盗寇，一扫而尽也。从此廿余年屡治不愈之痼疾，永除后患矣。（《治病法轨》）

（八）礞石滚痰丸治咳喘

刑部主政杨星臣，宁乡人，与余为前后同年，喘咳廿余年。每咳甚或至晕绝不醒，医药不啻百数而终罔获效。在星槎御史处谈及其病，喟然长叹，忧形于色。余问君服何药？星翁云："医家皆谓余好内阴亏，所服药皆滋补剂。年近五旬，不敢强辩，然心窃非之。"余问："君发嗽时，面赤气急否？"曰："实有之，不自知也。"因诊其右寸关脉坚凝而滑，几乎搏指，余则平平。乃曰："滑者痰象也，坚凝者痰结也，见于右部寸关之间，盖顽痰结于肺胃之管。肺为清道，胃为浊道，两道为痰所壅，故甚则晕绝也。此病非汤剂可疗，非礞石滚痰丸下之不可。"星翁曰："岐黄家畏礞石如砒毒，何可入口？"余曰："然则先贤留此方，为毒人耶？君试服之，如误当甘庸医杀人之罪。"星翁见余言确有定见，乃市三钱服之，卧后觉胸膈烦扰，欲吐不吐，不移时中脘漉漉，解下黑秽数碗，倦而归寝，爽适异常，至晓而若失矣。谢曰："奇哉！奇哉！君有胆有识，三钱药去数十年之病，孙思邈之神奇不是过也。诸医谓余阴亏，抱此不白之冤久矣，得君并雪是耻，感铭何既？"（《醉花窗医案》）

十四、大病必须用大药

北洋军阀吴佩孚，因暴怒而致上门牙剧烈疼痛，名医换了3人，治疗一周，均告无效。陆仲安诊脉后惊曰："此特大之燥症，独秉阳赋，异于常人，真斯人而有斯症。然而非常之燥，非非常之剂量不能制，否则杯水车薪，徒增病势耳！"陆氏详审先前所服3张药方，对其中一方颇感兴趣："此方用的是白虎汤，乃对症之药。"言罢，陆提笔开药4味：石膏、知母、粳米、甘草。仍为白虎汤，只是将方中石膏剂量由8钱增至8两，服后牙痛竟止。第二年，吴佩孚牙痛复发。陆仲安仍用此方治之，但石膏用量翻番，由8两加至1斤。吴服之，牙痛又止。

按：陆仲安以擅用黄芪著称，岂知用起石膏来竟也极具胆识，非常医可及。一般而论，平常之症可用轻剂，无须重剂，否则药重病轻，诛罚无过，可能偾事；但当大病重症之际，则非寻常药剂所能，需要重剂方能奏效，否则药轻病重，可能误事，"大病必须大药"（萧琢如语），而这需要胆识。

王清任说："药味要紧，分量更要紧。"（《医林改错》）吴佩衡先生认为："病至危笃之时，处方用药非大剂不能奏效。若病重药轻，犹兵不胜敌，不能克服……古有'病大药大，病毒药毒'之说，故面临危重证候勿需畏惧药毒而改投以轻剂。否则杯水车薪，敷衍塞责，贻误病机，则危殆难挽矣。"陈伯坛也说："古人谓药不瞑眩，厥疾弗瘳。用药如用兵，兵少致败，药轻失机，按证下药，应重不重，反受其害。"仝小林院士所谓"乱世用重典，重剂起沉疴"。即使是以用药轻灵著称的温病大家王孟英亦云："急病重症，非大剂无以拯其危。"

以善用大剂量细辛著称的河北名老中医刘沛然先生说："药量者，犹良将持胜敌之器，关羽之偃月刀，孙行者之千斤棒也。"李可先生则称："你收缴了他的青龙偃月刀，他还有什么威风！""在急危重症这块，用小剂量的话，只能是隔靴搔痒。"（《霹雳大医李可》）各家均表明了"大病必须大药"的道理，下面举例证明之。

（一）阴寒大证须大药

萧琢如曾治余某之妻，年近四十，得阴寒大证已一年矣。左边少腹内有块，常结不散，痛时则块膨胀如拳，手足痹软，遍身冷汗，不省人事，或二三日一发，或五六日一发，医药讫无寸效。阅所服方厚积数寸，令人捧腹。脉之沉紧，舌苔白厚而湿滑，面色暗晦，即与通脉四逆汤，乌附用8钱，连进3剂，痛止。

嗣因止药又发，另延他医治之，逾二旬痛如故，仍来求诊。余曰："症本不易治，岂可付毫无学识之辈，而以搔不着痒之药图治乎？"阅方果皆庸俗不经，复以通脉四逆加吴茱萸，乌附每剂1两，续加至2两，服10余剂，痛已不作而内块未散。因念《金匮要略》"寒疝腹中痛，逆冷，手足不仁，若身疼痛，灸刺诸药不能治，抵当乌头桂枝汤主之"。惟乌头不可得，即用生附片1两，照方煎服。至4剂，脉紧稍减，内块渐小，食量增，精神益振。

病者性颇慧，谓药与症对当多服图效，求增加附片至2两，又服数剂，内块递减。陆续增加附片至4两，已服两剂，续尽3剂，病者体气日健，喜出望外，即取余药一帖，浓煎大碗，一饮而尽。顷之面热如醉，手足拘挛，舌尖麻，已而呕吐汗出，即平复如初。尝谓大病必须大药，非特医生必有确定之见，又必病家信用之坚，两者相须为用，方能奏回天手段。（《遯园医案》）

按： 萧琢如认为"大病必须大药"，本案寒疝乃阴寒大证，附子出手即用8钱，陆续增至1两，2两，4两，终于愈此"大病"，令人叹服。

那么不用大药行不行呢？明代太医吴球治一富室，患中寒阴证，名医盈座皆束手无策。后来吴御医至，诊之曰：非附子莫救。令人拣极重者3枚，生切为1剂，计重 3 两投之。众医咋舌，私自减其半量，以一两半为剂进之，病遂已。吴氏复诊曰："为何减吾药量？吾投 3 枚，将令其活 3 年，今止活一年半耳。"后一年半果病发而卒。（《名医类案》）

按：吴球对附子剂量的拿捏相当准确，"吾投 3 枚，将令其活 3 年"，因私减半量，断言"止活一年半耳"，竟果如其言。屡用达药，真把附子药性掌握到极致了。

（二）砒霜用量见胆识

叶天士向金山寺老僧学医，遇一患者腹胀如鼓，已是"垂毙之人"，叶诊为"虫鼓"，拟用砒霜 3 分杀虫。老僧说："汝所不及我者，谨慎太过。此方须用砒霜一钱，起死回生，永除病根矣。"天士骇曰："此人患虫蛊，以信石（砒霜）3 分，死其虫足矣，多则何人能堪？"僧曰："汝既知虫，可知虫之大小乎？此虫已长 20 余寸矣。试以 3 分，只能使虫昏迷，苏醒后再投药，虫即不受，人必死。"老僧用药 1 钱，打下 2 尺长的赤虫，人得获救，永绝后患。

按：此案砒霜剂量的投用，充分体现了"药味要紧，分量更要紧"的道理。

（三）"陈大剂"治愈谭总督

清末光绪年间，两广总督谭某患外感，缠绵 1 个月未愈。友人推荐名医陈伯谭给他诊治，陈熟读伤寒，善用重剂，人称"陈大剂"，为岭南伤寒"四大金刚"之一。谭总督请友人带陈来府中，友人预先告诉他，谭曾服桂枝 3 分便流鼻血，嘱他千万不可用桂枝。时值初夏，陈伯谭来到谭总督跟前，却见谭仍穿棉衣，头上还渗出点点汗珠。切脉之后，诊断为伤寒桂枝汤证，仍开出桂枝汤原方，而且桂枝用量达 9 钱，友人大吃一惊，心中暗想："你陈医生是否找死，早已告诉你别用桂枝呀！这次牵累到我这个介绍人了。"但在谭总督面前，却又不便哼声。谭总督拿过方子，细看他写的脉论，大为赞赏，说道："此公诊症有理有据，果是真知灼见。"随即命下人照方煎服，第 2 天病状尽除。

（四）黄芪 2 斤治虚弱

河南南阳名医张翰屏，光绪年间举人，精于医学，有"神医"之称。袁世凯之兄袁清泉有病，闻张之声名急迎来诊。开药不过四五味，而有黄芪 2 斤。袁世凯之子袁寒云疑为有误，持方问之。张举笔改为 32 两，仍是 2 斤。袁寒云私自改为半斤，第 2 天复诊，张起身欲去，说道："不信医者不治，吾用黄芪 2 斤，病者只服 8 两，迁延贻误，谁任其咎！"袁寒云谢过请求重新开方。张说："不必重开，就按前方服 3 剂痊愈矣。"服后果然痊愈。有人询之，张说："虚弱老病，非黄芪不能补，理甚易明，惟分量须有把握耳。"

按：张翰屏用黄芪 2 斤，剂量惊人，然 3 剂痊愈的事实，让人佩服，此确有经验之高手也。惜其经验记载很难查见，殊感遗憾。

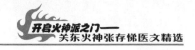

（五）大剂柴胡愈鼻衄

晚清福建寿宁名医郭彭年，光绪年间悬壶台江。有一举子温冠春，因日夜苦读而成鼻衄，有时出血盈碗，长时方止，多方延医不效。延请郭诊视后，开一处方：柴胡250g，水煎当茶频饮。有医惊曰："柴胡性升发而动肝阴，怎能一下用半斤呢？"病家自忖别法都已试过，权服一剂再说。岂料，鼻衄竟止住了。如期赶考，竟然高中。郭解释曰："举子因功名心切，肝郁化火，上扰鼻窍，以致衄血。前医多以泻心汤直折火势，与其扬汤止沸，何若釜底抽薪？"经云："木郁达之。"木达则火自平，故重用柴胡而取效。

按：鼻衄而用如此大剂柴胡，非确见难以有此手眼。

（六）重用麻黄治风水

陈某，男，25岁。上月至邻村探亲，归至中途，猝然大雨如注，衣履尽湿，归来未介意也。3日后发热，恶寒，头疼，身痛，行动沉重。医与发散药，得微汗，表未尽解，即停药。未数日竟全身水肿，按处凹陷久而始复，恶风身疼无汗。前医又与苏杏五皮饮，肿未轻减。改服五苓散，病如故。

医邀吾会诊，详询病因及服药经过，认为风水停留肌腠所构成。虽前方有苏、桂之升发，但不敌渗利药之量大，一张一弛，效故不显。按陈证先由寒湿而起，皮肤之表未解，郁发水肿。诊脉浮紧，恶风无汗，身沉重，口舌干燥，有湿郁化热现象。乃外寒湿而内郁热之越婢加术汤证，宜解表与清里同治，使寒湿与热均从汗解，其肿自消。方中重用麻黄两半，直解表邪；苍术四钱燥湿，姜皮三钱走表行气，资助麻黄发散之力而大其用；石膏1两清理内热，并制抑麻黄之辛而合力疏表；大枣、甘草各三钱和中扶正，调停其间。温服一剂，卧厚复，汗出如洗，易衣数次，肿消大半。再剂汗仍大，身肿全消，竟此霍然。

风水为寒湿郁热肤表之证，然非大量麻黄不能发大汗，开闭结，肿之速消以此，经验屡效。若仅寻常外邪，则又以小量微汗为宜，否则漏汗虚阳，是又不可不知者。（《治验回忆录》）

按：本案风水麻黄重用至一两五钱，赵氏治疗此证，确有胆识。诚如医者所言，若仅寻常外邪，以小量微汗为宜。此为风水表实之证，亦须认证确切，多方考虑，并就医者平时用药经验，然后酌予制大其剂，幸勿以此为恒法也。

（七）石膏八两方退热

江阴缪姓女，偶受风寒，恶风自汗，脉浮，两太阳穴痛，投以轻剂桂枝汤，汗出，头痛瘥，寒热亦止。不料一日后，忽又发热，脉转大，身烦乱，因与白虎汤：生石膏8钱，知母5钱，生甘草3钱，粳米一撮。

服后病如故。次日又服白虎汤，孰知身热更高，烦躁更甚，大渴引饮，汗出如浆。又增重药量为石膏2两，知母1两，生甘草5钱，粳米二杯，并加鲜生地2两，天花粉1两，大小蓟各5钱，丹皮5钱。令以大锅煎汁，口渴即饮。共饮3大碗，神志略清，头不痛，壮热退，并能自起大小便。尽剂后烦躁亦安，口渴大减。

翌日停服，至第3日热又发且加剧，周身骨节疼痛，思饮冰凉之品，夜中令其子取自来水饮之，尽一桶。因思此证乍发乍止，发则加剧，热又不退，证大可疑。适余子湘人在，曰："论证情确系白虎，其势盛则用药亦宜加重。"第就白虎汤原方加石膏至8两，余仍其旧。仍以大锅煎汁冷饮。服后，大汗如注，湿透衣襟，诸恙悉除，不复发。惟大便不行，用麻仁丸2钱，芒硝汤送下，一剂而瘥。（《经方实验录》）

注：本案发热，大渴，大汗，脉转大，白虎汤"四大症"俱在，唯生石膏从8钱增到2两，各症仍"乍发乍止"，直至增加到8两，方才"诸恙悉除，不复发"。验证了"大病必须大药"之理。

十五、药过十二三，大夫必不沾

张宗昌为山东督军时，带领杂凑起来的数十万队伍，称霸一方。张氏骄横昏庸，人称"三不将军"——不知有多少兵，不知有多少枪，不知有多少小老婆。某年夏月，因事路过宁波，适值天气酷热，暑湿内陷，张宗昌头脑昏重，神疲乏力，时有低热，遂延范文甫诊视。持脉察舌后，即挥笔书清震汤一方（升麻、苍术、荷叶3味）。张接阅后，嫌范氏案语简短，药味太少，颇为不悦，出言不逊。范闻后毫不畏惧，直言讥笑之："用药如用兵，将在谋而不在勇，兵贵精而不在多，乌合之众，虽多何用？治病亦然，贵在辨证明，用药精耳！"四座皆惊，先生则旁若无人，谈笑自若。（《范文甫专辑》）

药贵精而不在多，是诸多名医崇尚的处方原则。衡量一个医家的水平，有个简单而可靠的办法，不用看他药开得如何，只看他的方子药味多少。药味少者水平高，药味越多，水平越低。《洛医汇讲》有一句话说得很精彩："用方简者，其术日精；用方繁者，其术日粗。世医动辄以简为粗，以繁为精，衰矣哉。"——用药少者，其医术越精；用药多者，医术越粗陋。俗医动辄以用药少为粗疏，以用药繁多为精当，那差远了。俗语说，"药过十二三，大夫必不沾"——开方若超过十二三味药，这个大夫肯定不靠谱。其意与"用方简者，其术日精"异曲同工。

经方是用药精简的典范，113方仅用药93味，平均药味为4.18味，由3～8味药组成的方剂最为常见，占82.3%。其药味加减也是十分严谨的。明代韩飞霞说："处方正不必多品，但看仲景方何等简净。""简净"二字说得传神。

曹颖甫说："药味以稀为贵。"观其《经方实验录》医案大多是原方几味药，真正是"简净"。须知，随意多安药味，有时候非但不能起到一加一大于二的合力作用，反而可能一加一小于二，原因就在于那些药物互相掣肘，影响主药发挥作用。系统论的不相容原理指出："一个系统的复杂性增大时，我们使它精确的能力必将减小，在达到一定阈值以上时，复杂性和精确性将互相排斥。"

李可说："立方用药，当遵医圣法度，大道至简。伤寒113方，一方只解决一个主要矛盾，故能药简、力专、效宏。神农本经之组方用药法度，强调'药有君臣佐使，以相宣摄合和者，宜用一君二臣三佐五使，又可一君三臣九佐使也。'用药简洁，是医学的最高境界，广络兼备不宜提倡。韩信将兵，多多益善，淮海战役的打法，除非生死关头，不宜滥用。"（《李可临证要旨》）

为什么拿用药精简作标准呢？当然是治病求本的要求。张介宾指出："凡看病施治，贵乎精一……是以凡诊病者，必须先探病本，然后用药；若见有未的，宁为少待，再加详察。既得其要，但用一味二味，便可拔之；即或深固，则五六味、七八味，亦已多矣。然虽用至七八味，亦不过帮助之、导引之，而其意则一也，方为高手。""今人遇病立方，动辄二十余品，少亦不下十数品，岂知仲景诸名医之心法哉！"（《上池杂说》）

许多名医对多安药味，都曾提出尖锐的批评和讥讽，称为"混沌汤""大杂绘"。朱丹溪讥为："广络原野，冀获一兔"。"今人不能别脉，莫识病原，以情臆度，多安药味，譬之于猎，多发人马，空地遮围，或冀一人偶然逢也，如此疗疾，不亦疏乎？"（唐·许胤宗）叶天士则云："近之医者，茫无定识，假兼备以幸中，借和平以藏拙。""假兼备以幸中"一句，指责医家不能精审病情，只知多开药味，靠包打围攻，这不是"以药治人，实以人试药"。试看案例：

（一）药方取纯最忌杂

某子，疟久伤元气而热不退，时时欲厥，松馆先生治方用白虎加象贝之类不愈。召余治，余即于其原方除掉加味药，入党参15g，合成人参白虎汤。一服瘥，二服霍然。

盖药方须取纯耳，最忌杂也。药杂而互相牵制，力反弱也。松老于医，功夫非不深，而好参己见于古方中，故而不效。（《范文甫专辑》）

按：范文甫先生好用古方，主张"药方须取纯耳，最忌杂也，药杂而互相牵制，力反弱也"。对松老"好参己见于古方中"，随意加增药味提出委婉批评，确有道理。蒲辅周说过："白虎汤中加上三黄解毒泻火……就成了死白虎。"

（二）吴茱黄汤治头痛

余初到辽宁中医药大学附属第三医院时，有护士长唐某40多岁，某日找我看病。言及患头痛10余年，每当发作时头痛剧烈，甚至要到撞墙的地步，痛甚则干呕，自觉昏沉。1个月发作几次，近日发作已3天。曾求治于许多名医专家，皆不见效，心情郁闷。大便不实，舌淡胖润，脉沉弦，余无异常。分析属肝胃虚寒，处吴茱萸汤治之：吴茱萸 15g，红参 15g，苍术 25g，羌活 10g，大枣 10 枚，生姜 15 片。

接方看后，她觉得才这几味药能有效吗？以前的名医用药都比这多尚不见效，何况这点药呢？我说："药方对，一口汤；方不对，一水缸。你吃吃看。"没想到，她服了 5 剂药，头痛解除，10 年后再见云迄未发作。

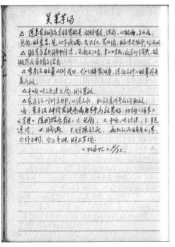

图3　作者早年的读书笔记

按： 本案头痛虽然久治不愈，但其表现符合厥阴头痛的经文："干呕，吐涎沫，头痛者，吴茱萸汤主之。"真所谓"药方对，一口汤"是也。前医屡治不效，乃伤寒工夫不足也。

衡量一个医家的水平，有个简单而可靠的办法，不用看他药开得如何，只看他的方子药味多少。药味少者水平高，药味越多，水平越低（图3）。

（三）小青龙汤原方更好用

广东弟子张某，其儿子 2 岁，因肺炎高热入院，经治疗后烧退，咳减，大便日三四行，带药出院调理。出院第 1 天，服用抗生素后便泻加剧，至次晨，日夜达 20 余次，皆为水状及不消化食物，时伴呕吐。中药用藿香正气汤、参苓白术散均未收效。第 2 天下午见小儿神情疲惫，无汗，时有咳嗽，并闻及喉中痰鸣，背部可触及痰鸣振动，因思当系外寒内饮为患，拟小青龙汤原方：麻黄 5g，桂枝 10g，炙甘草 10g，半夏 30g，白芍 10g，细辛 5g，北五味子 3g，干姜 5g。煎成 60mL，当晚 8 时服 20mL 后，熟睡一夜，大便仅泻一次，次晨大便成形，咳嗽大减，喉中痰鸣消失。

按： 该张某平时治咳常以小青龙汤加北杏、川贝、紫菀、白前等品，适逢此前一天与笔者交流，谈及"经方运用当以原方为好，加减不宜太多"的观点，并特别举了小青龙汤为例。受此启发，此次专用小青龙汤原方，不意效果反而比加味后要好。

黄煌教授说过："我所说的这些经方家，遣方用药都恪守仲景的法度，不妄加减一味。那些所谓研究伤寒的人，宁师其法不泥其方，说是用经方，其实在原方基础上加一大堆药，动辄十几味，其实是心无定数，根本没有掌握仲景的用药规律。师其法而不泥其方，随证加减便成为随意加减、不守仲景成方的最好借口。"

（四）阿胶虫草也惹祸

笔者曾治李某，男，69 岁。肝癌纵隔转移，经介入治疗后呃逆不止，夜间尤重，声震床榻，已经 7 天。疲乏，腹胀，欲饮热水，便可。舌淡胖润，脉弦浮寸弱。此属化疗后伤及脾胃，气逆不降，旋覆代赭汤为的对之方：旋覆花 10g，代赭石 45g，红参 15g，生半夏 30g，丁香 10g，郁金 20g，生麦芽 30g，炙甘草 15g，生姜 10 片，大枣 10 枚。5 剂。嘱 4 小时服 1 次，得效后改为日 3 次。

服药 2 次，呃逆显减，两天后呃逆已止。其家属以为患者虚弱，在药中自行加入阿胶、虫草粉，岂料，一服后呃逆即复发作，气得大骂家属："你要害死我啊！"急予原方再服，呃逆又止。

按：本案启示，即便阿胶、虫草这样的平和滋补之药，因与主方掣肘，也会影响效果若此。

（五）频繁呕吐三味药

秦伯未曾治一呕吐患者，频繁呕吐数月，食已即吐，吐不尽胃，甚则闻到食味、药味即吐。检视前方，有健脾养胃之剂，有清胃化浊之剂，药量均较重。舌中根苔黄薄，脉关弦滑小数。秦氏处方：黄连 0.3g，竹茹 1.5g，佛手 0.6g，药后呕吐即平。有人问所用之药前医均已用过，何以此效而彼不效？秦氏答曰：效在用量之轻。

按：此案呕吐数月，秦氏一剂即效，不止得益于处方"用量之轻"，用药简练也是个中原因。

十六、一味佐药费思量

浙江名医金子久"声振南北"，活人无算。曾治一位慢性泄泻患者，用补土益火之剂本属正治，然而总不见效。后患者求治于杭州名医莫尚古先生，服 3 剂而愈。金子久索取其方观摩，内行看门道，一看就明白，方内有苁蓉、麻仁等滑润之品，乃反佐之道，叹曰："莫先生我不及也。"后遇此等病症，仿莫氏法亦获良效。此案表明，善于运用佐药，当是医家一大学问。

何廉臣曾说过："选药制方，心思周到，往往一味佐药亦费几许时刻思想而得，一得即全方灵透，历验如神。"这段话点明了组方配伍中的一个诀窍，即佐药在方中的重要性，它可使"全方灵透""历验如神"，强调了佐药在配伍中的重要作用。

组方配伍，学问全在佐药上。"主病之谓君"，治病主要药物为君，容易选定；"佐君之谓臣"，辅助君药，性味与其相类，也不难选择；"应臣之谓使"，使药主要是引经和调和药性，也没有多大学问。佐药则不然，作用最复杂，经云："奇之不去则偶之，是谓重方；偶之不去，则反佐以取之，所谓寒热温凉，反从其病也。"反佐之品与病气类同，如病属寒当用热药治疗，参以凉药作为反佐，典型如白通加猪胆汁汤。若专以附子、干姜热药治寒，寒甚必格拒而不纳，故加童便、猪胆汁以引阳药入阴，所谓"甚者从之""反从其病也"。一般反佐用药只取一二味即可，药量相对亦小。

后世归纳佐药作用主要有三：①治疗兼证；②监制主药毒性，如十枣汤之用大枣；③反佐作用，即与君臣药性相反却能起到佐助协调作用。清时名医熊良廷说："主病之谓君，辅君之谓臣，反君之谓佐，奉君之谓使。"（《加注医方集解》）"反君之谓佐"一语，前无古人，立言如鼎。

明达此意，推而广之，不仅固涩可少佐以滑，其他如散可少佐以敛，小青龙汤一派辛散之中加入五味子之收敛，最堪玩味；润可少佐以燥，麦门冬汤大队清润之中加入一味半夏即是例子；升可少佐以降，补可少佐以泻……自有奥妙学问，我辈当潜心领会，掌握了反佐学问，常可出奇制胜，疗效更胜一筹。下面试看几例：

（一）遗精固涩必佐通

深通反佐之道者当推清代叶天士，有例为证。他治疗遗精症："遗症固涩下焦，乃通套治法，想精关已滑，涩剂不能取效，必用滑药引导，同气相求，古法有诸。"（《临症指南医案》）因之叶氏在固涩同时，常常加入茯苓、泽泻、茯神等通滑之品，即涩滑同用，确非一般手眼。他指出："汗泄精遗，理应固涩，但先哲涩固之药，必佐通滑以引导涩味，医知斯理者鲜矣。"（《叶氏医案存真》）固精名方五子衍宗丸于五味子、覆盆子等一派补涩之中参以车前子一味通利之品即显先哲之意矣。

（二）因冰起病以冰解

宋时，徽宗皇帝因食冰过多而致下利，太医以温热之剂理中汤治之不效。按说方证颇为切当，不知何故未效。请名医杨吉老诊治，仍以理中汤治之，不同的是以冰水煎药，徽宗之病竟获痊愈。盖知病因冰而引起，还需以冰解之，此同气相求，反佐用药之意。方还是原方，只因反佐以冰水竟获佳效，可谓出奇制胜。

（三）嗜盐之人诱以盐

明时有一寺僧嗜盐，每顿饭必食盐1斤许。众医虽知其为虫证，然而服驱虫药则痛闷欲呕，不知何故。时有鄞县名医钟大延诊后曰："是虫不受药也，当以食饵诱之。"在药中入盐笋同煮，再加盐服之，过了几天，僧吐虫数升而愈。

按：人既嗜盐，于治疗方药中加入些盐，有同类相引之意，此亦属反佐妙法。治伤食胀饱之症，问其伤于何种食物，即用该种食物炒焦碾碎，当药服下，十分有效。

（四）以凉解热热为引

有一人患小便赤且痛者，凡车前、桑白皮之类利水之药均已遍服，始终不愈。向名医傅时泰请教，傅曰："不用开方，但用好玉桂开水饮之，日一钱，五日当愈。"如其言果然奏效。人询其故，曰："天下事，和同则易于转移，相激则反生祸患。故以凉解热者，必以热为引；如以兵捕盗，必以盗为眼线，亦此意也。"所言具有至理，不是学验俱富者，难以有此手眼。

（五）假热须用猪胆汁

1.熊君，晚年举子。甫及半周，体肥面白，先患吐泻，医以二陈、藿香、扁豆之属，继加烦渴，更医进七味白术散，入口即吐，人事大困，请余视之。时静时扰，静时气急目闭，动时角弓反张，遍身如火，四肢独厥，唇红舌光，干燥之极，囟沉睛白，头项青筋累累，此乃阴阳虚竭，本属不治。

熊君素知医理，曰虽有灵丹，奈胃不能受何？余曰：吾虑亦在此耳。因思此症外显假热，内本真寒，四肢发厥，元阳亦败；舌燥无津，元阴亦损。但救阴无速功，回阳宜急治，今格药不入，可见中寒已极，必得反佐之法，庶克有济。遂将人参白通加猪胆汁，徐徐与服，入口不吐，乳食亦受，四肢渐和。余即回寓，嘱是夜再进一剂。熊君虑其胆汁苦寒，遂减胆汁，仍然吐出。因加日间所剩胆汁数滴，下咽即受。次早邀视，身体温和，舌已生苔，尚有微泻未除，连服八味地黄汤加花椒而愈。（谢映庐治案）

按：此案内本真寒，外显假热，且中寒已极而格药不入。谢氏认为"必得反佐之法，庶克有济"，日用人参白通汤再加猪胆汁，取反佐之意，果然"入口不吐"。病家因"虑其胆汁苦寒，遂减胆汁"，结果再次吐出。正反两方面的事实，都说明此际用猪胆汁反佐的重要性。

2. 施某，女，17岁。因发热持续不退治疗未愈，前医曾用葛根芩连汤、银翘散和白虎汤等方而发热日增，求诊于戴氏。症见：高热，全身冷汗不止，声低息短，四肢逆冷，面赤如砵，身重难以转侧，二便如常，不思饮。舌青滑，右脉沉细，左脉浮大无根。证属阴寒过盛，虚阳上越之假热证，治宜交通阴阳，收纳元气，方用白通汤：附子60g，干姜12g，葱白3茎。附子先煎煨透，舌尝无麻味后，再下余药。2剂。

上方服药1剂，发热及病情如故。认为药已对证，疗效不显，是由于阴寒格拒过盛，药不能直达病所。应从阴引阳，本着"甚者从之"治则，于原方加猪胆汁数滴，童便一杯。服后热竟全退，冷汗亦止，面赤身热大为减轻，惟四肢尚冷。继以干姜附子汤峻扶元阳，交通上下：附子60g，干姜15g。服后诸症悉愈。（戴丽三治案）

按：患者虽然高热不退，但全身冷汗不止，声低息短，肢冷，脉浮大无根，知其内寒之所在，已显阳脱之象，发热面赤则为戴阳之证。急用白通汤回阳收纳，但因阴寒格拒，初不显效，后于方中加猪胆汁、童便反佐，服之方验。可知反佐之道不可忽也。

（六）偷渡上焦治咽肿

县委某书记，咽喉忽肿，用青霉素1百万单位，连用3天，兼含化六神丸不效。视之，舌胖淡有齿痕，双侧扁桃体肿至中间只见一条缝，色嫩红，不渴尿多，食则泛酸，足膝冰冷，脉象浮洪。知是情怀抑郁，五志化火上炎，而中下虚寒已非一日。五志之火乃是虚火，下焦之寒则是真寒。遂予四逆汤1剂：炙甘草60g，附子30g，干姜 30g，时值三九寒天，煎妥后置窗外 1 小时，已见冰碴，令顿服之，移时入睡。2 小时后醒来，病已了无痕迹。（李可治案）

按：此例"咽喉忽肿"，容易误为实热之证，但其足膝冰冷，舌胖淡有齿痕，则显露阴盛之象，脉象浮洪乃属虚阳上浮之兆，故以四逆汤温阳治本，妙在煎成冷服已见冰碴，乃因上有假热，故用热药冷服，此偷渡上焦之法，亦反佐之道也。

（七）育阴法加附子治高血压

张某，女，34 岁。头晕失眠、口干烦躁已 2 年，血压波动于 150～180／100～110mmHg 之间。舌赤而干，苔薄白，脉象弦滑。脉证合参，此乃肝肾阴虚，肝阳上亢，治以育阴潜阳：白芍 30g，牡蛎 30g，石决明 30g，生地 25g，麦门冬 13g，菊花 15g，茵陈 15g，泽泻 20g，桑寄生 30g。水煎服。

3 剂后效果不显，乃于原方中加入附子 5g，服 1 剂即感头目清爽，夜能入眠。再按原方连服 10 剂，诸症大减，血压降至 140／90mmHg。追访 1 年，症状及血压虽有时反复，但血压波动范围很小，症状轻微。（王德光治案）

按：阴虚阳亢之证，合当滋阴潜阳。但王氏认为，附子适当伍入滋阴潜阳剂中以反佐之，不致发生伤阴耗津之弊，反能使阴柔之剂尽快回生阴津，起到"阳生阴长"的作用，比单用滋阴潜阳之剂更易收功。本例先于育阴潜阳法 3 剂，效果不显；因于原方加入附子 5g，服 1 剂即感头目清爽，夜能入眠，立见显效。正反对比，很能说明问题。此法为本病治疗开辟一个新的思路。

十七、偏方治大病

清代镇江知府徐守臣之母，年逾六旬，忽患怪病，粪便竟从口中呕出，诸医治之不效。请名医薛雪诊视，诊后说道：熟思此病不单胃气上逆，并且大肠传导亦失常，现在却无的对之方，急切不能施治，容缓数日再当造访。回家翻阅所藏之书，并无此一症，自然也无此方。一日，遇一虎撑先生（走方郎中），问："有无治法？"答曰："吾师能治之。"薛氏问："今师安在？"告以住在南郊。薛氏遂往见老翁，老翁以药末十剂付之。问是何药？曰："一味通幽散，乃蜣螂虫也。"薛雪持归而往诊之，先以五剂治之而愈。不一月又发，再与五剂，乃断其根。（《一瓢医话》）

按：史载，薛雪一向恃才傲物，一般人不易请动他看病。本案中此老却能实事求是，知之为知之，不知为不知。尤为可贵的是不耻下问，询方于草泽医，精神可嘉。

民间验方被称为"偏方"，大概因为属于另册，以别于"正方"。许多医药知识都来自民间，偏方不可小瞧，"果能方与症对，则药到病除，无医亦可……且有不费一钱而其效如神者。虽至穷乡僻壤之区……无不可以仓猝立办，顷刻奏功"。（《验方新编》）作者鲍相璈为收集验方，用了 20 年时间编写《验方新编》。赵学敏《串雅》内、外篇则收集民间偏方4千多个,序中说:"欧阳子暴利几绝,乞药于牛医;李防御治嗽得官,传方于下走。"都是流传很广的偏方救治大人物的例子。

历代医家大多重视验方,章太炎先生说:"取法东方,勿震远西;下问铃串,勿贵儒医。"以章老夫子满腹经纶,犹能屈尊"下问"于走方铃医,足见他对民间医药的重视。章次公先生亦称:"经方与单方犹车之两轮。"他亦善用偏方治病,如治疗痢疾的"通痢散",即采自小说《镜花缘》。

俗云"偏方治大病",要知道云南白药、季德胜蛇药也属于偏方,谁敢轻视?又云"单方一味,气煞名医",其实很多名医倒是很喜欢偏方的,可谓"博采偏方治大病",下面一些实例即或在今天,犹有采备价值。

(一)鲜马齿苋治恶疮

唐宪宗年间,宰相武元衡胫骨上生了臁疮,发热瘙痒,肌肉腐烂,脓血淋漓,精神疲倦,食欲减退。太医调治,可惜久未好转。一天,一位新来的厅吏问道:"相爷一直闷闷不乐,时又低声呻吟,是否贵体欠安?"武元衡把病情告诉了他,厅吏听后说:"下官有一处方,专治多年恶疮,用药不过几次,就可痊愈。方用鲜马齿苋,捣烂敷在疮上,每天换药一次,就可以了。"武元衡依法用之,果然痊愈。

按:鲜马齿苋治此等疮痍确有卓效,药廉效验,且很安全,诚良方也。

(二)豆腐切片治臁疮

臁疮外症,极为缠绵。幼时尝见患此者,脓臭浸淫,经年溃烂。治之法亦颇多,而奏效殊非易事。

辛亥岁,家君曾患此病。洗敷百施,时发时愈。继有县之西堡村多福寺僧名钟灵者,祖传外科数世,极有把握,乃请治之。钟灵来视,则曰:"此臁疮也,最畏散药、膏药。若用膏散,必致增盛。生豆腐最好,但切薄片,用暖水泡过,日日更易,不半月必愈矣。"家父如言贴之,果克期而愈。

后余亦因磕伤发溃,渐致成疮,亦用豆腐贴之,疮口渐敛而痛时作,又有邻人教以黄蜡化融去尽烟,加松香末少许,摊竹纸上贴之,果痛止而愈。(《醉花窗医案》)

原按:以不紧要之药,治最缠绵之病,功如反掌,乃药病贵相投,不在贵贱也。

(三)萝卜汁治头痛

王安石任宰相时,某日在朝中奏事,忽然感到头痛不可忍,急忙奏请皇帝归家治病,宋神宗令他在宫中卧息。不一会儿,有小太监持一小金杯,内有药汁少许,告之曰:"左侧头痛灌右鼻,右侧头痛即灌左鼻,左右俱痛并灌之。"王安石用后即愈,次日上朝进谢。神宗说:宫中自太祖时有几十个秘方,这是其中一个,并将该方赐予王安石。其方即用新萝卜,榨取自然汁,加入生龙脑(冰片)少许调匀,昂头灌入鼻窍。事载宋·张邦基《墨庄漫录》。

（四）"以龙补龙"治太祖

宋太祖赵匡胤登基不久，患了"缠腰蛇丹"，现代医学称为"带状疱疹"，痛得火烧火燎。而且原有的哮喘病也一起发作，太医们绞尽脑汁，没有回春之术。太祖一怒之下，把所有医官们监禁起来。一位河南府医官想起洛阳有位擅长治疗皮肤病的药铺掌柜，外号"活洞宾"，就上章推荐他来京治病。

"活洞宾"奉旨来到宫中，仔细察看了太祖的病情，只见环腰一圈长满了豆粒大小的水泡，像一串串珍珠一样。太祖问道："朕的病怎么样？""活洞宾"回答："皇上不必忧愁，下民有好药，涂上几天就会好的。"太祖冷冷一笑，说道："许多名医都没有办法，你怎能说此大话？""活洞宾"回答："倘若不能治好皇上的病，下民情愿杀头；如若治好，望开恩答应我一件事。"太祖问："什么事？"答曰："请皇上释放所有被监禁的医生。"太祖说："待朕的病治好后，就答应你的要求。"于是，"活洞宾"到殿角打开药罐，取出几条蚯蚓放在两个盘子里，撒上蜂蜜，使其溶为液体，再用棉球蘸着涂在患处，太祖立刻感到身上清凉舒适。然后，他又捧上另一盘蚯蚓汁请太祖服下，太祖惊问："这是何药？既可外用，又可内服？""活洞宾"怕讲实话太祖疑而不服，就随机应变地说："皇上是神龙下凡，民间俗药怎能奏效，这药叫地龙，以龙补龙，当能奏效。"皇上听了非常高兴，就把药喝了下去。7天后，太祖的疱疹脱落，哮喘亦治好了。

按："活洞宾"不仅医术高明，手到病除，而且人情练达。应对太祖，从容而不乏机智，善待同仁，伺机予以拯救，其为医为人，皆为楷模。

（五）车前子治好欧阳修

宋代文坛大师欧阳修常苦于腹泻，屡经名医诊治其效不显。一日，夫人对他说："街上有人出售治疗腹泻的药，三文钱一帖，据讲很有效，偏方能治大病，何不买来一试？"欧阳修不太相信，就说："我们这些人肠胃与常人不同，不可轻易服用这些药。"夫人出于无奈，便想出一个办法，暗暗嘱咐佣人去市上将药买回，又请名医诊治处方，然后谎称这是某名医所开之药，让欧阳修用米汤调服，岂料一服即愈。事后，欧阳夫人以实相告，欧阳修大喜，马上派人把售药人请来，重金相赠以求其方。售药人告之，药只车前子一味而已。欧阳修叹曰："国医不如草泽医。"（《本草纲目》）赵学敏所言："欧阳子暴利几绝，乞药于牛医。"说的即是此事。

（六）蚌粉治疗皇妃咳

宋徽宗的一个爱妃患了咳嗽痰喘之症，面目水肿如盘，御医李某百治未效。徽宗深以为忧，叱责李御医曰："三日内不效，拿你问罪。"李某与妻相拥而泣，适逢街上有人叫卖："专治痰嗽，一文一帖，吃了今夜便得睡。"李某心中一动，遂购买十帖，担心药性太大，先以二帖自己服下，未见不良反应。于是携入宫中给贵妃服用，竟然一帖而愈，脸肿亦消。徽宗大喜，赐以千金为赏。

李某怕皇帝索要方子，无法对答，遂以百金请来卖药人，询问其方。对曰："我壮年从军，年老而被淘汰，曾经看见主帅藏有此方，暗暗学之。因为容易治备，故以此药暂度余生，别无长处。是方乃用蚌粉一物，新瓦炒令通红，再加青黛少许耳。"李某谢之。

按：此案药物平淡无奇，却能起御医"百治未效"之症，令人叹服。中医药宝库中此类偏方不少，应留心收集运用。《串雅》序中所言："李防御治嗽得官，传方于下走（即走方医）。"讲的即是本案。

（七）木瓜治腿肿趣案

安徽广德人顾安中患脚气筋急腿肿，不能行走，只好乘船回家。在船上，无意中将两脚搁在一包装货的麻袋上。下船时，发现自己肿胀的双腿已经减轻，疼痛也消失。他十分惊奇，问船家袋中装的何物？船家答是木瓜。顾安中回家后，即买来木瓜切片盛于袋中，每日将脚搁在上面。不久，脚气肿病竟然痊愈。（《本事方》）

按：实验出真知，主要还是做有心人，善于发现问题，总结经验。《清异录》载："木瓜性益下部，凡脚膝筋骨有疾者必用焉，故方家号为铁脚梨。"在民间，从南北朝时起，即有"拄木瓜杖，利筋脉"之风俗。

（八）白芷治蛇伤奇效

宋时，临川有一人以弄蛇卖药为业。一日为蛇所啮，即时一侧上臂肿大如腿；少顷遍身皮肉肿胀成黑黄色，似乎已死。有一道人正在旁边观看，说道："此人死矣，我有一种药能治疗，但恐怕毒气已深或不可治，诸君能与证明，方敢为之出力。"众人应之，于是向人要了20文钱急忙而去，约一顿饭工夫回来。命取新汲井水，取出囊中之药调水一升，扶伤者之口灌之。药已服完，只见有黄水从其口中流出，臭秽熏人，四肢应手消肿。其人已能坐起，与未伤时无异，遍拜众人。道人曰："此药甚易办，吾不惜传诸人，乃香白芷一物也，用法当以麦门冬煎汤调服，今天事情急迫，故以水代之。吾今天救活一人，可行矣。"有一位叫郭邵州的士人当场学得其方，遇到鄱阳一个兵卒，夜间值勤时被毒蛇啮腹。次日清晨，赤肿欲裂，以此法饮之，亦获痊愈。（《夷坚志》）

按：白芷治蛇伤有多种记载，其法内服、外敷皆可，可供借鉴。浙江径山寺有一个僧人被蛇咬伤，一只脚溃烂，百药治之不愈。有一个云游僧人来到径山寺，教他用新水反复洗净患处，见到白筋方止，揩干。然后用白芷研末加入胆矾、麝香少许掺之，恶水涌出，天天如此，一个月后平复。

（九）蛴螬熬膏治疗疮

元和十一年，即柳宗元到柳州的第二年，患了疗疮，疼痛难忍。14天中，"奇疮钉骨状如箭"，病情日渐加剧，内服外用多种药物均不见效。后经一位友人提示，以蛴螬调制熬膏外贴，竟收到"一夕而百苦皆已"的奇效。

次年，柳宗元因为吃羊肉，又引起疗疮发作，"再用，亦如神验"。他在给刘禹锡的信中说道"蛴螬系医治箭镞入骨不可拔"的良药，用蛴螬和稍熬过的巴豆研匀涂在箭伤处，"斯须痛定"，至痒不可耐时即能"拔之立出"。然后以生肌药敷贴，"遂无苦"。

（十）薏米治愈辛弃疾

南宋时，爱国大词人辛弃疾自北方返回朝廷，忽然得了颓疝之病，阴囊重坠如水杯，行动十分不便，用了很多药物都无效果。有一位道士传给他一个食疗方法，用东方壁土将薏米炒成黄色，然后用水煮烂，放沙盆内，研成膏状，每日用无灰酒（米酒）调服2钱，辛弃疾按法服之，竟然获愈。

后来有沙随先生也患此病，辛弃疾亲自授予该方，亦效。清代大学者梁章钜寓居邗江时，见有人患疝疾，"甚苦"，即以此方授之，"五日而获愈"。（清·梁章钜《归田琐记》）

（十一）药饼治疗偏头痛

清代学者张大复在《梅花草堂集》中，亲笔写下了自己用偏方治愈偏头痛的经过：他说，偏头痛的痛苦，患者无可言喻，药方很多，用药思路都不一样，很少有效者。有一年，我得了这种病，正在郁闷之际，朋友周叔明寄来一个用药饼治疗的方法，但我没使用，怕它不管用。过些日子，友人顾民服送给我两个药饼，贴在太阳穴上，想不到一夜之间头就不痛了。其法用天南星、半夏、白芷三味等分为末，再捣烂生姜、葱头与药末和匀为饼。不用服药，比其他方法简便多了。

（十二）蜈蚣救治季德胜

蛇医季德胜有一次为验证一条小花蛇的毒性，让它在自己小臂上咬了一口，被咬的皮肤陡然发黑。虽然两次服了自己的蛇药，仍然未能控制毒性发展，进入半昏迷状态，各位医家束手无策。季德胜说："药物已经无效了，给我捉5条大蜈蚣来，让我吞下去，也许还有希望。"结果5条蜈蚣生吞下肚，病情仍未见好转。当即发电报给重庆向大师兄求救。师兄回电云："仍吃蜈蚣，数量加倍。"依法服用后，奇迹发生，季德胜肩上皮肤的黑色逐渐消退，神志清醒，15条蜈蚣挽救了这位蛇王的性命。

按：清代医家黄宫绣曾云："蜈蚣本属毒物，性善啖蛇，故治蛇症毒者，无越是物。"

（十三）金樱子治好遗精

周作人（鲁迅之弟）早年留学日本时，"常患滑精和小便后黏液点滴，虚象纷呈，使他心中抑郁，意兴皆尽。"后来有人向他推荐一法，用金樱子一味煎服，"经过半个月服用，病全好了，他的心绪也转佳了。"为此，他写了一篇笔记详述了治病经过。（《津津有味谭》）

（十四）偏方奇治烟草大王

香港南洋兄弟烟草公司董事长简玉阶，人称"烟草大王"，一生信赖中医。有一年在上海，颈项之间生了一个病核，硬得很。他知道这么硬的肿块，或许有致命之忧，就请名医陈存仁诊治，陈说："我擅长的是内科，这个病核，你应该请西医诊治。"于是他遍请上海有名的西医诊治，当时上海没有设备，他就先到日本，医生主张要用腐蚀的方法，他不同意。后来到美国，医生主张用电来照射，但是这种电照热度达到三千度，他吃不起这种苦头。又转到德国，医生认为非割治不可。迫于无奈他就让西医割治，在德国开刀后一个月，却不能收口。西医说："只要你身体强健起来，慢慢儿就会收口的。"于是他仍然回到上海，继续请陈存仁治疗，陈看过他的伤口，说："四周已经结成白色皮肉一般的'缸口'，这种缸口一起，就是你身体再好也不会收口。"其时简氏神经衰弱已极，一天到晚念"阿弥陀佛"，对于厂务不再打理，惊恐之色溢于言表。

陈存仁有一个同学刘左同，擅长外科，遍访铃医收集单方。陈陪简氏去看，刘医说："明天我带一种药来，这种药可以填补缸口，让它愈合起来。"简氏点头称是。3个月后，竟然缸口消失，伤口愈合。刘医偷偷告诉陈："其实这种药，只值几分钱，就是用蜒蚰（上海人称鼻涕虫）加甘草捣烂制成。""我是从铃医那里学来的。"（陈存仁《我的医务生涯》）

（十五）赤小豆治愈痄腮

宋仁宗赵祯还在东宫为太子时，有一年春天患了痄腮，病势甚重，头面皆肿，急得真宗无心料理朝政，传谕朝中太医赶紧为太子治病，怎奈一时未能速愈。赵祯从小娇生惯养，这时痛苦不堪，成天呼叫疼痛。皇上无法，问左右侍臣："太子的病怎样才能治好呢？"一个侍臣说："看太子面颊肿痛甚剧，莫非是得罪了什么神灵吧？应该求之于僧道，设醮立坛。神者敬而求之，鬼者驱而镇之，庶几太子疾病可愈。"真宗也不问侍臣之言有无道理，便派人诏谕有名僧道，进宫为太子治病。

京城里有一个僧人名叫赞宁，精通医道，操术如神，远近驰名。原在杭州灵隐寺出家，吴越王钱缪封他为两浙僧统，宋太宗又将他调到京城，撰修《高僧传》。人们向皇上推荐赞宁，皇上就命他为太子治病。赞宁见了太子的病，不慌不忙，从囊中从容取出赤小豆一撮，有人在旁数了，正好49粒，共研成粉末，只见赞宁念念有词，将药粉敷在太子的腮上，不多时，即肿消痛止。

（十六）五倍子治疗背痈

镇海杨某，患背痈，久治不愈。口烂如碗口，出脓甚多，其中爬虫千万条，痒不可忍。余见之，无法可想，乘小轿欲返。其中一抬轿者问患者缘由，余告以虫多无法可治，捕之不暇。该人曰：何不用五倍子煅炭，研细，捣黄糖如泥，当膏药敷之。日一二换，虫即死于黄糖之中，痛亦可渐愈。余即如其法试之，极效。二日后，虫不知何处去了，痛亦见瘥。（《范文甫专辑》）

按：《本草纲目》记载：五倍子"敛溃疮金疮……一切诸疮，一切肿毒"。五倍子捣黄糖治背痈，是民间单方。范先生驰誉江浙，竟能不耻下问，选用验方，堪为后学榜样。

（十七）双花治疗蕈中毒

苏州天平山白云寺有五个僧人行于山间，拣得蕈菇一丛甚大，摘而煮食之，至夜发吐，有三人急采鸳鸯草生吃，遂愈。另二人不肯吃，呕吐至死。此草藤蔓而生，对开黄白花，傍水处多有之，治痈疽肿毒有奇功，或服，或敷，或洗皆可，今人谓之金银花。

（十八）葱蜜外敷治尿闭

民国年间，沪上"呢绒大王"谭敬娱的司机患上急性肝炎，三天内全身黄疸，小便不通，又有高热，神志不清。他的老母亲在一旁不断地抹眼泪，老板谭先生每晚都亲自坐镇司机家中，懂得些西医，他对陈存仁医师说："尿中毒到了昏迷阶段，西医必然要插管导尿，否则必死无疑。"陈当即让人去买大葱一斤，白蜜半筊，将葱捣烂与蜜和匀，敷在患者小腹部，蜜与葱有相克作用，不一会儿，患者腹中咕咕作响，又浓又浊的小便顷刻淙淙而下。谭先生见此效果，又惊又喜，想不到没用插管导尿，一下子解决了小便问题。陈让每3小时换药一次，日夜不要间断，黄疸一天天退去，竟至痊愈。（《我的医务生涯》）

按：黄疸又兼尿闭是为急症，此法将葱捣烂与蜜外敷，效果如此迅速，令人惊奇。

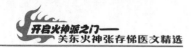

第二章　医道探骊

一、医非学养深者不足以鸣世

明代风流才子唐伯虎学画于周臣，周臣是名画家，但人们都认为唐伯虎的画比老师的好。有人问周臣："画画为什么不及学生？"周臣回答："只少唐生数千卷书。"——只因为比唐伯虎少读了几千卷书，是说在人文修养上不及唐伯虎的缘故。医艺相通，为医也是如此。中医诞生于博大精深的传统文化土壤，如欲成为名医，不仅要具有精深的专业理论，还要具有广博的人文知识，举凡文、史、哲，天文、地理、人事……都在涉猎之列。"医非博物不能治疑难之症"（《冷庐医话》），如果说专业知识是中医的骨架，那么人文修养则是医家的羽毛。

范文甫先生为近代名医大家，"主古方，好用峻剂，患者至门，望见之，即知其病所在，投药无不愈"，名噪一时。他素好读书，强调学医要先治儒学，经史子集多所涉猎，如从《阅微草堂笔记》中即摘取多首偏方用于临床：干荔枝治疗脾虚久泻，白术一两用治子食母气之心痛，防风一两研末治芫花中毒之泄泻等，均录之青囊，随症取用。他不仅精于医学，而且擅长书法、诗文，在宁波有"医、诗、书三绝"之誉。

已故名医秦伯未（1901—1970 年）曾说过一段精彩的话："初学于丁师（沪上名医丁甘仁）门下，丁老首先要求背诵《古文观止》中的 220 篇文章，每天一篇，天天如此。尤其《出师表》《桃花源记》《前赤壁赋》《后赤壁赋》等更要求背得滚瓜烂熟，一气呵成。当时觉得乏味，却不料古文程度与日俱增，从此博览群书亦觉易也。"（《秦伯未医文集》）秦伯未因此也要求学医者多学文史知识，他曾说过："专一地研讨医学可以掘出运河，而整个文学修养的提高则有助于酿成江海。"很明显，是"掘出运河"还是"酿成江海"，其差别就在于是否具有人文修养，其重要性自不待言。秦氏因此还说过一句很经典的话："医非学养深者不足以鸣世。"（《清代名医医案精华》序）

秦伯未本人就是一位学养很深的"鸣世"之医。他因对《黄帝内经》钻研精深而获"秦内经"之誉。此外，他还多才多艺，对诗赋、书法、国画等均有造诣。早年即加入柳亚子创立的南社，有"南社题名最少年"句，并有《秦伯未诗词集》问世。书法学宗赵之谦，字体工整流利。此外，绘画也颇见工力，善画梅、兰、竹、荷等，且治印也颇老道，曾有印谱行世。

名医章次公（1903—1959年）与秦伯未是丁氏同门弟子，也很重视医生的人文修养，他认为："为医者，仲景之书固不可不读，而于历代名家医集，晚近中外科技书籍，以及其他笔记小说之类，凡有关医道者，胥应浏览，识见广邃，而后临床辨证论治，自可左右逢源，得心应手。"章氏本人身体力行，虽小说野史也常涉猎，如看小说《镜花缘》有一"治水泻赤白痢方"（川乌、生大黄、熟大黄、苍术、杏仁、羌活、甘草），觉得其组方颇奇，寒热并用而甚合理法，遂用于泄泻初起，获效颇佳，遂名之为"通痢散"，作为常用验方。章次公曾就学于章太炎，国学颇有功夫，所写脉案天然浑璞，行文简练，出于古人又高于古人，太炎先生十分欣赏，因见次公身体较矮，致有"笔短如其人"之评。毛泽东曾约章次公彻夜长谈，内容涉及医学等，次公对答如流，才调高雅，毛泽东赞说："难得之高士也。"

中医研究院名老中医岳美中（1900—1982年）曾为印度尼西亚总统苏加诺和越南领袖胡志明看过病，名震东南亚。平日手不释卷，学识渊博。岳老读书认真，对唐柳宗元的一篇《种树郭橐驼传》非常喜爱，自称一生"揣摩此文数百遍，获益匪浅"。该文介绍了郭驼背的植树经验，"借传立说"，阐述其植树经验。其中最重要的一点是"能顺木之性"——顺应树木生长的自然规律，不破坏生机，从而阐述了一种哲理。岳老由此深受启发，"认为其种树之道可以通于医，尤其是治疗慢性病更应取法于此。"从中领悟到治病要善于"扶助人体之自然"，不可伐其生生之气，树立了重视培土运脾为本的学术思想，在临床中大获裨益。

李时珍的名著《本草纲目》收载药物1892种，录方11096首，不仅为我国药物学之集大成者，对世界医药学、植物学的发展也产生深远影响，被西方誉为"东方的百科全书"，李约瑟博士称其为"中国博物学中的无冕之王"。医史上像李时珍那样的名医也许灿若星汉，不可胜数；但像《本草纲目》这样的巨著却如日月经天，光耀千秋。《本草纲目》获得成功的重要基础，正是基于李时珍博大精深的学识之上。他"长耽典籍，若啖蔗饴，遂渔猎群书，搜罗百氏。凡子史经传，声韵农圃，医卜星相，乐府诸家，稍有得处，辄著数言""上自坟典，下及传奇，凡有相关靡不备采"。据统计，《本草纲目》一书中引录的历代医家文献达到276家，摘引的文史典籍达591种，包括《三苏文集》等，涉猎之广，采备之博，实在令人惊叹。

历史上，"儒医"这个概念是指士人先攻儒学，后攻医道，由儒而成医者。事实上，儒医也意味着那些医学功底深厚又有着广博人文修养的名医大家，"上知天文，下知地理，中晓人事""近取诸身，远取诸物"，有人称之为"阴阳汇通之医"，这应该是为医者的最高境界。

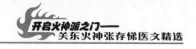
二、药不亲试终未达

民国年间，名医王季寅先生作"同是泻药"一文，介绍自己服用泻药的亲身体会：1929年4月某日，狂风大作，余因事外出，当时冒风腹中暴痛。余夙有腹疼病，每遇发作，一吸阿芙蓉其痛立止。不料竟不见效，服当归芍药汤加生大黄一剂，亦不应。时已初更，痛忽加剧，至午夜痛如刀绞，转侧床头，号痛欲绝。黎明家人延医至，针中脘以及各穴，凡七针。行针历五小时，痛始止。据该医云，腹部坚硬如石，针虽止疼一时，而破坚开结非药不克奏功。余坚辞曰：余腹坚硬如石，绝非顺气化痰所能奏效，惟大承气或可见功，因自拟生大黄三钱，枳实二钱，厚朴三钱，芒硝五分。服后时许，下积物甚多，胸腹稍畅。

次日，胸腹仍觉满闷硬痛，又进2剂，复下陈积数次，元气顿形不支，因改服六君子汤3剂，后元气稍复而胸腹满痛仍自若也。更服大承气2剂，不唯疼痛未减，腹中满硬如故而精神衰惫，大有奄奄欲毙之势。因念攻既不任，补又不可，先攻后补，攻补兼施，其效犹复如此，生命至是盖已绝望矣！

忽忆伤寒小结胸病，正在心下，按之始痛，大结胸则从心下至少腹硬满，不待按，即痛不可近。余之初病即胸腹坚硬如石，号痛欲绝者，得毋类是？唯大结胸以大陷胸汤为主治，此汤仅大黄、芒硝、甘遂三味。硝黄余已频服之矣，其结果既如上述，加少许甘遂，即能却病回生耶？继思病势至此，不服药即死，服之或可幸免，遂决计一试。方用生大黄二钱，芒硝五分，甘遂末一分。药既煎成，一饮而尽。服后顿觉此药与前大不相同，盖前所服硝黄各剂，下咽即觉药力直达少腹，以硝黄之性下行最速故也。今服此药，硝黄之力竟不下行，盘旋胸腹之间，一若寻病者然。逾时，忽下黑色如棉油者碗许，顿觉胸中豁朗，痛苦大减。四五剂后，饮食倍进，精神焕发。

余深奇同是泻药，初服硝黄则元气徒伤，继加甘遂则精神反形壮旺。故详述颠末而为之记。（《经方实验录》）

该书作者姜佐景按曰：本篇实有无上之价值。何者？患者服医者之药，每不能详言服后之变化，唯有医者服自疏之药，乃能体察周详，言之有物。观王先生之言，今服大陷胸后，硝黄之力竟不下行，盘旋胸腹之际，一若寻病者然。可谓一言发千古之秘，胜于后世注家之书，徒以空谈为依归者！此实验之所以可贵也。

曹颖甫按曰：药不由于亲试，纵凭思索理解，必有一间未达之处。予昔服生附子，一身麻痹，至于洞泻秽浊之水，不能自禁，久乃沉沉睡去。比觉，而二十余日之泄泻竟尔霍然。若夫大陷胸汤，予但知令上膈湿痰并中下燥矢俱去耳，且甚不解下后之更用硝黄。今观王君自记，始知硝黄与甘遂同煎，硝黄之性即与甘遂化合，而为攻治上膈湿痰之用，固不当失之毫厘也！

笔者认为，该文将服用甘遂后的体会写得十分生动，非亲试者写不出来，乃至姜佐景称"一言发千古之秘，胜于后世注家之书""实有无上之价值"。曹氏由此说："药不由于亲试，纵凭思索理解，必有一间未达之处。"提出一个很有意思的命题，如本文题目——药不亲试终未达。

孙思邈说："自神农尝百草而知物性"，中医最初的药物运用就是从尝试开始的。"藕皮止血起自庖人，牵牛逐水近出野老。"（《本草经集注》）。是说厨师的手被割破，发视藕皮可以止血；牵牛能够利水，出自老农的经验。中药大概都是这样试出来的。鲁迅说过："第一次吃螃蟹的人是很可佩服的，不是勇士谁敢去吃它呢？螃蟹有人吃，蜘蛛也会有人吃，不过不好吃，所以后人不吃了，像这种人我们应当极端感谢的。"

医家为了体会药性，尤其是峻药，亲身尝试一下是应该鼓励的。下面举几位名医的例子。

（一）张锡纯亲试石膏

张锡纯以擅用大剂量生石膏著称，认为石膏是"清阳明胃腑实热之圣药，无论内伤、外感用之皆效，即他脏腑有实热者用之亦效"。他是以身试药试出来的："忆愚年三旬时，曾病伏气化热，五心烦热，头目昏沉，舌苔白厚欲黄，且多芒刺，大便干燥，每日用生石膏数两煮水饮之，连饮数日，热象不退，因思或药轻不能胜病，乃于头午用生石膏五两煮水饮下，过午又用生石膏5两煮水饮下，一日之间共服生石膏10两，而心中分毫不觉凉，大便亦未通下。踌躇再四，精思其理，恍悟此必伏气之所入甚深，原当补助正气，俾吾身之正气壮旺，自能逐邪外出也。于是欲仿白虎加人参汤之义，因无确实把握，犹不敢遽用大剂，就已所预存之药，用生石膏二两，野台参2钱，甘草钱半，适有所轧生怀山药粗渣又加少许，煎汤两盅，分3次温饮下，饮完晚间即觉清爽，一夜安睡，至黎明时少腹微疼，连泻3次，自觉伏气之热全消，再自视舌苔已退去一半，而芒刺全无矣。"（《医学衷中参西录》）

（二）刘沛然以身试细辛

以善用大剂量细辛著称的河北名医刘沛然，为了探讨细辛用量，曾自服五钱未觉不适，"随之自饮量亦逐步增加，以身试药……有一次竟喝下120g生药药汁，体验服后与饮前无何不适之感，各种检验亦无何变化。掌握了第一手资料，从而大剂量地使用细辛。"他用细辛最大量一次用至220g，治好过不少疑难杂症和危重病症，著有《疑难病证倚细辛》，今举书中二例以飨读者。

1.颌下神经麻痹

张某，男，40岁，公安处长。1964年11月26日，左下颌纤维瘤术后神经麻痹，约1个月余。口歪，左口角及唇垂坠，麻木感，饮水不便，咀嚼无力，吞咽塞噎，左臂亦麻木，舌强，鼻中沟变浅斜，脉取缓悠。术后伤正，邪客上络，本失其用，运衡相失。治宜通络解络，运抚肌原。小续命汤加味：桂枝 10g，白附子 6g，川芎 6g，蝉蜕 21g，麻黄 3g，赤芍 21g，杏仁 12g，防风 6g，红花 15g，生石膏（先煎）15g，苏赤木 21g，细辛（后入）15g，钩藤（后入）21g，鲜姜片。水煎服。

1965 年 1 月 3 日，共诊 4 次，服药 24 剂，每剂加细辛量 15g，后 6 剂加至细辛 60g。逐渐痊愈。

2.动脉栓塞脉管炎

李某，女，48 岁。1963 年 3 月 12 日住院：右足拇指坏死，已露骨，部分皮肉黑暗，疼痛难忍，尽夜不得休息。查：冷厥，足背脉及踝骨脉未摸到，几次要求截肢。此症阳微血弱，足厥冷，血不达其络，久而荣涸肌腐坏死脱疽零落症。治宜回阳通渗复脉，当归四逆汤加味：当归 60g，桂枝 20g，赤芍 21g，细辛（后入）90～120g，通草 10g，天仙藤 21g，路路通 5 个，红花 21g，嫩桑枝 60g，茜草 15g，卷柏 21g，萆薢 21g，附子 15g，甘草 10g，大枣 20 枚。

4 月 30 日：连服 40 剂（有时 6 小时 1 次，每次须药液量 400mL），服 40 剂。痛早已止，遂而坏死愈合，温度及色泽恢复，脉取可见但微弱。出院继服 50 剂（原方时加蔓荆子 21g、浮萍 30g）。

1978 年复查，健康无恙，偶在街上遇见，仍未复作。

李可也曾亲试细辛，觉得"细辛以辽细辛为佳，药力雄厚，疗效卓著，但副作用是易致人呕吐""我多次喝这个细辛，都恶心"。

（三）李可与弟子亲尝附子

为了亲自了解药物毒性，李可对附子类峻烈药物，主张亲口尝试，了解其毒性："既然要用附子，就得了解附子。书上写过，不如自己用过更踏实。因此，从我开始到第二、第三代弟子，无一例外的亲尝附子，患病则亲自处方服药。所以能做到心中有数，从不失手。""我初用附子、川乌时自己心中也没有把握，自己煎药来尝，尝到多少分量的时候出现毛病，出现问题。为了万一发生中毒，准备绿豆汤、蜂蜜。实验的结果 30g、50g 根本没有问题。"（《李可老中医医案医话》）"最多时附子 100g，体验一日夜各时段的感应。有的吐出恶臭，未消化食物，或放臭屁，泻下恶臭稀便等，皆是人体自我修复功能启动之排病反应，属于正常范围"。（《李可老中医医案医话》）此外像生半夏、吴茱萸等，李可都亲口尝过。

三、中医不比西医差

"中医不比西医差"这句话是毛泽东说的。1955 年秋，中央"四老"之一，时任中央人民政府秘书长的林伯渠患前列腺肥大症，尿流不畅，施行前列腺摘除手术。术后呃逆不止达 47 天。除用西药、针灸以外，进中药旋覆代赭汤、丁香柿蒂汤均无效。当时林老已 69 岁高龄，久病体衰，加之手术以后频频呃逆，不能进食，不得休息和睡眠，生命危在旦夕，曾两次下过病危通知。周恩来总理十分焦急，亲自组织中医专家抢救，刚从上海调到北京担任原卫生部（现卫健委）任中医顾问的章次公先生临危受命。次公先生诊脉，查了病情。拟方用别直参炖汁，少量频服。另用糯米熬成稀粥，嘱护士用小勺进于舌面让病人慢慢吞咽。当晚，呃逆渐减，救治了林老。

中央办公厅的一位同志在闲谈时对毛泽东说："卫生部新来了一位老中医章老，那医术可神了……"将林老案例讲给了毛泽东。毛主席高兴地说："我早对你们讲过，中医不比西医差嘛，你们还不信。"如今这句话已经成了我的一句口头禅。

毛泽东曾经说过："中国对世界有三大贡献，第一是中医，第二是曹雪芹的《红楼梦》，第三是麻将牌。"表明了其对中医药的情结。本文借用毛泽东这句"中医不比西医差"为题，收集若干病例，均为疑难危重之症，西医治疗没有效果，或者干脆治不了的病例，经过中医治疗，取得治愈效果，证明中医确实有独特优势，治病"不比西医差"。

（一）张锡纯救治洋医生

民国初年，一位来华行医的英国医生患了顽固性呕吐，不能进食已有多日。一位日本医生和一位美国医生共同诊治，呕吐依然不止。当时以为患者已经无法救治，遂请名医张锡纯"一决生死"。经过详细诊察，张氏说："余有一策，姑试行之。"即用半夏加茯苓、生姜投治，"一二服后奇效忽显，数日竟回复原有之康健"。张锡纯技高一筹，使得三位"东西洋大夫"赞叹不已。

张锡纯所用半夏乃是亲自所制，其法"每于仲春季秋之时，用生半夏数斤，浸以热汤，日换一次，至旬日，将半夏剖为两半，再入锅中，多添凉水煮一沸，速连汤取出，盛盆中，候水凉，晒干备用"。这种自制半夏，"无论呕吐如何之剧，未有不止者"。事见《医学衷中参西录》。

（二）张简斋治愈宋美龄

1941 年夏天，宋美龄在重庆时患了胃病，她早有胃病，是少年时在美国读书留下的宿疾。抗战期间到了重庆，由于水土不服，加上日本飞机不时轰炸，情绪紧张，突然胃病复发。这次病情来势凶急，蒋介石为之焦灼不安，把重庆所有著名的西医都请遍了，病情仍然不见好转，有人提醒蒋介石说："可不可以请中医来为夫人治疗？"宋美龄从小生活在美国，她相信的医生都是西洋医师，几乎无一不是在美国留学的著名西医。尽管从心里对中医将信将疑，但她的胃病已到无药可医的地步，所以只好听信幕僚们的建议，派人秘密寻访中医张简斋。

张简斋为民国时南京"首席名医"，医名盛极一时。军政官商大员求诊者门庭若市，日门诊一二百人。南京沦陷后，张简斋也从南京来到重庆，在山城磁器口附近开了一家铺面不大的诊所。他接连治好了几个难治的重病，其中蒋介石一位侍从的家眷，得了重病经张简斋治愈，因此他向蒋介石举荐，方才引起蒋宋夫妇的重视，于是决定请张诊治。

几个官员带着宪兵请张简斋前往城外给一位重要患者诊病，张看出对方来头不小，到黄山别墅见了患者，才发现原来竟然是蒋夫人宋美龄。经他一番望闻问切，发现宋美龄的胃病确实与众不同，并不像普通胃病那样疼痛难忍，只是无法进食，并伴有咳嗽之声，间或痰中还有一些脓血。经过辨析说道："夫人的病乃是胃痈，如果成脓以后便更不好医治了。"宋美龄听了急问是否可以医治，张简斋拍胸表示："请夫人放心，我保证三剂草药大病可愈。"于是当即处成一方，以千金苇茎汤为主治之，处方是：桃仁、薏苡仁、冬瓜仁、瓜蒌、丹皮、酒制大黄、甘草等，三煎而服。初时宋美龄对张还将信将疑，三剂药服下后，果然感到胃中舒服了许多，而且咳痰夹血症状也倏然不见。张简斋趁机再出一方，于是接连服用了几剂，胃热渐渐消除，不久便痊愈了。从那时直到晚年，宋美龄的胃病一直没有再犯。

蒋介石的侍从人员王正元回忆这段往事时写道："当年作者供职国民党军委会委员长侍从室时，就听说宋美龄患有严重的胃病，蒋介石身边的高级医官吴麟逊博士悉心治疗，收效不大，遍请渝市名医治疗，病情仍无明显起色。及至后来卧床不起，只能食些少量流汁，本来准备赴美就医，然时局危急，迟迟未能成行……张简斋治愈蒋夫人病后，名震朝野，誉满山城。"（窦应泰《破译宋美龄长寿密码》）

（三）施今墨治愈汪精卫岳母

1929年，南京国民政府反对中医，行政院长汪精卫为其铁杆分子，提出取消中医议案，举国大哗，中医同仁团结一致，奋力抗争。适值汪精卫的岳母患痢，泄泻不止，遍请西医未见寸功，行将不起。有人建议汪请名医施今墨诊治。汪精卫无奈，只好同意试试。施氏凭脉辨证，每言必中，汪氏岳母频频点头称是。处方时施今墨说："安心服药，一诊可愈，不必复诊。"病危至此，众人皆疑。孰料仅服数剂，病竟痊愈。汪精卫要送匾以示谢忱，施今墨说："不要送匾了，你只要看看中医能否治好病。"至此，汪精卫总算受到教育，并题字送匾"美意延年"。（庄子语）

（四）刘惠民治愈毛泽东

1957年毛泽东主席在青岛开会，不慎感冒，发烧、咳嗽，多方治疗不见好转，当时山东省委书记舒同推荐名医刘惠民赴诊。刘诊为外感日久，表未解而里热甚，俗称"灯笼热"，用大青龙汤重剂加减，表里双解。两剂即热退病除，保证了毛泽东按时参加会议。毛泽东说："这次感冒总是不好，刘大夫的两剂中药解决了问题。

中医中药好，刘大夫的医术也好啊。"刘从此成为毛泽东的保健医之一。同年11月毛泽东应邀访问苏联，就带了刘惠民同去，作为随从医务人员，并介绍他为苏联领导人赫鲁晓夫、米高扬等看病，深受好评。

（五）马二琴一案保中医

"九一八"事变后，日伪政权意欲取消东北的中医，自1933年起停止了每年的中医考试，妄图使中医自消自灭。到1940年，"汉医不发新许可者，八载于兹矣……现在汉医之年已平均花甲，青黄不接，实属可惧。"（《滨江省汉医学月刊》马二琴文）是说八年不发中医新执照，现有中医平均年纪已经60岁，后继无人，"实属可惧"。但是中医有着广泛的群众基础和深远的历史影响，日伪当局也不得不承认东北地区"仍多行其古来传统的医术之汉医"。为了切实考察中医疗效，1940年春，伪民生部派官员到沈阳物色名医，拟聘至伪首都长春临诊，以便随时观察疗效。明察暗访，几经推荐，马二琴被选中，携夫人和两个孩子于1940年7月到达长春，在市立医院任汉医科医长，该院其他科的医长均由日本医学博士担任。马二琴到任不久，适遇一外科确诊为化脓性阑尾炎患者，日本外科医长主张开刀，且不保吉凶。患者未允，要求中医治疗。马二琴察患者面赤气粗，腹部坚硬拒按，大便多日未行。诊为热毒炽盛，乃重用金银花120g，龙胆草15g，以及蒲公英、紫花地丁、野菊花、乳香、没药、黄柏等药投治。患者服药后，竟1剂痛减，2剂痛止，3剂已经告愈，外科医长检查确属痊愈。此案对日本人震动很大，承认中医确有疗效，伪民生部遂于1941年9月恢复了中医考试，并聘马二琴为汉医考试委员，东北的中医得以保存下来，马二琴功不可没。

（六）中医救治刘海若

2002年5月，香港凤凰卫视女主播刘海若在英国采访时，因火车出轨而严重受伤，送进英国皇家自由医院第一天，院方即发出病危通知，并诊断刘已经"脑死亡"。随后，刘的家人将刘转往北京宣武医院治疗。两周以后出现了败血症，高热不退。因她已经服用了大量抗生素，产生耐药性，因此只能停用抗生素而改用中药。中医给她开了醒神开窍、活血化瘀的中药，3天后，高热退下来了。随后，由昏迷转向苏醒，能说话，吞咽功能逐渐恢复正常。刘海若感慨地说："对于中医，这次我感受很深，我觉得中医真的是博大精深，我要好好看中医方面的书，多了解中医。"（中国中医药报：2005年4月14日）

四、我的三句口头禅

行医大半辈子，也算阅病无数了。交流中患者最常问的事儿很多很杂，回顾一下，问得最多的有三个问题比较集中，逐渐形成我三句口头禅，其中"中医不比西

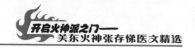
医差"一句，已另外写成专题，下面谈另外两句。

（一）中医没有治不了的病

常常有人打听，某某病某某病能治不？涉及五花八门之各科病症。笼统说，中医没有治不了的病，"言不可治者，未得其术也"。（《黄帝内经》）中医有深厚的理论根基和丰富的历代临床经验，一个好中医，什么病包括疑难病都可以治。诚然，一个医生穷其一生不可能见过所有的病，但这不意味着就不能治，因为有理论根基在握，可以指导未曾见过的病症。事实上，每个医生初出道时都是从没有见过的病症开始治起的，治得多了，才逐渐积累出经验来。

另外，西医讲究分科、分系统、分病种论治，医生只会治疗本科、本系统的病。中医不同，一个好中医，内科病、常见病不用说，外科、妇科、儿科、五官科皮肤科的病……都可以治，这同样是因为有理论和临床做基础，做指导。在中医看来，各科病症虽然有别，但医理都是相通的，战国时名医扁鹊就曾根据患者多少情况改行做过"带下医""小儿医"等。从这个意义上说，一个好中医就是一个全科医生。下面仅举一个案例。

民国时期，安徽名医戴星甫脉学尤精。在天长县行医时，遇松柏堂药店女主人得一怪症，每溺时牙齿必痛，溺已痛止，人莫知其因，久治不效，已延20余年，羞与人言。戴诊脉察色，书以六味地黄丸作汤，加补骨脂3钱，服5剂痛减，再5剂症除。有弟子请教，戴曰："肾司二便，主骨，齿为骨之余，溺时齿痛者，肾虚也。六味地黄丸乃补肾祖方，故而取效。此症医书中无记载，推理得之耳。"

按：溺时齿痛，确为怪症，"医书中无记载"。戴氏从推理得之，乃是肾虚引起，切中肯綮，故而收效。为医者能治常见病仅是一般水平，能治未曾见识的奇难怪症，方为大本事。那要靠扎实的理论功底，审证求机，按机论治。

（二）药方对，一口汤；方不对，一水缸
——服中药什么时候见效

患者常常问，服用中药什么时候见效？一般而论，中医疗效是很好的，服药应该也可以很快见效。"古人用药，苟非宿病痼疾，其效甚速。《黄帝内经》云：一剂知，二剂已。又云：复杯而卧。《伤寒论》云：一服愈者，不必尽剂。可见审病精而用药当，未有不一二剂而效者"（《医学源流论》），就是这个意思，当然前提是一个高明的中医，庸手不在此列。俗话说："药方对，一口汤；方不对，一水缸。"是说药方开的对，一口汤一次药下肚，就知道管事了，有效了；反之，方开的不对，即便服用一水缸药也不会管事，只能误事。

那么，服用中药什么时候见效？笔者经验，一个对症的汤药，对于急性病如发热、腹痛等病而言，通常一两天应该见效，最多一周，否则处方可能有问题。慢性

病一周见效，通常从第三天起，即可见效，最多两周也应该见效，否则处方可能有问题，如果确属"宿病痼疾"，也可以耐心再服两周。如此而言，一个慢性病，如果服用两周丝毫不见效，不管他是何方神圣，都应该考虑另请高明，不要一棵树吊死。所以笔者说，"药方对，一两周；没有效，赶紧溜"，别迷信所谓名医。笔者对自己的患者也是这样说的。

应该说明的是，服药一两周见效，是指症状有所减轻，病情有所好转，部分病症也可能痊愈，不是说都治愈了，尤其"宿病痼疾"如肿瘤、类风湿性关节炎等，需要耐心多服些时日。下面举一个案例。

夏某，女，73岁。2010年6月30日初诊：浑身躁热如冒火，午后尤甚，坐卧不安，严重影响睡眠，有汗阵发，病已半月。2个月前因高烧住院，滴注左氧氟沙星10天，体温已正常。半月前开始浑身躁热如冒火，伴心悸，纳差，口和，便艰，畏冷，冬季足凉。心电图示V5-6、S-T段下移，在某部队医院住院2次，按心脏病治疗，花好几万元未效。查舌赤胖润苔根黄，脉左沉滑数软，右滑数软寸弱。此本高年正虚，复以凉药重伤其阳，阳失其守，浮越于外而见躁热不安，拟茯苓四逆汤加味回阳潜纳：附子30g，干姜30g，红参10g，砂仁10g，肉桂10g，茯苓30g，炙甘草60g。3剂。

次日电告：昨晚安睡一夜，躁热未发。5天后迄未发作，原方再予3剂巩固。

按： 此案颇有意味，患者主症乃浑身躁热，坐卧不安。虽见心悸，并非其主要困苦。西医只因心电图异常，即按心脏病治疗，未免隔靴搔痒。虽见浑身躁热如火，但口和，畏冷，冬季足凉，兼顾年岁已高，明是阳虚浮越于外所致躁热，回阳潜纳径收捷效，当晚症状即已平伏，所谓"药方对，一口汤"是也。

五、神用无方谓之圣

宋代金陵有一官宦人家，50岁得子，娇生惯养。年将20岁，仍旧弱不禁风，病不离身，药不离口。名医请了无数，良药服了不少，毫无效果。一天，来了一个游方和尚，见到公子叹道："若不是遇到贫僧，贵公子必有生命危险！"其父忙问："仙僧有何妙方能救我儿？"和尚说："由此往南十里，有座紫金山，山顶有个灵光宝殿，内有善普大佛。公子若诚心拜佛则佛光呈现，疾病可愈。"其父又问："怎样才算心诚？"答曰："须每日登山朝拜，至殿中高呼'嘘、呵、呼'等字百遍，并深吸气至少腹，继而用丹田气呼出。七七四十九日如不见佛光，则需九九八十一日，如再不见，则需八百一十日，风雨无阻，不可间断，佛祖必然显灵。"

公子遵嘱，天天上山朝拜。此山高约千丈，攀登十分困难。到四十九日，未见佛光，但身上已觉有力。到八十一日，仍未见佛光，但登山已不似先前费力。到八百一十日，还是没有见到佛光，但已经红光满面，健步如飞了。3 年后，和尚又来，其父问："仙师说只要拜佛心诚，就能见到佛光。我儿拜佛已过千日，从无间断，至今尚未见到，难道心还不诚吗？"和尚笑而不答，唱道："佛即是心，诚则灵；登山是药，病则轻。"唱罢飘然而去。此乃运动疗病一例，只是先须包藏玄机，不宜点破，令其心诚，方能取效。

按：徐灵胎说："兵之设也以除暴，不得已而后兴；药之设也以攻疾，亦不得已而后用，其理同也。"所谓"神用无方谓之圣"（《素问·天元纪大论》）——不用方药而能愈病者才是圣手。名医辨证识病，不投药物，而是以运动、书画、音乐、怡养、娱乐等为手段，如上案公子药不离口之病，巧用爬山之法治之，即是一例。

西医始祖希波克拉底有一句名言："最好的医生是自己。"是说人体自身具有最好的调节能力，"体内自有大药"。医生应该充分认识这一点，运用各种非药物手段，充分调动自身的抗病能力，此不药之药，堪称治病的最高境界——神用无方谓之圣。许多名医都留下这方面的精彩案例，今日重温，给我们以诸多启迪。

（一）观画巧治隋炀帝

隋朝末年，隋炀帝沉湎酒色，患了消渴病。每日口干舌燥，饮水数升，小便数升，逐渐骨瘦如柴，精神萎靡，太医们屡治乏效。

太医院原有一太医莫君锡，平日潜心医学，擅长书画，因天性耿直，不善阿谀奉承，被排挤出太医院。得知隋炀帝患病后，毛遂自荐入宫为皇帝治病。他带着自己的两幅画，一幅梅林，题为《梅熟时节满园香》；一幅雪景，题为《京都无处不染雪》，来到龙床之前。一番望闻问切之后，说道："陛下龙体之恙，乃是真水不足，龙雷之火上越，非草木金石药物能治。需宽容十日，待我去求一位仙友，取来天池之水灭得这龙雷之火。为免风吹火动，望陛下在这十日内，独居一室。为解寂寞特呈上两幅画，供您观赏。"炀帝按莫君锡吩咐，独处一室，把两幅画挂在墙上观赏。渐渐地看梅则口中有津，不燥不渴；望雪则心中清凉，不再思饮，病情竟逐日好转。

十天后，莫君锡又进宫为皇上诊治。见其气色比以前好多了，奏道："陛下看梅林，思梅果，口中唾液大流不止，这便是天池之水，浇灭了龙雷之火；观雪景，觉寒凉，口中便不再焦渴思饮，病才有了好转。此乃移情妙治法也。当初诳言去请仙友，是怕陛下一时不信。陛下今后朝夕观望这两幅画，不出月余，龙体便可大安。"

按：清代画家王昱谈道：观画可以"养性情，且可涤烦襟，破孤闷，释躁心，迎静气。昔人谓山水家长寿，盖烟云供养，眼前无非生机，古来各家享大耋（高寿）者居多，良有以也。"此案消渴，太医们屡治乏效，却被莫君锡两幅画治愈，令人惊叹。

（二）秦少游"卧游"治病

秦观，字少游，北宋著名词人。因仕途屡遭贬谪，心境忧郁。有一年，因为精神苦闷，周身不舒，患了肠癖之病（拉肚子，编者注），乃至卧床不起。友人高符仲携带王维的画作《辋川图》，供他欣赏，告之"阅此可以疗疾"。王维是唐代著名诗人，做画也很出名，苏轼称他"诗中有画，画中有诗"。此画乃王维摹写自家田园的山林景观，亭台楼阁、花草树木皆得自然之趣，秦观得画后心中颇喜，让儿子将画展开，他卧于床上细细观赏，如同身临其境，古人称之为"卧游"。秦观陶醉于画景之中，精神不觉为之振作，脏腑随之调和，"数日（之间）疾良愈"。

（三）欧阳修以琴疗病

欧阳修不仅诗文盖世，对医学也颇有研究，提出了著名的"以自然之道，养自然之生"的观点，堪称现代自然疗法之滥觞。他自号"六一居士"，寓意为"吾家藏书一万卷，集录三代金石遗文一千卷，有琴一张，有棋一局，而常置酒一壶，以吾一翁老于此物之间，岂不为六一乎？"可以说，欧阳修寄情于琴棋书画之中，并用以疗病养生，颇多获益。其中尤其善于利用琴瑟之道，有例为证。有一年，欧阳修"尝有幽忧之疾，而闲居不能治也。既而学琴于孙友道滋，受宫音数引，久则乐乐愉然，不知疾之在体也"。"幽忧之疾"大概就是现代的"忧郁症"，学琴之后，"久则乐乐愉然，不知疾之在体也"——病竟治好了。

还有一次，欧阳修大概患了"书写痉挛症"，"昨因患两手中指拘挛，医者言唯运动以导气之滞者，谓唯弹琴为可"。试之果然奏效，欧阳修欣喜不已。

按："七情之病也，看花解闷，听曲消愁，有胜于服药者也"。（清·吴尚先语）

（四）弹奏琵琶治郁症

清时，松江县名医秦明章精通诗词音律，治病方法怪异。一次，有位方姓官吏生病卧床不起，两颊潮红，眼睛发红而有血丝，吃了许多药皆不见效。秦应召来到官邸，细心望闻问切之后，笑曰："老爷，此病乃因不善官场逢迎，心中郁闷而致。"随即邀来梨园女伶，令用琵琶弹奏《浔阳秋月》之曲。顿时，好似秋风瑟瑟的浔阳江上，枫叶荻花一派静谧，渔舟缓缓驶回港湾，房中仿佛飘起渔舟上的冉冉炊烟。方大人闭目静听，两颊渐渐退红，顿觉舒服许多。次日，秦明章又带来两名童伶，要他们在病榻前串演《红梨记》中的"醉鬼"一场，方大人笑出了声，打嗝少许，浑身又舒坦了不少，不久便痊愈了。

事后，方大人宴谢秦郎中，笑问："先生以戏为药，治好了本官的病，这巧妙之处可否传授？"秦明章笑曰："我用的乃是古方。孔子闻韶乐而三月不知肉味，此乃诗歌音乐之妙；大人病愈，正是我用音乐治疗所致。"

按：情志之疾，"全在病者能移情易性，医者构思灵巧"。（叶天士语）秦氏深谙此道，以音乐疗之，于药石之外另开一法门，予人启迪。

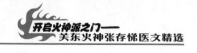

（五）"达生草"助产

明代湖北罗田县有个胡姓财主，年近 40 岁，先后娶了两个老婆，每次怀孕都因难产而夭折。这年又娶了一妾，也怀了孕。胡财主指派专人侍候，顿顿鸡鸭鱼肉供养。眼看肚子一天天大了起来，财主忧从心起，担心能否顺利分娩。一面烧香拜佛，一面求医问药，请了名医万密斋来家诊视。

密斋看后，叹气说道："可惜，恐怕还要难产。"财主再三请求设法保胎，密斋沉思半晌说："要想不再难产，须依两条。一是要多吃青菜、豆腐，少吃大鱼大肉。二是要找一味药物达生草。"财主说："这不难，只要世上有的，我就能找到。"密斋说："这达生草就在 5 里开外的山上，一定要夫人自己去找方才灵验。"财主说："她平日不出门，又挺着大肚子，哪里还能爬山？"万说："别无方法可治，只好另请高明了。"财主无奈，问了达生草形状，让孕妇每天上山去采。这下可把她折腾苦了，走三步，歇两步，累得上气不接下气。为了顺利生下孩子，只好咬牙往前走。日复一日，几个月过去了，达生草没找到，身子骨倒是硬实了。眼看分娩将临，达生草还是没找到，财主急了，派人找来万密斋，大发脾气。万氏笑曰："这达生草不是已经找到了吗？""在哪里？""上次请我看病，见夫人身体肥胖，顿顿荤腥不断，什么活也不干，成天不是睡就是坐，以致气血不调，胎儿沉滞，势必难产。我若直言相告，恐怕难以接受。故而出此下策，让夫人每天活动活动。""原来如此，刚才怪罪，还请先生原谅。"过些日子，夫人果然顺利产下一个男孩。

（六）劳作治疗忧郁证

清时，南充名医肖文鉴，临证从不墨守古方，必先详细询问病情，然后静心思虑，或用丸散，或用菜汁，或一概不用，仅教以动作如五禽戏之类，治无不效。有一室女患有忧郁证，情怀不畅，服药多种无效，渐至形消骨立，病势已重。文鉴嘱咐病女结伴去锄菜园中的蔓草，每日刈草 2 捆。病女起初不耐劳累，日久则习以为常。如是者百日，再投以药饵，身体渐渐强壮，面生华泽。

按： 如此形消骨立之症，未用药物而能取效，尽显名家法度。叶天士云："情志之郁……全在病者能移情易性，医者构思灵巧。"本案医者确实"构思灵巧"，以劳作治此忧郁证，收效当在情理之中。

（七）亢阳之证一交愈

清代扬州盐商张某，年近 40，摒去妻妾独宿养生，每日均服人参，致令头晕目眩，延请名医，均不奏效。无奈以千金求徐灵胎诊治。徐至后，见已设宴款待，便请先视病而后就席。按脉良久，徐灵胎笑道："不须服药，吾有秘诀，可以立效。"说罢，附耳道："君无他病，亢阳发越耳。精气输泄，可立愈也。"说罢，径去饮酒。饮酒未半，只见张某从妻房中大笑而出，夙疾已消。

另有记载，商人汪令闻十年不曾御内，一日忽气喘头汗，彻夜不眠。徐灵胎诊之曰：此亡阳也，服人参过多之故，命与妇人一交而愈。（《洄溪医案》）

按： 此二案俱因服人参过度，且长期"独宿养生""不曾御内"，乃至"亡阳发越"，故有"头晕目眩""气喘头汗，彻夜不眠"等症，徐灵胎审因按脉而得之。至于用交合以使"精气输泄"，于理亦合。

六、一枝一叶总关情

人文情怀是名医身上的一种重要品格。与医术相比，它不止是医德的体现，更是一种高层次的精神境界，显露的是人文素养、品格修行融注于专业技术后的综合表现，作者称之为人文情怀或曰"人情味"。它以友善、仁爱为特点，强调以人为本，关爱患者，尊重患者，富于同情心，追求人性化。

中国妇产科奠基人林巧稚院士，有一个广为传颂的故事。

20世纪50年代，一批协和医学院的见习医生来到妇产科实习，导师林巧稚要求每人完成10例对产妇分娩全过程的观察，并用英文写出完整的产程病案。作业交上来后，林巧稚只在一个学生的作业本上批了"Good"（优秀），其余全部退回。

学生们更认真地重做了一遍，结果林巧稚仍不满意。他们只得找来那本被批了"Good"的作业，对照之下发现，那位同学的病案记录上，只比他们多写了一句话："产妇的额头上冒出了豆粒大的汗珠。"在林巧稚的眼里，只有把患者的痛苦放在心上才会成为一名合格的医生。

这句没有任何医学含量的话，真有那么重要吗？林巧稚讲述了自己的一段经历。20岁那年夏天，林巧稚独自到上海参加入学考试。考场上一位女生突然中暑晕倒。监考的男老师不方便施救，林巧稚二话没说，立刻放下考卷背起患者离开了考场。患者苏醒后，考试已结束，林巧稚没能答完自己最有把握的英语试题。没过多久，自料落榜的林巧稚，突然收到录取通知书。原来，监考老师专门向学校报告了她救人一事，经过研究，校方决定破格录取。老师告诉她："在危急时刻向患者伸出援助之手，就具备了当优秀医生的潜质，是你用自己的关爱，争取到深造的机会。"

在英国的撒拉纳克湖畔，一位无名医生的墓碑上镌刻着铭文："有时去治愈；常常去帮助；总是去安慰。"患者需要的不仅是身体的救治，还需要心灵的安慰。它强调尊重患者的情感和人格，追求人性化，关心患者，注重情感的倾入。

中医传统一向注重人文精神，要求医生具有深厚的人文情怀，"医，仁术也。仁人君子，必笃于情，笃于情则视人犹己，问其所苦，自无不到之处"。（清·喻昌）如同郑板桥的诗："些小吾曹州县吏，一枝一叶总关情。"历代名医身上都彰显着这种思想的光芒。

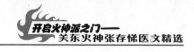
（一）陈道隆当表济困

沪上名医陈道隆（1903—1973年）经常仗义疏财，慷慨济困。他的案几上放着一块醒目的标牌"贫病不计"。每天留出30个名额，专门免费接待付不起诊费的穷困患者。有一次出诊到一个穷人家里，开方后方知这家根本无钱买药。陈在自己衣袋里摸了半天，发现分文未带，情急中他摸出怀里的金表，嘱咐患者快到当铺换钱买药，以免贻误病情。病家手捧金表感动得不知说什么才好。第二天陈道隆才叫司机去当铺赎回金表。

（二）假戏真做慰患者

另有一次，一位老太太因思念儿子外出挣钱久无音讯而抑郁成病。儿媳延请陈道隆到家看病，陈环顾四周，知是贫寒人家。在为患者切诊时，忽听楼下敲门高喊领取汇款之声。老太太一听儿子有钱寄来，顿有喜色。细心的陈道隆却从儿媳强作笑容的脸上看出疑窦。开方之后，他暗问那儿媳是否真的有钱寄来，女子悲从中来，哭泣着告他，刚才敲门喊取款之事，全是做给老太太看的，以图安慰之。陈道隆听了十分动情，不仅不收病家分文，反而解囊相助20块银洋，配合儿媳"假戏真做"。不久，老太太病愈，儿子亦归，全家三口一起到陈家下跪，感谢他赠款救命之恩。

（三）红包诊金随意给

沪上名医顾筱言精通外科，人誉"疔疮大王"。他认为做医生第一要心仁，遇有贫贱必当救助。早年设诊所于南市万裕码头时，就诊者多是贫困民众，来诊时多已病重，东借西凑，筹得诊金来看病。久之，先生知情，乃制"红包诊金"规矩，每次诊后，病家只要送一个红纸包作酬谢，有钱时可以包上几角钱，困难者可以包几枚铜板，甚至空包一张红纸，算是酬谢。先生一概不计较，又给患者留了面子。

（四）施今墨替同行抄方

1944年的一天，名医施今墨应邀到天津为巨富金某治病。切脉细缓无力，舌淡少苔，自述四肢无力，食不甘味。施氏诊为气虚之证，拟用四君子汤：人参、白术、茯苓、甘草。金某递上天津名医陈方舟的相同处方，告之无效，请求换方。施氏遂另开一方：鬼益、杨抱、松腴、国老，嘱其连服20剂。以后金某如期病愈，登门致谢，并有贬抑陈医之意。施今墨推回礼品，对金某说："我不过替陈先生抄了一遍药方罢了。鬼益是人参别名，杨抱是白术别名，松腴是茯苓别名，国老是甘草别名。"金某愕然。

七、不失人情巧逢迎

清代光绪年间，苏北盐城有一盐商的太太高氏，年逾花甲，自以为身体亏虚，大进滋补，渐成胀满之证，求治于医。诸医知道她喜好滋补，不敢言攻，唯投其所好，屡进补益，愈补愈胀，以至形体日渐羸瘦，精神倦怠，病卧在榻。盐商心急如焚，闻听兴化名医赵海仙医术高超，善治沉疴重症。遂星夜赶赴兴化向赵海仙求医。海仙详询病史，察色按脉后心里寻思：此乃"大实有羸状"——表面上看是虚证，实际却是实证，按理应当攻泻。然而攻下之剂，盐商阔太太肯定不从。于是，想出一法，嘱其购买上等龙眼一斤，要求外壳完好无损，然后加水煎煮，服其汤汁。盐商立刻差人办理，连服三日，大泻数次，胀满消除，神情转佳，就此而愈。盐商大喜，重礼酬谢。有学生问道："龙眼本是补血之药，何以有此奇效？"海仙笑道："此法名义上是服龙眼，实际上是进服大黄。"原来当时商家出售龙眼时均以"大黄粉"为衣，显得黄亮鲜泽，以此招揽顾客。完好无损的带壳煎煮，只能煎得大黄，里面的龙眼肉则全然无效。

　　按：本案盐商太太喜补畏攻，其证属里实，不攻又不行，怎么办？赵海仙不仅医术高超，且人情练达，故能出此策变通治之。表面进补龙眼以顺其所好，实际用大黄攻之，医患各得其所，兵书讲"明修栈道，暗度陈仓"，此之谓也。遇到这种世俗人为的情事阻碍，一般医者颇难措手。然而名医毕竟不同一般手眼，他们行方智圆，曲尽人情，将本难措手之疾变通治愈，展现了高超的应变技巧。

　　前贤说过："医者，依也。依人性情也，依人寒热也，依人虚实也，依人土宜也。医之为道，全在依人，最忌执己见也。"（《宝命真诠》）是说治病既要"依人寒热，依人虚实"——依据病情；还要"依人性情"，"依人土宜"，即要照顾到患者的性情好恶，乡土风俗。与流行的"医者，意也"不同，这种"医者，依也"的认识颇为独到，但确实具有道理。说到底，是以人为本精神的体现。

　　李中梓有"不失人情论"："所谓患者之情，五脏各有所偏，七情各有所胜……动静各有欣厌，饮食各有爱憎……富者多任性而禁戒勿遵，贵者多自尊而骄恣悖理……贫者衣食不周，况乎药饵；贱者焦劳不适，怀抱可知，此调治之不同也……有参术沾唇惧补，心先痞塞；硝黄入口畏攻，神即飘扬，此戒心之为害也。"（《医宗必读》）有"惧补"者，有"畏攻"者，为了治病，就要圆通活法处理，不要拂逆患者心思，名医张伯臾先生所谓"为人之道宜方正，为医之道宜圆曲"。

　　许多名医能像赵海仙一样，遇到不懂事理，固执己见甚至刁钻的患者，都能既不失人情，又要治病，圆通活法，达到医患双赢的效果。

（一）食疗巧治吴稚晖

　　国民党元老吴稚晖有个怪脾气，自谓："我是一生一世不吃药的，只靠自己身体的力量来恢复健康，吃多了药或是吃错了药，反而会送命，所以我认为医生都是阎王的帮凶。"有一年，他患了急性肠炎，大泻特泻，有时不待入厕，大便已经泻出，肚子痛得厉害。友人为他请了沪上名医陈存仁出诊。事先言明吴氏怪脾气，让他装作探望，见机行事。陈到了寓所，吴刚刚泻完，有些喘促，"头昏眩晕，不能支持"。看到陈存仁后他说："我尽管泻，决不吃药的，虽然你是医生，休想劝我吃药。"陈说："你不吃药我也赞成，决不勉强，但你平时吃不吃水果，像山楂、石榴之类？"吴说："只要不是药，我都吃。"陈叫人去买山楂炭5钱，石榴皮8钱，当即煲汤饮下。一小时后，吴氏感到"肚里咕噜作响，肚痛倒好了"，又喝了一次。第二天，陈存仁再去，吴说："泄泻已经给你搅好了。"（《银元时代生活史》）

按：吴氏似应属于"自用意而不任臣（医）"者流，陈存仁巧与周旋，借寻常食物治之，山楂消积，石榴皮止泻，竟然治愈，真乃"不失人情"之良医也。

（二）山参煅灰治贵妇

20世纪20年代末，安徽省主席的老母亲患病高热不退，曾请日本、德国医生治疗不效。经人推荐，名医冉雪峰前往治疗。详询病情诊脉后，开出处方：北柴胡、丹皮、鲜生地、玄参、天花粉、知母。另加药引："上好野山参一两，瓦上煅为白灰，煎汤作引。"老太太服药后果然奏效，继续调理，不数日而愈。事后，这位省主席送冉氏一部殿版《古今图书集成医部全录》。该书用宣纸铜版印刷，十分精美，一共只发行了50部，十分珍贵。

同仁多有不解，冉之处方并无稀奇药物，何以有此等疗效？尤为奇怪者，野山参煅灰作药引，未见医籍记载，不知是何道理？冉氏解释说："这位老太太平日养尊处优，这次偶然感冒发烧，本非大病。奈何儿子官儿做大了，钱多了，小题大做，中西医请了不少，药物杂投，以致阴伤热炽。我用的药物本很普通，但这些贵人不信贱药。我把野山参烧灰作引，其实并不起药理作用，只起精神作用。老太太一看价钱贵，就认为是好药，其实真正起作用的是草药。"众人叹服。

（三）用高丽参治其心

童心传，江西余江县名医。余江、贵溪、鹰潭一带传有"天上有神仙，地上心传先（先生）"之说。

1943年，国民党第26军军长丁治磐的太太患病请童心传诊治。告之曰：已请过多位上海、南昌名医，均无效果，太太骂他们是饭桶。童阅过前医处方，未置可否，然后书方。军长太太看到有几味补药，还外加高丽参五钱，很高兴，说："那些饭桶说我不能吃补药，难道那些普通的药能治我的病？童先生真是高明。"服药后几天，病即告愈。

有军医官向童氏请教，答曰："前医处方并不差，我所用的主药，与之并无差异。只是医生对患者的心理不可不捉摸。所以我用主药治其病，用高丽参治其心。高丽参对于太太的病，非但无益，反而有害，故又加了莱菔子，以纠正人参滋补之偏。"医官听罢，拍案叫绝。莱菔子能够减冲人参的作用，一般不予同用。

　　按：这两位患者都是贵妇人，属于"贵者多自尊而骄恣悖理"者流，"不信贱药"。冉氏与童氏摸透其心理，或将野山参烧灰作引，或虽用高丽参却又加菜菔子，纠正人参滋补之偏。既满足其心理，又不起药理作用，顺利愈病，尽显逢迎之巧。

（四）符水变通治愚人

　　清时，泸州道人韩飞霞，曾治疗一白虎历节风患者，患者关节肿痛，屈伸不利，十分痛苦。但其人信巫不信医，信符不信药。韩飞霞便想了画符治病的办法。他将具有涌吐泻下痰湿兼温经散寒作用的霞天膏、白芥末混合，当作墨汁，用毛笔写成符书，然后放入水中使其溶化，再让患者一次服尽。患者服后上吐下泻，排出黏痰臭水数斗之多，关节疼痛也随之而愈。有人说韩道人的符水有神灵，实际上是韩飞霞出奇制胜，根据患者心理采取的灵活治法。

　　按：对此等信巫不信医，信符不信药的患者，勉强用药也未必见效，所谓"精神不进，志意不治，故病不可愈"，说的就是这个道理。韩飞霞圆机活法，将药融于符中，尽显灵变之机。

（五）汤药变成药水喝

　　1916 年 8 月，孙中山赴绍兴视察时，专门约见名医裘吉生晤谈。此间，陪同前往的胡汉民先生患了痢疾，上吐下泻，一时颇急。裘吉生予以诊治，但胡汉民相信西医，对中医不信任，不想服用中药。裘氏于是将中药煎好后装入玻璃瓶内，告之每次服一格，一天服 3 次，就像服用西药水一样。胡汉民这回同意了，服之一宿而愈。孙中山很高兴，手书"救民疾苦"四字相赠。1929 年 3 月，全国中医界集会于上海，奋起反对"取缔中医案"，当时会场和报纸上都悬挂和刊登了中山先生的这幅题辞，影响之大，自不待言。

　　按：胡汉民患痢却不想服中药，怎么办？还好裘氏将汤药装成西药药水，不违胡氏意愿，又能"一宿而愈"，实为圆机活法一例。

（六）任其游乐散郁闷

　　吾乡张公景夷之弟，素短于才，在湖南作贾。年余而归，益无聊赖，兼嗜鸦片，一切衣物日用仰给于兄。性近侈，又不恭厥兄，终日愦愦抱闷气，食不沾荤，而糖饴瓜果之类时不离口。辛酉夏因而成疾，其兄延余诊之，六脉平和，惟左关滑，右关弱，乃气不伸而脾馁候也，因投以逍遥散。其兄以为颇效，而病者不任也，乃入城投荣医者治之。荣素迂滞，问其形症，且恐货药无钱，遂以病不可为辞焉。张归则涕零如雨，其母素溺爱，亦以为不复生矣，举家惊啼。景翁不得已，又请余治，情辞急迫，乃曰：荣某以舍弟病为不起，请决之，如真不可为，身后一切好预备也。诊之则脉象如故。乃告其家人曰，此病此脉万无不好之理，如别生他症余不敢保，若单有此病，勿药可愈，如有错误，当抵偿也。景翁颇喜，而其弟则大拂意，甩袖而出。景翁嗟悼再三问何以处？余曰：此虽弱冠，其心反不如聪明童子，但日给钱数十，令其游行自在，无拘无束，三两月必无虑矣。景翁如言听之，病者日日入城，颓然自放，不两月病瘥而更胖矣。景翁始信余言之不谬。即其弟亦云悔不听余言，致多费也。（《醉花窗医案》）

按：此案情怀不畅，气郁不伸而致脾虚，投以逍遥散自是对症。奈何病者不信任，加上荣医"病不可为"之辞吓人，令患者"涕零如雨"，以为没有活路了。医者王堉看出症结，让家人依其性情，"日给钱数十，令其游行自在"，调畅情怀，果然"不两月病瘥"，确是乐以忘忧之佳例。

八、善医者先医其心

清时，某省总督的公子年方二十，秋季考取了举人，忽然双目红肿，痛不可忍，日夜呼叫，乃请叶天士诊之。天士告云："眼睛红肿不必顾虑，可以自愈。所忧虑者愈后 7 日之内，双脚心必生肿毒，一发而不可治。"公子悲惧交加，再三求治。天士曰："服药已经来不及了，要紧的是先想法散去毒气，你要安心静息，以左手擦右足心 36 次，以右手擦左足心 36 次，每日如此 7 遍，待 7 天后再来诊治。"如法施行 7 日后，公子来诊，告云："眼睛红肿已愈，不知足心之毒还能发否？"天士笑曰："上次所说毒发是假。公子乃富贵中人，所忧虑者死也，则其他欲念皆绝，让你一心注意到足心，以手擦足，可以引火下行，眼睛红肿因而瘥愈。"这正是：眼病治眼，越治越重；眼病治脚，火下心静。（《聊斋续编》）

此案表明，疗人之疾更要"疗人之心"。"情志之郁……全在病者能移情易性，医者构思灵巧。"（叶天士语）后世将其归纳为"移情易性"疗法，历代名医都很重视这一点。清·尤乘指出："疗人之疾而不知疗人之心，是犹舍本而逐末也。不穷其源而攻其流，欲求瘥愈，安可得乎？"

"善医者先医其心，而后医其身，其次则医其未病"。（《青囊秘录》）"推之治一切心病，药所不及者，亦宜以心治心"。（《王氏医存》）"若思郁不解致病者，非得情舒愿遂，多难取效"。（《女科辑要》）都强调了"善医者先医其心"之原则。

吴鞠通更有体会："凡治内伤病，必先祝由。祝，告也；由，病之所由出也。凡治一病，详告以病之所由来，使患者知之而勿敢犯；又必细体变风变雅，曲察劳人思妇之隐情，婉言以开导之，庄言以振惊之，危言以悚惧之，使之心悦诚服而后可以奏效，予一生治病得力于此不少。难治之人，难治之病，须凭三寸不烂之舌以治之。"（《医医病书》）

俗云："名医难治心头病"，其实许多名医善于"疗人之心"，留下了许多病例，应该说"名医善治心头病"才对。下面试看几例：

（一）斩蛇丹治疑心病

唐时有徐姓女患疾如痨病，迭治不效。听说靖公善医，求其诊治。切脉后，靖公说："双寸脉微伏，是因忧思之过，气积于胸，病为膈气又像劳瘵之疾，请告我发病原因，治疗才会恰确。"其父说："女儿睡中惊叫，说有蛇入腹中，因此而成病。"靖公说："既然蛇在腹中，用药泻下便是，我有'斩蛇丹'，服之可使蛇从大便中解出。"夜间服其药，告之有小蛇泻下，病遂痊愈。有人询于靖公，他说："此本非蛇病，是因作梦吞蛇忧虑过度而致。"吾当治意（心），而非治病。"其蛇亦非从脏腑中出，也没有什么"斩蛇丹"，我只是给她用了泻药，解除其心疑而已。（唐·甘伯宗《名医录》）

按：此案与"杯弓蛇影"寓言有类似之处。本症纯属"心病"，心病还需心药医。靖公说得好：吾当治意（心），而非治病。所用泻药，只为解其心疑而已。

（二）肚里有虫，红线泻之

明时，有人到女婿家做客，喝得酩酊大醉。半夜口渴难忍，朦胧中看见一个石槽，扒在上面喝了一碗多积水。天明一看，石槽积水中全是红色小虫，心中一惊，郁郁不乐，总觉得肚子里有小虫蠕动。由此胃口痞满，饮食不下，逐渐成了脾膈病，请了多医均未见效。

于是把名医吴球找来。吴详细问了病情，知是心疑所致。他找了一团红线，剪成小段，弯弯曲曲就像小红虫，又用巴豆2粒同米饭一齐捣烂，掺入红线，混和均匀，制成十多粒小药丸，叫患者在暗屋里服下。同时准备好便盆，里面放上清水。不大一会儿，患者腹泻，吴让他坐在便盆上，于是服用的东西全都泻了出来，红线就像小红虫，在便盆里飘飘荡荡。患者亲眼看到红虫已死，疑虑顿时消除，病也从此好了。

按："情志之病，药饵难疗"（叶天士语）。此症亦是疑神生暗鬼，故而多医用药均未见效。疗其病不若疗其心，让他亲眼看到红虫已死，打消疑虑，心病一除，身病自然痊愈。

（三）借雨治病似诸葛

明代某年，天旱久未下雨，有某官员生病，更医数十人皆未见效。最后有一医生至，诊脉完毕，以手指计算甲子，说道：某晚天必有雨。说完走出，不言治病之法，也未书写方药。及至是晚果然下雨，官员大喜，起而行于庭院，待至天明，病已无形。次日该医来访，官员高兴地问："前日按脉而言雨，今日得雨而果愈，何也？"医者对曰："君侯之疾以忧得之，以旱为忧，以雨而瘳，理所固然也，何必待药而愈？"如此医者，可谓得道者也。

按：此案与三国时诸葛亮"借东风"的故事颇为类似，都体现了"心病还须心

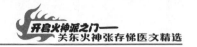

药医"的道理。

（四）治疮先须解郁

明万历年间，巡抚慕天颜驻节苏州，他早年丧父，事母至孝。一日，慕老夫人左肩生了一个疮疖，医者连用穿山甲、皂角刺、金银花等药清热解毒，竟缠绵不愈，日夜呻吟。巡抚忧火如焚，恨不以身替母生病。有同僚向他推荐陈实功诊治，慕即差人去通州将陈请来。陈诊视后问道："太夫人往日颇多抑郁否？"慕老夫人点头说："吾23岁丧夫，好不容易将子女苦养成人，多年抑郁自不待言。吾子今虽富贵，吾夫却是墓木已拱了。"说罢潸然泪下。陈说："病之难治正在这'郁'字上，其左关脉涩正由气郁痰热胶结所致。开手诚应化瘀消肿，清热解毒，稍现转机即当疏肝解郁。若一味服用凉药，痰郁愈加固滞不化，此为迁延不愈之由也。"遂处以疏肝解郁的逍遥散合越鞠丸，并以针刀排除脓腐，敷以草药，不多日即告痊愈。

按：寻常疖肿，本不难治。然而"竟缠绵不愈"，必有其因。萧伯章说："人心为君主之官，心之所至，药气每随之而行，一逆其意，药虽对症，必缘思想而弊端丛生，此事主权全在君（指患者本人）身。"本案慕老夫人肩生疮疖，因颇多抑郁，故药虽对症亦未收效。陈实功以脉察出心事抑郁，先以药疏解肝郁，终起沉疴，治心之功，自不待言。

（五）欲治此病，先治其心

陈实功曾治一女，与一男子相恋，该男子家贫，其父不允这门婚事，如此三年，该女心情抑郁，脖子上生出瘰疬，坚硬如石。月经闭止，寒热如疟，咳嗽不止，久治不愈。陈实功诊问病情后，对其父说："欲治此病，先治其心犹可。"其父问曰："何药治心？""非药也。"接着将该女患病缘由说了出来。其父始悟，随即同意了这门婚事，择日嫁出。该女心事已解，再经陈实功用药调理，终获痊愈。

按：此症久治不愈，正所谓"药虽对症，必缘思想而弊端丛生"而不见效。陈实功"先治其心"，促成婚事，确实计高一筹，否则心病不除，药石难以为功。

（六）先治心，后用药

吴鞠通曾治郭氏，因丧夫而哭泣不休，悲痛万分而病腹胀，六脉俱弦，了无胃气，气喘而不能食，身体瘦弱。诊毕吴氏认为，无情之草木，不能治有情之疾病，只有开导解郁，使之情怀畅快，方可见效。吴氏问："为何如此悲伤？"答曰："夫死不可复生，所遗二子尚小，恐难长大成人。"吴说："汝夫已殁，汝子已失其养。汝若再死，汝子岂不更无所赖乎？如此则不独无益于夫，而反害其子。汝应尽教子之职，不可死，亦不可病。今之病必须情志舒畅而后可愈。"妇人闻言而悟，说道："自此以后，吾不独不哭，且不敢忧思，一味以喜乐从事，但求其生以有吾儿而已。"吴乃开出解郁方，十几剂而收全功。

按：吴氏人情练达，寥寥数语，点中患者心穴，劝导入情入理。治病先治人，治人先治心，心怀舒畅，投药方可见功。吴鞠通说："难治之人，难治之病，须凭三寸不烂之舌以治之。"颇有意味。

（七）七年狂症劝导解

吴鞠通另治书生鲍某，因功名不遂而发病，大狂七年，京师名医遍治无效。吴氏诊时，家人将其手脚拷于石磨盘上，见其蓬头垢面，衣不蔽体，下身俱赤，门窗被砸碎，随钉随砸，脉弦长而劲。言语之乱，形体之羸，自不待言。吴鞠通辨为火热实证，以极苦之药泻心胆之火，书胆草、黄连、天门冬、麦门冬、生地、丹皮等药，效果大显，神志稍清。吴鞠通据其发病之由予以劝导："功名不就，只因未识文章至高之境，惟有勤奋始可至高，非人力所能强求，何怒之有？"患者俯首无辞，意有所思。后经用药调理，半月后神志恢复，着整衣冠，用功学习，"下科竟然高中"。

按：七年狂症，"京师名医遍治无效"，吴氏用药亦未离泻火常规，却不但治愈顽症，而且"下科竟然高中"，高明在哪儿呢？就在于吴氏的心理疏导上。他不仅对症用药，而且善于用心开导，一句话解开胸中块垒，在此案起了决定性作用。

（八）画符驱鬼巧治病

名医高某，为乡人季某治病。季某不言其病，只是伸手让高摸脉。高医诊得左右手脉均大小迟数参差不齐，因而说道："此脉在理当有鬼祟，你是否曾见过鬼？"季某惊曰："先生真神医也！我于某日垦荒，见有枯骨一大堆，心中疑惧。回家后即时冷时热，每一闭眼便见有鬼来扰，声言索命。我走到哪里鬼亦跟到哪里。"高医知道其病乃是疑心生暗鬼，于是告之曰："此鬼甚恶，非药可治，必得画符方可驱之。"季某曰："此间没有能画符者，怎么办？"高曰："无劳远求，即我便会。因我先前在上海曾遇张天师亲授，百发百中。"季某大喜，允诺以豆麦酬谢。高医退入书室，随便找了紫、绿两色纸张，用毛笔胡乱画成。然后郑重其事地告诉他佩戴方法。过了几天，季某果然扛着大豆、麦子各一袋亲来致谢，告曰："得到画符后，归途即已不见鬼，真灵符也。"（清·李伯元《南亭笔记》）

按：心病还须心药医。病人心里有鬼，药石无力驱之。高医不愧高手，随手胡乱画符，将"鬼"驱除，实为心理疗法。此外，能以脉测出"鬼祟"，取得患者信任，亦是取效原因。

（九）以恐胜喜治中举

光绪二十年，张謇喜中状元，这是封建王朝最后一个状元，心中自然得意。钦命衣锦还乡回南通老家，途中忽然感到阵阵心痛，路过兴化，便请名医赵海仙诊治。赵诊后大惊失色，沉重地说："阁下所患为不治之症，绝无生还之理。今据脉证，离死期不远。以余之见，不若备置棺椁随身伴行，以防途中不测。"

张謇听后如晴天霹雳，不知所措，恳求赐以良方，以救万一。赵说："药石虽灵，然真心之疾非药所可疗也。勿事犹豫，请早速去。"张謇顿感绝望。待其走后，赵以一书信暗交随从，嘱其抵达南通后，若张状元口有怨言，可以此书示之。张謇回舟中，果然日忧夜虑，寝食俱疲，自叹初擢状元，日后当扶摇直上，奈何寿短耳。哪知走了一程后，反觉心痛消失，人也精神了许多。

他以为这赵海仙是个庸医："胡乃荒唐若此，谁谓名医不诳人！"准备派人对其贬斥。随从拿出赵写好的信："阁下高中后，心花怒放，因致心疾，此正所谓喜伤心也。余以危言耸听，使阁下平添无限忧愁与恐惧。忧恐可以胜喜，逾时当可勿药。"张謇阅后如梦初醒，感佩无尽。

（十）小儿亦有相思症

清时有王姓小儿一周岁，忽然不思乳食，肌肉尽消，医者多以为疳证。儿科名医薛东明曰："此是相思症也。"众医皆嗤笑之，认为小儿哪有相思症。薛命取小儿平时玩弄之物摆于面前，其中有个小木鱼儿，一见遂笑，病从此而愈。（《医林尚友录》）

按：一般多认为小儿无情志病变，薛医专攻儿科，熟谙此症，故能一语中的。明代儿科名医万全亦有类似案例，可资佐证：有某小儿半岁，一日忽惨然不乐，整日昏睡，不食不乳。万全诊之，觉得形色无病，若说外感却无外感形证。疑其有所思念，思则伤脾，故昏睡不乳。其父母忽有所悟：曾有一个小孩与之作伴戏玩，三天前这个小孩走了。奶母也说，自那小孩走后，病儿即不乐，不吃乳。急叫那小孩回来，病儿见他即嘻笑如故矣。

（十一）巧借药书治疑病

江西患者蔡某吃鱼时不小心吞下一根鱼刺，喉头梗涩。五官科医生仔细检查，告诉他很正常，不必服药。可他感到日趋严重，觉得鱼刺已穿破食道，向左胁游动，呼吸时都牵扯不舒。又到内科就诊，医生哑然失笑，告诉他那是不可能的，是精神在起作用，开了些维生素和安定药物，服了无效。他四处求医，频频服药，皆未解决问题。

后找到波阳县名医朱炳林求治。朱首先认可了他病症的存在，告之曾治过类似疾病，只须化了那根刺就可以恢复。他立刻振作起来。朱开了调理脾胃的方子，并加了威灵仙一药，随之取过《本草纲目》，翻到"威灵仙"条目给他看："威灵仙，威，言其性猛也；灵仙，言其功神也……治诸骨梗咽，即软如绵。"他眼睛一亮，取方而去，6剂后症状消失。

按：此案证明"治身不如治心"的道理，当然这需要高超的心理疏导技巧，朱氏可谓深悟此道。

九、三种处方不可取

"医之学也，方焉耳"。通俗说，中医治病的学问主要在用方上，说明方剂的重要性，它就如同将士杀敌制胜的武器弹药。

从务实角度说，方剂是临床治病的根本。黄煌教授说："对中医来说，方是极其重要的。无论是伤寒派还是温病派，是古典派还是现代中西医结合派，是讲脏腑辨证还是讲六经辨证，到最后交给患者的都是方。所以日本古方家吉益东洞说：'医之学也，方焉耳'。方，是中医的内核，是根本。"

作者主张，学习处方有三种不可取：

（一）大处方

余为学习曾有意观摩很多所谓名医处方，诊金数百元，但见处方满纸，三四十味以上，说轻了是不知所云——不知道他要治什么，说重点儿就是在包打围攻，一碗混沌汤，大杂烩，能治好病才怪呢。

叶天士云："近之医者，茫无定识，假兼备以幸中。"指责医家不能精审病情，只知多开药味，靠包打围攻，侥幸取胜，朱丹溪讥为"广络原野，冀获一兔"，根本就不清楚病机要害在哪里。"今人遇病立方，动辄二十余品，少亦不下数品，岂知仲景诸名医之心法哉！……处味既多，莫识其性，为害不少"。（《上池杂说》）

吴佩衡主张，"用药不尚繁芜，唯求力专，君臣佐使朗若列眉，反对用药'牛屎拌马粪'，没有目标，不分主次，杂乱相投，反使药力自毁医手。每取胜于四、五味之间"。（《吴附子——吴佩衡》）

关于处方要精炼的道理，本书另有"药过十二三，大夫必不沾"一文，可以参阅，这里不赘。

（二）有药无方

治病一定选用一个成方，不用经方也要用个时方，这应该是规矩。"吾观古人率用成方，加减不过一二味，非有违戾，未尝辄易"。（《上池杂说》）"药不能自为功也，必赖乎方，方亦不能自为功也，必出于医。有良医然后有良方，斯有良药而转危为安不难矣"。（《经验良方全集》）基本上不会临机组方，凑药成方。

有些医家治病以药拼凑，如徐灵胎所奚落："按病用药，药虽切中而立方无法，谓之有药无方"。例如，市面上有人将刘子维（刘止唐之子）的《圣余医案》视为"方臻完善"的火神派医案，未免奇怪。审其医案除偶见经方之外，看不出个成方的模样，大多数有药无方，拼凑药物，"有药无方"，看不出个门道来。却在那里摆出示教的"范儿"，未免朱紫惑乱。退一步说，即使"治效十全"也不好学，莫非看一案记一方，看一百案记一百个方不成？其用药之杂、无方可论之义，一目了

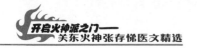

然。当然，有人愿意学，我不反对。

■胁痛：谭平端之母，病发左季胁满痛，上冲左胁，破心部，苦不能耐，有余姓医生医治已2个月余矣。用药香砂六君子汤，服至70余剂，非不温也，其病有加无减。延予诊治，见其面黄暗唇白，舌上苔滑，脉沉弦而迟，予断曰：此寒水用事也。遂订真武原方，无加无减。平端谓曰："方中各味，皆已备尝之矣。"予告之曰："备尝之乎？诸药分别用之，则既不成方，安能有效？此方名真武者，盖取义于镇水之神。夫经方苟能对症，固捷如桴鼓之相应也。"

次早，平端来告曰："服方后得熟睡，是前月来所无者。今晨痛已不知消散何处矣。凡七十余日，治之不验者，竟一旦而廓清之！"（黎庇留治案）

按：本案初病胁痛上攻，诊为真阳亏虚，"阴寒挟水迫于心部"，颇具见地，用真武原方，病家曰："方中各味，皆已备尝之矣。"予告之曰："备尝之乎？诸药分别用之，则既不成方，安能有效？"是说前用之药有药无方，"分别用之，则既不成方，安能有效？"黎氏选用原方，着意于"无加无减"。

（三）轻描淡写之方

清初"中医界出现了所谓的'轻灵派'，所用之药大都是薄荷、牛蒡、桑叶、菊花、木蝴蝶、路路通、丝瓜络、荷叶筋等所谓轻灵之品。这就如顾炎武先生批判的那样：'今之用药者，大抵泛杂而均停，既见之不明，而又治之不勇，病所以不能愈也'。"（黄煌语）由是被祝味菊等讥讽为"两豆派（淡豆豉、大豆卷）""果子药"。陆渊雷亦指出："明清以降，务取轻淡，逃避责任。"

《医权初编》云："吾观今之医人，见解不透，恐瞑眩之剂用之不当，立刻取咎，姑取中平药数十种，俗号为果子药，加以世法滥竽众医之中，病之浅而将退者，适凑其效，不知此病不服药亦痊。若病之深者，适足养虎贻患也。"

轻灵派还发明了"轻药易解""轻药保名"论："名医之传人曰：药性勿厚，药数勿重，气薄剂轻，庶易于解手，是明教人以用药不必中病矣。""曾见名医嗔其子弟，偶用一二味厚之药，则痛叱之曰：用此味厚之药，设一有误，岂不丧名……但欲自保其名，而不念病势之危急，人命之死生，良心丧尽，阴骘大伤。"（《吴天士医话医案集》）究其实是明哲保身，"未有不误者也""用平常药者反为得计，不知坏事之甚。"（《齐氏医案》）

■胃痛：洪宅令眷，正月上旬胃中大痛，前医用苍朴炮姜香附不效，至夜痛厥。次日迎诊，六脉沉紧而滑，昏卧于床，不知人事，手足微温，身体软重。告曰：寒痰满中，非辛热不醒。时孙医先用附子不敢服，余用附子、干姜、半夏、茯苓、白蔻、陈皮1剂，服后半夜方醒，自言为人释放回也。次日再诊，人虽醒而脉未回，寒邪犹在，仍须前药，勿功亏一篑也。而洪宅素畏热药，弃置不用，以他医参、术、炮姜、半夏平和之药为稳妥。殊不知邪未退而温补，反致助邪。医将1个月，终日呕哕不息，饮食不餐。至二月初三，哕变为呃，其音似吠，越邻出户，连声不息，口张不能合，四肢厥冷，扬手掷足，欲裂衣袂，目珠上视，其势危笃，从未经见者也。

京口名家见病愈重而药愈平，但用丁、沉、柿蒂、乌药、橘红、半夏应世之药而已。急复求治，余曰："脉细疾无伦几于不见，若不以大温之药急驱其寒，亥子之交必致阳脱。"遂用生附子、干姜、半夏各三钱，吴茱萸一钱，1剂气平，2剂手足回温，其夜计服4剂，吠声方止，仍如前呃。次日仍用前方，但换熟附子，加茯苓、橘红，每日仍服半硫丸30颗。1个月后加白术合理中、六君，共计服药百剂，方能食饭不呃，经水始通，渐次调治而愈。此症可为病家医家惟求平妥、酿病不医之鉴。（素圃治案）

按：此案胃中大痛，不知人事，认为"寒痰满中，非辛热不醒"，素圃用四逆汤合二陈汤加白蔻，服后而醒。怎奈"洪宅素畏热药，弃置不用，以他医参、术、炮姜、半夏平和之药为稳妥。""不知邪未退而温补，反致助邪"，导致阳虚欲脱，其势危笃。而"京口名家见病愈重而药愈平，但用丁、沉、柿蒂、乌药、橘红、半夏应世之药而已。"幸素圃"用生附子、干姜、半夏各三钱，吴茱萸一钱，1剂气平，2剂手足回温，其夜计服4剂"，如此峻药重剂方挽救危局。确如此老所言，"此证可为病家医家惟求平妥、酿病不医之鉴。"

十、为医言行当谨慎

清代祥符县有一胡姓医生，医术精良，方圆百里的患者皆慕名求治。有某都督的女儿与人私通，未婚先孕，家人并不知道。一天，该女感冒风寒，请胡医生前往诊治。胡不知其女未嫁，诊后照实说道是"孕脉"。都督闻之大怒，问："先生之言确凿乎？"胡仍未加思索，答曰："若无十分把握，不敢言孕。"都督见其女儿败坏门风，恼羞成怒，遂呼其女儿出来，以刀剖开其腹，果见胎儿。胡医生见此惨状，吓得晕倒在地，良久方醒。回家后即一病不起，药石难疗，数月后而卒。（清·陆以湉《冷庐医话》）

这个案例提示我们，一个医家出言行事要谨慎，三思而后行，即或说实话也要考虑到诸多因素。像此案少女明是孕脉，却未想到可能"未婚先孕"，须要顾及病人脸面。胡医不知顾忌，出言不慎，终至酿成大祸，自己也搭上性命，悲哉。

笔者上大学时老师曾讲过两个段子，听来好笑，想来颇有意味。某医生治一胃病患者，大概效果不好，于是对患者说："你这病老不好，得下个管子看看。"过两天患者告诉医生说："大夫，馆子我下了，这病也没好啊？"医生说，我还没开检查单呢，你下什么管子了？"患者说："我下饭馆了。"原来医生说的是下个胃管检查，患者以为是让下饭馆。毛病在于医生说得太简化，对一个外行不能这样说话。另一个段子更可笑了，某患者发热久治不退，某医生说："你这发热老不退，得喝点儿犀角水。"后来患者告诉医生："大夫，我喝洗脚水了，这发热也没退啊？"医生问："我还没开药呢，你喝什么了？"患者说："我先洗脚，然后把水喝了。"原来患者把犀角水当成洗脚水了。两个段子都提示，一个医生对患者说话行事一定要谨慎，闹出笑话是小事，严重者可能闹出人命。

俗话说，"学书纸费，学医人费"，是说医与人命攸关，若有差池，误人性命。因此要求医生必须言行谨慎，来不得半点马虎，施今墨常说："今墨还是治好的患者少，没治好的患者多。"他总是教导弟子"不要包治"："在应诊过程中，面对患者不可许诺，诸如二帖、三帖药保好等言词是绝对忌讳的。即使有十分的把握，也得留有余地，把话说大、说尽是不科学的。若对某些疑难病症尚无把握时，要给患者讲清楚：您这病很复杂，头绪较乱，今天先开三付药观察一下，探探路子，然后再集中兵力打歼灭战。"张孝骞教授说过："患者以性命相托，我们怎能不诚惶诚恐，如临深渊，如履薄冰。"蒲辅周遗嘱说："我一生行医十分谨慎小心，真所谓如临深渊，如履薄冰。"中西医两位宗师用了相同的词汇——"如临深渊，如履薄冰"，郑重传给后人，足以见其分量。医史上有几个反面例子颇有教育意义，当事人俱为名噪一时的大家，因为出言不慎，轻则陷于尴尬的窘境，重则自取其辱，读来令人感慨。

（一）叶天士出言轻率

叶天士与徐灵胎，二人俱为清代雍乾时期三大名医之列，各有所长，时人有"瑜亮"之比，二人却从未谋面。徐灵胎初至吴江治病，"是时喜用唐人方"，叶天士见之，对门人说："吴江来了一位秀才徐某，在外治病，颇有心思，但药味太杂，此乃无师传授之故。"徐灵胎乃医儒，读书破万卷，称其"药味太杂""无师传授"，未免轻率。后来叶氏得到宋版《外台秘要》读之，方知自己眼见未及，复谓人曰："我前谓徐生立方无本，谁知俱出《外台秘要》，可知学问无穷，不可轻量也。"也算显出虚心胸襟。此话传到徐灵胎耳中，好在并未计较，倒是赞道："先生之服善如此，尤见古风。"但是，他把此事记录下来，留在《徐批叶天士晚年方案真本》中，留给后人一段谈资。

（二）何书田留难狂言医

清时，名医何书田与苏州徐秉楠皆精于医术，名重一时。时有富家刘某的独生子患了伤寒，病势已危，群医束手。遂以重金延徐、何二人诊治。徐先至，诊视良久曰："察其形症，变在旦夕，虽扁鹊复生亦无法下手矣。"这时何书田至，徐乃退入另室。何诊之，亦认为症情危重，因曰："方才切脉时，两手虽奄奄欲绝，而阳明胃脉一线尚存，因思一线之脉，即有一线之生机。唯有轻可去实一法，以轻清之品或可宣其肺气，冀得津液来复，神志能清，再图良策。勉拟一方服之，于寅卯之交若有微汗，则可望生机，否则势已无及矣。"其时徐独坐室中，令仆从索方观之，大笑曰："此方能愈是病耶？果然如此，可将我招牌撤去，终身不谈医道"。此话被仆从告之于何，何对病家说："听说徐先生也在此，今晚虽不能相见，明天一定与之共同处方，千万为我留下他。"徐自知失言，起身辞归，刘氏苦苦留之。服药后，病儿果然得汗，形色略安。何氏再诊曰："尺脉已起，可望生矣。但须留住徐先生，余为郎君疗此病。徐若去，余亦去耳。"徐闻病有转机，无以自容，急欲辞归。刘氏曰："何先生有言，先生去他也不留，儿病悬于先生，惟先生怜之。虽日费千金亦不吝。"徐知前言之失，默默无语。不数日，病者已能起坐进粥。何乃对刘曰："今病已愈，我将返归。徐先生已屈留多日，谅亦欲归，但前有招牌一说，或余便道去取，或彼自行送来，乞代一询。"徐只好厚颜乞求刘从中周旋。刘乃设席相劝，始得调解。（事载清·毛祥麟《墨余录》）

　　按："此方能愈是病耶？果然如此，可将我招牌撤去，终身不谈医道。"既或经验丰富的名医，也不能出此狂言。被何书田抓住把柄，频频留难于他，窘迫难言，留给后世教训。

（三）薛雪误诊中暑病

　　清乾隆年间，某年夏日，苏州有士人蔡辅宜自外而归，一蹶不起，气息奄奄。急请名医薛雪诊视。薛见蔡已口目皆闭，六脉皆沉。少姜泣于旁边，家人在准备后事。薛雪说："这是虚厥，不必书方，投以独参汤必愈。"言之凿凿，说罢归去。有友人冯在田说："我虽然不懂医术，但听说服用人参如果不效，则病为人参所锢，其他药就无效了，是否再请别的医生看一下。"因请另一符姓医生再诊，符医视后曰："此系中暑，当服清散之剂，人参不可用也。"与薛雪之论正相反，众人无所适从。冯在田说："我听说六一散能祛暑邪，有益无损，何不先试之。"于是以苇管灌药入口，蔡即渐渐苏醒。符医遂用解暑药投之，一剂而起，符医之名由此大震。（事载清·清凉道人《听雨轩笔记》）

（四）医须察人体质

　　安徽宣城有位医生陆阳，以医术著称于世。时有北方人朱氏妇随丈夫避乱南下，全家居于船上。朱氏患病心中烦躁，唤陆阳治之。朱氏对陆曰："吾平生气血劣弱，不堪服用凉剂。今虽心躁，并不作渴，盖因避寇惊忧、失于饥饱所致，切不可根据外证投我以凉药。吾欲让使君知我虚实，故叮咛相告。"陆阳诊脉后，认为是伤寒阳证，书写小柴胡汤治疗。朱氏说："香气类柴胡等药，君宜细审，我服此立死。"陆说："不会，只管安心服药。"朱氏再次申言切切，陆执意不变。药刚下咽，朱氏吐泻交作，精神立刻萎顿，勉强说道："陆医生，与汝地狱下理会。"语罢而死。

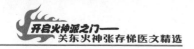
后陆阳得了暴病，日夜呼道："朱夫人，休打我，我便去也。"旬日而死。（事见宋·洪迈《夷坚志》）

按：治病讲究因人制宜，其中一个重要内容即要根据患者体质用药。陆医刚愎自用，不听患者介绍体质情况，固执用药，实当戒慎。清程芝田有一段话颇切此弊："凡人阴脏、阳脏、平脏，本性使然。如素系阴脏者，一切饮食必喜热物，偶食生冷，腹中即觉凝滞不爽，大便一日一度，决不坚燥，甚则稀溏，食难消化。若系阳脏，一切饮食必喜寒冷，偶食辛热之物，口中便觉干燥，甚则口疮咽痛，大便数日一次，必然坚硬，甚则燥结。临症先当询问，再辨其病之阴阳。阳脏所感之病，阳者居多；阴脏所感之病，阴者居多……此诊病用药第一要紧关头，临症时如能如此体会，虽不中不远矣。"（《医法心传》）

（五）刚愎自用误杀人

宋代有狱吏毛遂、周永二人因犯受贿罪，被押往饶州监狱。不久二人皆患伤寒。值班医生有刘某与舒某，二人一同去诊视患者。对周永，二人均认为当用汗法，随手投药而愈。对毛遂，刘医欲以大柴胡汤治疗。舒医说："这岂是阳证伤寒，此药入口要死人的。"刘医坚持己见，最终服用了大柴胡汤。毛犯服药后立刻痛彻心肺，大便洞泻，粪如脂膏。刘医不知病变，又强使再服第二剂，不多时毛犯已死。正要移尸体到墙角时，毛犯忽然张目喘气，宛若复活，问曰："白天那两剂药是哪个郎中的主张？"刘医暗喜，以为是自己的功劳，忙答："是我所下。"毛曰："今后且须仔细，我一家老小十余口人，全仗我一人糊口为生。我所患病本不当死，而你一付药投下，使我五脏如同刀割，膏液尽为臭秽。我已知之不对，竟又再进第二付药，肠胃已腐，安得复生？今只在鬼门关相候。"说罢而死，刘医不久亦死去。

按：为医者操人性命，必须谦谨，切忌刚愎自用。本案刘医视阴证为阳证，一错再错，若能听取舒医看法，亦不致酿成大错。更严重者，患者用药后"痛彻心肺"，大便洞泻，危象已现，刘医犹不醒悟，强使再服第二剂药，终致误人性命，教训深刻，为医者当谨记蒲辅周之语。

（六）侮慢惹恼祝味菊

1929 年，沪上一位徐姓富商的儿子因患伤寒遍请中西医高手诊治，病势日增。患者哥哥曾向名医祝味菊"祝附子"学医，"因常问道于余，对于余之学说，影响稍深。"（祝味菊语）于是"延余往诊，则高热两旬不退，神昏谵妄，前医金谓热入心包，主用清宫汤"。祝氏心知其非，书以姜附、麻桂之方，服后诸恙依然。徐氏慌乱之余，又延沪上名医会诊，皆认为祝氏姜附热药之误。且笔之于方案，谓"邪入心包，误投辛燥，法在不救"——称祝氏把病治坏了。

徐姓富商慌了手脚，"怨尤群集其子"，其子则惶惶然找到祝味菊讨教，二人遂赴其宅。刚入门，"某医方蹒跚下楼，相遇于楼次"，祝味菊"因恭叩之曰：'病者何如？'某医口衔雪茄翘指仰首而言曰：'休矣。'岸然扬长而去，其一股傲慢不逊、老气横秋之态，令人忿懑难受。"祝味菊"忍气"认真审证处方，仍用原方，"无更只字，连服两剂，不分昼夜进之"，服药后，"汗出热减，神静而得安寐矣"，病入坦途。祝味菊则留下那位名医的批语，故事到此并未结束。

时值"三一七"中医抗争大会召开，称祝氏"误投辛燥，法在不救"的那位名医"方高据主席团"。祝氏当场发难："有地位之名医，一无相当学识，又复信口雌黄，攻讦同道而不负责任，吾侪当若何处置之？"并"袖出某医药方"，欲揭发前事，幸亏主持者知事不妙，告以："今日为中医一致对外之际，请阁下顾全大局，勿以此授人话柄。"其他道友亦"从中调停，设筵于大加利（饭馆）"。某某两医，不得不强颜谢罪："事出误会，愿阁下勿介意焉。"祝氏一笑置之。

按：此事载于《伤寒质难》。平心而论，这位沪上名医声名不小，从其"口衔雪茄"，能"高据主席团"情事揣测，不难知为何人，这里就为尊者讳不提其名了。不说他与祝氏医道孰高孰低，即其轻言祝氏"误投辛燥，法在不救"，已见其"轻侮傲慢"同道了，终至自取其辱，强颜谢罪，堪为医戒。

十一、学习大医李可

李可老中医是民间中医的一面旗帜。以李可为代表的民间高手高在哪儿？或者说，民间高手是怎样练成的，从李可身上，可以归纳出这样一些特点：

（一）勤求古训，刻苦读书

仲景倡"勤求古训，博采众方"，孙思邈倡"博极医源，精勤不倦"。近贤朱沛文指出："虽然有善读医书而不善临证者，然断无昧于医书而精于临证者。故必先读书以培其根柢，后临证以增其阅历，始为医学之全功焉。"民间高手都认同这个道理，读书"以培其根柢"，十分刻苦认真。

李可"晚上攻读医书，几十年来从未在夜晚 2 时前睡过觉，至今已 70 高龄，依然如是，每次外出他都是背着厚厚的书包，利用诊余攻读不辍"。（《李可老中医急危重症疑难病经验专辑·郭序》）这是何等的刻苦读书精神。

名医程门雪拟有一联："徐灵胎目尽五千卷，叶天士学经十七师"，概括了名医成才的两大因素——读书与求师。几乎所有的民间高手为了学习，都在到处访贤拜师，游学各地，如李可所说，"纵有一技可师，师之；纵有一剂可承，承之"。磨刀不误砍柴工，读书与求师使得民间高手得以不断攀升。

（二）注重临床，讲求实效

"熟读王叔和，不如临症多"，是说强调临床的重要性。他们是实干家，与院校专家偏重于理论相比较,他们更重视临床,讲求实效,如李可自己所说,"我的东西,几乎没有经过什么雕琢,多数是从医案记录中照抄下来,常常是就病论病,很少有高深的理论探讨,难入学者专家的法眼,不过确有实效而已。"(给弟子徐汝奇的信)

他们的医术是在临床一线上一枪一刀拼出来的,而不是靠试管实验、小白鼠实验得到的。前贤所谓"博涉知病,多诊识脉,屡用达药"是也。

李可弟子孔乐凯回顾:"读博士时我一度很郁闷。我放弃了13年的西医探索,转到中医领域,却发现中医临床拿不出效果来,博士有什么用!在最苦闷的时候,遇见了李老。我正在十字路口徘徊,师父指给我一个方向,这才是正路。怎么证明?疗效就是最好的证明!"

(三)立足基层,更接地气

记者常宇写道:"记者甚至很强烈地感受到,在自认为繁华而充满现代文明的大都市,中医可以很时尚,很高档,很文化,甚至很变形,很泛滥,但似乎不像民间中医那样真挚,而像李可这样如此尊重生命、赤诚赴救、甘担风险的民间医生,从某种意义上,比某些具有一定资历和身份的'中医名师'更见分量。"

李可"是从实际出发,群众有什么病,他钻研什么病,一切为了解除患者的痛苦",是一位不折不扣的"全科医生",举凡各科可以说无所不治,针药并用,疗效俱佳。正是基层环境的锤炼,才使其对内、外、妇、儿等科都积累了丰富的经验,"纵有内外妇幼之别,各尽神圣工巧之能"。相对于现代院校各科"专家"只看单科病而言,他们技术可能更全面,更接地气,更贴近基层民众。

(四)学得绝技,治有专长

"一招鲜,吃遍天"。民间高手通常都有一手或几手绝招,治起某些病症效若桴鼓,在民间颇有口碑。像李可善用霹雳手段,治疗急危重症,被患者称为"救命先生"。沪上名医曹颖甫"长于攻治",以善用承气汤、大陷胸汤著称,人称"曹承气"。河北名医刘沛然以善用大剂量细辛著称,一生用细辛,最大量一次用至220g,治好过不少疑难杂症和危重病症,著有《细辛与临床》一书。

(五)敢闯敢破,勇于创新

院校专家长期在体制内运作,条条框框多,难免保守呆滞,缺乏创新精神。

相对而言,民间高手则少了些束缚,多了一些自由,所以他们敢闯敢破,勇于创新,常可蹚出新路来。像李可对"细辛不过钱",中药"十八反,十九畏"等都敢于突破,疗效大增而未见毒副反应,确实了不起,像三畏汤,破格重用附子等,今天已为许多人所习用,疗效确实提高,李可功不可没。"李老身上最宝贵的一点在于他敢于治病,遭遇急危重症敢用雷霆手段,这源于他的能力和自信"。(孔乐凯语）其实中医要破的条条框框还有不少，需要李可这样的人深入探索，虽然不无风险，但是敢于担当，确实难能可贵。

（六）学习李可，不要迷信李可

李可为救人命敢用霹雳手段，创造了奇迹。但是因此称李可为"当代张仲景""无冕之王"则未免夸张。李可本人也不同意这种说法，他说："救过一些人是事实，但'当代张仲景'的称号绝不是我们这种凡夫可当的。"这话不是客套，他有自知之明。尊重李可，但不要迷信李可，把他"当成圣人"，言必称李可，方必用李方，夸大其词，动则称"突破""创新"，未免轻浮。学习李可，要保持分析眼光，这也是学习名家的应有立场。

另一方面，网上时见贬低李可的声音，如针对其用药剂量过重，认为"像李可老先生这样用药的，可谓是绝无仅有的""其目的只有一个，那就是哗众取宠，是他的虚荣心在作怪""估计在当今中医界没有一个人敢这样开方子，不管有没有效，都可以起到吸引大众眼球的目的"。

按：称李可用药"哗众取宠""虚荣心在作怪""吸引大众眼球"，未免刻薄。李可说过："除了一点为救人命甘担风险的赤子之心外，别无所求。""面对患者生死存亡之际，从不考虑个人安危得失与风险，像孙思邈所称道的苍生大医那样一心赴救。"

称"当今中医界没有一个人敢这样开方子"，亦未免少见多怪，看一看吴佩衡与范中林用附子，刘沛然用细辛最大量用至220g，陆仲安石膏用到500g，就知道了。李可弟子吕英强调：不能把李可与"大剂量附子"画等号。"他并不偏，他只是对症下药"。

其他还有关于疗效方面的质疑，如说，"他的补阳大法并没有屡获奇效。我知道他亲自治疗过的几个患者，效果很一般"，这就未免不知行医甘苦了，"人无完人，即使张仲景在世他也不能保证100个患者个个都能药到病除。李可的书中有大量的成功临床经验，但也有一些失败误治然后及时补救挽回以致没有酿成大错的经验，某些癌症和疾病方面有'初探'的字眼等，都表示他本人也在探索之中。他一辈子的治病经历中有治疗效果一般的情况也是很正常的。"（摘自互联网）笔者在此就不赘言了。

客观地说，李可可能存在这样那样的问题，但都不足以掩盖其成就和特色，他所达到的高度诸多名医都难以企及。鹰有时比鸡飞得还低，但是鸡永远飞不了鹰那样高。围绕李可虽然有褒有贬，但总体上褒多于贬。刘力红说过："像李老这样的例子虽然很少，但却非常可贵。"他是民间中医一面独放异彩的旗帜，他留下的宝贵临床经验和学术特色值得我们学习和发扬。

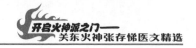
以上我们从几方面对李可的学术和临床做了大致归纳，其学术特色十分突出，临床经验非常丰富，影响所及，确实称得上是一个独具特色的临床大家，这一点应予充分肯定。

但是，金无足赤，人无完人，李可的东西亦非十全十美，互联网上有赞誉，也有贬责，不乏讥诮甚至抹黑的声音。应该说有些问题是正常的，笔者在《霹雳大医——李可》一书曾经进行探讨，提出初步看法，如经方都要变通吗；用药有时欠精炼；有些话不够谨慎等，但这不是本文的重点，有兴趣的读者参阅上书。

十二、邯郸学步说西化

成语"邯郸学步"是说，战国时期有个燕国人到赵国邯郸去，看到那里的人走路姿势很美，就跟着人家学，结果不但没学会，连自己原来的走法也忘记了，只好自己爬着回去了。这个故事告诉我们，模仿别人不成，反而失去了原有的技能。中医西化就如同这种邯郸学步，西医没学好，反而丢失了中医的传统优势与特色，变得不会治病了。

自从西学东渐，中医与西医发生碰撞以来，中医的诊断方式、用药思路、研究方法等越来越多地带上了西医色彩，中医变得有些不像中医了。很多人跟着西医的诊断和化验指标跑，搞对号入座，见到炎症就清热解毒，是高血压就平肝潜阳，治肿瘤一概用白花蛇舌草、半枝莲……置辨证论治于脑后，那叫"数典忘宗"，或曰"忘本"。其结果自然是治不好病，甚至不会治病了。国医大师干祖望先生说："国画、京剧被认可，是人民喜欢它、需要它。中医被认可，是因其能把疾病治好，甚至能把目下还认为无法治疗的疑难杂病治愈。如果用西洋画一套要求，诸如比例、焦点、透视、轮廓、光线、冷热色等来评国画，那么故宫博物院的所有名画全是不合规范的废纸。中国人就是吃够了没有规范的苦，但绝对不能以西医的规范来规范中医，或以西医的要求来规范中医。"（《干祖望医书三种》）

著名学者余秋雨先生说："说中医不符合科学，就像说周易和楚辞不符合英语语法。世界上人口最多的族群就是在中医的护佑下繁衍至今的。天下最让我生气的事，是拿着别人的尺度说自己的祖祖辈辈都活错了。"（《中华文化47堂课》）

依笔者所见，中医西化最常见的表现有三种，即跟着西医的诊断跑，跟着化验指标跑，跟着现代药理报告跑，搞对号入座，盲目跟着西医跑，结果当然是邯郸学步。如果满脑子装的都是西医的解剖，经常用细胞、细菌、化学分析、物理定量来学习中医，就好像用显微镜看天象，一辈子人不了中医的门。

不要跟着西医跑。许多名医都大声疾呼，坚守中医特色，坚持辨证论治原则。下面案例均系西医诊断之病，且看名医怎样坚持辨证论治，摒弃中医西化的套路，取得显著疗效的。

（一）辨证只求其四诊合参，不必受制于检验指标

焦树德先生曾谓："中医临床是不需要西医辅助检查的，看病只要凭望闻问切就可以。问题是你是否真正掌握了望闻问切的真谛。古代望闻问切确实高明，如今只会看舌头。我们这代人对中医真谛也不过只知皮毛罢了。"李可先生也说过："中西医结合，中医绝不能对号入座，按图索骥。多数情况皆需另起炉灶，独立辨证。"（《李可老中医急危重症疑难病经验专辑》）

■**肺脓疡：**云南名医吴佩衡先生曾治患者海某，女，19岁。因剖腹产失血过多，输血后突然高烧40℃以上。经用青霉素、链霉素等治疗，体温降低，一般情况反见恶化，神识昏愦，呼吸困难，白细胞高达2.0×10^9/L以上，邀吴佩衡会诊。

患者神志不清，面唇青紫灰黯，舌质青乌，鼻翼煽动，呼吸忽起忽落，指甲青乌，脉弦硬而紧，按之无力而空。辨为心肾之阳衰弱巳极，已现阳脱之象。治宜扶阳抑阴，强心固肾，主以四逆汤加肉桂：附片150g，干姜50g，肉桂10g（研末，泡水兑入），甘草20g。药后咳出大量脓痰，神识较前清醒，舌尖已见淡红，苔白滑厚腻，鼻翼不再煽动，脉象同前。前方加半夏10g，茯苓20g，甘草减为8g。三诊时神清，唇舌指甲青紫大退，午后潮热，仍有咳喘，咳大量脓痰，脉弦滑。前方出入，附片用至200g，此后病入坦途，诸症均减。经X线检查，双肺有多个空洞，内容物已大半排空。细菌培养，检出耐药性金葡菌，最后诊为"耐药性金葡菌急性严重型肺脓疡"。仍以附片150g，干姜50g，陈皮8g，杏仁8g，炙麻茸8g善后，1周后痊愈。（《吴佩衡医案》）

按：如此凶险之症，若从白细胞2.0×10^9/L，咳吐大量脓痰、肺脓疡等入手，从金葡菌严重型肺脓疡之诊断着眼，一般医家很可能陷入"痰热蕴肺"的认识中，用些石膏、黄芩之类清肺套方套药，那就很难想象后果如何了。吴氏有识有胆，不为化验指标所迷惑，辨证确认为心肾阳衰巳极，已现阳脱之象，毅然用大剂附子、干姜等热药回阳救逆，起死回生，确非常医所及，无疑这是辨证论治精神的胜利。

■**肺炎：**任某，男，71岁。发热咳嗽半个月，用青链霉素治疗两周无效，于1979年12月1日来笔者所在医院门诊就医。体温白天在38℃以上，凌晨1—3点高达40℃。咳嗽，吐黄痰，口苦，喜热饮，喜重衣厚被，食少便溏，血象：白细胞18.300/mm³，中性粒细胞88%。经X线透视，诊为"左下肺炎"。患者面色晦暗，形瘦神疲，舌质淡蓝，苔黄腻，脉细数而有间歇。按中医辨证，面色晦暗，形瘦神疲，畏寒喜暖，为阳虚阴盛；口苦吐痰黄浊，苔腻多津，为虚阳上浮所致；子夜后阴虚更甚，逼阳外越，故体温升高；舌质淡蓝，脉细数无力而间歇，亦为阴盛阳浮之象。治宜温肾健脾，化痰止嗽，处方：附子25g，干姜10g，党参25g，白术15g，陈皮

10g, 半夏10g, 油桂3g（冲）, 杏仁12g, 冬花15g, 紫菀12g, 百部15g, 补骨脂15g, 菟丝子15g, 甘草3g。服药3剂, 体温降至38℃以下, 咳嗽减轻, 精神好转, 饮食稍增, 大便仍溏。继服3剂, 体温恢复正常。胸透: 左下肺仍稍有阴影。再服3剂, 肺部阴影消失, 食纳好转。上方去杏仁、款冬花、百部, 加焦三仙12g, 藿香12g, 草豆蔻12g, 调理而安。(《河南中医》1982第4期·李统华治案)

按: 面对"肺炎"诊断, 体温达40℃, 白细胞18.300/mm³的局面, 如若跟着西医跑, 恐怕要用清热泻火之药治之。李氏不为检测指标所惑, 坚持"按中医辨证, 面色晦暗, 形瘦神疲, 畏寒喜暖, 为阳虚阴盛; 口苦吐痰黄浊, 苔腻多津, 为虚阳上浮所致; 子夜后阴虚更甚, 逼阳外越, 故体温升高; 舌质淡蓝, 脉细数无力而间歇, 亦为阴盛阳浮之象", 层层解析, 勘破阴霾, 断为阴盛阳浮之证, 方用四逆汤合六君子汤加减, 不但症状消失, 肺部阴影亦消失, 完全治愈。

（二）治疗只求随证治之, 不必拘泥于病名

范文甫先生说: "我人治病, 应重在辨证论治, 可不必斤斤于病名之争。""为医首要认清了证, 方能治得好病, 病名可不必强求。若必要先具病名而后言治, 则当病情模糊时, 岂将置之不医乎!"谢海洲先生也说: "勿为病名所惑, 切记辨证论治。症无大小, 均需辨证才可施治; 病有难易, 亦唯辨证方能收功。临证之时, 切勿为西医病名所惑, 亦无论其有名无名, 不管其为综合征抑或症候群, 辨证论治四字, 足矣。""临证之际, 不必在病名上钻牛角尖, 胸中不存一丝先入为主之偏见, 头脑空明灵动, 据四诊八纲以识主证, 析证候以明病机, 按病机立法、遣方、用药, 如此, 则虽不能尽愈诸疾, 庶几见病知源, 少犯错误。"

"搞中西结合, 绝不能吃现成饭。对西医确诊的病, 中医仍需独立思考, 深入剖析疑难, 追根寻底, 这样才能体现中医特色, 恰合人情、病机, 提高疗效。"(《李可老中医急危重症疑难病经验专辑》)

■消渴: 蒲辅周治一消渴患者, 口渴引饮, 饮而复渴, 病已半年。服滋阴清热药如六味地黄丸、玄麦甘桔汤等50余剂毫无寸功。舌苔黄腻, 脉沉弱。蒲老改用茵陈四逆汤, 温阳兼以利湿, 1剂而渴止大半, 3剂基本痊愈, 以参苓白术散善后。总结本案经验, 蒲老认为主要是参考前医用药之鉴: "虽舌黄口渴属热象, 但服滋阴清热药50余剂无寸效, 加之脉象沉弱, 显见阳衰不能蒸腾水气。若果系阴亏, 50余剂虽不能全好, 亦必有所进展。"

按: 渴饮无度, 确属消渴, 用滋阴清热法似为正道。但蒲老从其服药50余剂毫无寸效悟出辨证有误, 详辨舌苔黄腻, 脉沉弱为寒湿偏盛, 用茵陈四逆汤应手取效。

■尿路感染: 张某, 女, 44岁。患顽固性尿路感染1年余, 服用中西药物病情时好时坏, 不能治愈。近2个月症状加剧, 症见: 尿道有灼热感, 小便频数, 量

少，少腹酸楚，隐痛绵绵，喜温喜按，时轻时重，大便偏干，腰酸下坠。舌淡红苔白润，脉沉弦。证属下元虚寒，迫阳下泄，治宜温肾助阳，潜阳活血，方用四逆汤合少腹逐瘀汤加减：附子 30g（先煎），干姜 30g，炙甘草 30g，小茴香 12g，延胡索 24g，五灵脂 15g，川芎 15g，肉桂 10g，蒲黄 15g，赤芍 15g，白芍 24g，白术 24g，黄柏 15g。5 剂。

二诊：服药后尿道灼热感减轻，小便次数减少，病情减轻。上方药加龟甲 15g，砂仁 12g，仿潜阳封髓丹之意，10 剂。

三诊：服药后少腹已不痛，无下坠感，小便已无灼热症状，舌质淡苔薄白，脉已缓和。原方有效，上方药 10 剂，隔日服用 1 剂。

2 个月后与他人来看病，告知病愈。（陈守义治案）

按：顽固性尿路感染，病程漫长，病情复杂，多按湿热下注辨治，本案服药一年病情时好时坏，不能治愈，说明辨证有误。陈氏不拘泥于病名，以阴阳两纲辨证，认定病情乃为三阴证，应用四逆汤扶阳补肾以养正气，同时依久病多瘀之旨，合用少腹逐瘀汤，收效迅捷。

（三）用药只求其本草之性，不必迷信于药理报告

跟着现代药理报告跑，是中医西化的另一种表现。临床好多研究都还没有搞清楚，却整天做老鼠实验，拼命地搞药理研究。岳美中指出："中药研究单纯找成分，不脱离试管的方法，最终只是为西医增添了一些新药罢了。这样下去，中医的方药配伍作用和几千年积累的宝贵经验将会从中慢慢丢掉。"上大学实习时曾见某老师治病毒性心肌炎，证属心脾两虚，方用归脾汤，甚是恰当，另加板蓝根、大青叶，当时不解，老师说用板蓝根、大青叶意在攻杀病毒，显系着眼于现代药理研究。但我怎么看怎么觉得别扭，那感觉像是穿唐装扎领带。其实按药理研究结果用于临床，常事与愿违。且看：

1. 中医治愈肠伤寒

民国时期，西医叶翰臣，中国药学界之老博士也。早岁曾罹肠伤寒之病，热匝月始退，体力困惫，久久不复。1940 年又病伤寒，反复检验费氏反应甚浓，白细胞显著减少。时叶氏已五十余岁，私心忧急，度难久持。经人介绍请祝味菊诊治，叶以深研国药著称，然未尝信中医也。问祝氏："吾所患者何病也，须几旬可愈？"祝为之诊询后曰："此伤寒病也，依吾法治疗之，十日可衰也。"处方：黄厚附片 12g（先煎），人参 9g（先煎），黄芪 15g，川桂枝 9g，炒白芍 9g，活磁石 30g（先煎），生龙齿 30g（先煎），朱茯神 9g，酸枣仁 12g，姜半夏 9g，陈皮 9g，淮山药 12g，炒麦芽 12g。博士将信将疑，依法服药，所得效果悉如所料，八日热即退净。留一方调理，不数日而体力复苏。

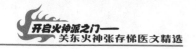

叶乃大诧异，复来邀诊曰："此番伤寒病程缩短，超过预料，体力恢复之快出乎意外，余甚感谢。今所欲问者，阁下前后所用之药余大都已作精密之研究，对于伤寒既无杀菌之力，又无特效可寻，然而阁下能如期愈病者，何所为耶？"祝氏曰："西医用血清疗病者，胡为哉？"叶曰："此不过增强人体之抗力而已。"祝曰："中医之能奏愈病之功者亦犹是耳。夫愈伤寒者，伤寒抗体也。抗体之产生，由于整个体力之合作。吾人协调抗病之趋势，使其符合自然疗能，在此优良之环境下，抗体之滋生甚速，故病可速愈，非药物直接有愈病之能也。"博士击节赞叹曰："果如是，中医疗病之原理诚有其卓然之立场矣。"嗣后叶氏眷属及其亲友凡有病伤寒者，无不推诚介绍，亦无不应手而效。

按：祝氏治愈肠伤寒之病，用的是温补之法，"八日热即退净"，疗效"出乎意外"。作为药学博士，对所用之药"大都已作精密之研究，对于伤寒既无杀菌之力，又无特效可寻"，自然会问，为什么能如期愈病呢？令人欣赏的是，祝氏解释得十分到位。中医是通过"增强人体之抗力"战胜病菌，而"非药物直接有愈病之能也"，亦即扶正而祛邪也。这才正是中医疗病"卓然之立场"。

2. 阴疽汤治疗败血症

脑疽、发背是疮疡病中两种险恶之症，其症有阴阳两种类型。苏州市中医院方致和先生自制阴疽汤治疗阴证脑疽、发背85例，治愈率达94%，其方由党参、黄芪、陈皮、当归、茯苓、赤芍、金银花、鹿角霜、甘草、金匮肾气丸等组成，阳虚甚者再加附子、鹿茸。本方具有扶正温阳托毒之功，凡阳虚阴盛之证，用之恒有奇效。还曾经用治6例金黄色葡萄球菌阳性的败血症，证属阴盛阳虚者，均获捷效。为此做了实验研究，将本方浓煎液置于细菌培养基中，测试其杀菌效果。令人意外的是，本方非但没有抑菌、杀菌，相反能够促使细菌生长繁殖。可见，阴疽汤不是直接杀菌，而是通过提高、调动人体内在的抗病能力而治病的，这正是中医治病的真谛所在。（《中医杂志》1989年12期）

按：用阴疽汤治疗金黄色葡萄球菌所致败血症获取捷效，想必是其药能杀灭金黄色葡萄球菌，于是设计药敏实验，本方浓煎液置于细菌培养基中，测试其杀菌效果。令人意外的是，本方非但没有抑菌、杀菌，相反能够促使细菌生长繁殖。可见，阴疽汤不是直接杀菌，而是通过提高、调动人体内在的抗病能力而治病的，这正是中医治病的真谛所在。

19世纪中叶，法国科学家巴斯德为了解决啤酒变酸的问题，借助显微镜发现了啤酒里的细菌，从而导致现代医学史上的一次革命，只要找到消灭细菌的药物，感染性疾病就可以解决了。后来抗生素的发明，使人类战胜了包括结核在内的许多感染性疾病。然而循着这一思路，先找到病原微生物如细菌、病毒等，然后再寻找、发明有针对性的杀灭药物，就不那么简单了。因为疾病的发生不仅仅取决于细菌，还取决于人。比如两个人吃了相同的烤羊肉串，里面含有细菌，但一个人发病，拉肚子，另一个人则没事。为什么呢？因为两个人的体质不同，体质差的免疫功能低下，就被细菌占了上风，结果拉肚子；体质强的有抵抗力，能把细菌干掉，当然就没事了。事实上，西医也已认识到这一点，法国医生伯纳德说过："疾病在空中飘浮，它们的种子随风吹散，但只有在土壤合适时才能生根。"这话也得到巴斯德的认可，他在临终时说道："伯纳德说得对，微生物微不足道，问题全在于土壤。"这就是著名的"细菌加土壤"的观点，强调了土壤——人的因素、人体内环境在疾病发生中所起的作用。阴疽汤治病就是一个证明，它并未杀灭细菌，而是通过扶助正气，改善人体内环境，提高免疫力而治病的。进一步说，通过扶正以祛邪，达到治病的目的，正是中医不同于西医的特色所在。

3. 麻黄汤治蛛网膜出血

2000 年秋，孙瑞琴（西学中医生）治一农妇，37 岁。患原发性高血压 18 年，暴怒引发蛛网膜下腔出血，昏迷 48 小时。醒后暴盲，寒战，咳逆无汗。查见颅内血肿、水肿，双眼底出血、水肿。遵眼科名家陈达夫先生目疾六经辨证大法：凡目疾，无外证而暴盲，为寒邪直中少阴，玄府（毛孔）闭塞所致，当用麻附细辛汤温肾散寒。附子温少阴之里；麻黄开太阳之表，是启玄府之闭；细辛直入少阴，托邪外透。今症见寒战无汗，禀赋素壮，纯属表实，与少阴无涉。遂迳予麻黄汤一剂令服。

次日诊之，夜得畅汗，小便特多，8 小时约达 3000mL，今晨头胀痛得罢，目珠胀痛亦止，目赤尽退，血压竟然复常，已可看到模糊人影。后以通窍活血汤冲服生水蛭末 12g，调理一段，竟得复明，视力：右 0.8，左 1.2。病愈 3 年，血压一直稳定。（《李可老中医医案医话》）

按：麻桂升压，现代药理已成定论，近百年来已列为脑血管病禁区，而麻黄汤竟然治愈不可逆转的高血压，岂非千古奇谈？现代斥其非，实是不知汗法可以消除溢血、充血之水肿。人本一体，表里同气，表气闭塞则里气逆乱，表气通则里气和。中药通过调燮整体气机而治疗局部疾病，汗法之奥妙，并不单在一个"汗"字，麻黄可以通利九窍，宣通脏腑之气。

从本案病机看，由于寒袭太阳之表，玄府闭塞，寒邪郁勃于内，气机逆乱上冲，邪无出路，遂致攻脑、攻目。邪之来路，即邪之出路，随着汗出，表闭一开，邪从外散，肺气得宣，水道得通，小便得利，郁结于大脑及眼底之瘀血、水肿亦随之而去，脑压迅速复常。

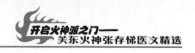

第三章　人文菁华

一、文人论医有灼见

宋代名相王安石自述:"读经而已,则不足以知经。故某自百家之书至于《难经》《素问》《本草》、诸小说,无所不读;农夫女工,无所不问。"显而易见,王安石阅读内、难、本草的目的不是为了当医生,而是为了扩大知识面,为了更好地"知经"。历史上,许多文人"寄余艺以泄神用",兼习医道,对中医都有一定的研究,虽非医林之人,学识所积,所发议论却充满真知灼见,今日读来,即便医家亦能从中受到启迪。

(一)苏东坡不以脉困医

长期以来,很多人对中医诊脉抱有神秘感,一些江湖医生自吹自擂,"病家不须开口,搭脉便知病情"。一些患者也误认为,医生单凭诊脉就可以知道病情,求医时只让医生摸脉,不介绍病情,以此查验医家的本事,结果只能是误医误己。苏东坡对此有着清醒的认识,决不以脉诊来"困医",而是尽量将病情全部告诉医生,供其诊疗参考。在《东坡杂记》中,他旗帜鲜明地表示:"士大夫多秘所患,以验医能否,使索病于冥漠之中。吾平生求医,盖于平时验其工拙。至于有疾,必先尽告其所患而后诊视,使医者了然。故虽中医(中等水平的医生),治吾疾常愈。吾求病愈而已,岂以困医为能事哉。"东坡的做法当然是正确的。清代文人周亮工说得好:"不告医者以得病之由,令其暗中摸索,取死之道也。"(《书影》)

(二)罗贯中论治久病

《三国演义》里诸葛亮在"舌战群儒"一章中谈到久病沉疴的医治法理,颇有见地:"人染沉疴,当先用糜粥以饮之,和药以服之,待其脏腑调和,形体渐安,然后用肉食以补之,猛药以治之,则病根尽去,人得全生也。若不待气脉和缓,便投以猛药厚味,欲求安保,诚为难矣。"

按:这段议论十分精彩,提出了人患沉疴重病之后,体虚不耐峻攻,当以食疗为先,"糜粥以饮之",温和之药"调和"之,待"形体渐安",亦即正气恢复之后,再以"肉食以补之,猛药以治之",揭示了中医治病以正气为本,扶正祛邪的重要理念。如果不顾正气虚弱,滥予"猛药厚味"强攻蛮补,难免进一步损伤脏腑,"欲长安保,诚为难矣"。当然,这是作者罗贯中医学修养的体现。

（三）《镜花缘》论治惊风最深刻

《镜花缘》作者李汝珍通过书中医家史胜，对小儿惊风的治疗做了非常精彩的分析，即或是行家也说得未必如此精当。他说："小儿惊风，其症不一，并非一概而论，岂可冒昧乱投治惊之药，必须细细查他是因何而起。如因热起，则清其热；因寒起则去其寒；因风起则疏其风；因痰起则化其痰；因食起则消其食。如此用药，不须治惊，则惊自愈，这叫作'釜底抽薪'。再以足尾俱全的活蝎1个，用鲜薄荷叶4片裹定，火上炙焦，同研为末，白汤调下，最治惊风抽掣等症。盖蝎产于东方，色青属木，乃是厥阴经之要药。凡小儿抽掣，莫不因染他疾引起风木所致，故用活蝎以治风，风息则惊止。"

按：这段话将小儿惊风的医理说得再透彻不过了，他强调中医治病求本的重要性，认为小儿惊风，不可"一概而论""乱投治惊之药"。即或在今天，犹有多少医家在见惊治惊，用一些治惊套药，疗效自然不得而知。然后，他又具体列举了引起小儿惊风的种种病因，分别予以清热、化痰、消食等治法，"如此用药，不须治惊，则惊自愈，这叫作釜底抽薪"。充分体现了治病求本的原则。同时，他也不忽视标症用药，特别推荐活蝎治风止惊的作用，从而生动地体现了治病求本，标本兼顾的治疗总则。《镜花缘》中的这段医理，表面上是论小儿惊风，仔细品味，实际上可以说适用于任何病症，为医者不妨反复玩味。

（四）纪晓岚：拘方治病病必殆

清·纪晓岚认为：学医者要既重师传，渊源有自，又尚心悟，延索易深。古方能与人规矩，不能使人巧。"国弈不废旧谱，而不执旧谱；国医不泥古方，而不离古方""如检谱对弈弈必败，如拘方治病病必殆"，当为医林箴言。

《阅微草堂笔记》卷十八记叙："乾隆癸丑春夏间，京中多疫，以张景岳法治之，十死八九；以吴又可法治之，亦不甚验。有桐城一医，以重剂石膏治冯鸿胪星实之姬，人见者骇异，然呼吸将绝，应手辄痊。踵其法者活人无算，有一剂用至八两，一人先后服四斤者。虽刘守真之《原病式》，张子和之《儒门事亲》专用寒凉，亦未敢至是……不知何以取效如此，此亦五运六气适值是年，未可执为定例也。"

按：治疗温疫，"吴又可法"倡用达原饮，吴氏称之为"治疫之全剂"，后世多遵之。但是"乾隆癸丑春夏间，京中多疫"用此法却"不甚验"，乃是"拘方治病"之过。"桐城一医"指余师愚，创清瘟败毒饮，重用石膏，"有一剂用至八两"者，"踵其法者活人无算"，乃是"不泥古方"，据证辨治的成功。

（五）顾炎武：庸医让人不死不活

明末清初思想家、大学者顾炎武对当时庸医害人有着相当深刻的认识，提出一振聋发聩的见解。他的《日知录》中说道："古之时，庸医杀人；今之时，庸医不杀人亦不活人，使其人在不死不活之间，其病日深而卒至于死……今之用药者，大抵泛杂而均停，既见之不明，而又治之不勇，病所以不能愈也。"所谓用药"泛杂而均停""治之不勇"，即指用药泛泛，只求平和，"治之不勇"，至"使其人在不死不活之间"。毋庸讳言，医界存在一种习俗，明哲保身，不求有功，但求无过，避重就轻，喜补畏攻，轻描淡写，处方只尚平和，讲究所谓轻灵，不敢也不会使用峻药，既缺乏胆识，也是不负责任的表现，叶天士所谓"借和平以藏拙"说的正是这种人，顾炎武由此给予尖锐的批评。今天读来，这段话仍然有警示意义。

（六）袁枚为医家正名

清代著名文学家袁枚与温病四大家之一的名医薛雪交往颇多，薛雪曾治愈他的左臂僵直症，袁枚对其医术十分钦佩。薛雪去世，孙子薛寿鱼为祖父写了一篇墓志铭，寄给袁枚讨教。文中概述了薛雪的生平，将其置于理学家的行列，却"无一字言医"——提及他在医学上的成就。袁枚阅后大为愤慨，认为这是"舍神奇以就腐朽"，将薛雪奉为理学家，"在理学中未必增加一伪席，而方伎中则转失一真人"。他写了《与薛寿鱼书》作答，盛赞薛雪在医学上的成就，并以自己身患重病，"性命危笃"，被薛雪"一刀圭活之"的事例，阐述了"学在躬行不在讲"的观点，替名医薛雪正名。

他说："医之效立见，故名医百无一人；学之讲无稽，故村儒举目皆是。"是说医家治病需要立见功效，讲究的是真本事，掺不得半点虚假，"故名医百无一人"；而理学所言无法稽察其正确与否，难免夸夸其谈，"故村儒举目皆是"。认为讲究务实的医术远比浮夸之理学重要，阐扬了他尊重医术，轻视理学的观点。

他还认为，将薛雪的良方、医案整理传世，"可以拯人，可以寿世，当高出语录、陈言万万"——比程朱理学的语录要高明而实用。这在注重理学，轻视方术的社会里，显示出不同寻常的见解。晚清学者俞曲园表达了相似说法："诸子之中，有益民生日用者，莫切于医家。"（《内经辨言》）

（七）冯元成：阴常有余，阳常不足

明·冯元成，官至浙江按察使，"著书满家，不失为一时之冠"。他说："人以阳气为主，阴常有余，阳常不足。近世医工乃倡为补阴之议，其方以黄柏为君，以知母、地黄诸寒药为佐，合服升斗以为可以保生，噫，拙矣！人之虚劳不足，怠惰嗜卧，眩晕痞塞，诸厥上逆，满闷痞隔，谁则使之？阳气亏损之所致也！乃助其阴而耗其阳乎？人之一身，饮食男女，居处运动，皆由阳气……故人之阳损但当补之、温之，温补既行，则阳气长盛而百病除焉。"（《上池杂说》）

按： 自从元朱丹溪提出"阴常不足，阳常有余"的观点之后，医家多有信奉，冯元成则旗帜鲜明地反对，反其道提出"阴常有余，阳常不足"的观点，实有见地

之言。

（八）李渔以情治病妙方

清代著名戏曲理论家李渔，晚年著有《闲情偶记》一书，其中有七节谈及治病的小品，名之为"笠翁本草"。所论皆为以情治病的妙方，虽是寄兴之笔，今天看来也不无道理，读来颇获启迪。这里摘录两节：

一曰本性酷爱之物。李渔某次有病，想吃杨梅，医生对他妻子说杨梅性热，一二枚即可使他丧命。于是妻子哄他街市上没有卖杨梅的。李渔不开心，病情加重。适时街上传来喝卖杨梅声，李渔大喜，精神为之一振，急令妻子去买。待几枚杨梅吃下，神怡气盛，不觉病魔退去。于是他得出结论：能在病时得到酷爱之物，就是治病良药。

六曰乐为之物。人在病时，不要停止"乐此不疲"地工作。李渔每当有病，便吟诗、作文，屡用这个办法，无不应验。天下之人，都有"乐此不疲"的爱好，病中不应禁止，当然不宜使身体过于疲乏，但使意念转移忘掉疾病为准。

二、未晓不妨权放过

——读书三戒

从医四十年，一直在读书，有心得也有教训。关于如何读书，在《关东火神派张存悌医案医话选》书中曾专门写了"读书切戒在慌忙"一文，这里不赘。徐灵胎云："《黄帝内经》以后，支分派别，人自为师，不无偏驳。更有怪僻之论，鄙俚之说，纷陈错立，淆惑百端，一或误信，终身不返，非精鉴确识之人不可学也。故为此道者，必具过人之资，通人之识，又能摒去俗事，专心数年，更得师之传授，方能与古圣人之心潜通默契。"（《医学源流论》）现在专门谈一谈，读中医书，三种学说要警惕，即故弄玄虚；节外生枝；钻牛角尖。

（一）要务实，不尚玄虚

柯韵伯说："仲景之道，至平至易，仲景之门，人人可入。"沪上名医刘民叔说到《伤寒论》："重实用不尚玄理，重效能不务广博，用无不宏，效无不特，不比附阴阳八卦，不纠缠六气五行，无一溢言，无一冗字，为汤液学派格物致知之药经。"一句话"不比附阴阳八卦，不纠缠六气五行"，反对的是玄虚之论。

岳美中先生也说："重读张仲景的《伤寒论》《金匮要略》，见其察证候而罕言病理，出方剂而不言药性""单论其症，不论其因，客观地描述其临床症状，不谈玄理，实乃经方之精华，疾医之特色。"（《经方杂谈》）——都是说不讲那么多虚玄之理。

徐灵胎早曾指出："更有怪僻之论，鄙俚之说，纷陈错立，淆惑百端，一或误

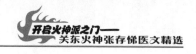

信，终身不返，非精鉴确识之人不可学也。"警示怪僻之论，鄙俚之说："一或误信，终身不返。"

"一切晦滞难明者，虽出名贤，概置不录"。（《张氏医通·凡例》）这里"晦滞难明"说的也是"玄虚"之理。此话可谓先得我心。作为中医，读书要从临床出发，崇尚务实，凡涉及玄虚、晦涩者，不必涉猎，或可误入歧途。

"中医本来就够复杂的了，现在还有不少的中医，甚至于号称中医学家的人，把中医人为的复杂化。有人就是热衷于搞这种故意复杂化的事，热衷于把本来简单的事儿，硬要绕一个大圈儿，绕得学习者晕晕乎乎，结果自己没搞明白，别人更搞不明白，这不是误人子弟吗？这就叫人为的复杂化。以其昏昏，使人昭昭，这种人为的复杂化给后人带来很大弊病"。（《当代经方名家临床之路》）

由此，笔者对有关五运六气、子午流注、乾坤八卦等方面的书不感兴趣，觉得即玄虚且晦滞难明，耗神费力而不得要领，于临床亦无大益，初学者尤其不宜。犹记得某研究五运六气的名家几次预言疫情发生、结束时间，均被实况打脸之事，当然笔者不反对有兴趣者钻研。但是阴阳五行学说不在此例，这是中医赖以阐释医道的工具。

（二）要正统，不要节外生枝

所谓正统，即传统中医理论中已为历史检验、医家公认的理论学说。陆观虎说：学医"要求精，精则不枝不蔓。"有人非要在正统之外，节外生枝，另立一套学说，称为"新突破""新发明"，容易将人引入歧途。比如《圆运动的古中医学》，民国年间彭子益所著，有人说该书"以《易经》河图中气升降园运动之理，破解《黄帝内经》《难经》《神农本草经》《伤寒杂病论》、温病学说的千古奥秘"，称之为"第五经典"，"当代继承发展中医学的入门向导、成功阶梯"，未免夸大其辞。考《中华医典》收录从《黄帝内经》到清末的几乎所有重要医籍上千种，未见"圆运动"的概念，彭氏所著《圆运动的古中医学》，实属节外生枝。当然，如果确有创新，也可值得研究。考该书所强调"中气如轴，四维如轮，轴运轮行，轮运轴灵"之说，无非强调中气作用及与其余四脏的关系。前者，东垣脾胃学说讲得够明白了；后者，五行学说已经够用，没有必要另外增加"中气如轴，四维如轮"之说，横生枝节。同样，我也不反对有兴趣者钻研，反正我是不会离开传统理论，再绕个圈子去讲"圆运动"，多此一举。

（三）不要钻牛角尖

中医有些东西确实比较深奥，比如五运六气、子午流注、脉学……掌握基本知识就可以了。偏偏有人非要钻牛角尖不可，长篇大论的著述，东拉西扯，关键还不得要领，云山雾罩，累死你也看不明白，费力不讨好，很多初学者易于中套，那就不要钻牛角尖了。宋代大儒陆九渊有《读书》诗："读书切戒在慌忙，涵咏工夫兴味长。未晓不妨权放过，切身需要急思量。"值得玩味。当然，有人愿意学，愿意研究，笔者不反对。

这里以脉诊为例谈点看法。徐灵胎说："以脉为可凭而脉亦有时不足凭；以脉为不可凭，而又凿凿乎其可凭。"一句话，脉可凭而不可恃——脉诊可以凭借为参考，专恃脉诊为唯一根据则不可。以为脉诊都那么神奇，包诊百病更不可，有些病症任你是何方神圣都摸不出来。倒是有诸多名医，顶尖级大咖都表示脉不足凭，问诊才是最重要的。

孙思邈曰："未诊先问，最为有准。""其治人疾病，必详问至数十语，必得其情而后已。何后人反之，以三部难形之脉，决人无穷之病。"（《友渔斋医话》）

清·陈修园："据脉定症，是欺人之说。"（《医医偶录》）王燕昌："不须望、闻、切，但一诊脉，即能悉其病者，欺人语尔。"（《王氏医存》）张山雷："病家恒有伸手求诊，以试医为能事，而医家亦有不问为高，自矜能手者，皆自欺欺人伎俩。""自隐病因，以脉困医，令其猜病，偶合则称为神手，不合则薄为庸才，不服其药，是以明医反不见信，良可慨也。"（《齐氏医案》）

萧龙友："惟问乃能关于患者，故余诊病，问最留意。反复询究，每能使病者尽吐其情。"总之不要迷信脉诊，这里以凭脉诊病出现的问题为例，简直可以说闹出笑话了。

清初江浙名医郑重光（号素圃）曾治程氏令眷，年近三十，产后未满月，得发热咳嗽、吐血盗汗等证。素圃视之，脉浮大而数，按之中空，壮热喉痛，咳吐血涎，腹胀作泻。辨为产后误用苦寒，逼阳于外，用理中汤加麦门冬、五味子、黄芪，服后阳气内归，则脉细如丝矣，更加八味丸兼补肾水。

调治半年，经水方通一次，旋即不通，咳嗽未全止，脉涩不滑，脐下结块。其时另有名医喜尊素先生诊脉，亦云不是胎孕，定为血瘕。以八味地黄丸加倍桂附，添入降香、牛膝以通经，日服不辍。一天忽然腹中大痛，以为月经开通，不料竟然生一男孩。

简单说，就是患者产后得病，月经闭止。素圃诊脉浮大而数，按之中空，断为虚阳外越，用理中汤、八味丸调治了半年，经水方通一次，旋即又不通；另一名医喜尊素诊脉，亦说不是胎孕，而是血瘕，以八味地黄丸通经，"日服不辍"。有"一天忽然腹中大痛，以为月经开通"了，结果却产下一个男婴。

按：堂堂两位医林高手诊脉皆云"非胎"，还在"日服不辍"以通经，想不到竟是怀孕闭经。难怪素圃感慨："夫病中及质弱者，胎脉临产尚且不形于诊，则脉不足凭矣。"（《素圃医案》）

这样的事不止一桩，再看：清代有吴姓妇人，偶然发作寒热，邀请医生诊治，一位说是"中暑"，没治好；换了一个医生，说是"风寒"，也没治好。缠绵四五个月，四肢开始发肿，肚子也见大，又一个医生说是虚证，极力补之，水肿也不见消。最后，城中凡是医生者差不多都请来看过，竟然都没看出什么病。有一个专治腹水的专家看了说道："这是鼓症（腹水），一直被庸医误治了。"于是施以攻泻之法，病情依然如旧。过了些日子，妇人腹痛，到晚上竟然生下一个男婴。这才知道，原来患者是受孕了。（《明斋小识》）

按：全城的医生居然一个也没看出是怀孕，攻散补泻杂治，文不对题，这脉诊作用哪儿去了？本来，测察孕否大概是脉诊最为擅长的事了，以上二案恰恰却在这最拿手的长项上跌了跟头。笑谈吗，非也。脉诊原本就不是那么神奇的。陈修园说过："据脉定症，是欺人之说。"（《医医偶录》）

三、上火为啥治不好

常有患者说，这几天又上火了，嗓子痛了，口疮犯了，头痛……确实，"上火"是一种多发病、常见病。所谓上火一般多指发生在头面五官的具有"火热"之象的病症，常见的包括咽炎咽痛、口疮（口腔、口唇、舌面溃疡）、牙龈肿痛、目赤、耳鸣等，总而言之是"肿痛火形"。有意思的是，"上火"一词，在中西医学里都不是一个规范的概念，简直可以说没有这个词。"上火"的特点是好发于头面五官部位，局部具有发红、肿痛、发热、溃疡等症状，有中医将这些概括为"肿痛火形"。

这类病症有一个最让人头痛的问题就是反复发作，此起彼伏，缠绵难愈，堪称顽症，当然这与治不得法有关。按说病因明确，用点儿泻火药就可以治好了，药店里治疗上火的药满柜台都是。奇怪的是，很多人怎么就治不好呢？要知道，有些人上火，确实是有"火"，是"真"火，用点儿泻火药可以手到病除。关键是很多人的所谓上火并非真火，而是"假火"，患者本质上是阳气不足，阴寒偏盛，这种阴盛阳虚可以导致一种病理变化，产生假火上浮于头面五官，形成所谓的"肿痛火形"各症，这就是最大的症结。俗话说，"寒从脚下起，火从头上升"，就是这个意思。

由于本质上是阴寒所生，所以中医称之为"阴火"，或者说"假火"，那些头面五官的"肿痛火形"则是标症。这里，疾病的本质与标症是一种相反的矛盾现象，所以非常容易迷惑人，这其中的学问很深，不仅病人不懂，很多医家也弄不清楚。重要的是，上火属于假火者可以说比比皆是，而真火引起者其实并不多见。这样问题就出来了，既然本质是阴寒，反映在头面的"肿痛火形"乃是假象、"假火"，相对于阴寒本质，再用泻火药来治，就是雪上加霜了。这就难怪上火屡治不愈，因为这可以说是治反了。

这些患者用过泻火药可能也会好，但是多半复发，此伏彼起，最后变成慢性咽炎、慢性口疮等，久治不愈。原因就在于用泻火药可能将这些"肿痛火形"强行压了下来，但那只是暂时的。因为治标未治本，而且这些泻火凉药可能更加重了阴寒本质，所以用泻火药治这种上火症，不加重病情就算不错了。

若着眼于阳虚之本，不仅治好了病，而且不易复发，毕竟扬汤止沸不如釜底抽薪，这就是扶阳法的真谛所在。祝味菊先生有一典型案例："门人王兆基，素质瘦弱，频患伤风，易于鼻衄，医常谓风热主以辛凉，散之亦愈；又谓阴虚火旺，清之则衄亦止，然伤风、鼻衄发作益频，医药数载，生趣索然。因就诊于余，改予温潜之方，其恙若失，因受业于门下。迄今多年，旧病迄未发，而神气焕然矣。"（《伤寒质难》）生动体现了扶阳治疗阴证上火的治本意义。

弟子王松，自2005年读高二时起，面部额头、唇周、两颊生痤疮，几年后累及项部，所长痤疮此起彼伏，有些有硬结，有些有脓头，有些则破溃出血。当时曾用一些西药外敷，并未见效，便未再治疗。2014年6月读研二时，经同学帮助，找到李德新教授治疗。处方：酒大黄10g，黄芩10g，黄连10g，焦栀子15g，生地20g，玄参20g，云苓15g，焦术15g，紫草20g，茜草20g，刺蒺藜20g，甘草10g。

上方服药后，痤疮基本消失，但服用1个半月时出现腹痛、腹泻，因思苦寒伤胃，遂停药。痤疮旋即复发，一如往常。且自此以后，若饮用凉水或冷饮便会即刻腹痛、腹泻。

其后曾自行试用清上防风汤、枇杷清肺饮、柴胡桂枝干姜汤等方剂，均未能治愈。2017年春天，于张老师的《医案医话选》一书中读到阴火理论，真如醍醐灌顶，乃效仿老师医案以真武加麻黄汤加味治疗：附子30g，茯苓30g，白术20g，白芍15g，生姜15g，乌梢蛇肉30g，皂角刺15g，黑荆芥穗15g，白芷15g，炙甘草10g。上方只服用20天，面部痤疮完全消失，至今未再复发。

因此分析上火之症，一定要有全局观点，不要被表面现象所迷惑，更不要总吃泻火药，包括抗生素。怎样判断你的"上火"属于"假火"呢？还是要用上篇所说的阴阳辨诀。如果认定你的上火是属于"假火"，用温热药物治疗自然顺理成章了。更重要的是，这种治疗一般不易复发，因为它体现的是治病求本。下面文章"寒凉滋补误人多"可以进一步帮你理解本文思想，可以互参。

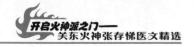

四、滋补寒凉误人多

（一）滥用滋补误人多

笔者在给患者诊疗之后，通常都要问一句，在服什么补品补药吗？许多人称在服用西洋参、阿胶、麦门冬、六味地黄丸之类的药品，自以为得计，不知道大多数都补错了补反了，笔者担心的正是这一点。西洋参、阿胶、六味地黄丸之类都是好药，但不是什么人都能吃的，甚至可以说大多数人是不能吃的。考上述药品都是滋补阴血之药，如果确属阴血不足（阴虚），那是补对了。问题是大多数人并非阴虚，而是阳虚，那就补错了。

如何知道你是阴虚还是阳虚，郑钦安制定有阴阳辨诀，如同两把尺子衡量一下，便可立见分晓。本书上篇对阴阳辨诀有详细论述，读者可以参阅。以此衡量，实际上大部分人还是阳虚的，占十之七八，中医所说"阳常不足，阴常有余"。如果再予滋补就错了，如同阴天涝灾还在浇地。究其原因是听了某些"专家"的误导。温汝凤，南溪县人，温中派名医。常谓："今人天禀即薄，而戕生之事复繁，阳明之燥不敌太阴之湿，十人而八九。但医家不识，往往投以滋阴泻火之品，故病不皆死，亦为医误而难生。"南溪一隅，人多病湿，只有扶阳抑阴，使中气轮转，清浊复位，才是最佳治法。此论一出，人多遵信，"南溪药肆中六味地黄丸等滋阴之品，一时竟无人问津"。（《南溪县志》）下面举几个误服滋补药导致严重后果的典型案例。

1.二冬膏伤阳何其甚

清代青年黄某，正当六月酷热，却畏寒异常，门窗俱闭，身穿重棉袄袍，外加羊皮外套，头戴羊皮帽，吃饭则以火炉置前，饭出锅极热人不能入口者，彼犹嫌冷，连扒数口，赶忙回炉重热，一碗饭须复热七八次方能食完。吴医摇扇至门口，忙摇手止之，如有风入其体中。可知虚寒到何等地步。

诊其脉，浮大迟软，按之细如丝。吴医曰："此真火绝灭，阳气全无之证也。"正少年阳旺之时，何以至此？其父说误信人言，称天麦二冬膏（天门冬、麦门冬两味滋补药），后生常服最妙。遂将此二味熬膏甚多，其人早晚日服，遵服二三年。一寒肺，一寒肾，遂令寒性渐浸入脏而阳气渐微矣。乃投重剂纯阳之药，服四剂头上去羊皮帽，身上去羊皮袄，单穿棉袄矣。又四剂去掉棉袄，穿夹袄，有时穿单布褂矣，计服百日而愈。（《吴天士医话医案集》）

按：考其所用天门冬、麦门冬两味药，皆为典型滋补阴药，致使"真火绝灭，阳气全无"，虽盛夏六月，畏寒非常："身穿重棉袄袍，又加以羊皮外套，头戴黑羊皮帽，将两边帽扯遮两耳及面，每吃饭则以火炉置床前，饭起锅热极，人不能入口者，彼犹嫌冷，极热之饭，只连扒数口，忙倾红炉锅内复热，每一碗饭须复热七八次而后能食完。"祸害如此，应该醒悟了吧。很多人都在服用的西洋参之类药滋补，同样类有这种弊端。小儿尤需戒备，盖小儿阳气嫩弱，再予滋补，是父母欲杀其儿也，本案即为明证。

2. 误服清滋救治半年

俞某，女，51岁。因咽喉不适，似有梗阻、异物感就治于某院中医科，服玄参、连翘、青果等滋阴清热中药2付，遂觉体内灼热之气向外直冒，大汗成颗，心里难受，心慌，仓促间电话求治。素知患者为阳虚之体，服清热滋阴之品而致阳气外越，估计为药误，先予补阳固脱敛汗处之：附子80g（先煎），龙骨30g，牡蛎30g，炙甘草30g，山萸肉40g，肉桂3g（后下）。1剂，两小时服一次。药后汗、热稍减，显属虚阳外越之证，急予回阳救逆佐以敛阴治之：附子200g（先煎），干姜120g，炙甘草50g，炮姜40g，红参30g，山萸肉40g。2剂，煎出1600mL，3小时服一次，每次服200mL，兼服鹿茸8g，紫河车8g，研粉装入胶囊，每次服5粒，日服4次。

后又改处下方：附子180g（先煎），干姜80g，炮姜40g，桂枝80g，山萸肉30g，红参20g，炙甘草60g，肉桂5g（后下），鹿茸8g（冲），河车粉8g（冲）。5付。此方续用，随证变化。但固守温阳、回阳之法，仅以苦甘之炮姜、炙甘草之剂顾阴，经治半年方解。（《擅用乌附——曾辅民》）

按：咽喉各症属阴证为多，俗医不知，视为阳热、阴虚，此等误辨临床常见。岂知仅2付滋阴清热之剂，即可导致虚阳外越甚至阳脱，如本例之严重后果。以曾氏善于扶阳而论，犹以大剂四逆汤调理"半年方解"，可知苦寒伤阳之害，后果甚矣，能不慎哉！

3. 不明假火酿祸端

武某，57岁。1979年12月23日，忽患口、舌、唇部生疮，其症颇奇颇急。10时发病，11时即满口满舌痛如火灼。向老友某求治，某曰："口舌生疮，小事一桩，心脾积热，不必惊慌。"未及诊脉问病，提笔即疏导赤散与凉膈散合方与服。其方甚轻，生地、连翘各10g，其余皆3～5g。患者于11时30分进头煎，药毕覆杯，立觉火从脐下直冲头面，双唇肿大如桃，舌亦肿痛更甚，且心烦懊恼，莫可名状。约12时半，其子邀诊。见患者面赤如醉，舌肿塞口，诉证不清。出示所服之方，其妻代诉服后变证。按脉洪大无伦，重按则反如游丝，120次/分，视其舌则边缘齿痕累累，有白色溃疡布满边尖。唇肿外翻，迸裂出血，问其二便，则大便干，小便未注意。询其致病之由，妻云："年终总结，连续熬夜三晚后得病。"问其渴否？患者摇头。此症颇费踌躇，望闻问切皆不得要领。犹疑之间，忽见患者扬手掷足，烦躁不可名状。细视之，其面赤如醉，鲜艳光亮，如演员之涂油彩状。恍然悟及此与戴阳证之"面赤如妆"同义，摸其下肢，果见足膝冰冷。必此公下元久亏，恰值当日冬至阳生，阴不抱阳，龙火上奔无制。前医误作实火，妄用苦寒直折，致光焰烛天，不可收拾。急以大剂附桂八味冲服油桂，以救药误而和阴阳：附子30g，熟地30g，生山药30g，山萸肉30g，云苓12g，泽泻12g，五味子10g，油桂1.5g（冲），水煎冷服。

患者服药1次，1刻钟后安然入睡。2小时许醒来，肿痛皆消，已无丝毫痕迹。次日复诊，口中仍觉麻辣，舌光红无苔，乃阴分受损见证。险证虽退，阴损未复，乃予大剂引火汤，两服痊愈。（《李可老中医急危重症疑难病经验专辑》）

按：口舌生疮，口舌痛如火灼，按常理说，确似心脾积热之症，俗话所说"上火"。关键是很多人的所谓上火并非真火，本质上是阴寒偏盛，导致一种病理变化，产生假火上浮于头面五官，形成所谓的"肿痛火形"各症，这是"假火"。俗话说"寒从脚下起，火从头上升"，就指这种局面。本例患者病发于"连续熬夜三晚后"已耗阳气，又因"下元久亏"，下肢足膝冰冷可以为证，由是导致虚阳上浮而见口舌生疮之症。既然本质上属于虚寒，治疗应该温补才对。本案老友某未悉病情，提笔即疏导赤散与凉膈散合方与服，皆系寒凉滋补，犯了方向性错误。虽然其方甚轻，却导致如此急重病变，可知误用寒凉滋补造成的后果多么严重了。

（二）误用苦寒更伤人

滥用滋补误人已如上述。还有人平时在用蒲公英、金银花、野菊花、鱼腥草之类泡茶，据说能祛火，那问题就更大了。因为这一类东西属于苦寒之品，比起滋补药品，伤人阳气更甚，后果更严重。阳气是生命之根本，寒凉药品最易伤伐阳气。"甘温之药如行春夏之令，生长万物者也；寒凉之药如行秋冬之令，肃杀万物者也。故医者不可恣用寒凉以耗人气血，即有大实大热，当用苦寒，亦惟中病而已，不可过剂。病去后则须以甘温培补""夫凉药不知害了多少人……如人饮热汤及炙爆之物，从龆至耄，断无损人之理。故燧人立法，食必用火，万代苍生得以活命。俗医大用凉剂，譬于饮人冷水，阴害黎民，良可慨也"。（《扁鹊心书》）"彼久服寒凉者如饮鸩蜜，只知其甘，不知其害，亘古以来，死者如麻，茫茫浩劫，良可痛也"。（《伤寒质难》）言有过之而意则切切。

如果确系火热之证，当然可用苦寒之药。问题是临床上许多像似火热之证，其实是假象，本质是阴寒导致，再用苦寒，那就南辕北辙了。遗憾的是，这种治反治错的事例太多了。现在一见感冒，开方就是板蓝根、大青叶，说能抗病毒；若是炎症，黄芩、黄连摇笔即来，谓能抗菌消炎，一见高血压就是龙胆草、栀子等，用的都是苦寒之药。其结果虽然可能降下体温、血压（也可能根本未降下来），却遗下无穷后患。

1. 肝炎误治病愈增

工人武某，33 岁。患急性无黄疸型肝炎住院 73 天，服茵陈蒿汤加板蓝根、大腹皮 30 余剂，板蓝根注射液 160 支，计用茵陈、根蓝根各 1000 余克，皆为苦寒之品。结果食纳日见减少，身体日见消瘦，腹胀气急，腰困如折，整日怠惰思卧。询知患者素体阳虚，平时胃寒膝冷，食少肢软。就医一查 GPT 已高达 500 单位，愈服药愈觉不能支撑。证属阳虚之体，误投苦寒，先伤脾阳后及肾阳。当以温药治其本，芳化治其标，药后呕止，胀消，食纳大增，日可进食 1 斤多，肝功阴转，体质较病前更好。（《李可老中医急危重症疑难病经验专辑》）

按：本案急性无黄疸型肝炎服用茵陈、根蓝根等寒凉之品各 1000 余克，乃至食纳减少，怠惰思卧。愈服药愈觉不能支撑，纯属恣用寒凉所致。

恽铁樵说过："凡病未经误治者，纵险可挽回者多；既经误治而见败象者，则十死八九，因脏气扰乱，反应之救济易穷故也。"

2. 连进苦寒，危在旦夕

杨某，男，32 岁。始因风寒，身热头痛，某医连进苦寒凉下方药 10 余剂，且重加犀角（代用品）、羚羊角、黄连等，愈进愈剧。病发已 20 日，危在旦夕，延吴氏诊视：目赤，唇肿而焦，赤足露身，烦躁不眠，神昏谵语，身热似火，渴喜滚烫水饮，小便短赤，大便已数日不解，食物不进，脉浮虚欲散。辨为风寒之证误服苦寒，真阳逼越于外而成阴极似阳之证。"外虽现一派热象，是为假热；而内则寒凉已极，是为真寒。如确系阳证，内热熏蒸，应见大渴饮冷，岂有尚喜滚饮乎？况脉来虚浮欲散，是为阳气将脱之兆"。治之急宜回阳收纳，拟白通汤加上肉桂为方：附子 60g，干姜 26g，上肉桂 10g（研末，泡水兑入），葱白 4 茎。

病家如法试之，服后即吐出涎痰碗许，人事稍清，内心爽快，遂进上方，病情即减，身热退一二，出现恶寒肢冷之象，已无烦躁谵语之状，且得熟睡片刻。

又服药 1 剂，身热退去四五，脉稍有神，尿赤而长，略进稀饭。再剂则热退七八，大便已通，唯咳嗽痰多夹血，病家另请数医诊视，皆云热证，出方不离苦寒凉下之法，鉴于前医之误，未敢轻试。其时患者吃梨一个，当晚忽发狂打人，身热大作，有如前状。又急邀吴氏诊视，见舌白而滑，仍喜滚饮，判为"阳神尚虚，阴寒未净"，仍主以大剂回阳祛寒之法，照第二方剂量加倍，另加茯苓 30g，半夏 16g，北细辛 4g，早晚各 1 剂，即日进 2 剂。连进 10 余剂，诸症俱愈。（吴佩衡治案）

按：此案在一派热象之中，以"舌白而滑，渴喜滚烫水饮，脉浮虚欲散"为辨识阴证眼目。另外，从其服苦寒凉下之药而病"愈进愈剧"，亦可推知绝非阳证。最可奇者，患者吃一梨后，竟然"忽发狂打人，身热大作，有如前状"，吃一梨尚且如此，苦寒凉下之药可想而知。

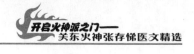

3.寒温异治，生而复死

黄灿之媳，患咳嗽，服医生黎贡南之天门冬、麦门冬、地黄一派清润药，计过百剂，竟至阴霾四布，咳喘，无胃，夜不成寐，几成大肉陷下之死症，乃邀余诊。余以其家素服贡南医生，中贡南之毒已久，乍投与贡南相反之药，必因少见而多怪，姑作二陈汤加术与之。次日复来请诊，据云"已效"。余晓之曰："此证用二陈汤，不过杯水车薪，乌能愈？"对曰："荐之者谓先生高明也。"余曰："高明者，非处此等方剂之谓。若出好方，第恐骇怪而不愿服之。"病家肃然曰："服药过百剂，愈医愈弊，岂欲复蹈前车之失？先生但用先生之法可也。"余乃出大剂以纠前药之偏，以真武汤加减，附子由五六钱，用至一两；干姜由三钱，用至七八钱。渐有起色，由是而喘平而胃纳增进，而咳亦渐少。嘱其守服此方，至痊愈后，仍续服二三剂，则血气加增，转弱为强，幸毋枉我之苦心也。

待清明时节遇其大伯，则称谢不置，谓不特大病已愈，且血气充盈，容貌光泽，胜未病时远甚，拟以厚酬为谢云。不及端午节返家，忽闻此妇已死。据云："贡南语其大伯云：庇留之方无病者尚不可服，况阴虚证乎？"自请为之诊视。时此妇肥美胜常，照旧操作，唯以缫丝近火，觉得口渴，贡南遂扬言热证，不知此乃身体壮健之征也。竟以天门冬、麦门冬等与之。初服犹未见弊，再服三两剂，痰饮复生，咳痰再作。自是愈服愈咳，贡南更归咎附子毒发，更投重剂，不数日而咳喘息高，遂死。（黎庇留治案）

原按：此君自诩世医，实则未知仲景之道为何，抑未知医道为何物也。无怪以阳虚为阴虚，置人于死地而不悟也。何不深加省察，以穷流溯源耶？盖前次服药百余剂乃几濒于死，而服庇留之姜附百余剂，竟强壮异于昔时——个中机窍，终茫然而弗之觉。伤哉此医，惜哉此妇！

按：此案值得深思。黎贡南以"天门冬、麦门冬、地黄一派清润药，计过百剂，竟至阴霾四布，咳喘，无胃，夜不成寐，几成大肉陷下之死症"；黎庇留以"姜附百余剂，竟强壮异于昔时"。两相对比，孰对孰错一目了然。奈何前者"以阳虚为阴虚，置人于死地而不悟"，且"更归咎附子毒发"所致，实因不识阴阳之过也。

五、"十八反""十九畏"应该松绑

在中医界，有一些陈规旧律在束缚着人们的手脚，尽管许多有识之士一直在呼吁改变，用临床实践证明其不合理性，无奈积重难返，今笔者再为之呼吁。关于剂量问题，作者已经在"大病必须用大药"一节论述，这里讲一下"十八反""十九畏"的问题。

中药配伍禁忌"十八反""十九畏"如同一道道枷锁，捆绑着人们的手脚。历代有识之士都在努力挣脱之，遗憾的是收效不大，"十八反""十九畏"至今在教材和药典里仍被当作金科玉律，严格说束缚了中医的发展。本文追根溯源，寻其产生之由来，并对相反、相畏中药合用提出新的见解与思考。

（一）"十八反""十九畏"的流传得益于歌诀形式

关于中药配伍禁忌的认识，历代古籍中说法并不一致。据五代《蜀本草》统计，"相恶者六十种，相反者十八种"，今所谓"十八反"之名，盖源于此。十八反的内容是：甘草反甘遂、大戟、海藻、芫花；乌头反贝母、瓜蒌、半夏、白蔹、白及；藜芦反人参、沙参、丹参、玄参、细辛、芍药。

其实古代医籍中药物相反畏忌的记述还有很多，如《本草纲目》相反药已有36种，《洁古珍珠囊》的相反药物达59种，《本草分经》有45种。高晓山统计24部文献，至少有118对药物相反配伍，涉及167种中草药，限于篇幅，这里不予引录。这么些相反相畏之药并未都成为今天的束缚，甚至没有产生什么影响。那么，何以"十八反""十九畏"能流传至今？答案主要是因为其歌诀形式的传播力度。金元时期，张从正的《儒门事亲》最先记载了"十八反歌诀"："本草明言十八反，半蒌贝蔹及攻乌，藻戟遂芫俱战草，诸参辛芍叛藜芦。"

"十九畏歌诀"则首见于明代刘纯的《医经小学》，歌曰："硫黄原是火中精，朴硝一见便相争。水银莫与砒霜见，狼毒最怕密陀僧。巴豆性烈最为上，偏与牵牛不顺情。丁香莫与郁金见，牙硝难合京三棱。川乌草乌不顺犀，人参最怕五灵脂。官桂善能调冷气，若逢石脂便相欺。大凡修合看顺逆，炮爁炙煿莫相依。"

由于其合辙押韵，朗朗上口，容易记忆，所以被许多本草著作所征引，这就如同《药性赋》等四小经典的广泛传播得益于其歌诀形式一样。《本草纲目》等书关于相反相畏之药的记录，比这两个歌诀记录得要多，但都不如"十八反""十九畏"歌诀那样被普遍认可和传播，其因盖源于此。对比一下，妊娠禁忌药物如巴豆、牵牛、大戟、斑蝥、商陆、麝香、三棱、莪术、水蛭、虻虫、桃仁、红花、大黄等，其配伍禁忌的意义，要比"十八反""十九畏"的要求恐怕都严格，试问，有几个医生能记住记全这些药物？原因就是它没有歌诀这种容易习诵传播的形式。完全可以设想，没有这两个歌诀，十八反、十九畏的流传最多也就像妊娠禁忌药那样为人所认识，不会有今天这样的魔力。

这样问题就来了，既然其他书籍记录的相反相畏之药未得到普遍认可流传，那么"十八反""十九畏"所含括的药品禁忌也没有那么重要，只不过它借了歌诀的光而已，理应对其分析鉴别。

（二）历来对"十八反""十九畏"有不同意见

对于"十八反""十九畏"作为配伍禁忌，医家虽然遵者多，但亦有不少持不同意见者，古人只说十八反，"但从古至今从未发现十八反致死人命的记载"（《重审十八反》），更没有大量病例来论证是否正确。相反相畏药是否就绝对不能合用？

李时珍曰："相畏、相杀同用者，王道也；相恶、相反同用者，霸道也。有经有权，在用者识悟尔。"所谓相反、相畏并非禁用，所谓"有经有权，在用者识悟尔"。他认为"相畏、相杀同用者，王道也"，根本谈不上配伍禁忌。

"聿考《伤寒》《金匮》《千金》诸方，相畏、相反者多并用，有云相畏者，如将之畏帅，勇往直前，不敢退却。相反者，彼此相忌，能各立其功。园机之士，又何必胶执于时袭之固陋乎？"（《侣山堂类辨》）这简直是赞赏相畏、相反配伍，"何必胶执于时袭之固陋？"

上面是从理论上说，从临床而言，历代医书记录"十八反""十九畏"之药合用者很多，统计含有相反药物的内服方，《千金方》有46方，《外台秘要》有45方，《太平圣惠方》有46方，《圣济总录》有58方，《普济方》有248方。中华人民共和国成立初，中国中医研究所出版了《全国中药成药处方集》，也含有"十八反"的处方45首，含有"十九畏"的处方125首。举例如张仲景《金匮要略》中的甘遂半夏汤，甘遂和甘草同用；治疗寒饮腹痛的赤丸方，乌头与半夏合用。孙思邈《千金方》中的"大八风散"，乌头与白蔹同用。清代徐大椿《兰台轨范》中的大活络丹，乌头与犀角同用，主治中风瘫痪，痿痹。古方散肿溃坚汤、海藻玉壶汤均是甘草和海藻合用，乃至于清张志聪说："考《伤寒》《金匮》《千金》诸方，相畏相反者多并用。"医圣仲景在汉代就敢用"十八反""十九畏"调配处方，后人怕的又是什么呢？

（三）善用相反相畏者而生奇效

关键是有些相反相畏者合用，非但没有发生毒副反应，反而因为相反相激作用，产生奇特效果。比如"人参最怕五灵脂"，红参、五灵脂是一对"畏药"，但这两种药相配，一补一通，用于虚中夹瘀之证，非但不反，且疗效相得益彰。在《东医宝鉴》人参芎归汤，《校注妇人良方》之定坤丹，《温病条辨》之化癥回生丹里等均有体现。《张氏医通》曰："古方疗月闭，四物汤加人参、五灵脂，畏而不畏也。人参与五灵脂同用，最能浚血，为血蛊之的方也。"李中梓治一噎症，食下辄噎，胸中隐痛。先与二陈加归尾、桃仁、郁金、五灵脂，症状不衰。因思人参、五灵脂同剂善于浚血，即于前剂加人参6g，倍用五灵脂，2剂而血从大便中出，10剂而噎止，李氏叹曰："两者同用，功乃益显！"（《医宗必读》）奇效如此，为何畏而不用？李可先生介绍，人参、五灵脂二药等分为散吞服，曾治数百例胃肠溃疡，当日止痛，半月痊愈；气虚血瘀型冠心病心绞痛发作，加麝香0.3g，覆杯而愈。他还制有三畏汤由三对相畏之药，组成：人参10g，五灵脂10g；肉桂10g，赤石脂30g；公丁香

10g，郁金 10g。公丁香郁金相配，有温通理气，开郁止痛，宽胸利膈，消胀除满之功。对脘腹、少腹冷痛胀满，或寒热错杂之当脘胀痛，入胃不及一刻，即可气行、胀消、痛止。肉桂、赤石脂相配，对脾肾虚寒导致之久痢、久带、溃疡出血、五更泻、脱肛、溃疡性结肠炎，一服立效，一月痊愈。"三对畏药，见一症用一对，三症悉俱则全用。余使用本方 42 年，以平均日用 3 次以上，则已达 4 万次以上，未见相畏相害，且有相得益彰之效。对难症、痼疾，一经投用，便入佳境"。（《李可老中医急危重症疑难病经验专辑》）

姜春华教授用人参、五灵脂二药相伍治肝脾肿大，凡瘀血日久，正气已虚者，收效甚捷。现代也有不少相反相畏药物配伍，收到良好疗效的报道。如支气管哮喘患者服用含贝母的复方中加附子而获显效。乌头与半夏同用治疗破伤风亦有良效。甘遂半夏汤（方中有甘草）对咳嗽、痰喘，痛引胸胁，脉沉实有力的胸膜炎、支气管炎大多有效，从未发现中毒现象。用加半夏的乌头汤治疗痹症，疗效满意。由此可知，"十八反""十九畏"之说确有问题，应该加以反思。

（四）亲身尝试、实践"十八反""十九畏"之药

神农尝百草，中药性能是先人们亲口尝试出来的，"藕皮止血起自庖人，牵牛逐水近出野老"，地道的经验医学。但是"十八反""十九畏"的合用尝试却比较少有，因为这充满风险。鲁迅先生曾说过："第一个吃螃蟹的人是很令人佩服的，不是勇士谁敢去吃它呢？螃蟹有人吃，蜘蛛也一定会有人吃过，不过不好吃，所以后人不吃了，像这种人我们应当极端感谢的。"但是现代却有这样一位"勇士"——四川名医王延章先生，立下遗言，"决心尝十八反之毒，为人类铺平医学道路，增添碎石，死而后已"。从 1990 年 8 月 20 日起，历经 50 多天，他亲身尝试了十八反中全部两两相反之药，均未见毒副反应，安全无虞。由此开始对"十八反"之药，进行了大样本的临床试验，其中藜芦与人参、沙参、丹参、苦参、玄参、细辛、芍药分别合用，试验 2780 人次，此中含 6 岁以下者 416 例，60 岁以上者 400 例，"均无毒性反应"；川乌与贝母、瓜蒌、半夏、白蔹、白及分别合用，试验 3516 人次，"未见不良反应"；甘草与甘遂、大戟、海藻、芫花分别合用，试验 6468 人次，其中含 6 岁以下者 882 例，60 岁以上者 1188 例，"经临床验证，无毒性反应"。合计 12764 人次，结论："以上诸药并无杀人之过，合用时充分体现了药物之间的协同作用，所以疗效尤佳。"上述内容在其所著《重审十八反》一书中有详细记录。该书由中国中医药出版社 1998 年出版，2012 年再版，为该社"中医药畅销书"，多次加印。

地上本没有路，走的人多了，也便成了路。如此亲身尝试，大样本的临床观察，难道还不足以说明问题吗？

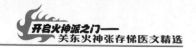

（五）应为"十八反""十九畏"松梆

究竟说来，"十八反""十九畏"之药多为毒性之品，如甘遂、芫花、大戟、水银、狼毒、密陀僧、巴豆、乌头等，本身毒性已经很强，因此临床应采取谨慎态度，但这属于另外的范畴。即或"十八反""十九畏"松绑后也要保障安全。这是每个中医人的常识，谁会孟浪到信笔胡开这些猛峻之药呢？

以上说了这么多，理由应该够充足了，目的就是为"十八反""十九畏"松绑。僵化认识与教条思维，如果以法律面目出现，造成的危害可能更大。我们不能一边在用反畏之药治病救人，一边还要授人口实，担心违规的法律风险，这样不公平。让广大中医药工作者尽快摆脱这种尴尬处境，是对人民健康真正负责的表现。

设想，只要在药典规定中加入一句话即可，关于"十八反""十九畏""只供参考，允许根据经验和病情谨慎用药"。毕竟积习难返，既然是中医界的事，建议由中医人举行投票公决，决定是否允许医家投用"十八反""十九畏"之药。时不我待，更待何时。

六、功在万世为传业

龚廷贤，明太医院御医。万历二十一年，鲁敬王之妃张氏，患臌症重病，经廷贤诊治，调治半年终获全安。鲁王大喜，赐匾额一方，题曰"医林状元"，并酬以千金。但廷贤不受，唯愿将多年所集医方加以刊刻，以利后世。鲁王嘉许其意，出资赞助。于是龚氏将自己医方和鲁府所藏秘方编在一起，刊刻出版，名之为《鲁府禁方》，流传至今。龚廷贤不以千金为重，而以医书为贵，适足以功在万世。

《左传》云："太上有立德，其次有立功，其次有立言，虽久不废，此之谓不朽。"可见古人把立言著书与立德、立功一样，视为不朽功业。叶天士的弟子华岫云说："良医处世，不矜名，不计利，此其立德也；挽回造化，立起沉疴，此其立功也；阐发蕴奥，聿著方书，此其立言也。一艺而三善咸备，医道之有关于世，岂不重且大耶。"此话华氏本人绝对在身体力行：叶天士一生忙于诊务，几无著述，后人曾有非议。但华岫云为其整理的《临症指南医案》却真实地保留了叶氏宝贵经验，成为一部千秋大作。叶氏为温病宗师，其代表作《温热论》奠定了"卫气营血"辨证大纲。但这篇温病学扛鼎之作却是由其门人顾景文根据天士口授记录而成，且是在师徒共同舟游洞庭时边娱边述而得，可称是即兴之作。若非顾景文留心记录老师话语，纵然天士学说再好，恐怕也难以流传下来。

历代名医都将著书立说视为传承医术之千秋大业。清·喻嘉言谓："吾执方以疗人，功在一时；吾著书以教人，功在万世。"下面分节叙述一下名医勤于著述之业绩。

（一）重视著书立说

名医常常是通过学术著作来体现其地位的，事实上这也是造就名医、衡量名医的一条重要标准。北宋名医唐慎微，"治病百不失一"。但他"为士人治病，不取一钱。但以名方秘录为请。以此士人多喜之，每于经史子集中得一药名、一方论，必录以告"。积久集成《经史证类备急本草》一书。全书采摭北宋以前的经史典籍与医书，收药1746种，其中很多都由士人提供。该书对后世药物学发展影响颇大，李时珍也盛赞该书："使诸家本草及各药单方，垂之千古不致沦没者，皆其功也。"

明·薛立斋喜欢著述，当过御医、院使，《明医杂著·序》记载："立斋素以著述为志，而仕宦之足以妨之也，于时致政（辞官）归吴（苏州），徜徉林丘，上下今古，研精覃思，垂二十年。"一生著述颇丰，其中《正体类要》为骨伤科专著，论述精当，清《医宗金鉴·正骨心法要旨》即以之为蓝本编成，流传更加久广。

清·何梦瑶也曾为官，但他认为"富贵利达，朝荣夕萎；而著述行世，可以不朽"。故他不求富贵，辞官归乡，悬壶自给，甘贫乐道，过着清贫生活，室中除琴书药囊之外，绝无余物。终日以著书为乐，著有《医碥》等多部书籍。

近代丁福保先生为人治病23年，从58岁起即摆脱医疗业务，专心治学著述。他说："苟不利于功名，当有著作行世，亦不为人轻贱。"丁福保学贯中西，集名医与学者于一身，著作等身，成就斐然，就其涉猎之广，著作之丰而言，在近代医家中可能无出其右者，堪称百科全书式的大学者。在医学方面，他编著和译述的医学书籍共计83种，包括《内经通论》《难经通论》《伤寒论通论》等。

在语言文字学方面，丁福保以30余年的功力，撰著了《说文解字诂林》，计66卷，堪称《说文》注释之总汇。在佛学方面，历时10年编成《佛学大辞典》，收录辞目3万余条，共300万言。在古钱收藏与研究方面，他所收藏的古钱币可谓"上溯周秦，下讫逊清，无不完毕。"他编纂了《古钱大辞典》《历代泉谱》等书。上述《说文解字诂林》《佛学大辞典》《古钱大辞典》号称丁先生三大巨著，近年国内均曾影印出版。有意思的是数学堪称丁福保一生的爱好，著有《笔算数学》《代数备旨》等书。可以说，丁福保著作近乎神奇的丰富，令人惊叹，无论在近代医学史还是文化史上，大概都称得上并世无双。

（二）著书慎重严谨

沪上十大名医之首丁甘仁尝谓："学无止境，见闻宜广，花甲之后，当摆脱业务，专心著作，把生平临诊所得，传之于后世。"是说必先多积经验，广增见识，待至"花甲"之年，学验俱富之后才可著书。惜丁氏61岁即病卒，未及留下更多医著，应为憾事。

清·柯韵伯论著书时说："胸中有万卷书，笔底无半点尘者，始可著书；胸中

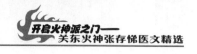

无半点尘，目中无半点尘者，才许作古书注疏。"意谓无论著书还是为古书作注，都必须博学万卷，同时要扫除俗念成见方可。他所著《伤寒来苏集》研究仲景学说卓然自立，叶天士盛赞该书"独开生面，可为酬世之宝"。

吴鞠通痛感庸医误人之害，曾云："生民何辜？不死于病而死于医，是有医不若无医也。学医不精，不若不学医也。"有鉴于此，为使后世医家治疗温病有所遵循，"有志采辑历代名贤著述，去其驳杂，取其精微，间以己意，以及考验，合成一书，名曰《温病条辨》，然未敢轻易落笔"。历时6年，在友人敦促下，始将书稿整理编定。然而，吴鞠通犹"未敢自信，恐以救人之心，获欺人之罪"。又将书稿收藏了15年之久。直至嘉庆十七年（1812年），时疫流行，世医墨守成规，以伤寒之法治之，造成严重后果。友人再次鼓励吴鞠通早日将书公之于众，至此，吴鞠通方将《温病条辨》刊行于世。清代朱彬评此书："其为方也约以精，其为论也宏以肆，俾二千余年之尘雾，豁然一开。"今已成温病学之经典著作矣。

书稿写出，常要反复修改，数易其稿。李时珍历时27年，三易其稿，著成《本草纲目》。张景岳历时30年，四易其稿，著成《类经》。徐灵胎著《伤寒论类方》，此书为其研究《伤寒论》30年心得之作，初稿形成后，反复修改7年，五易其稿，最后才欣然写上"乃无遗憾"四字，足见态度何等严肃。"清初三大家"之一张路玉为著《张氏医通》，"究心斯道五十年"，十易其稿方成。该书较切实用，流传甚广。李东垣授意弟子罗天益将病症及治疗按照《黄帝内经》体系分类编写《内经类编试效方》一书，罗天益写成初稿三次，东垣均不满意而推翻，亲自和他重新"研摩订定，三年而后成"。晚年，东垣犹以"耳目半失于视听"的残躯之体，精心修订《脾胃论》和《内外伤辨惑论》，为后世留下不朽著作。

（三）著书不惮劳苦

他们呕心沥血，废寝忘食，虽非像《红楼梦》那样，"字字看来皆是血"，但"十年辛苦不寻常"之功确乎常见。清·王清任为纠正古人"脏腑错误"，决意弄清人体解剖情况。为此他不避污秽，亲自在荒坟连续10天观察了30多具小儿尸首。又两次到刑场观看剐刑，还多次向见过战场尸体的官员请教，"前后访验四十二年"，确认脏腑一事，才绘成全图，撰成《医林改错》。这部仅十万字的《医林改错》在历代医籍中闪耀着独特的光彩，不能不说与作者所下苦功有关。

陈修园一生著作等身，71岁时胁肋生疽，势已甚危，其儿子陈元犀回忆，"痛时竟如刀割……日夜不得安枕，水米不得沾牙者十余日，犀（陈元犀自称）不得已，急务后事，忽于中秋夜半略醒……精神甫定，即命犀曰：'我数年所著之书，尚未完备，即霍乱吐泻二条，必须重补，三年前患此症而死者，十有八九其实皆死于药'，命录仲景理中汤、孙真人治中汤，一以正群言之失，亦以见古人立法之纯也"。弥留之际仍念念不忘补正其书。

沪上名医陈存仁"一生除行医外，每天至少花 2 个小时写作，从不中辍"。他一生著作等身，除《中国药学大辞典》外，尚编有《皇汉医学丛书》《中国药学大典》《中国医学史》等。为编《中国药学大辞典》，他规定自己每日写 2 千字，白天出诊，晚上写书，有时一晚只睡 5 小时，足足写了 4 年，总计 320 万字。后期为了赶稿出版，竟日夜不停地赶写，待交稿后，竟大病一场。每日发热，横竖不退。神经衰弱，整夜失眠，体重由 65kg 减至 48kg。无奈买了一斤多人参，每天呷参汤，移居无锡休养 3 个月才告愈。该书篇幅与《中国医学大辞典》相当，可称民国时期医药典籍双璧。

另一沪上名医恽铁樵 40 岁即患重听，开业时常以笔墨询问病情。恽氏白昼诊病，晚上讲课（创办中医函授学校），午夜握管著述，落笔千言，滔滔不绝，每天仅睡 4 ~ 5 小时而已，终年累月，积劳成疾。1932 年患病心痛，一只手麻木不仁，携全家赴苏州住章太炎家中养病，在此期间著述了《临床笔记》《金匮方论》等。1934年足不能步，每日仅视诊数人即卧床休息，仍由女儿执笔，口授著述了《霍乱新论》《梅疮见恒录》。临终前一天犹在改定《霍乱新论》。

七、文章最忌随人后

——谈谈写作体会

从 1985 年写作《沈阳市中医志》《沈阳市西医志》算起，我已经出版了 56 本专著，个中甘苦备尝之至。一个好中医应该同时是一个学者，治病的同时读书做学问，著书立说。我从行医之初即立志当一个学者型中医，今天也算功德圆满了。

南北朝名医许胤宗，曾用黄芪防风煮汤乘热熏身，治好了柳太后的中风不语症，有人劝他著书立说，他说："医者意也，在人思虑，不愿以纸上语误后来人。"此说虽不无道理，然而除了这个案例，后人无从知道他的经验，不无遗憾。有日本医家曾说过，医家一生无著述，留给后人的便只是坟上一块碑石而已，如此说来，许胤宗不过是一个"碑医"罢了。我曾经与弟子们说：不要求你们都会著述，但是一个会写书的中医肯定是个有学问的中医。

著书不为稻粱谋，著书立说要有坚定意志。写文章做学问发不了财，但能累死人，这是大实话。在物欲横流充满诱惑的时代，没有一种淡定沉稳的心态，不可能做好学问，写好书。钱钟书先生有一句名言："大抵学问是荒江野老屋中二三素心人商量培养之事，朝市之显学必成俗学。"一个学者如果能够耐得住寂寞，经得住诱惑，那他做学问非但不以为苦，反而能从中得到乐趣，一种常人难以享受的乐趣。曾仿照《论语》句式，写下"三乐"之话自娱：灯影茶香闲读书，不亦乐乎；久思忽然得佳句，不亦乐乎；文章发表看样稿，不亦乐乎。有人评出世界上最开心的十件事，第二件就是吹着口哨校对自己的书稿，那是手稿变样书的喜悦。新书出版，觉得特有成就感，名利在其次。

写文章是苦差事，我却觉得可以写出快乐来。单说琐事缠身之际，如能让我坐在书桌前写作，即刻忘却一切烦恼，坐拥书城，心平气和，简直就是一种福气，是我心驰神往的美事。清代大学者李渔说得好："予无他癖，唯有著书。忧借以消，怒借以释，牢骚不平之气借以铲除，喜怒哀乐皆成文章。"写书做学问已经成为我生活的一部分，套用一句流行语，累并快乐着。

当初我也没想到会出版这么多书，回顾一下，做学问，著书立说，总归是有一些体会的。

（一）找准方向，抓住选题

读书做学问，要尽早确立研究方向，不能像没头苍蝇乱撞。怎样确立呢？第一要自己有兴趣；第二已经有所研究，或者说有所资料积累；第三选题要新颖，别人嚼过的馍没味道，苏东坡说："文章最忌随人后。"

2003年2月17日《中国中医药报》发表了何绍奇先生的一篇文章——"火神郑钦安"，介绍火神派开山宗师郑钦安的学术思想，其中注重阳气，擅用附子的独特理念令我心动，以前没听说过。反复揣摩，觉得火神派也许蕴藏玄机。于是沿着该文线索，千方百计收集火神派的资料，孜孜钻研，逐步深入，边读书，边实践，边归纳总结，结果不但疗效大幅提高，而且抓住这个题材，先后著述出版了有关火神派的专著22本，列于国内前茅。

选题、选方向，要独特，有新意，心里有杆秤。市面上有些《xx医药大全》《xx汇编》之类的书，毫无特色可言，不过是凑成的大拼盘而已，最不济事。

写过"沈阳市中医志"后，启发了我对中医文化的浓厚兴趣，在读医同时，从医文典籍、稗史笔记中顺手收集了很多医史掌故、轶闻趣事、名医逸话等，分门别类，先后撰写了中医文化专著5本，如《品读名医》《中医往事》《欣赏中医》等，单是收集的近代名医毛笔处方笺就凑成了《名医方笺墨宝赏析》一书。读者可从轻松的浏览中了解中医理念，感悟中医奥妙，领略中医真谛。

此外，我对家乡辽沈地区的近代医籍饶有兴趣和使命感，与辽宁科学技术出版社协商，策划出版了一套《近代辽宁名医遗珍丛书》七本，本人整理出版了其中的《景仰山医学三书》《刘冕堂医学精粹》两书。

治学要摸索寻找专业方向，知道看什么书，找什么资料，做学问最怕做散了——抓不住一个方向，没有重点，东一榔头，西一棒子，缺乏钻研精神，最终可能一事无成。

（二）博览勤采，积攒资料

巧妇难为无米之炊。研究方向确立后，就需要收集大量资料了，做学问讲究考据论证，如同建楼先要取材备料，而这一点非读书莫属。阅读中首先要留心关乎研究方向的材料，其次凡是打动自己内心的东西，觉得新颖、有用的资料都应该摘录，所谓搂草带打兔子，别管它与研究方向有无关系。做学问就是攒鸡毛凑掸子，想扎一个红色掸子，那就先拣红色的鸡毛，但是遇上白色的了，也留下，兴许哪一天白色鸡毛也攒够数了，那就再扎个白掸子，关键在一个"攒"字上。我的第一本书《名医名言荟萃》和 5 本中医文化专著都是这样攒出来的。

储才之法，在于平日。笔记、卡片是学者的仓库，学者的宝贝。清末大学者俞樾读书时每见书中罕见之事，即以小纸条录下，旁加录考，历 10 年编成《茶香室丛钞》77 卷。钱钟书先生逝去后，夫人杨绛整理了他的读书笔记出版，竟然有《容安馆札记》3 卷，《钱钟书手稿——中文笔记》20 卷，《钱钟书手稿——外文笔记》178 册。谁能想到，一个学者的读书笔记竟然能出版而蔚为大观。

不动笔墨不看书。因此平时看书就得多用心，遇到有用的东西随时记录下来，这叫"雁过拔毛"。否则徒知看书，懒得做笔记，到头来还是熊瞎子掰苞米——两手空空，终难积攒资料。我的几本汇编式文集《名医名言荟萃》《偏方治大病效验录》《宫廷美容养生秘方》《历代宫廷秘藏医方全书》《奇方妙法治病录》都是这样攒出来的。做这种学问，要求的是"见多拾广"，即看书要多，拣拾要广，为编这些书不知看了多少资料，才拣拾了这么一点儿璞玉，再加雕琢整理，方敢拿出手来。

要善于发现新东西，眼光要敏锐。比如我看纪实文学《高饶事件》时，记录毛泽东 1953 年在杭州和几位同志打麻将，即席说了这样的话："中国对世界有三大贡献，第一是中医，第二是曹雪芹的《红楼梦》，第三是麻将牌。"京剧、国画和中医学是中国的三大国粹，这一点尽人皆知。毛泽东这个说法感到很新颖，就把它发表出来，结果后来被人引用多次，扩大了影响。又比如宋美龄在抗战期间患了严重胃病被张简斋治愈的故事（见"中医不比西医差"一节），一般人多不知道，我是从纪实文学《破译宋美龄长寿密码》中发现的，将其整理发表到《中国中医药报》后，受到很大关注。再比如我曾收集名医张简斋的一些轶闻，想找一张他的照片附在文中，可惜久未如愿。偶尔翻阅某省政协编的一本小册子，想不到内中竟然附了张简斋与友人的一张合影，不禁大喜，遂将照片做了修剪，截取张的半身头像发表，后来很多文章转用的竟然都是这张叼着烟杆的张氏照片（图 4）。

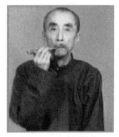

图 4 张简斋像

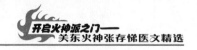

（三）布局谋篇，构架全书

当你收集的资料达到相当规模后，就可以构思成书了。此时要布局谋篇，构架全书，具体而言就是规划全书目录了，如同盖房子先要有设计图纸一样。

学问之道在目录。王鸣凤《十七史商榷》中说："目录之学，学中第一紧要事，必从此问图，方能得其门而入。"韩愈言："记事者必提其要，纂言者必钩其玄。"一本书的目录就是在提要钩玄，因此要多思考，让你的标题显得不寻常。

注重标题的推敲，提炼一个好标题，要做到精致、独特、有新意，无论书名，还是章、节标题都需要用心捉摸，可以说语不惊人死不休。有时候，推敲一个好的标题所用功夫，比写正文用的时间都要多，如我拟标题："外感法仲景，阳虚法钦安"；"阴阳辨诀是法宝，千般疑难辨得好"；《欣赏中医》这个书名想了好几年，想过十几个书名都不满意，最后敲定了这个书名。读者可能记不住正文，但可以让他记住标题，标题能概括整个正文之意。当然好标题是需要反复推敲的，在正文写作过程中仍然可以随时对标题加以修改，直到称心如意为止。

余曾校点六部古代医籍，对其中目录架构不满意者，都曾大动手术，予以修改。如清初名医吴天士的《医验录》书中辑案"因非有意立案，故不仿前贤医案程式，分别门类，但照日记中年月为次第。"即以治验先后为序，各类病症混杂于一起，因而显得有些混乱，说白了就是一本流水账。由是我以病症为纲，合并同类项，重新编排目录次序，将全书重新编排次序，以求条理清晰，利于研读。同样在校点元朝忽思慧所著《饮膳正要》时，第一眼看出目录杂乱，也予重新编排次序，逻辑性更强。在校点《素圃医案》《景仰山医学三书》两书时，发现原书各案无序号，为方便研读，特增设阿拉伯数字序号。总而言之，"目录之学，学中第一紧要事"。

（四）内容充实，有可读性

一部书稿，当然要求内容充实，言之有物，信息量要丰富。比如为了诠释"医者意也，在人思虑"这一命题，引用了五位名医的论述："人生他事犹或可率意为之，独至医之一事，必须细心考究，临证倍加战兢，然后能审脉辨证，用药无讹。"（吴天士语）刘沛然说："医者疑也，凡事疑则思，再三思，是思愈屡而计愈工。""处一得意之方，亦须一味味千锤百炼。"（傅青主语）"医之用药，与大将用兵、文人操觚（写文章）无异也，随机应变，自出机杼而已。"（范文甫语）每一段都堪称警句。

2014年8月，80岁的儿科泰斗张奇文先生向我征文，为《名老中医之路续编》组稿。交卷后，他特意告诉我："我看您《路》文后，认为您讲的都是实话，非常符合我的看法。""写得很好，朴实爱看，一气读完，收获多多。收入第五辑《名老中医之路续编》。"其实，我不过是把自己从医走过的路原原本本地叙述一下罢了，其间曲折、收获本来就很充实，言之有物，故他说"讲的都是实话"，朴实爱看。

要不甘平庸，写出自己的特色来。我的关于火神派的系列专著系第一次系统探讨总结其学术思想，具有开拓性意义。在撰述中我把持了三条原则：让混沌归之于条理，让繁杂趋之于简单，让晦涩化之于明确。由是系统归纳了火神派四大纲领，处方三大特色，纲举目张，重点突出，并首次提出"火神派是第八个医学流派"的观点。事实上，我觉得所有的专业学问都应该这样做。

内容充实还意味着详略得当，善于删掉冗文，去除模糊的议论，就可以使文章更精当。漫画家蔡志忠说："每块木头都可以成为一尊佛，只要去掉多余的部分。"文章写完后，要反复琢磨，善于去掉"多余的部分"，舍得割爱，方是高手。美国大作家海明威称，"我把《永别了，武器》最后一页修改了十几遍，然后才满意。我把《老人与海》的手稿读过将近二百遍才最后付印。""删繁就简三秋树，领异标新二月花"（图5），郑板桥这句诗是讲艺术追求的，头一句讲了简洁的原则，第二句讲的是独特性，值得反复玩味。

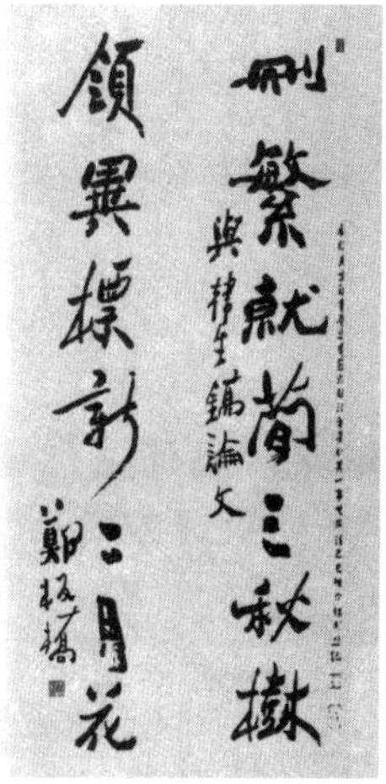

图5　郑板桥手书楹联

言而无文，行之不远。是说做文章写书要讲究文采，古人说"才必兼乎趣而始化"，换个说法，就是要讲究可读性。出版界大咖沈昌文，《读书》主编，"一度是出版界的旗帜和灵魂人物"，主持了金庸、蔡志忠等人的畅销书出版。他说："我的领导陈原曾1000次问我，你拿回来的文章有没有做到'readable（可读）'，如果没有做到，思想再深刻也不可能流传。写纯学术、看不懂的文章是没有出路的……像金克木、张中行，这些老人都平易极了。"（《环球人物》2014年第25期）"写纯学术、看不懂的文章是没有出路的"，这应该给予我们深刻的启发。

为了增加文章的可读性，不妨旁征博引，多方证明立论观点的正确性。像《本草纲目》一书引录了包括《史记》《三国志》《三苏文集》《陆放翁文集》里的内容，涉猎之广，令人惊叹。

我在《火神郑钦安》一书中，引录了诗人陆游的"杂感"诗："养生孰为本？元气不可亏。秋毫失固守，金丹亦奚为。"提倡养生当以元气为本，丝毫不可亏损，否则即使是金丹秘方，亦难以挽救。用以支持郑钦安强调元气在生命中的重要性，很有说服力。

又如阴阳之间的关系，引用了敬云樵关于日月的比喻："月本无光，借日而有光。"（《医法圆通·敬批》）形象地揭示了火神派主张的阳主阴从的关系，亦即"阳能生阴，阴不能生阳"之意，颇有画龙点睛之妙，简短一句话，胜过长篇大论的探讨。

为了帮助读者理解阴火、假火，引录了成语"吴牛喘月"：江淮地区之耕牛，因南方多暑热，牛畏热而怕太阳炎晒作喘。乃至晚上见到月亮也疑是太阳，竟然望月而喘。不知道月亮虽有太阳之光亮，却并无炎热之实，这是假热，通俗而形象地诠释了阴火。

（五）语言练达，熟能生巧

写文章当然是有技巧的，但这种技巧是学中干，干中学历练出来的，是在大量阅读，反复实践中琢磨出来的。"熟读唐诗三百首，不会吟诗也会吟"，而不是看什么"写作大全"之类的书看出来的。

学术文章最重要的是选题新颖，内容充实，纲目清晰，文笔倒在其次，只要多看多写多修改，不难练出好文笔。语言要练达，简明，不时能推出一个警句更好，加以适当文采就够了。注意少用长句式，读着别扭。黄永玉说过："写文章跟拍电报那样计较字数，一定是篇好文章。"就文笔而言，我宁愿要下里巴人式的朴实，也不要阳春白雪式的高雅，在撰写《沈阳市中医志》时，要求用辞典体、电报体文字，应该说受过严格的文字训练。但要学会炼句，即把话说得精彩，让人过目不忘，那一定是好句子。例如："诸花皆升，旋覆花独降；诸子皆降，苍耳子独升"，一下子就能让人记住。"杀敌一千，自损八百"，形容化疗的副作用很形象。

在阐释阴火时，我讲到患者的整体表现是"阴象""阴色"，局部表现的若干"肿痛火形"，属假象、假火，不要被蒙蔽。打个比方，就像万绿丛中一点红或几点红，大背景是绿色，不能因为这一点红或几点红花，就说整个大草原都是红色的。一个比喻，说服力一下就出来了。

又如，药贵精而不在多，是衡量一个医家水平的重要标志，诸多名医都曾有过论述，想写一篇专门文章。当看到医谚"药过十二三，大夫必不沾"时，立马觉得这句话说得好，言浅意深，胜过许多大道理，遂将这句话作为文章题目。

好的文笔有助于学术的传播。李可先生虽然是民间中医，但是文笔练达，话说得明白，不乏文采；理讲得透彻，时有警句，文理皆佳。请看例句："劳伤之体，例同无粮之师，利在速战，邪去则正安，姑息适足以养奸。"说得简练而精致。记录患者李某梅尼埃病表现，"天旋地转，耳鸣如潮声，眼前黑星迸射""腰困如折，背部如冷水浇灌""脉牢坚搏，如雀啄状"，连用比喻，绘声绘色，描述症状，何其生动。（《李可老中医急危重症疑难病经验专辑》）

（六）校稿把关，心细如发

校稿是出书的最后一道关口，要求特别认真，心细如发。虽说校对自己书稿是开心的事，但其实校稿是一个力气活，非得集中十二分精力才可以。古人称校雠，雠通仇，视错别字为仇人也。很羡慕张元济老先生带着自己的文稿专门上庐山别墅搞校对，图的就是个清静，远离尘器，也看出这位近代出版界元老对校稿的认真。

　　将错别字、多余字词以及讹误之处改掉，如同拣出米里的沙子，多细心都难免漏网之鱼。出版界有句流行语，"无错不成书"——没有书是挑不出错误的。央视百家讲坛节目某嘉宾校点了一本书，自我感觉很好，声称"挑出一个错别字奖一千元"，口气未免太大，结果被某教授挑出上百处毛病，闹到公堂上。多年校书我有体会，怎么细心都难免硬伤，从来不敢马虎。写这么些书弟子多次想替我校稿，都没答应，委实不放心，必须亲力亲为。下面举几个例子：

　　曾经引用陶节奄一段话："凡看伤寒，惟阴证最难识，自然阴证人皆可晓，及互反常则不能矣。""及互反常则不能矣"这话别扭。乃再查原文，"互"字系"至"字之误，"及至反常则不能矣"，这话就通了。二手文献尤其要警惕此类错讹。

　　又如书中曾转录某学者著作中引用张景岳一段话："见热而用寒，见寒而用热，见外感则发散，见胀满则云消导，若然者谁不得而知之！医止于是，则贱子庸夫皆堪师范，又何明哲之足费乎！"觉得话说得不顺畅，尤其"又何明哲之足费乎"，这句话不通。于是核对《景岳全书》原文，查出这段话竟有三处毛病："见热而用寒，见寒而用热，见外感则（云）发散，见胀满则云消导，若然者，谁不得而知之！（设）医止于是，则贱子庸夫皆堪师范，又何明哲之足贵（费）乎！"括号里是落下的字或错别字。

　　在整理《宫廷美容养生秘方》一书文稿时，发现"莹肌膏""延寿丹"等多个方剂里都有"沥青"这味药，但它显然不是现在铺马路的那个沥青，必须给予注释。查了《辞海》等多本工具书都未查出这个词条，最后在谢利恒先生主编的《中国医学大辞典》里找到"沥青"词条，指的是"松脂"。于是在"莹肌膏""延寿丹"等方剂条目下，加了注解。否则读者备不住真当做铺马路的那个沥青了。

　　在撰写《沈阳市中医志》时，遇到一个问题：1945年东北光复后，国民党接管沈阳政权，当局要求全市中医师换发新的医师证，但要求每人有两名"荐任官"以上官员担保。荐任官是什么级别的官员呢？查了很多工具书均无此词条。忽然想到，是否是"简任官"之误呢，很快在《辞海》中查到"简任官"词条，是指民国时期政府各部次长、各省厅长等官员。请问，让一介中医上哪里找这些高官担保？由此可知当局此举纯属刁难中医换证。

参考文献

[1] 郑钦安. 医理真传 [M]. 北京：中国中医药出版社，1993.

[2] 郑钦安. 医法圆通 [M]. 北京：中国中医药出版社，1993.

[3] 唐步祺. 郑钦安医书阐释 [M]. 成都：巴蜀书社，1996.

[4] 吴佩衡. 吴佩衡医案 [M]. 昆明：云南人民出版社，1979.

[5] 范中林. 范中林六经辨证医案选 [M]. 沈阳：辽宁科学技术出版社，1984.

[6] 祝味菊. 伤寒质难 [M]. 福州：福建科学技术出版社，2005.

[7] 萧琢如. 遯园医案 [M]. 长沙：湖南科学技术出版社，1960.

[8] 黎庇留. 黎庇留经方医案 [M]. 北京：人民军医出版社，2008.

[9] 戴丽三. 戴丽三医疗经验选 [M]. 昆明：云南人民出版社，1979.

[10] 赵守真. 治验回忆录 [M]. 北京：人民卫生出版社，1962.

[11] 郑重光. 素圃医案 [M]. 北京：人民军医出版社，2012.

[12] 李可. 李可老中医急危重症疑难病专辑 [M]. 太原：山西科学技术出版社，2004.

[13] 李珍. 岐黄用意——巧治疑难杂症 [M]. 上海：上海中医药大学出版社，2007.

[14] 王延章. 重审十八反 [M]. 北京：中国中医药出版社，1998.

[15] 张存悌. 中医火神派探讨 [M]2版. 北京：人民卫生出版社，2010.

[16] 张存悌. 火神郑钦安 [M]. 北京：中国中医药出版社，2013.

[17] 张存悌等. 吴附子——吴佩衡 [M]. 北京：中国中医药出版社，2016.

[18] 张存悌. 霹雳大医——李可 [M]. 北京：中国中医药出版社，2016.

[19] 张存悌. 清初扶阳名医——吴天士 [M]. 北京：中国中医药出版社，2017.

[20] 张存悌等. 火神派诊治十大慢性病 [M]. 沈阳：辽宁科学技术出版社，2018.

[21] 张存悌等. 火神派温阳十法 [M]. 沈阳：辽宁科学技术出版社，2020.

[22] 张存悌等. 火神派示范案例点评 [M]. 北京：中国中医药出版社，2020.

[23] 张存悌等. 经典火神派临床心悟 [M]. 北京：中国中医药出版社，2022.

[24] 张存悌等. 火神派名家验案选析 [M]. 沈阳：辽宁科学技术出版社，2022.

后 记

在 75 岁之际，能够出版这样一本个人医文精选集，展示我多年著述的精品，圆了一个梦，怎么说都是一件开心的事。在我的众多著作中，这本堪称我的代表作。为此首先要感谢辽宁科学技术出版社的寿亚荷编辑、丁一编辑对本书的大力支持。

《幽梦录》称："著得一部新书，便是千秋大业；注得一部古书，允为万世宏功。"我的书不敢说建功立业，唯愿于后世有所裨益。尤其寄望于我的众多弟子，能够研读本书，反复琢磨，勇于实践，坚定踏入火神派之门，成为一代明医，会治病，治好病。其中有志于著述者，可从"文章最忌随人后"一文体会为文之道，著书立说。

写了这么些书和文章，郑板桥的两句诗最得我心，"删繁就简三秋树，领异标新二月花"，做学问一定要追求新颖独异如同早春之花，写文章一定要讲究简洁朴实如三秋之树枝干简洁。

从医一辈子，反思一下，中医教育还是存在很多问题，教材还是存在诸多毛病，好中医还是不多。出于一个中医人的责任和使命，本书特别写下若干这方面的文字，尤其是对某些习俗的批驳思考，希望能引起同道重视，共同促进中医的深入发展。

苍龙日暮还行雨，老树春深更著花。虽然渐入老境，我仍有很多书要写，愿郑钦安祖师保佑我得偿心愿。特赋诗一首：

> 半生坎坷学农工，七七登榜始翻身。
> 上下求索衰年悟，经方添花识火神。
> 亦师亦友弟子众，行医行道修炼心。
> 立言喜登甲子数，有为有乐度余春。

张存悌

2022 年 5 月 27 日